国家卫生和计划生育委员会"十三五"规划教材

全国高等中医药教育教材

供康复治疗学等专业用

U0292277

康复评定学

第 2 版

主　编　王　艳

副主编　姜淑云　王文春　白艳杰

编　委　（按姓氏笔画为序）

王　艳（黑龙江中医药大学）　　　李　翔（福建中医药大学）

王文春（成都军区总医院）　　　　杨志敬（广州中医药大学）

王树东（辽宁中医药大学）　　　　何　曼（承德医学院）

方　针（浙江中医药大学）　　　　陆　健（陕西中医药大学）

艾　坤（湖南中医药大学）　　　　陈慧杰（黑龙江中医药大学）

白艳杰（河南中医药大学）　　　　英振昊（山东中医药大学）

冯丽娟（成都中医药大学）　　　　姜淑云（上海中医药大学）

汲广成（长春中医药大学）　　　　夏　青（天津中医药大学）

人民卫生出版社

图书在版编目（CIP）数据

康复评定学/王艳主编. —2 版. —北京：人民卫生出
版社,2018

ISBN 978-7-117-26608-6

Ⅰ.①康…　Ⅱ.①王…　Ⅲ.①康复评定–高等学校–
教材　Ⅳ.①R49

中国版本图书馆 CIP 数据核字（2018）第 164801 号

| 人卫智网 | www.ipmph.com | 医学教育、学术、考试、健康，购书智慧智能综合服务平台 |
| 人卫官网 | www.pmph.com | 人卫官方资讯发布平台 |

康复评定学
第 2 版

主　　编：王　艳
出版发行：人民卫生出版社（中继线 010-59780011）
地　　址：北京市朝阳区潘家园南里 19 号
邮　　编：100021
E – mail：pmph @ pmph. com
购书热线：010-59787592　010-59787584　010-65264830
印　　刷：天津安泰印刷有限公司
经　　销：新华书店
开　　本：787×1092　1/16　　印张：32
字　　数：737 千字
版　　次：2012 年 7 月第 1 版　　2018 年 4 月第 2 版
　　　　　2022 年 8 月第 2 版第 3 次印刷（总第 8 次印刷）
标准书号：ISBN 978-7-117-26608-6
定　　价：72. 00 元
打击盗版举报电话：010-59787491　E-mail：WQ @ pmph. com
（凡属印装质量问题请与本社市场营销中心联系退换）

《康复评定学》网络增值服务编委会

主　编　王　艳

副主编　姜淑云　王文春　白艳杰

编　者（按姓氏笔画为序）

王　艳（黑龙江中医药大学）

王文春（成都军区总医院）

王树东（辽宁中医药大学）

方　针（浙江中医药大学）

艾　坤（湖南中医药大学）

白艳杰（河南中医药大学）

冯丽娟（成都中医药大学）

汲广成（长春中医药大学）

李　翔（福建中医药大学）

杨志敬（广州中医药大学）

何　曼（承德医学院）

陆　健（陕西中医药大学）

陈慧杰（黑龙江中医药大学）

英振昊（山东中医药大学）

姜淑云（上海中医药大学）

夏　青（天津中医药大学）

修 订 说 明

为了更好地贯彻落实《国家中长期教育改革和发展规划纲要(2010-2020)》《医药卫生中长期人才发展规划(2011-2020)》《中医药发展战略规划纲要(2016-2030年)》和《国务院办公厅关于深化高等学校创新创业教育改革的实施意见》精神,做好新一轮全国高等中医药教育教材建设工作,人民卫生出版社在教育部、国家卫生和计划生育委员会、国家中医药管理局的领导下,在上一轮教材建设的基础上,组织和规划了全国高等中医药教育本科国家卫生和计划生育委员会"十三五"规划教材的编写和修订工作。

为做好新一轮教材的出版工作,人民卫生出版社在教育部高等中医学本科教学指导委员会和第二届全国高等中医药教育教材建设指导委员会的大力支持下,先后成立了第三届全国高等中医药教育教材建设指导委员会、首届全国高等中医药教育数字教材建设指导委员会和相应的教材评审委员会,以指导和组织教材的遴选、评审和修订工作,确保教材编写质量。

根据"十三五"期间高等中医药教育教学改革和高等中医药人才培养目标,在上述工作的基础上,人民卫生出版社规划、确定了中医学、针灸推拿学、中药学、中西医临床医学、护理学、康复治疗学6个专业139种国家卫生和计划生育委员会"十三五"规划教材。教材主编、副主编和编委的遴选按照公开、公平、公正的原则,在全国近50所高等院校4000余位专家和学者申报的基础上,近3000位申报者经教材建设指导委员会、教材评审委员会审定批准,聘任为主审、主编、副主编、编委。

本套教材的主要特色如下:

1. **定位准确,面向实际** 教材的深度和广度符合各专业教学大纲的要求和特定学制、特定对象、特定层次的培养目标,紧扣教学活动和知识结构,以解决目前各院校教材使用中的突出问题为出发点和落脚点,对人才培养体系、课程体系、教材体系进行充分调研和论证,使之更加符合教改实际、适应中医药人才培养要求和市场需求。

2. **夯实基础,整体优化** 以培养高素质、复合型、创新型中医药人才为宗旨,以体现中医药基本理论、基本知识、基本思维、基本技能为指导,对课程体系进行充分调研和认真分析,以科学严谨的治学态度,对教材体系进行科学设计、整体优化,教材编写综合考虑学科的分化、交叉,既要充分体现不同学科自身特点,又注意各学科之间有机衔接;确保理论体系完善,知识点结合完备,内容精练、完整,概念准确,切合教学实际。

3. **注重衔接,详略得当** 严格界定本科教材与职业教育教材、研究生教材、毕业后教育教材的知识范畴,认真总结、详细讨论现阶段中医药本科各课程的知识和理论框架,使其在教材中得以凸显,既要相互联系,又要在编写思路、框架设计、内容取舍等方面有一定的区分度。

4. **注重传承,突出特色** 本套教材是培养复合型、创新型中医药人才的重要工具,是中医药文明传承的重要载体,传统的中医药文化是国家软实力的重要体现。因此,教材既要反映原汁原味的中医药知识,培养学生的中医思维,又要使学生中西医学融会贯通,既要传承经典,又要创新发挥,体现本版教材"重传承、厚基础、强人文、宽应用"的特点。

5. **纸质数字,融合发展** 教材编写充分体现与时代融合、与现代科技融合、与现代医学融合的特色和理念,适度增加新进展、新技术、新方法,充分培养学生的探索精神、创新精神;同时,将移动互联、网络增值、慕课、翻转课堂等新的教学理念和教学技术、学习方式融入教材建设之中,开发多媒体教材、数字教材等新媒体形式教材。

6. **创新形式,提高效用** 教材仍将传承上版模块化编写的设计思路,同时图文并茂、版式精美;内容方面注重提高效用,将大量应用问题导入、案例教学、探究教学等教材编写理念,以提高学生的学习兴趣和学习效果。

7. **突出实用,注重技能** 增设技能教材、实验实训内容及相关栏目,适当增加实践教学学时数,增强学生综合运用所学知识的能力和动手能力,体现医学生早临床、多临床、反复临床的特点,使教师好教、学生好学、临床好用。

8. **立足精品,树立标准** 始终坚持中国特色的教材建设的机制和模式;编委会精心编写,出版社精心审校,全程全员坚持质量控制体系,把打造精品教材作为崇高的历史使命,严把各个环节质量关,力保教材的精品属性,通过教材建设推动和深化高等中医药教育教学改革,力争打造国内外高等中医药教育标准化教材。

9. **三点兼顾,有机结合** 以基本知识点作为主体内容,适度增加新进展、新技术、新方法,并与劳动部门颁发的职业资格证书或技能鉴定标准和国家医师资格考试有效衔接,使知识点、创新点、执业点三点结合;紧密联系临床和科研实际情况,避免理论与实践脱节、教学与临床脱节。

本轮教材的修订编写,教育部、国家卫生和计划生育委员会、国家中医药管理局有关领导和教育部全国高等学校本科中医学教学指导委员会、中药学教学指导委员会等相关专家给予了大力支持和指导,得到了全国各医药卫生院校和部分医院、科研机构领导、专家和教师的积极支持和参与,在此,对有关单位和个人表示衷心的感谢!希望各院校在教学使用中以及在探索课程体系、课程标准和教材建设与改革的进程中,及时提出宝贵意见或建议,以便不断修订和完善,为下一轮教材的修订工作奠定坚实的基础。

人民卫生出版社有限公司

2017 年 3 月

全国高等中医药教育本科
国家卫生和计划生育委员会"十三五"规划教材
教材目录

中医学等专业

序号	教材名称	主编	
1	中国传统文化（第2版）	臧守虎	
2	大学语文（第3版）	李亚军	赵鸿君
3	中国医学史（第2版）	梁永宣	
4	中国古代哲学（第2版）	崔瑞兰	
5	中医文化学	张其成	
6	医古文（第3版）	王兴伊	傅海燕
7	中医学导论（第2版）	石作荣	
8	中医各家学说（第2版）	刘桂荣	
9	*中医基础理论（第3版）	高思华	王　键
10	中医诊断学（第3版）	陈家旭	邹小娟
11	中药学（第3版）	唐德才	吴庆光
12	方剂学（第3版）	谢　鸣	
13	*内经讲义（第3版）	贺　娟	苏　颖
14	*伤寒论讲义（第3版）	李赛美	李宇航
15	金匮要略讲义（第3版）	张　琦	林昌松
16	温病学（第3版）	谷晓红	冯全生
17	*针灸学（第3版）	赵吉平	李　瑛
18	*推拿学（第3版）	刘明军	孙武权
19	中医临床经典概要（第2版）	周春祥	蒋　健
20	*中医内科学（第3版）	薛博瑜	吴　伟
21	*中医外科学（第3版）	何清湖	秦国政
22	*中医妇科学（第3版）	罗颂平	刘燕峰
23	*中医儿科学（第3版）	韩新民	熊　磊
24	*中医眼科学（第2版）	段俊国	
25	中医骨伤科学（第2版）	詹红生	何　伟
26	中医耳鼻咽喉科学（第2版）	阮　岩	
27	中医急重症学（第2版）	刘清泉	
28	中医养生康复学（第2版）	章文春	郭海英
29	中医英语	吴　青	
30	医学统计学（第2版）	史周华	
31	医学生物学（第2版）	高碧珍	
32	生物化学（第3版）	郑晓珂	
33	医用化学（第2版）	杨怀霞	

34	正常人体解剖学(第2版)	申国明	
35	生理学(第3版)	郭 健	杜 联
36	神经生理学(第2版)	赵铁建	郭 健
37	病理学(第2版)	马跃荣	苏 宁
38	组织学与胚胎学(第3版)	刘黎青	
39	免疫学基础与病原生物学(第2版)	罗 晶	郝 钰
40	药理学(第3版)	廖端芳	周玖瑶
41	医学伦理学(第2版)	刘东梅	
42	医学心理学(第2版)	孔军辉	
43	诊断学基础(第2版)	成战鹰	王肖龙
44	影像学(第2版)	王芳军	
45	循证医学(第2版)	刘建平	
46	西医内科学(第2版)	钟 森	倪 伟
47	西医外科学(第2版)	王 广	
48	医患沟通学(第2版)	余小萍	
49	历代名医医案选读	胡方林	李成文
50	医学文献检索(第2版)	高巧林	章新友
51	科技论文写作(第2版)	李成文	
52	中医药科研思路与方法(第2版)	胡鸿毅	

中药学、中药资源与开发、中药制药等专业

序号	教材名称	主编姓名	
53	高等数学(第2版)	杨 洁	
54	解剖生理学(第2版)	邵水金	朱大诚
55	中医学基础(第2版)	何建成	
56	无机化学(第2版)	刘幸平	吴巧凤
57	分析化学(第2版)	张 梅	
58	仪器分析(第2版)	尹 华	王新宏
59	物理化学(第2版)	张小华	张师愚
60	有机化学(第2版)	赵 骏	康 威
61	医药数理统计(第2版)	李秀昌	
62	中药文献检索(第2版)	章新友	
63	医药拉丁语(第2版)	李 峰	巢建国
64	*药用植物学(第2版)	熊耀康	严铸云
65	中药药理学(第2版)	陆 茵	马越鸣
66	中药化学(第2版)	石任兵	邱 峰
67	中药药剂学(第2版)	李范珠	李永吉
68	中药炮制学(第2版)	吴 皓	李 飞
69	中药鉴定学(第2版)	王喜军	
70	中药分析学(第2版)	贡济宇	张 丽
71	制药工程(第2版)	王 沛	
72	医药国际贸易实务	徐爱军	
73	药事管理与法规(第2版)	谢 明	田 侃
74	中成药学(第2版)	杜守颖	崔 瑛
75	中药商品学(第3版)	张贵君	
76	临床中药学(第2版)	王 建	张 冰
77	临床中药学理论与实践	张 冰	

78	药品市场营销学（第2版）	汤少梁
79	中西药物配伍与合理应用	王 伟 朱全刚
80	中药资源学	裴 瑾
81	保健食品研究与开发	张 艺 贡济宇
82	波谱解析（第2版）	冯卫生

针灸推拿学等专业

序号	教材名称	主编姓名
83	*针灸医籍选读（第2版）	高希言
84	经络腧穴学（第2版）	许能贵 胡 玲
85	神经病学（第2版）	孙忠人 杨文明
86	实验针灸学（第2版）	余曙光 徐 斌
87	推拿手法学（第3版）	王之虹
88	*刺法灸法学（第2版）	方剑乔 吴焕淦
89	推拿功法学	吕 明 顾一煌
90	针灸治疗学（第2版）	杜元灏 董 勤
91	*推拿治疗学（第3版）	宋柏林 于天源
92	小儿推拿学（第2版）	廖品东
93	针刀刀法手法学	郭长青
94	针刀医学	张天民

中西医临床医学等专业

序号	教材名称	主编姓名
95	预防医学（第2版）	王泓午 魏高文
96	急救医学（第2版）	方邦江
97	中西医结合临床医学导论（第2版）	战丽彬 洪铭范
98	中西医全科医学导论（第2版）	郝微微 郭 栋
99	中西医结合内科学（第2版）	郭 姣
100	中西医结合外科学（第2版）	谭志健
101	中西医结合妇产科学（第2版）	连 方 吴效科
102	中西医结合儿科学（第2版）	肖 臻 常 克
103	中西医结合传染病学（第2版）	黄象安 高月求
104	健康管理（第2版）	张晓天
105	社区康复（第2版）	朱天民

护理学等专业

序号	教材名称	主编姓名
106	正常人体学（第2版）	孙红梅 包怡敏
107	医用化学与生物化学（第2版）	柯尊记
108	疾病学基础（第2版）	王 易
109	护理学导论（第2版）	杨巧菊
110	护理学基础（第2版）	马小琴
111	健康评估（第2版）	张雅丽
112	护理人文修养与沟通技术（第2版）	张翠娣
113	护理心理学（第2版）	李丽萍
114	中医护理学基础	孙秋华 陈莉军

康复治疗学等专业

注:①本套教材均配网络增值服务;②教材名称左上角标有＊号者为"十二五"普通高等教育本科国家级规划教材。

第三届全国高等中医药教育教材建设指导委员会名单

顾　　问	王永炎	陈可冀	石学敏	沈自尹	陈凯先	石鹏建	王启明
	秦怀金	王志勇	卢国慧	邓铁涛	张灿玾	张学文	张　琪
	周仲瑛	路志正	颜德馨	颜正华	严世芸	李今庸	施　杞
	晁恩祥	张炳厚	栗德林	高学敏	鲁兆麟	王　琦	孙树椿
	王和鸣	韩丽沙					

主 任 委 员　张伯礼

副主任委员	徐安龙	徐建光	胡　刚	王省良	梁繁荣	匡海学	武继彪
	王　键						

常 务 委 员（按姓氏笔画为序）

马存根	方剑乔	孔祥骊	吕文亮	刘旭光	许能贵	孙秋华
李金田	杨　柱	杨关林	谷晓红	宋柏林	陈立典	陈明人
周永学	周桂桐	郑玉玲	胡鸿毅	高树中	郭　姣	唐农
黄桂成	廖端芳	熊　磊				

委　　　员（按姓氏笔画为序）

王彦晖	车念聪	牛　阳	文绍敦	孔令义	田宜春	吕志平
安冬青	李永民	杨世忠	杨光华	杨思进	吴范武	陈利国
陈锦秀	徐桂华	殷　军	曹文富	董秋红		

秘 书 长　周桂桐（兼）　王　飞

秘　　书　唐德才　梁沛华　闫永红　何文忠　储全根

全国高等中医药教育本科
康复治疗学专业教材评审委员会名单

顾　　问　张学文　王　琦

主 任 委 员　陈立典

副主任委员　王拥军

委　　员（按姓氏笔画为序）

　　　　　丛德玉　李　丽　杨世忠　陈红霞　金荣疆　郭永明　唐　强

秘　　书　陶　静

前　言

本教材为国家卫生和计划生育委员会"十三五"规划教材,使用对象主要为康复治疗学专业、运动康复专业的本科生。康复评定学是研究功能障碍诊断的基本理论、基本技能和临床思维方法的学科,是康复相关专业教学的核心课程和必修课。

本书在吸取以往各版教材编写经验的基础上,结合康复治疗学专业、运动康复专业教学实际,突出精品、实用意识。着重强调"三基",即基础理论、基本知识、基本技能,充分体现了"六性"即科学性、继承性、公认性、时代性、简明性、适用性。本书所有编委都长期工作在康复教学和临床的第一线。

本教材特点:①在阐述各种基本康复评定方法的基础上,注重部分评定项目基础知识,加强部分章节相应解剖学、生理学、运动学等相关基础知识。②本教材实践操作特色突出,更多地以图文并茂的方式体现操作方法,并在一些章节增设"结果分析"。③注重吸收国内外最新康复评定方法和评定量表,引入国外有关康复评定技术先进的教学方法和内容。本书可作为康复治疗学专业及康复医学专业学生教材,也可作为临床康复专业人员使用的工具书。

本书共分22章,作者分工如下:第一章绪论、第二十二章环境评定由白艳杰编写。第二章身体结构的评定、第十八章二便障碍的评定由杨志敬编写。第三章重要生理指标的评定、第二十章生存质量和就业能力评定由王文春编写。第四章关节活动度评定由王树东编写。第五章肌力评定由王艳编写。第六章肌张力评定由陈慧杰编写。第七章发育性发射与反应的评定、第八章平衡协调功能的评定由英振昊编写。第九章步态分析由姜淑云编写。第十章骨骼肌肉系统损伤评定、第十一章运动控制障碍的评定由李翔编写。第十二章感觉功能评定由陆健编写。第十三章神经电生理学评定由何曼编写。第十四章心肺功能评定由夏青编写。第十五章言语-语言功能和吞咽功能的评定由方针编写。第十六章认知功能的评定由艾坤编写。第十七章心理功能评定、第二十一章社会参与能力及康复结局的评定由汲广成编写。第十九章日常生活活动能力的评定由冯丽娟编写。

本教材在使用过程中,如发现存有不当之处敬请各位同道批评指正,希冀再版时不断完善。

编者

2018 年 1 月

目　　录

第一章

绪　论

学习目的

　　通过本章学习,对康复评定学定义、评定对象、评定方法、评定内容、评定实施有初步全面的了解,为后面各章节学习奠定基础。

学习要点

　　康复评定的定义、目的、类型;康复评定的体系、特点;康复评定的实施步骤以及主要方法。

第一节　概　述

　　康复评定学是研究关于功能障碍的理论和技能的一门学科,是康复医学专业的重要基础课,其任务是通过教学使学生掌握功能障碍康复评定的原理和技能,制订正确的治疗计划,为康复临床学的学习奠定基础。

　　康复评定是收集评定对象的病史和相关资料,通过询问、检查、测量等多种方法确定患者是否存在功能障碍,并对功能障碍的原因、种类、性质、部位、范围、严重程度、预后做出客观、准确地判断,同时形成障碍诊断,制订康复治疗目标的过程。

　　康复评定不同于临床诊断,康复评定不是寻找疾病的病因和诊断,而是客观地评定功能障碍的性质、部位、严重程度、发展趋势、预后和转归,为预防和制订明确的康复目标和康复治疗计划提供依据。

一、康复评定的内容

　　康复评定主要是通过对残疾者的临床诊查和测验,了解其心身功能障碍的性质和程度,掌握障碍所造成的或可能造成的各种影响,为正确设定康复目标、制订康复方案提供依据。

　　评定内容包括身体功能评定、语言功能评定、心理评定、日常生活活动能力评定、职业能力评定、参与社会生活能力评定等。

　　1. **身体功能评定**　包括一般康复医学评定,如全身情况,关节活动度、肌力、肌张力和步态情况,日常生活活动能力,矫形器和辅助器具使用能力的评定;专门医学科的检查和评定,如心肺功能评定、骨科康复评定等。

2. 语言功能评定 内容包括对声音语言的理解和表达、应答能力(即听和说能力)的评定,对文字语言的理解、表达能力(即读写能力)和计算能力的评定。

3. 心理评定 内容主要包括智力、行为、性格和心理适应能力的测验。

4. 日常生活活动能力的评定 包括进食、穿衣、大小便控制、洗澡和行走,即通常所说的衣、食、住、行和个人卫生及工具的使用。

5. 职业能力评定 内容包括职业适应能力评定和职业前评定(如进行作业习惯、作业速度和耐久性的测定)。

6. 参与社会生活能力评定 内容包括社会适应能力、家庭经济能力和住房情况、社区环境和社会资源(包括医疗保健、文化娱乐、公共交通设施等)利用的可能性评定。

二、康复评定的体系

2001 年世界卫生组织(WHO)建立了新的残疾分类体系——《国际功能、残疾和健康分类》(International Classification of Functioning, Disability and Health, ICF)。这个体系已经被世界上多数国家的康复评定构架采用,并成为其他医学领域与康复专业人员之间沟通的桥梁。

(一) ICF 的模式

ICF 将"疾病的结局分类"转变为"健康的成分"分类,是以健康新概念为基础,即健康代表一种功能状态,是个人作为个体和社会成员完成全部生活的能力,它把功能作为判断健康的主要因素。而功能又分身体功能和结构、活动与参与三个方面。当三者均正常时为健康状态;相反,当身体功能和结构受损伤和(或)能力受限和(或)参与局限性时为残疾。因此,残疾可分为损伤、活动受限和参与局限性三类或三个水平。ICF 的功能与残疾模式如图 1-1 所示:

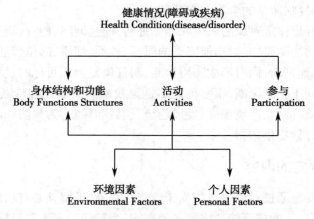

图 1-1 国际功能、残疾和健康分类模式图

在 ICF 的模式中,以上各个项目间的关系是双向的、有关联的、相互作用的。残疾的存在可能改变健康状况本身。从一种损伤或多种损伤可以推断能力受限,从而合理推断活动表现的受限程度。然而,重要的是如何独立地收集这些结构上的数据并解释其间的关系和因果联系。如果要说明整体的健康经历,则所有的构成成分都是有用的。

此外,上述模式说明了背景性因素(环境和个人因素)在整个过程中所起的正面或负面影响。这些因素与具有健康问题的个体之间交互作用,从而决定了个体功能的水平和程度。背景性因素包括环境因素和个人因素,前者包括自然界及其特征、其他人员的态度、社会体制和服务以及政策、规则和法律等;后者包括性别、年龄、其他方面的健康状况、身体素质、生活方式、习惯、教养、社会背景、教育、职业、行为方式、性格特点、心理品质等。ICF 重视环境对个体的影响,因此对于任何一种疾病或创伤患者,不仅要从损伤、活动受限和参与局限性三个层面进行评定,了解个体的健康状况和功能水平,同时也应当评定影响个体的背景性因素。在康复实施过程中,则要在提高个体功能水平的同时,积极改善环境和个人因素,有针对性地采取三级预防措施,发挥康复的主动性和积极性,以预防或减轻残疾的发生和程度,实现高水平的康复。

（二）ICF 的成分

ICF 包括两部分,每一部分有两种成分。第一部分:功能和残疾。身体功能和结构;活动和参与。第二部分:背景因素。环境因素;个人因素。ICF 的成分如表 1-1 所示。

表 1-1　ICF 的成分

分类	第一部分:功能和残疾		第二部分:背景因素	
成分	身体功能和结构	活动和参与	环境因素	个人因素
领域	身体功能、身体结构	生活领域（任务、行动）	功能和残疾的外在影响	功能和残疾的内在影响
结构	身体功能的改变（生理的）,身体结构的改变（解剖的）	能力,在标准环境中完成任务,活动表现,在现实环境中完成任务	自然、社会和态度等外在因素的积极或消极影响	个人特质的影响
积极方面	功能和结构的结合	活动参与	有利因素	不适用
	功能			
消极方面	损伤	参与局限性活动受限	障碍或不利因素	不适用
	残疾			

（三）ICF 的编码

ICF 运用了一种字母数字编码系统,字母 b、s、d 和 e 分别代表身体功能、身体结构、活动和参与、环境因素。紧接着字母的数字（一位数）为一级分类码,图 1-2 中的 e1 代表"用品和技术",e2 代表"态度"。后面的两位数为二级分类码,如 e-1-10 中的"10"为二级分类码,代表用品和技术中的"个人消费用的用品和物质"。最后的个位

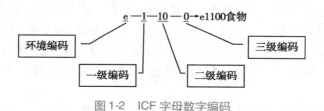

图 1-2　ICF 字母数字编码

数为三级分类码,如 e-1-10-0 中最后的"0",为三级分类码或限定值,代表"环境因素(e)"中的"用品和技术(1)"分类下的"个人消费用的用品和物质(10)"中的"食物(0)"。

（四）ICF 的应用领域

ICF 的总目标是要提供一种统一的、标准的语言和框架来描述健康状况和健康有关的状况,可以在社会保障、评估卫生保健管理以及在国际、国家和地方水平的人口调查领域中广泛使用。它还有助于对卫生保健系统的研究,用于评估和制订政策。ICF 的应用领域可以归纳为以下 5 个方面。

1. 统计工具 用于数据采集和编码(如用于人口研究和调查或用于管理信息系统)。

2. 研究工具 用于测量与功能、残疾和健康有关的结果、生活质量或环境因素。

3. 临床工具 用于需求评定、为特定状况选择治疗方法、进行职业评定、康复及其效果评定。

4. 社会政策工具 用于社会保障计划、赔偿系统的制订与实施政策以及评定等多方面。

5. 教育工具 用于课程设计和提高社会意识及采取社会行动。

ICF 为实施国际人权法案以及国家法律提供了一种适当的工具。中国尚未建立自有的评定体系,利用 ICF 的模式有利于实现康复评定结果的信息共享。

三、康复评定的目的

1. 掌握障碍情况 通过功能评定,掌握心身功能障碍的具体情况,包括障碍的原因、部位、性质及其严重程度,以及功能障碍对患者个人日常生活活动和职业能力、社会活动能力所造成的影响。

2. 确定康复目标 通过评定了解残疾的部位、性质、范围、严重程度以后,康复治疗的远期和近期目标即可明确,治疗计划即可依此做出。不同年龄段的残疾者,其康复目标也有所不同。例如,同等程度下的心身功能障碍,年轻人的康复目标就要制订得相对高一些,以达到职业和社会活动水平的康复目的;而对年老体弱患者,则只要在一定程度上能生活自理、恢复较低水平的职业(如特定环境中的职业或家庭作业)和社会活动能力即可。

3. 制订治疗和训练方案 如选择适当训练手段以促进功能恢复,或考虑如何进行自身功能代偿和研究应用轮椅、支具或其他辅助器具进行补救以增进功能和能力的具体方法。

4. 评定治疗效果 在康复治疗的前、中、后各做一次康复评定,可依此对治疗效果做出评估。因此,评定具有反馈的作用。它可以确定该康复治疗方案的效果是否达到预期目标,从而决定是否继续使用或调整修订该方案或另外制订新的方案及措施等,以帮助患者改善功能状况,提高日常生活能力,最大限度地回归社会。

5. 判断不同治疗方法的效果 患者的情况千差万别,需要我们不断探索新的更有效的治疗方法。为了比较它们的疗效差别,必须要用客观、统一的标准去衡量。

6. 帮助判断预后 对预后的判断可给患者及其家属以心理准备,可使制订的治疗计划更合理。

7. 回归社会前的准备作用 通过评定对患者的体能与功能残存情况做出合理的

关于工作和日常生活能力的鉴定。为患者回归家庭和社会进行自我锻炼提出指导性的建议和方案，并作为社会安排其生活和工作的依据。

8. 分析卫生资源的使用效率　如何在最短的时间内，消耗最低的费用，获得最佳的康复效果一直是社会和患者共同追寻的目标。目前许多医疗机构和相关部门通过一些量表的使用，有针对性地选择康复方案，缩短了住院时间，节约了康复费用。

四、康复评定的特点

（一）广泛使用量表法

康复评定中大量使用各种标准化的量表对患者的功能障碍进行评定，可以将功能障碍的程度量化，使结果客观准确，是检测和提高康复医疗质量、评定康复疗效的有效手段。比如常用的 Fugl-Meyer 运动功能量表、日常生活自理能力量表 Barthel 指数等，评定结果通过数字得以表达，显得直观、具体，较容易发现问题，便于比较不同患者之间的差异，以及同一患者在不同时间功能障碍的变化。

（二）注重综合性功能的评定

康复评定所关注的是患者的整体，康复的最终目标是使患者在心理、生理、社会等方面全面得到康复，因此康复评定不仅对其疾病或者功能的某个方面进行评定，更注重对其家庭、社会环境、职业能力等方面的评定，即综合性功能的评定。

（三）重视专项的综合评定

专项的综合评定是指针对不同伤病所致的障碍特点，选择检查指标、确定评定标准而制订的专用评定量表进行的评定。

（四）分期评定，反复多次

根据不同的时间，将康复评定分为初期评定、中期评定、末期评定。

初期评定是首次对患者进行的评定。其目的是发现和确定患者存在的功能障碍、环境因素以及患者的需求，为制订远期、近期目标和治疗方案提供依据，也为中、末期评定疗效提供客观指标。

中期评定是患者经过一段时间治疗后进行的再次评定。评定的过程同初期评定，但重点是对前一阶段的康复治疗进行总结并判断障碍是否有改善、改善的程度以及治疗方案有无必要调整。一般在患者住院中期予以评定，也可以根据患者康复进展情况的需要组织多次评定。

末期评定通常在患者出院前结束治疗时进行。目的在于判定康复治疗效果如何、是否达到预期目标，对遗留问题提出进一步解决的方法和建议。

第二节　康复评定的类型和方法

一、康复评定的类型

康复评定是对功能障碍情况做出判断的过程，根据评定侧重于障碍性质或障碍程度的不同，康复评定可分为定性评定、半定量评定和定量评定。

（一）定性评定

定性评定是从整体上把握患者的本质特征，根据患者所具有的性质特征将其与其他患者或健康人区别开来。定性评定主要用于判断患者有无某种障碍的问题,并不对患者存在问题的严重程度做出判断。一般而言,定性评定属于描述性评定,侧重对本质规律的把握而非量的特征,主要用于个案研究和比较研究中的差异描述。如步态分析中,通过目测法了解患者的行走特征从而判断是否属于偏瘫步态即为定性评定。

定性评定的资料主要通过观察和调查访谈获得,实施方式是评定者对患者的肉眼观察以及填写调查问卷。经过观察、调查获得患者的多方面资料,并对资料进行整理、归类、分析,得出本质特征,通过与正常人群的表现特征进行比较,可以大致判断患者是否存在障碍以及存在何种障碍。

相对而言,定性评定不需要复杂、昂贵的仪器设备,没有严格的场地要求,在较短的时间内就可以对患者的情况做出初步的判断。因此,在临床康复工作中,定性评定常作为一种筛查手段对患者进行初查,找出问题,如对偏瘫患者上下肢运动模式的评定。其优点是不需要昂贵的仪器设备,对评定的地点也没有严格的要求,可以在短时间内实现等。定性评定为进一步的定量评定限定了范围,提高了评定的针对性。其缺点是定性评定有一定的主观性,对结果的准确性有影响。

（二）半定量评定

半定量评定是将定性评定中所描述的内容按等级进行量化,将等级赋予分值,从而更准确地反映障碍的性质、程度,但分值并不精确反映实际情况。

临床常用标准化的量表进行半定量评定。如徒手肌力评定将肌肉主动收缩的力量分为 0~5 级,改良 Ashworth 0~4 级评定痉挛,日常生活活动能力的评定采用 Barthel 指数、FIM 的得分评定生活的独立水平等。

半定量评定不但便于发现患者的障碍问题,同时根据数字可大致判断障碍的严重程度。由于评定标准统一且操作简单,因而易于推广,是康复医疗中最常用的评定方法。

（三）定量评定

定量评定的对象是量的资料,这些资料常常通过具体的测量获得,并以具体的数值说明评定结果。定量评定精确地反映障碍的严重程度,对患者的障碍更精确地定性,有利于深入了解障碍的本质,准确把握障碍的发展趋势。定量评定的质量高低取决于数据的准确性和完整性。

定量评定以准确的数值表示障碍的程度,其数据用度量衡单位表示。如关节活动范围以"度"表示;等速测定以"牛顿·米"表示峰力矩,步态评定中以"厘米"表示步长、步幅、步宽等,以"米/秒"表示步行速度;神经电生理检查中以"微伏""毫伏"表示神经兴奋的强度等。

定量评定的最大优势在于将障碍的程度绝对量化,得出的结论更为客观、精确。但定量评定往往需要依赖相应的检测设备,在一定程度上影响了临床的推广。

定性评定与定量评定互为补充,定性评定是定量评定的基本前提,没有定性评定的定量评定是盲目的、无价值的;仅有定性评定而没有定量评定不足以说明问题的严重程度,在定量评定基础上做出的定性评定更加科学、准确。

二、康复评定的常用方法

康复评定通过广泛收集患者主观、客观资料,并对资料进行比较、综合、分析、解

笔记

释,最终对障碍情况做出正确判断。就获取资料的方法而言,康复评定的主要方法包括观察法、调查法、量表法、仪器测量法。

（一）观察法

观察法是评定者依靠感觉器官或其他辅助工具,对患者进行有目的、有计划的考察以获取评定资料的方法。观察法可以在生活、学习、工作的实际环境中进行,也可以在特定的人为场所中实施,有经验的评定人员可以在患者不知晓的情况下对患者进行观察,从而能在自然情况下客观、直接地了解患者的障碍情况,减少人为因素的干扰。观察法虽然简单易行,但往往只能了解障碍的表面情况,不能直接解释障碍的原因,同时带有一定的主观性。为了弥补感官功能的不足,也可配合录音机、摄像机将观察内容记录下来,以便反复观察、比较、分析。

（二）调查法

调查法是以提问的方式收集患者的有关信息从而获得评定资料的方法。调查法主要通过问卷形式进行,根据问题的答案是否预先设计,调查法分为结构性调查和非结构性调查。用于结构性调查的问卷为封闭式问卷,问题的答案以预先设计好的固定模式出现,如"是"与"否","根本没有影响""很少有影响""有中度影响""有较大影响"以及"有极大影响"等,患者只需根据自身情况在提供的答案中做出选择,评定者对问卷做数量化处理便可得出评定结论;用于非结构性调查的问卷为开放式问卷,患者根据情况对问题进行自由回答,没有选择范围的限制,开放式问卷有助于了解患者的真实情况,但问卷的分析、总结难度大于封闭式问卷。

康复评定中主要采用封闭式问卷实施调查法,由经过专门培训的评定人员根据标准化设计的调查问卷以面谈、电话、邮件等方式完成资料的采集。若患者由于各种原因无法直接作答时,也可由家属、陪护、知情者代为回答,但必须在评定记录中注明。调查法能够在较短时间内获取大量的有关患者的第一手资料,但同时也可能因为患者对问题理解的差异等原因而导致结果不准确。调查法在精神心理功能评定以及社会功能评定中运用广泛。

（三）量表法

量表法是运用标准化的量表对患者的障碍情况进行评定的方法。康复评定中的量表法包括等级量表法和总结量表法。

1. 等级量表法　等级量表法是按一定的标准将功能情况排列成等级顺序,以字母或数字对功能情况进行定性分级。康复评定中徒手肌力评定、痉挛的 Ashworth 分级均为等级量表法。等级量表法属于半定量评定,虽然对障碍的程度进行一定的度量,但无法确切地将等级间隔进行均等的划分,对于不同等级的差异无法做出准确的判断。

2. 总结量表法　总结量表法使用的量表由一系列相关的功能项目组成,根据患者的表现,按评分标准对完成每一项活动的情况进行评分,将所有得分相加得出总分,根据总分对患者的障碍做出评定。日常生活活动能力评定的 Barthel 指数法、FIM 等属于总结量表法。总结量表法能数量化地反映患者的障碍水平和程度特点,但由于量表的总分包括若干分项,故总分相等不能说明患者的功能障碍相同,这种方法可能掩盖不同患者之间障碍的潜在差异。

（四）仪器测量法

仪器测量法是借助一定的仪器设备对患者的功能指标进行实际、客观的直接测量以获得绝对量化资料的方法。关节活动度评定、等速肌力评定、神经电生理检查以及心电图运动负荷试验等均为仪器测量法。仪器测量法能将某种功能状况精确量化,从而评定障碍的程度,通过控制检查条件,可进一步探究障碍发生的原因。

三、康复评定方法的质量要求

康复评定技术和设备应用于临床必须具有实用性和科学性。实用性要求其具有临床价值,易为医患接受;科学性要求信度、效度好,灵敏度高。测量工具的性能直接影响测量质量。因此,设计、评估或选用测量工具时必须先评价工具的性能。信度和效度是考察测量工具优劣的重要指标。

（一）信度

信度(reliability)又称可靠性,是指测量工具或方法的稳定性、可重复性和精确性。一种测量方法的高信度在测量结果的可靠性和多次测量结果的一致性上得以体现。它包括组内信度和组间信度。

1. 组内信度 组内信度(intra-raterreliability)是通过对同一测试者在间隔一定时间后重复同样的测量来检验测量结果的可信程度。该检验是检验时间间隔对评定结果稳定性的影响,因此,重复测量时,两次测量的时间间隔要恰当。如果时间间隔太久,可能会发生一些变故,如两次步态分析期间因发生膝关节损伤而影响被试者的结果,导致前、后两次测量结果出现很大的差异,而这种差异并非测量工具本身的因素所致。

2. 组间信度 组间信度(inter-rater reliability)是通过对多个测试者用相同的方法且对同一种测试项目进行测试,检验所得结果的一致程度。在测量工具的标准化程度较低的情况下尤其要进行该检验:不同测试者的结果存在较大差异时,提示该测量方法的使用应受到质疑或限制。设计康复评定量表时最容易出现忽视组间信度的问题。

（二）效度

效度(validity)又称准确性,指测量的真实性和准确性,即测量工具反映测量目的程度。效度越高,表示测量结果越能显示出所要测量的对象的真实特征。效度根据使用目的而具有特异性。比如电子秤,用于测量物体的重量会得到很准确的结果;然而,如果用它测量物体的长度,则因为它和待测物之间毫无关系而使得这架电子秤变得无效。由此可以看出不同测量工具用于不同的目的,其有效性亦随之变化。因此,在选择测量方法时,应当根据使用的独特目的选用适当效度的检验工具。

效度是一个多层面的概念,它相对于特定的研究目的和研究侧面而言。因此,检验效度必须针对其特定的目的、功能及适用范围,从不同的角度收集各方面的资料分别进行。常用效度检验的方法大体有三种,即效标关联效度、内容效度和构想效度。

1. 效标关联效度 效标关联效度(criterion related validity)是指测量结果与效标的相关程度。所谓效标就是某种检查或测量的有效性的一种参照标准,通常用一种公认的、比较可靠或权威的测量结果(又称黄金标准)表示。当对同一种现象或概念进行测量时,我们可以使用多种测量工具,每种测量工具与效标的一致性就成为效标关联效度。在康复评定中,效标关联效度检验将新提出的评定方法的评定结果和用效标评出的结果相比较。效标关联效度用测量结果和效标测量结果间的相关系数来表示。通过效标关联效度,可以对被检测现象进行定量化的分析比较,其意义直观,易于被理解和接受。

2. 内容效度 内容效度(content validity)旨在系统地检查测量内容的适当性,即测量内容反映某一种主题的程度。换言之,内容效度是说明所选项目是否有准确性、代表性和真实性的指标。康复评定中,所选的项目要与评定目的相符合。例如,对安装下肢假肢患者的日常生活活动能力进行评定时,必须首先确定哪些活动应当作为检查项目。如果他仅评定该患者步行能力就做出结论,则该调查是无效的,因为反映日常生活活动能力的许多其他活动,例如上下楼梯等在该调查中被忽略。因此,内容效度实质上是判断两点:①测量工具所测量的是否正是测试者所想要测量的内容;②测量工具是否提供了有关测量内容的适当样本。以设计问卷为例,为了建立具有内容效度的问卷,研究者必须遵循相关理论框架,收集所有相关问题与参数,并从中选择能够完整覆盖所界定的研究范围的问题,如此才能够使问卷具备充分的内容效度。内容效度没有量化的指标,它的确定主要是由专家采用逻辑分析方法进行判断。

3. 构想效度 构想效度(construct validity)寻求和检验理论概念与具体测量工具或测量方法的一致性。构想效度反映编制某种测量工具的理论依据程度,即测量结果能够依据某种理论框架加以解释的程度。这种方法常常在理论研究中使用。构想效度是效度的理论形式。由于它是通过与理论假设相比较来检验的,因此构想效度也被称为理论效度。

（三）信度与效度之间的关系

信度是效度的必要条件,但不是充分条件。两者之间的关系归纳如下:

1. 信度低,效度不可能高。如果测量的数据不精确,也就不能有效地说明所研究的对象。

2. 信度高,效度未必高。例如:一个体重计指针在零体重情况下总是指在0.5kg处,因而每次所测得体重都要比实际高出0.5kg。结果虽然一致、稳定,但却是错误的。换言之,一种测量工具无效或效度低时,其信度却可以很高。

3. 效度高,信度也必然高。信度与效度两者之间的关系其实也就是原因和结果的关系,信度是原因,效度是结果,高的效度必然是建立在高的信度基础之上。

（四）其他因素

1. 灵敏度 应用一种评定方法评定有某种功能障碍的群体时,可能出现真阳性(有功能障碍且评定结果亦证实)和假阴性(有功能障碍但评定结果未能证实有功能障碍)两种情况。灵敏度是指在患者群中,真阳性者的数量占真阳性与假阴性之和的百分比。简而言之就是指一种评定方法在评定某种功能障碍时,不漏诊(假阴性)的机会有多大(小)。

2. 特异性 应用一种评定方法评定无某种功能障碍的群体时,可能出现真阴性(无功能障碍且评定结果亦证实)和假阳性(无功能障碍但评定结果显示有功能障碍)两种情况。特异性是指在健康人群中,真阴性者的数量占真阴性与假阳性之和的百分比。简而言之就是指一种评定方法在评定某种功能障碍时,不误诊(假阳性)的机会有多大(小)。

第三节 康复评定的实施

康复评定的实施是由康复协作组来完成的,该组由康复医师任组长,成员有物理治疗师、作业治疗师、言语治疗师、心理治疗师、假肢矫形器师、康复护士和社会工作者等。正确实施康复评定方法的要素包括选择恰当的康复评定手段、把握适当的评定时间以及康复评定的流程。

一、选择恰当的康复评定手段

临床中存在许多评定障碍的同类评定量表或仪器设备。尽管如此，不同的评定方法仍各有侧重，并且与特定的治疗方法有着密切的联系。因此，在使用时需要比较各种评定工具的同异和优劣。需要阐明的是，没有一种评定方法或工具能够评定所有的问题。例如，一种评定量表可以对患者的运动功能进行详细的调查和评定，但它不能对影响运动功能的心理或社会影响因素进行考察。在选择评定方法时应遵循以下原则。

（一）选择信度、效度高的评定工具

可以通过查阅文献了解某种特定评定工具的信度、效度水平；如果无从考证，则应首先对该检查或测量工具进行信度、效度检验以判断其可否在临床中应用。在满足评定目的的前提下，选择信度、效度水平高的方法。

（二）根据实际情况选择具体评定方法

进行功能评定时，通常采取谈话、观察、量表检查及仪器测量等手段来获取第一手资料。在进行某一项功能评定时，要根据本单位现有条件选择评定手段。如肌力评定，有徒手肌力检查法和使用等速设备肌力检查；对平衡功能进行评定时可采用平衡检查量表和平衡仪等；进行步态分析时，既可以采用简易的评定量表，又可以运用二维或三维的步态分析仪。

（三）根据评定目的在同类工具中进行选择

康复医师或治疗师初次接诊患者需要对障碍的性质作出大致判断时，应选择简单、快捷、敏感的定性筛查方法。为了详细和深入地了解和判断患者障碍范围、程度、制订训练计划时应选择量化、精确度和灵敏度较高、特异性较强的评定方法。例如对偏瘫患者的步态进行评定时，可首先采用观察法，在 2～3 分钟内大致判断患者步态存在的主要问题；然后再采用生物力学的分析方法，准确地判断障碍的程度和障碍发生的原因，制订有的放矢的治疗计划。

（四）评定与训练方法的一致性

许多评定方法与治疗方法密切相关，如对偏瘫运动功能的评定，Bobath 评定方法是从运动模式进行分析，而 Brunnstrom 法是在其训练方法的理论基础上根据评定结果制订出治疗方案，即患者所处不同的阶段治疗方法完全不同，与 Bobath 评定的角度完全不同。因此，如果使用 Bobath 训练方法而用 Brunnstrom 评定方法进行评定，往往会导致康复评定与康复训练脱节。

（五）根据功能障碍选择具有专科特点的评定方法

小儿的康复与成年人的康复、中枢性瘫痪与周围性瘫痪、骨关节损伤的运动系统康复与呼吸、循环系统疾病各有不同的特点，应根据各自障碍诊断的特点选择科学、合理的评定内容。例如：对中枢性瘫痪的患肢运动功能不宜使用徒手肌力检查法；虽然日常生活动作的内涵对于人体都是一致的，但小儿脑瘫的日常生活能力评定量表应根据小儿的发育和生活特点予以设计；小儿脑瘫的运动功能评定虽然与成人中枢性瘫痪性质相似，但应对神经反射发育和运动发育进行重点评定。

（六）选择与国际接轨的通用方法

同类的评定方法中有些是在世界范围内使用多年的标准化的方法,有些是在某个国家或地区使用较多的方法;有些方法则可能是某个作者发表的研究结果,尚未被国际同行所接受。因此,在选择评定方法时,应首选国际通用、标准化的方法以便于国际学术交流。有些评定方法虽然具有地域的局限性,但如果其评定结果与国际认可的标准化检查方法具有高度的相关性,也仍然是可取的。例如:上田敏的偏瘫运动功能评定方法在日本使用比较普遍。其综合评定表中评定结果可以与 Brunnstrom 评定结果相互转换。上田敏的评定方法既可变换成 Brunnstrom 的阶段,又能较好地解决 Brunnstrom 评定方法灵敏度差和各阶段标准不明确的缺点。因此,也被越来越多的同行所接受。

二、把握适当的评定时间

实施康复评定时需要掌握评定介入的时间,即初期评定、中期评定和末期评定的时间要安排适当。患者初次就诊,一般由康复医师召集小组成员举行评定会议,根据各有关方面的评定结果,加以综合分析做出初次全面的综合性评定(初期评定);据此找出问题所在,并制订相应的康复治疗计划,由各专业人员分头执行。在康复治疗计划实施的过程当中,还需要根据治疗和训练的进展情况,定期进行再次评定(中期评定),一般每 2 周评定 1 次,观察康复治疗计划的执行情况和康复治疗的效果,并对康复治疗计划做出必要的修订和补充。在结束治疗过程时,还要对患者的康复情况进行总结性评定(末期评定),与初、中期评定结果相比较,以判定康复治疗效果,并提出重返家庭和社会或做进一步康复治疗的建议,也可作为之后随访的依据。

三、康复评定的流程

目前国际上康复病历记录普遍采用的是 SOAP 法:包括四个部分,其中 S 表示主观资料(subjective data)、O 表示客观资料(objective data)、A 表示评估(assessment)、P 表示计划(plan)。

正确的康复评定来源于对病史的详细掌握和细致的功能检查和测定。一般康复评定的流程主要包括采集病史、检测与记录、分析处理问题三个方面。

（一）采集病史

采集病史除了包括患者的主诉、现病史和相关的既往史,各种实验室检查、特殊检查、临床诊断、临床治疗过程及并发症等。康复评定还应紧密围绕功能障碍采集病史,采集的具体内容包括障碍史以及与障碍有关的个人生活史、家族史等资料。

1. 障碍史是病史采集的核心内容　除了了解伤病的部位及其所产生障碍的部位、时间、性质、程度以及障碍情况的演变过程和接受治疗的情况之外,还要了解障碍对患者日常生活活动及其职业和社会活动参与能力所造成的影响。在询问障碍史中应特别注意下面几个问题:

（1）障碍部位与引起障碍的伤病部位不一定相同。例如:脑卒中患者可同时发生言语语言功能与肢体运动感觉功能的障碍。

（2）障碍发生的时间及其演变过程对判别预后有着极其重要的意义。如果障碍发生的时间短或是功能恢复正在持续中,则可达到较高水平的康复;如果障碍发生的时间较长或是障碍程度长时间地停滞在同一水平,则难以达到理想状态的功能恢复。

有的患者继功能障碍之后又产生二次性的损害而对功能改善产生不良的影响。

（3）障碍对残疾者日常生活活动的影响程度如何，也是询问障碍史中的主要内容。这些资料对于制订相应的治疗训练计划有着重要的意义。

2. 个人生活史　个人生活史包括残疾者的性格、心态和行为表现，残疾者的生活规律、烟酒嗜好、饮食习惯、居住条件，残疾者的个人兴趣、业余爱好、文化程度、培训经历、个人特长、职业性质、工作条件、经济情况等。有关个人生活史的资料，既要提供有价值的医学资料，又要能提供与发生障碍有关的心理资料和参与社会生活能力的资料，为全面康复的工作计划确立依据。

3. 社会生活史　社会生活史包括残疾者的家庭和社区情况。例如：残疾者周围有无可给予帮助的邻居，残疾者是否参加社区和社团的活动，是否在社会政治文化领域兼职，是否喜欢社交活动等。家庭是构成社会的最小单位，在询问残疾者的家庭生活时，除要了解家族中有无遗传性或有遗传倾向疾病的病史外，还要了解残疾者本人的婚姻状况、家庭人口、配偶的健康情况、家庭关系是否和睦、经济状况如何等情况。对家庭生活史的了解，不仅是为了寻查与现存障碍有关联的家族性因素，还要能为残疾者重返家庭、重返社会提供必要的资料。例如：家庭的生活方式、经济负担、家庭对残疾者的接纳态度和关心帮助程度、患者在家庭中所承担的责任和今后仍需承担的责任、可能的代替者及其相互协作关系等。凡此一切，都必须详尽了解。

（二）检测与记录

1. 功能检测　初步了解患者的基本和主要情况后，首先要对全身情况进行筛查，通过快速筛查从中发现和确定需要进一步详查的内容和部位。接下来，根据筛查提示，选择适当的评定内容和特异性评定方法对相应的损伤、活动受限和参与局限性分别进行评定。此外，还要对患者所处的环境因素进行评定。对于任何一种疾病或创伤患者，都需要从这几个不同层面进行全面的评定；并根据具体情况和现有条件选择定性、定量或半定量分析评定方法。

康复医师需要根据患者的具体情况选择不同的内容进行评定。如对于肘关节以上截肢患者，不仅需要进行肢体残端的形态测量、关节活动度的测量、残端肌力的测定，还需要进行与上肢功能密切相关的日常生活活动能力的评定；对于中枢性瘫痪的患者，功能形态学评定包括上、下肢功能，平衡，步态，感觉，认知，语言等，此外还需进行日常生活活动能力和各种环境的评定。

2. 记录结果　将病史和检测结果以及综合分析的各项资料进行系统、准确地记录。在记录时，应注意一贯性、客观性和完整性。应有统一的标准化记录格式，并且简洁明了，方便多次检查结果的比较，能反映疗效。

（三）分析处理问题

1. 确定问题　进行结果分析前，康复医师将收集到的资料（病史和检查测量结果）进行归纳和分类整理。将患者存在的问题分为功能障碍、能力障碍及社会因素障碍三类。功能形态障碍可进一步分为直接损害、间接损害、复合损害。以脑卒中患者为例，直接损害为病损的直接结果，如偏身感觉丧失、认知障碍、偏瘫、运动计划和协调性异常；间接损害为多系统继发损害或并发症，多由于长期不活动、治疗不当或未及时进行康复治疗所致，如失用性肌萎缩、挛缩、压疮或肺炎；复合损害指由多种原因（包括直接和间接原因）引起的障碍，如平衡障碍、肩病等。将临床资料进行分类的意义在于系统、全面地找出患者存在的问题,为选择和确定康复治疗方案打下基础。

2. 确定残存功能或能力 在找出障碍点后,还应当通过分析检查结果,确定患者仍保留哪些功能或能力。在康复治疗中,除进行功能或能力恢复训练外,还需要加强患者的这些残存功能或能力。通过强化训练,患者可以得到积极而成功的体验,这种体验能够提高患者学习和训练的主动性,并进一步与治疗师配合。

通过整理和分析定性、定量资料,康复医师还可以获得以下几方面的信息:①当前存在问题的严重程度及复杂性;②多部位或多系统受累的可能性;③原有疾病的状况及目前的稳定性;④预后包括功能和能力障碍持续存在的可能性,潜在的出院计划和外部环境的支持等。

3. 设定康复治疗的目标 明确了患者的主要功能障碍和严重程度以后,这就为患者设定切合实际的远期目标和近期目标提供了可能。最基本的指标是患者的生活自理能力的恢复水平,其次是对家庭及社会的适应能力恢复程度等。

4. 探讨治疗措施 通过康复评定会议,由康复小组成员运动治疗师、作业治疗师等各自从不同的专业角度报告评定结果并提出康复治疗计划,包括远期目标和近期目标、治疗方法与具体的实施方案;同时也听取其他专业的报告。通过沟通和讨论,使康复小组成员对患者的情况有一个全面的了解,有助于加深对患者存在问题的理解;对不适当的治疗计划进行必要的修改,提高全面康复的效果。

四、康复评定的场所

由于康复医学涉及的范围比较广,对不同情况的患者实施康复评定的场所也有相应的要求。评定的目的决定评定场所的条件和要求,而评定的场所和项目又受评定种类和范围的影响。一般而言,综合性医院康复科室及康复专科医院是进行康复综合评定的最佳场所。但随着医疗体制的改革、医疗保险的推广,以及政府有关部门、残联和社会团体对康复领域的积极参与,人们已经越来越多地利用社区等其他医疗场所进行康复评定。

五、评定会制度

评定会在实施和完成康复评定的基础上进行。评定会是由康复医师负责组织的,针对患者的问题与康复治疗计划进行讨论和决策的康复小组会议。康复小组成员包括康复医师、运动治疗师、作业治疗师、语言治疗师、心理医生、矫形师、康复护理人员、社会工作者,评定会是团队协作的平台。在评定会上,康复小组成员针对患者的具体功能障碍情况及康复功能评定结果,讨论康复治疗方案,制订具体康复治疗措施和康复目标。通过沟通和讨论,使康复小组成员对患者的情况有一个全面的了解,对不适当的治疗计划进行必要的修改,有助于各专业之间协调、合作,提高全面康复的效果,最终使患者受益。

六、康复评定的注意事项

1. 选择合适的评定方法 例如中枢性瘫痪运动功能障碍不宜用徒手肌力检查法,小儿脑性瘫痪儿童的运动功能应重点评定神经反射发育和运动发育。

2. 争取患者和家属的配合 评定前要向患者说明目的和方法,以消除他们的不安全感。

3. 评定的时间要尽量短,动作迅速,不引起患者的疲劳。

4. 评定尽量由一人自始至终地进行,以保证评定的一致性和准确性。

5. 当患者提出疼痛、疲劳时,应变换体位、休息或改日再进行。

6. 健侧与患侧要进行对照。

7. 防止意外情况的发生,例如评定老年人平衡状态时就应该特别注意预防跌倒的发生。

学习小结

1. 学习内容

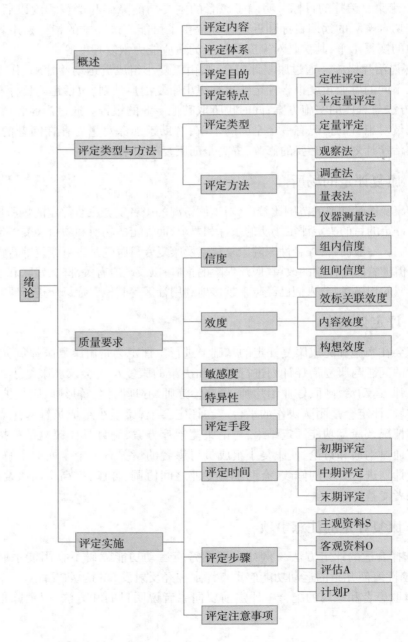

2. 学习方法

本章要结合"国际功能、残疾和健康分类"（ICF）三个不同层次（功能、躯体功能和结构、活动、参与、环境因素、个人因素）内容理解康复评定目的、对象、方法、内容。

（白艳杰）

复习思考题

请从 ICF 不同层次的角度阐述康复评定目的、对象、方法。

第二章

身体结构的评定

学习目的

通过本章学习,能掌握常用的人体体表标志,并快速准确定位,为人体相关指标的度量以及后续康复评定方法学习奠定基础。掌握人体姿势评估方法,并熟悉常见异常姿势的肌肉失衡机制。

学习要点

常用人体体表标志;姿势评估方法;常见异常姿势的机制。

第一节 常用体表标志的参照

在人体体表上用肉眼可以观察或用手可以触摸到的骨性突起和凹陷,肌的轮廓以及皮肤皱纹等,均称为体表标志(图 2-1 ~ 图 2-3)。应用这些体表标志,可以帮助确定血管和神经的走行、器官的位置,对临床检查、康复评定与治疗、针灸腧穴的定位均具有实用价值。现按身体分部阐述如下:

一、头颅体表标志

(一)骨性和肌性标志

1. 枕外隆凸　为头后正中线处的骨性隆起。

2. 乳突　为耳廓后方的骨性突起。

3. 颧弓　位于耳前方的骨性弓。

4. 眶上缘、眶下缘　为眶口上、下的骨性边界。

5. 眶上切迹　位于眶上缘内、中 1/3 交界处。

6. 眉弓　为眶上缘上方的横行隆起。

7. 下颌头　位于耳廓前方,张口闭口运动时,可发现下颌头在移动着。

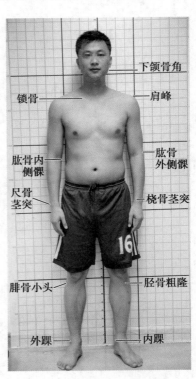

图 2-1　正面观体表标志

笔记

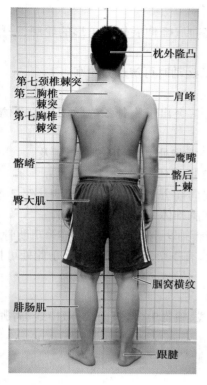

图 2-2 后面观体表标志

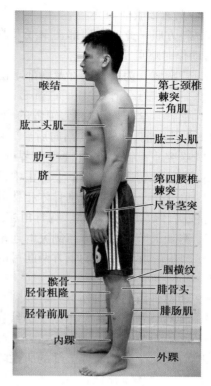

图 2-3 侧面观体表标志

8. 下颌角 为下颌体下缘的后端。

9. 舌骨 在颈前部正中,甲状软骨的上方。

10. 咬肌 咬紧牙关时,在下颌角前上方的肌性隆起。

11. 颞肌 在颧弓上方的颞窝内。

12. 胸锁乳突肌 头转向对侧时,在颈部可明显看到从后上斜向前下的长条状肌性隆起。

（二）皮肤标志

1. 人中 为上唇外面中线上有一纵行浅沟。

2. 鼻唇沟 为颊和上唇分界的斜行浅沟。

二、躯干部体表标志

（一）项背腰部的骨性和肌性标志

1. 背纵沟 为背部正中纵行的浅沟,在沟底可触及各椎骨的棘突。头俯下时,平肩处可摸到显著突起的第 7 颈椎棘突。脊柱下端可摸到尾骨尖和骶角。

2. 竖脊肌 在背纵沟的两侧,呈纵行隆起。

3. 肩胛骨 位于皮下,可以摸到肩胛冈、肩峰和上、下角。肩胛冈内侧端平第 3 胸椎棘突,上角对第 2 肋,下角对第 7 肋或平第 7 肋间隙。

4. 髂嵴 位于皮下,其最高点约平第 4 腰椎棘突。

5. 髂后上棘 为髂嵴的后端,瘦人为一骨性突起,皮下脂肪较多者则为一皮肤凹陷,此嵴平第 2 骶椎棘突。

6. 斜方肌　此肌自项部正中线及胸椎棘突向肩峰伸展作三角形的轮廓,一般不明显,动作时略可辨认。

7. 背阔肌　为覆盖腰部及胸部下份的阔肌,运动时可辨认其轮廓。

（二）胸腹部的骨性和肌性标志

1. 锁骨　全长均可摸到,锁骨的内侧端膨大,突出于胸骨颈静脉切迹的两侧,其内侧 2/3 凸向前,外侧 1/3 凸向后。

2. 喙突　在锁骨外、中 1/3 交界处的下方一横指处,向后深按即能触及。

3. 颈静脉切迹　胸骨柄上缘正中,平齐第 2 胸椎体下缘。

4. 胸骨角　胸骨柄与胸骨体相接处形成突向前方的横行隆起,两侧接第 2 肋软骨,可依次计数肋和肋间隙。胸骨角相当于第 4 胸椎体下缘水平。

5. 胸剑关节　胸骨体与剑突的连结。相当于第 9 胸椎水平,两侧连第 7 肋骨。

6. 剑突　在胸骨体的下方两肋弓的夹角处,有一个三角形的凹陷,于此处可摸到剑突。

7. 肋弓　由剑突向外下方可摸到。

8. 胸部　结合临床常用以下标线:前正中线、锁骨中线、腋前线、腋中线、肩胛线、脊柱旁线、后正中线。

9. 胸大肌　为胸前壁上部的肌性隆起。

（三）腹部体表标志

1. 脐　脐的位置不恒定,约相当于第 3 ~ 4 腰椎之间水平。

2. 腹直肌　位于腹前壁正中线两侧,肌收缩时在脐以上可见到 3 ~ 4 条横沟,腹直肌全长被这 3 ~ 4 条横行的沟划分成多个肌腹。该肌外缘呈半月形的弧线,自第 9 肋软骨开始,下延至耻骨,称为半月线。此线与右侧肋弓相交处,相当于胆囊底的体表投影点,临床上常以此部位作为胆囊压痛点。

3. 腹外斜肌　在腹外侧,以肌齿起于下数肋,其轮廓较清楚。

4. 腹股沟　腹部与腿部交界处的凹沟,在深部有腹股沟韧带。

三、骨盆体表标志

1. 髂前上棘　髂嵴的前端突起。

2. 髂后上棘　髂嵴的后端突起。

3. 耻骨联合上缘　在两侧腹股沟内侧端之间可摸到的骨性横嵴,其下有外生殖器。

4. 耻骨结节　为耻骨联合外上方的骨性隆起。

5. 骶骨　呈倒三角形,底部向上,尖向下。背面粗糙隆起,体表可触及骶正中嵴。

四、上肢体表标志

（一）骨性和肌性标志

1. 肱骨大结节　在肩峰的下方,为三角肌所覆盖。

2. 肱骨小结节　在肩胛骨喙突的稍外方。

3. 三角肌　从前、外、后侧三方面包绕肱骨的上端,使肩部构成圆隆状的外形。

4. 肱骨内、外上髁　在肘关节两侧的稍上方,内上髁突出较明显。

5. 尺骨鹰嘴　在肘后方的骨性隆起。

6. 桡骨头　在肱骨外上髁的下方,伸肘时在肘后容易摸到。

7. 桡骨茎突　位于腕桡侧,为桡骨下端外侧份的骨性隆起。

8. 尺骨茎突　位于腕尺侧,在尺骨头后内下方,前臂旋前时,可在尺骨头下方摸到。正常情况下,尺骨茎突比桡骨茎突高。

9. 豌豆骨　位于腕前尺侧的皮下。

10. 肱二头肌　在上臂的前面,其内、外侧各有一纵行的浅沟,内侧沟较明显。肱二头肌下部肌腱可在肘窝处摸到。

11. 腕掌侧的肌腱　捏拳屈腕时,在腕掌侧可见到 3 条肌腱,位于中间者即掌长肌腱,位于桡侧者为桡侧腕屈肌腱,位于尺侧者为尺侧腕屈肌腱。

12. 腕背侧的肌腱　拇指伸直外展时,在腕背桡侧可看到 3 条肌腱,自桡侧向尺侧依次为拇长展肌腱和拇短伸肌腱、拇长伸肌腱。前两条肌腱合在一起,只能看到一条。在拇长伸肌腱的尺侧为指伸肌腱。

（二）皮肤标志

1. 腋前、后襞　上肢下垂时,在肘窝前、后面可见到的皮肤皱襞。

2. 肘窝横纹　屈肘时,出现于肘窝处的横纹。

3. 腕掌侧横纹　屈腕时,在腕侧出现 2~3 条横行的皮肤皱纹,分别称近侧横纹、中间横纹(不恒定)和远侧横纹。

五、下肢体表标志

（一）骨性和肌性标志

1. 坐骨结节　为坐骨最低点,取坐位时与凳子相接触,在皮下易摸到。

2. 股骨大转子　为股骨颈和股骨体交界处向上外侧的方形隆起,构成髋部最外侧的骨性边界。

3. 股骨内、外侧髁和胫骨内、外侧髁　都在膝关节两侧皮下。

4. 髌骨　在膝关节前面皮下。

5. 髌韧带　为髌骨下方的纵行粗索。

6. 胫骨粗隆　为胫骨内、外侧髁前下方的骨性隆起,向下续于胫骨前缘。

7. 胫骨内侧面　位于皮下,向下可延至内踝。

8. 腓骨头　位于胫骨外侧髁的后外方,位置稍高于胫骨粗隆。

9. 外踝　为腓骨下端一窄长的隆起,比内踝低。

10. 内踝　为胫骨下端内侧面的隆凸。

11. 臀大肌　形成臀部圆隆的外形。

12. 股四头肌　位于大腿前面的肌性隆起。

13. 半腱肌腱、半膜肌腱　附于胫骨上端的内侧面,构成腘窝的上内界。

14. 股二头肌腱　为一粗索,附着于腓骨头,构成腘窝的上外界。

15. 腓肠肌内、外侧头　腓肠肌肌腹形成小腿后面的肌性隆起。其内外两个头构成腘窝的下内、下外界。

16. 跟腱　在距小腿关节后方,呈粗索状。向下止于跟骨结节。

（二）皮肤标志

1. 臀股沟 又称臀沟,为一横行的沟,介于臀部与大腿后面之间。
2. 腘窝横纹 在腘窝呈横行的皱纹。

第二节 人体长度测量方法

一、身长与体重的测量

（一）身长

身长是骨骼发育情况的主要指标。临床中还根据身长评估肺活量、计算体表面积、体重指数以及拐杖的长度等。

用立式身高计或固定于墙壁上的立尺测量。测前脱去鞋、袜、帽,仅穿背心和短裤,令受试者背靠身高计立柱或墙壁,脚后跟、臀部及两肩同立柱或墙壁接触,取立正姿势,两眼视线向前,胸部稍挺起,腹部稍微后收,两臂自然下垂,手指并拢,脚跟靠拢。脚尖分开约60°,脚跟、臀部和两肩胛角间几个点同时接触立柱。测量者手扶着测量板使之轻轻向下移动,注意测量者的眼睛,要与测量板在一个水平面。让测量板的底部与颅顶点恰好相接触时读数。

身长因时间不同而有所差别,人的身长一般在清晨较高、傍晚较低。这是因为经过一天的活动和身体重力的作用,足弓变浅,脊柱椎体间隙变小,椎间盘变薄,脊柱的弯曲度也会略微增加。经过一夜的休息后身长又复原。所以,身长测量应在相同的时间、条件下,用同一方法进行测量,以减少误差。一般定为上午10点左右测量。

（二）体重

利用体重计测量体重。测量时体重计应放置在平坦地面上。受试者应尽量减少着装。测量体重前,应让受试者排空大小便、不要大量喝水,也不要进行剧烈的体育活动和体力劳动。

通过体重的变化可以掌握身体的发育、营养、萎缩、消耗的状态。对于儿童还可以根据体重决定服药量。在进行平衡功能测试和康复训练中,了解受试者体重将有助于判断身体重心及其分布、平衡功能状况,为其制订治疗方案提供依据,也是平衡障碍生物反馈的重要观测指标。

目前国际上广泛采用身体质量指数(body mass index,BMI)来判断营养状况和肥胖程度(表 2-1)。BMI=体重(kg)/身高^2(m^2)。

表2-1 世界卫生组织对 BMI 的健康建议

BMI	分类	健康风险
<18.5	体重不足	中度至高度危险
18.5~24.9	标准体重	正常至低危险
25~30	体重过重	危险增加
>30	肥胖	严重危险

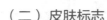
笔记

二、四肢长度的测量

对肢体长度的测量,可用皮尺或钢卷尺测定骨的缩短和增长程度以及残肢断端的长度,测量时应注意先将两侧肢体放置于对称位置,然后利用骨性标志测量两侧肢体的长度,最后将两侧的测量结果进行比较。可作为骨性标志的部位,上肢有肩峰、肱骨外上髁、内上髁、鹰嘴、桡骨茎突、尺骨茎突,下肢有髂前上棘、胫骨内侧髁、膝关节间隙、内踝、外踝等。以上各标志仍是小的骨面,尚需选用一点作为测量的起止点,如测量内踝常采用踝尖来作为起止点。若方法严格,误差一般可在 0.5cm 范围内。

（一）上肢长度的测量

上肢长度的测量分为以下四个部分(图 2-4)。

1. 上肢长　测量时,患者坐位或立位,上肢在体侧自然下垂,肘关节伸展,前臂旋后,腕关节中立位。医疗人员测量从肩峰外侧端到桡骨茎突或中指尖的距离(图 2-

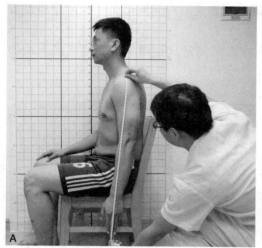
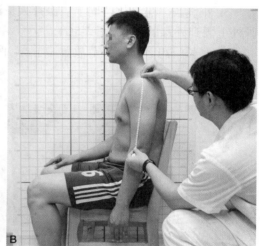
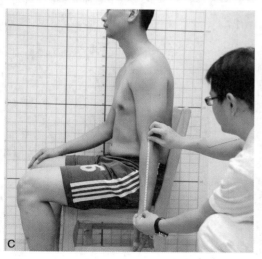
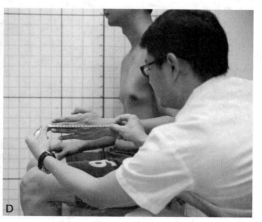

图 2-4　上肢长度测量
A. 上肢长;B. 上臂长;C. 前臂长;D. 手长

4A）。

2. 上臂长　患者体位同上。医疗人员测量从肩峰外侧端到肱骨外上髁的距离（图2-4B）。

3. 前臂长　患者体位同上。医疗人员测量从肱骨外上髁到桡骨茎突或尺骨鹰嘴到尺骨茎突的距离（图2-4C）。

4. 手长　患者将手置于手指伸展位。医疗人员测量从桡骨茎突与尺骨茎突的连线中点开始到中指指尖的距离（图2-4D）。

（二）下肢长度的测量

下肢长度的测量分为以下四个部分（图2-5）。

1. 下肢长　患者仰卧位，骨盆水平，下肢伸展，置髋关节于中立位。医疗人员测量从髂前上棘到内踝的最短距离，也可测量从股骨大转子到外踝的距离（图2-5A）。

2. 大腿长　患者体位同上。医疗人员测量从股骨大转子到膝关节外侧关节间隙的距离或坐骨结节到股骨外上髁的距离（图2-5B）。

3. 小腿长　患者体位同上。医疗人员测量从膝关节外侧间隙到外踝的距离或股骨外上髁到外踝的距离（图2-5C）。

4. 足长　患者将踝关节放置中立位，医疗人员测量从足跟末端到第二趾末端的距离（图2-5D）。

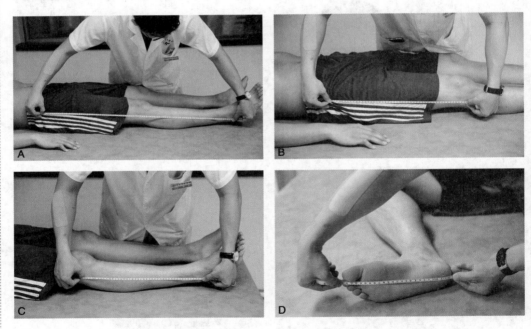

图2-5　下肢长度的测量
A. 下肢长；B. 大腿长；C. 小腿长；D. 足长

三、截肢残端长度的测量

残肢断端长度的测量分为以下四个部分（图2-6）。

1. 上臂残端长度测量　从腋窝前缘到残肢末端的距离。

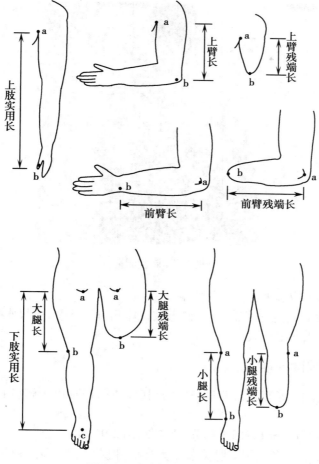

图2-6 残肢断端长度测量

2. 前臂残端长度测量 从尺骨鹰嘴沿尺骨到残肢末端的距离。

3. 大腿残端长测量 从坐骨结节沿大腿后面到残肢末端的距离。

4. 小腿残端长测量 从膝关节外侧关节间隙到残肢末端的距离。

第三节 人体围度的测量方法

一、头颈躯干围度的测量

1. 颈围 患者取立位或坐位,上肢在体侧自然下垂。医疗人员用皮尺通过喉结处测量颈部的围度,应注意皮尺与水平面平行。

2. 胸围 患者取坐位或立位,上肢在体侧自然下垂。测量应分别在患者平静呼气末和吸气末时进行。皮尺通过乳头上方和肩胛骨下角的下方,绕胸一周。对乳房发达的女性,可在乳头稍高的地方测量(图2-7)。

3. 腹围 患者取坐位或立位,上肢在体侧自然下垂。测量通过脐或第12肋骨尖端和髂前上棘连线中点的围度,注意皮尺与水平面平行。测量腹围时应考虑消化器官

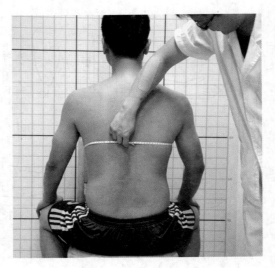

图 2-7　胸围测量

和膀胱内容物的充盈程度对尺寸的影响。

4. 臀围　患者两腿并拢直立,双侧上肢在体侧自然下垂,皮尺水平放在前面的耻骨联合和背后臀大肌最凸处。

二、四肢围度的测量

肢体围度的测量常用皮尺测量肢体的围度(或周径),以了解患肢肌肉有无萎缩、肿胀和肥大。

四肢围度的测量分以下四个部分(图 2-8、图 2-9):

1. 上臂围度　患者分别取肘关节用力屈曲和肘关节伸展两种体位,医疗人员测量上臂中部、肱二头肌最大膨隆处的围度(图 2-8A、图 2-8B)。

2. 前臂围度　患者将前臂放在体侧自然下垂,医疗人员分别测量前臂近侧端最大膨隆处和前臂远端最细处的围度(图 2-8C)。

3. 大腿围度　患者体位为下肢稍外展,膝关节伸展。医疗人员测髌骨上方 10cm 处或从髌骨上缘起向大腿中段取 6cm、8cm、10cm、12cm 处的围度。因此在记录测量结果时应注明测量部位(图 2-9A)。

4. 小腿围度　患者体位为下肢稍外展、膝关节伸展位。医疗人员分别测量小腿最粗处和内、外踝上方最细处的围度(图 2-9B)。

三、截肢残端围度的测量

残肢断端的测量是为了判断断端的水肿状态和判定与假肢接受腔的合适程度。尽量做到每周测量一次,残肢断端围度的测量分为以下四个部分(图 2-10):

1. 上臂残端围度　从腋窝直到断端末端每隔 2.5cm 测量一次围度。

2. 前臂残端围度　从尺骨鹰嘴直到断端末端每隔 2.5cm 测量一次围度。

3. 大腿残端围度　从坐骨结节直到断端末端每隔 5cm 测量一次围度。

4. 小腿残端围度　从膝关节外侧关节间隙起直到断端末端每隔 5cm 测量一次围度。

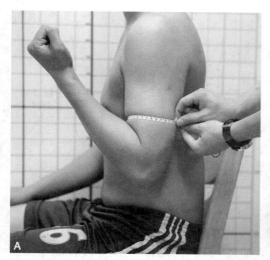
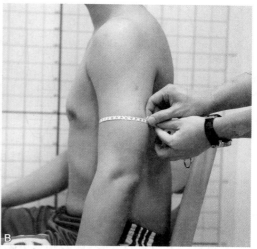
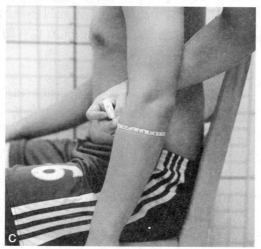

图 2-8 上肢围度测量
A. 上臂围度(屈肘);B. 上臂围度(伸肘);C. 前臂围度

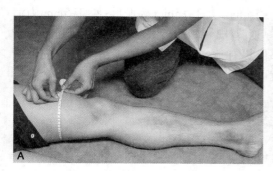
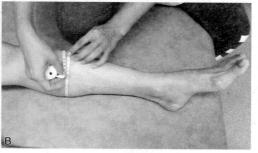

图 2-9 下肢围度测量
A. 大腿围度;B. 小腿围度

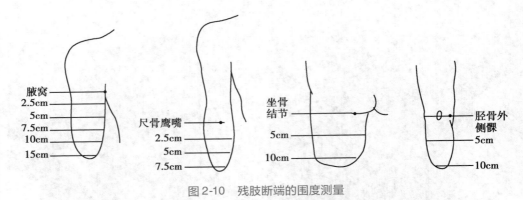

图 2-10　残肢断端的围度测量

四、脂肪厚度的测量

人体脂肪大约有 2/3 贮存在皮下组织。通过测量皮下脂肪的厚度,不仅可以了解皮下脂肪的多与少,判断人体的肥瘦情况,而且还可以用所测的皮脂厚度推测全身脂肪的数量,评价人体组成的比例。对于相同体重者,通过测量脂肪厚度,可确定体型(肌肉型、肥胖型或消瘦型)。此外,脂肪厚度的动态观察也有助于判断健身锻炼和减肥的效果。

（一）测量方法

被测量者自然站立。测定皮下脂肪厚度时,通常用拇指和示指将被测者的皮肤和皮下脂肪捏起,然后用卡尺或皮脂厚度计来测量。测量单位为 mm。也可直接采用脂肪厚度测量计进行测量。测量部位选择如下:

1. 上臂部　右上臂肩峰至尺骨鹰嘴（桡骨头）连线中点,即肱三头肌肌腹部位。皮肤捏起的方向与肱骨长轴平行。

2. 背部　右肩胛下角下方 5cm 处,该处皮肤和皮下脂肪沿肩胛骨内侧缘被捏起并与脊柱成 45°。

3. 腹部　右腹部脐旁 1cm 处。

（二）正常参考值

我国尚无正常参考值。故在此以对日本成人的评定标准作为参考。肱三头肌处被捏起的皮肤皱襞厚度成年男性大于 10.4mm、成年女性大于 17.5mm 属于肥胖,正常成年男性腹部被捏起的皮肤皱襞厚度为 5～15mm,大于 15mm 为肥胖,小于 5mm 为消瘦;正常成年女性腹部被捏起的皮肤皱襞厚度为 12～20mm,大于 20mm 为肥胖,小于 12mm 为消瘦,对 40 岁以上妇女测量此部位更有意义。成人肩胛下角皮肤及皮下脂肪厚度的平均值为 12.4mm,超过 14mm 就可诊断为肥胖。

第四节　人体姿势的评定方法

姿势检查是对患者的静态观察。正常的姿势有赖于肌肉、韧带、筋膜、关节、平衡功能的正常以及良好的姿势习惯。通过对姿势的观察,可以获得结构方面的相关信息。姿势的观察包括对头颈、肩胛骨、脊柱、骨盆、髋关节、膝关节、足的观察。

评定人体姿势时,通常采用铅垂线进行观察或测量。所谓铅垂线,是将铅锤或其他重物悬挂于细线上,使它自然下垂,沿下垂方向的直线被称为铅垂线,它与水平面相垂直。姿势正常时,铅垂线与一系列或若干个标志点在同一条直线上。

一、后面观

1. 正常所见　正常人跟骨底与跟腱在同一条与地面垂直的线上,双侧内踝在同一高度,胫骨无弯曲,双侧腘窝在同水平线上,股骨大粗隆和臀纹同高,双侧骨盆同高,脊柱无侧弯,双侧肩峰、肩胛下角平行,头颈无侧倾或旋转(图2-11)。

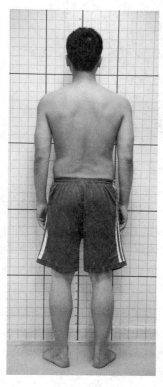

图2-11　后面观

2. 检查方法与内容

(1) 铅垂线通过的标志点:枕骨粗隆→脊柱棘突→臀裂→双膝关节内侧中心→双踝关节内侧中心。

(2) 观察内容:从足部观察开始,足有无内外翻畸形、扁平足;双侧胫骨是否同高,胫骨是否弯曲;膝关节有无内外翻;双侧腓骨头高度是否一致;双侧股骨大转子高度是否同高;观察骨盆,双侧髂嵴是否在同一个高度;脊柱有无侧弯;双侧肩胛骨是否与脊柱距离相等,是否同高,是否一侧呈翼状;头颈部有否侧偏、旋转或向前。

3. 常见异常姿势

(1) 头部倾斜:与同侧椎体受压有关。在肌肉方面可见一侧颈部侧屈肌紧张,对侧颈部侧屈肌被牵拉。

(2) 头部旋转:头旋转时,头在冠状面上旋转,位于重心线的右侧或左侧。在肌肉方面可见一侧胸锁乳突肌、上斜方肌和内旋肌紧张以及对侧旋转肌被拉长。产生这种情况与斜颈、椎体受压和旋转有关。

(3) 肩下垂:在肩下垂情况下,两肩在冠状面上不在同一水平。在肌肉方面可见侧方竖脊肌短缩、菱形肌和背阔肌紧张。

(4) 肩内旋、外旋:肩内旋与肩关节屈曲、外旋受限有关,常见于截瘫患者长期使用腋杖,肩外旋少见。

(5) 翼状肩肩胛骨内收、外展:翼状肩时,肩胛骨内缘和内上角凸起,并偏向正中矢状面,这是由于前锯肌部分或全部瘫痪,使得肩胛骨内侧微抬起所致。肩胛骨内收与军人习惯姿势有关;肩胛骨外展,与肩关节向前和前锯肌紧张有关。

(6) 胸腰段侧弯:脊柱侧弯时,脊椎的棘突向外偏移重心线,引起同侧骨盆的偏斜在脊柱侧弯中也常见。功能性弯曲(前弯消失)是与长期不对称姿势、优势手、下肢不等长有关,在肌肉方面可见凹侧组织紧张、凸侧组织薄弱、被牵拉。特发性侧弯(原因不明的)与凹侧椎体受压、肋骨及椎体的结构变化、下肢不等长、骨盆倾斜、肩水平不同、内脏器官功能障碍(如呼吸困难)等因素有关,在肌肉方面可见凹侧椎旁肌紧张、髋外展肌较紧张,甚至伴有轻度的骨盆倾斜、对侧肌肉、肌腱拉长。

(7) 骨盆向侧方倾斜:骨盆侧方倾斜时,骨盆在冠状面常偏向右侧(图2-12)。骨盆右侧偏移,伴有相对左髋内收和右髋外展。在肌肉方面可见腰方肌紧张,髋外展及

笔记

对侧髋内收肌紧张,对侧髋外展肌力减弱。

(8) 骨盆旋转:重心线落在臀裂的一侧,在肌肉方面可见内旋肌和屈髋肌软弱,肌肉活动难以分开。发生这种情况常与特发性腰旋转、偏瘫有关。

(9) 膝内翻:可以是单侧的或双侧的。膝内翻时,膝关节中心位于大腿和小腿中线的外侧(图 2-13)。在肌肉方面可见髋内旋肌紧张,膝关节过伸(股四头肌和足外翻肌紧张),髋外侧旋转肌、膝关节外侧组织被拉长。

(10) 膝外翻:可以是单侧或双侧,膝外翻时,膝关节中心位于大腿和小腿中线的内侧(图 2-14)。在肌肉方面可见髂胫束和膝关节外侧结构紧张,膝关节内侧组织被拉长。

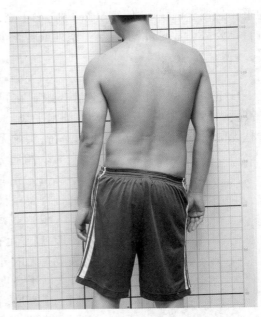

图 2-12　骨盆侧方倾斜

(11) 扁平足(平足):可见内侧纵弓变低,距骨向前、内和下方移位,跟骨向下和旋前,舟骨粗隆凹陷,腓骨长短肌和伸趾肌短缩,胫后肌和趾长屈肌拉长。平足又分僵硬的平足和可屈性平足两类,僵硬的平足是结构畸形,内侧纵弓在非负重体位、足趾站立和正常负重情况下均不存在;可屈性平足是内侧纵弓在负重时阙如,而在足趾站立或非负重情况下出现。它与牵拉足底跟舟韧带,第 2 ~ 4 跖骨头负重增加,并可能有距骨头胼胝形成,行走时足蹬地动作差(由于缺乏能力而呈僵硬状态)等因素有关(图 2-15)。

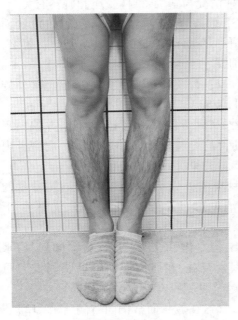

图 2-13　膝内翻

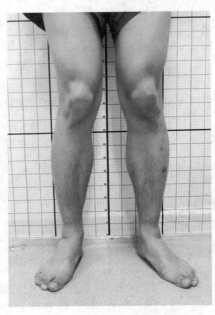

图 2-14　膝外翻

（12）空凹足（高弓）：可见内侧纵弓异常高，跟骨后旋，胫前、后肌短缩，腓骨长短肌和外侧韧带拉长。空凹足和平足一样也可以是僵硬的或可屈性的（图2-16）。

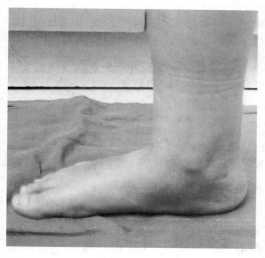

图2-15　扁平足

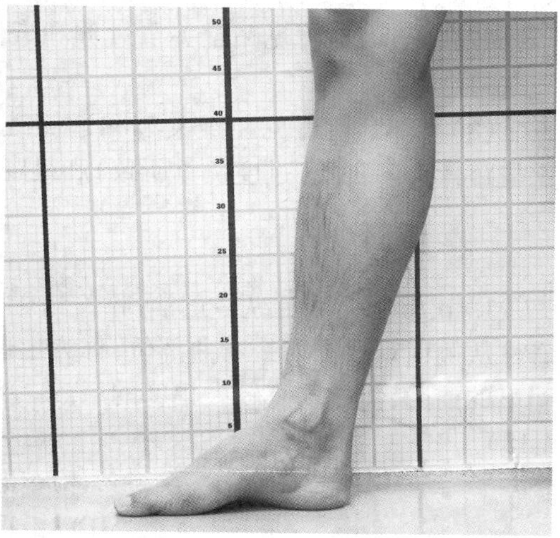

图2-16　高弓足

二、正面观

1. 正常所见　双足内侧弓对称；髌骨位于正前面，双侧腓骨头、髂前上棘在同一高度。肋弓对称，肩峰等高，斜方肌发育对称，肩锁关节、锁骨和胸锁关节等高并对称。头颈直立，咬合正常（图2-17）。

2. 检查方法与内容　从足部开始观察，有无足内翻、扁平足、足大趾外翻。胫骨有无弯曲，腓骨头、髌骨是否同高，是否有膝反张、膝内外翻。手放在双侧髂嵴上观察骨盆是否对称。如果脊柱侧弯，观察肋弓，旋转的角度和侧方隆起。肩锁和胸锁关节是否等高。头颈部有无向前或倾斜等。

3. 常见的异常姿势

（1）头：下颌骨不对称。

（2）锁骨及其关节不对称常由外伤造成。

（3）髋内、外旋：髋内旋时可见髌骨朝向内侧，髋外旋时可见髌骨朝向外。

（4）胫骨外旋：可见髌骨朝向前，但足趾向外，髂胫束紧张，常与股骨后倾，后交叉韧带撕裂和骨排列不齐（既往有骨折）等因素有关。

（5）胫骨内旋：可见髌骨朝向前，但足趾向内，内侧腘绳肌和股薄肌紧张。常与股骨前倾，前交叉韧带撕裂，胫骨结构畸形（骨折或发育问题），足外翻

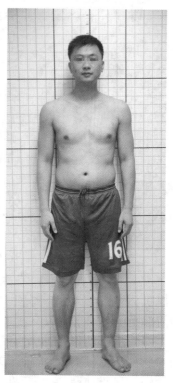

图2-17　正面观

笔记

29

和膝外翻等因素有关。

（6）第一足趾外翻：可见第一足趾的跖趾关节向外侧偏斜。这与第一跖骨头内侧骨过度生长及关节脱位,痛性足趾滑液囊肿等因素有关。

（7）爪形趾：可见跖趾关节过伸和近侧趾间关节屈曲,趾长伸肌紧张、短缩。常与空凹足有关。

（8）锤状趾：可见跖趾关节和远侧趾间关节过伸,趾伸肌短缩,蚓状肌被拉长。这与跖骨头下胼胝(过度负重所致)和足趾上面胼胝(鞋的压力有关)等因素有关。

三、侧面观

1. 正常所见　足纵弓正常,膝关节0°~5°屈曲,髋关节0°,骨盆无旋转。正常人脊柱从侧面观察有四个弯曲部位,称为生理性弯曲。即颈椎前凸,胸椎后凸,腰椎有较明显的前凸,骶椎则有较大幅度的后凸。头耳和肩峰在同一条与地面垂直的线上(图2-18)。

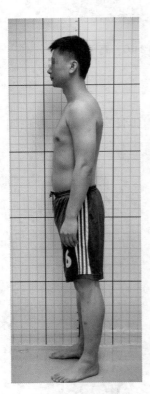

图2-18　侧面观

2. 检查方法与内容

（1）铅垂线通过的标志点:外耳孔→肩峰→股骨大转子→膝关节前面(髌骨后方)→外踝前约2cm。

（2）观察内容:足纵弓有否减小,踝关节有无跖屈挛缩;膝关节是否过伸展;注意髂前上棘和髂后上棘的位置关系:若髂前上棘高,提示骨盆后倾或髋骨向后旋转;若髂后上棘高,则提示骨盆前倾或髋骨旋前。腰椎前凸是否增大,腹部有否凸出;胸椎弯曲有否增大,躯干是否向前或向后弯曲,背部变圆、变平或驼背;头是否向前伸。

3. 常见的异常姿势

（1）头前倾姿势:可见下颈段和上胸段的屈曲增加,上颈段的伸展度增加,常伴有圆肩,外耳道位于重心线之前,颈椎前凸并头向前增加,颈椎体位于重心线之前。在肌肉方面可见颈部伸肌紧张,颈部屈肌拉长。产生这种情况与长期向前的职业姿势有关。

（2）肩向前:肩峰位于重心线之前,肩胛骨外展并常有上提。在肌肉方面可见胸大肌、胸小肌、前锯肌和肋间肌紧张,胸背伸肌、中和下斜方肌和菱形肌薄弱。

（3）胸椎后凸(驼背):它是胸椎体后凸增加的表现(图2-19),重心线位于椎体之前,在肌肉方面可见牵拉胸部伸肌、肩胛骨后缩肌、肋间肌、胸肌、背阔肌、前锯肌、肩胛提肌、上斜方肌紧张。发生这种情况可能与长期前倾疲劳、过度强调屈肌锻炼、椎间盘前部受压等因素有关。

（4）胸部畸形:常见的有胸部凹陷(前胸和胸骨凹陷)、桶状胸(胸廓的前后径增加)、胸部凸出(胸骨凸向前下方)。

（5）腰椎前凸:它是腰椎过伸、前凸加大的表现(图2-20)。在肌肉方面可见腹肌薄弱和被拉长,腰部伸肌和屈髋肌紧张。产生这种情况通常与腰骶角增大、骨盆前倾和髋屈曲、椎体后部受压等因素有关,此外,还与妊娠、肥胖症或不良习惯有关。

（6）骨盆前倾:是髂前上棘位于耻骨联合之前的表现。此时髂前上棘位于重心线之前,并与耻骨平行(图 2-20)。

（7）骨盆后倾:是耻骨联合位于髂前上棘之前的表现,此时髂前上棘位于重心线之后,并与耻骨平行(图 2-21)。

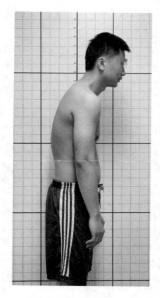 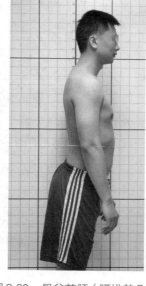 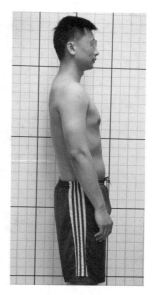

图 2-19　胸椎后凸　　　图 2-20　骨盆前倾（腰椎前凸）　　　图 2-21　骨盆后倾

（8）膝反张:它是膝关节过伸的表现,此时踝关节常呈跖屈位,膝关节位于重心线之后。在肌肉方面可见股四头肌、腓肠肌、比目鱼肌紧张,腘肌和腘绳肌被牵拉;可有股四头肌的瘫痪。

（9）膝屈曲:是踝关节呈背屈位的表现,与髋屈曲有关或由其引起。此时膝关节中心位于重心线之前。在肌肉方面可见腘肌和腘绳肌紧张,股四头肌被拉长。

四、注意事项

1. 评定者应熟悉正常脊柱的四个生理性弯曲和人体的标准姿势。评定时,评定室应保持安静,光线明亮,室温适宜。

2. 评估时被测试者应双手自然下垂,身体放松,站立在水平的平面上,再从正面、背面、侧面进行观察评估。避免刻意用力做收腹、踮脚等动作。

3. 脱去鞋袜,在征得被测试者同意后,尽量裸露身体,建议男士赤裸上身,下身穿着内裤或者较为贴身的短裤;女士建议穿着普通内衣或运动内衣和贴身短裤,同时扎起头发。评定女性患者时须有女医护人员或女家属在场。

4. 如遇体胖体表标志不明显者,可先触诊骨性标志,在其体表贴上标签或作上标记,再作相关评估。

学习小结

1. 学习内容

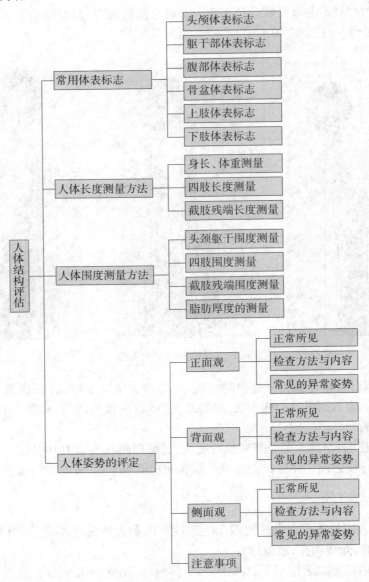

2. 学习方法

本章可通过体表触诊方法定位常见体表标志。根据文章描述方法进行人体长度、围度的测量。实操人体姿势评估,掌握各种异常姿势的临床意义。

(杨志敬)

复习思考题

1. 长时间使用电脑工作的人,可能出现哪些异常姿势,其肌肉失衡的机制是怎样的?
2. 导致骨盆倾斜的病因有哪些?

第 三 章

重要生理指标的评定

学习目的

生理指标的测量是一般体格检查的重要组成部分,也是康复评定学的基础知识,其测量结果对于康复治疗师在了解患者当前状态、判断运动量、协助制订康复治疗计划以及判断康复治疗效果等方面均具有重要作用。学习中应熟练掌握体温、呼吸、脉搏、血压和血氧饱和度等重要生理指标的测量方法,掌握这些生理指标变化在康复治疗中的意义。

学习要点

体温、呼吸、脉搏、血压和血氧饱和度的基本概念、调节机制、影响因素、测量方法、结果记录与分析,以及这些生理指标变化对康复治疗的影响。

体温、呼吸、脉搏、血压和血氧饱和度是身体生理状况的重要指征,可以反映身体内部器官的功能。当身体生理状况发生改变时,这些指标也随之发生变化。在测量生理指标时,应明确其正常值范围。很多因素会影响生理指标的测量,如昼夜节律、运动、年龄、性别、代谢状况、一般身体状况、疼痛、用药等。通过监测这些重要的生理指标,康复治疗师可以获得很多有关患者生理状况的重要信息。这些测量结果可协助治疗师了解患者身体状况,从而制订相应的治疗计划和评价患者对康复治疗的反应。

第一节 体 温

一、概述

体温是指机体深部的平均温度,表示身体产热和散热的平衡。人体体温保持相对恒定,不随外部环境改变而改变。

(一)体温调节系统

机体通过体温调节系统的作用使体温保持相对恒定,从而使体内正常细胞和组织器官能够正常工作。体温调节系统主要包括三部分:温度感受器、体温调节中枢、效应器。

1. 温度感受器 温度信息通过外周或中枢温度感受器传入到体温调节中枢。外周温度感受器主要为分布在皮肤表面的神经末梢,分为冷觉感受器和温觉感受器。中枢温度感受器位于脊髓、延髓、脑干网状结构及下丘脑中,视前区-下丘脑前部最为重要,存在热敏神经元和冷敏神经元。

2. 体温调节中枢　视前区-下丘脑前部是体温调节的基本中枢,其功能为协调产热与散热,以稳定体温。通过影响效应器,下丘脑体温调节中枢在产热与散热之间达到精确的平衡。在健康人,体温被精确调节在37℃,即调定点温度。当体温低于调定点温度时,温度信息通过传入神经输送到下丘脑体温调节中枢,经中枢整合后调节产热反应,使体温升高。相反,当体温高于调定点温度时,机体散热,体温降低。这些反应经过躯体神经和自主神经系统通路将信息输送至效应器。

3. 效应器　效应器的功能是增加或降低机体产热,主要包括皮肤血管舒缩反应、分泌内分泌激素调节代谢、骨骼肌反应(寒战)、汗腺分泌。

（二）机体产热与散热机制

1. 体温降低时的产热机制　①信息传至下丘脑后激活交感神经,使全身表皮血管收缩,血流量减少,因此向周围散热减少;②减少或禁止汗腺活动,从而减少热量散发;③寒战:寒冷信息通过皮肤感受器传导到下丘脑,激活交感神经系统,导致骨骼肌活动频率增加,出现寒战,产热量增加;④激素调节。内分泌激素也影响产热,去甲肾上腺素和肾上腺素通过增加细胞代谢使机体热量增加,但维持时间短,甲状腺素使产热缓慢增加,但维持时间长。

2. 体温升高的散热机制　体温升高时,身体主要通过四种方式散热:辐射、传导、对流、蒸发。辐射是通过电磁波的形式将热量转移到周围。传导是热量通过液体、固体或气体从一个物体转移到另一个物体,需要两个物体直接接触。对流是热量通过空气或液体的运动来转移。蒸发是指液体转变为蒸气的散热方式,通常经过呼吸道或皮肤排汗来散热。

（三）影响体温的因素

正常体温在不同个体之间略有差异,且受机体内、外环境因素的影响稍有波动。

1. 昼夜节律　体温在24小时内发生有规律的变化,清晨(2am～6am)体温最低,午后(1pm～6pm)体温最高。体温波动一般不超过1℃。

2. 年龄　婴儿由于体温调节系统发育不完善,体温高于成人,容易受外界温度的影响。儿童的体温也高于成人。老年人的体温降低,因为其代谢率降低、皮下组织减少、活动减少、饮食减少。

3. 运动　运动对体温的影响非常重要,剧烈运动由于增加代谢率会明显增加体温,肌肉收缩可使产热增加。在运动中,体温与运动的负荷量有关。

4. 性别　女子的基础体温随月经周期发生波动,在排卵期体温会增加0.3～0.5℃,体温升高直至月经期,而后体温降至正常。妊娠由于机体代谢增加,体温增加大约0.5℃,产后体温恢复正常。

5. 外部环境　外部环境温度升高,体温会相应升高;相反,环境温度降低,体温会相应降低。如在高温环境下机体不能及时散热,容易导致中暑。

6. 其他　体温测量位置、精神紧张、情绪激动、进食等因素会使体温波动。

二、测量方法

测量体温的方法包括腋测法、口测法和肛测法。物理治疗师一般采用腋下或口腔测量体温。

1. 腋测法　在确保患者舒适的情况下,暴露腋窝,将腋窝汗液擦干(有汗会使体温降低),将体温计放于腋窝深处,置于上臂和躯干之间,用上臂夹紧,放置 10 分钟后读数。

2. 口测法　在确保患者舒适的情况下,将消毒过的体温计放入患者舌下,嘱患者紧闭口唇,不要将体温计移位,放置 5 分钟后读数。

三、结果记录与分析

(一)正常和异常体温

正常成年人清晨安静状态下的腋窝体温为 36.0 ~ 37.0℃,口腔体温为 36.3 ~ 37.2℃。体温超过正常体温范围均为异常体温。

1. 体温升高　机体温度升高通常被称为发热,是指致热原直接作用于体温调节中枢、体温中枢功能紊乱或各种原因引起的产热过多、散热减少,导致体温升高超过正常范围的情况。

按体温状况,发热可分为:①低热:37.3 ~ 38.0℃;②中等热:38.1 ~ 39.0℃;③高热:39.1 ~ 41.0℃;④超高热:41.0℃以上。发热原因可分为各种病原体所致感染性发热和非感染性发热两种。发热的过程分三个阶段:体温上升期、高热期、体温下降期。发热的临床症状随不同病因而不同,症状主要包括:头痛、脉搏增加、呼吸加快、畏寒、寒战、缺乏食欲、皮肤苍白等,体温升高达高峰一段时间后,可出现意识混乱、抽搐或昏迷,这些症状尤其在 5 岁以下儿童易发生,可能与体温调节中枢发育不完全有关。

2. 体温过低　体温过低是指暴露于低温环境时导致低体温。暴露于低温环境时,机体代谢率降低,体温逐渐降低。当机体体温低于 34.4℃时,体温调节中枢功能将会严重受损,当体温低于 29.4℃时,体温调节中枢功能将会丧失。体温过低的症状包括:脉搏降低、皮肤苍白、发绀、皮肤感觉降低、反应降低、昏睡,直至昏迷,如果治疗延误,会导致死亡。

(二)体温与康复训练

康复训练时,应使患者感觉温度舒适,避免外界温度对体温的影响,康复训练室内应有空调设备,以控制室温。体温超过 38.0℃的发热患者禁忌进行康复训练,在体温正常 2 ~ 3 天后,患者一般情况良好的情况下可恢复训练。对体温低于 38.0℃的低热患者在训练时应降低训练强度,同时注意观察体温及其他生命体征变化情况。

第二节　呼　　吸

一、概述

呼吸指空气通过鼻腔和咽部进入体内,在鼻咽部被温暖、过滤和湿润后,经过喉、气管、支气管、细支气管,到达终末细支气管、肺泡,进行气体交换。呼吸包括吸气和呼气,吸气通过膈肌和肋间外肌收缩来完成,当吸气肌收缩时,膈肌下降,肋间外肌上提肋骨、胸骨向上、向外,胸腔容积因此增加,肺扩张。平静呼吸时,呼气为被动过程,吸气肌放松,胸骨、肋骨回到原来位置,肺回缩。用力呼吸时,呼气是主动的,呼气肌主要包括肋间内肌和腹壁肌,肋间内肌和腹壁肌收缩,肋骨、胸骨下移,膈肌上移,胸腔容积减少,肺容积复原。

（一）调节机制

呼吸的调节功能是一个复杂的过程,包含神经、化学因素以及心血管系统的参与。呼吸由位于延髓腹外侧的呼吸中枢控制,呼吸肌由运动神经控制,呼吸中枢控制呼吸速度和深度,以反映机体的代谢情况。

1. 化学因素对呼吸的调节　化学感受器分为中枢性和外周性化学感受器。中枢性化学感受器位于延髓腹外侧,对动脉血内二氧化碳和氢离子浓度改变非常敏感,二氧化碳和氢离子浓度增加将刺激呼吸增加。外周性化学感受器位于颈动脉体和主动脉体,它对动脉血氧分压非常敏感,当动脉血氧分压降低时,将冲动传入到呼吸中枢,刺激呼吸肌的运动神经元增加潮气量,或增加呼吸速度使呼吸加深加快。但是,只有当动脉血氧分压降低至 60mmHg(正常值为 90～100mmHg)以下时,外周化学感受器才促进呼吸。

2. 呼吸的反射性调节　呼吸也受保护性牵张反射(也称为 Hering-Breuer 反射)影响,牵张感受器通过监测进入肺内的空气量来影响呼吸。当牵张过度时,感受器发出冲动至呼吸中枢,阻止进一步吸气。

（二）影响因素

许多因素能够改变正常呼吸,代谢率的增加会导致呼吸速度的增加;相反,代谢率降低,呼吸也随着降低。许多影响因素,如年龄、体形、身高、运动和体位等都可以影响呼吸。

1. 年龄　新生儿的呼吸速度为 30～60 次/分钟,随着年龄增长,呼吸减慢,成人为 12～18 次/分钟,老年人的呼吸速度增加是由于肺的弹性降低及其交换效率降低所致。

2. 性别　男性肺活量要大于女性,故男性呼吸速度相对慢于女性。

3. 体形　瘦高体形的人肺活量要大于肥胖体形的人,其呼吸速度亦相对慢于后者。

4. 运动　运动对呼吸影响较大,应注意观察患者训练时的呼吸速度和深度,呼吸速度和深度随着氧耗量和二氧化碳产生量的增加而增加。

5. 体位　仰卧位容易造成气体停滞,胸部压迫和胸内血流量增加会限制肺容积的增加。

二、测量方法

在测量呼吸时,应注意不要被患者注意到正在测量,因为一旦被注意到,呼吸特征可能被改变。因此,在测量脉搏后,可将手指继续置于桡动脉上,同时测量呼吸。在测量呼吸时,应同时观察胸廓运动。计数 30 秒,注意观察呼吸的频率、节律及特征。

三、结果记录与分析

（一）正常和异常呼吸

正常人在静息状态下呼吸运动稳定而有节律,正常情况下吸气为主动运动,呼气为被动运动。

1. 呼吸频率　正常成人静息状态下,呼吸为 16～18 次/分钟,呼吸与脉搏之比为

1∶4,节律均匀而整齐。呼吸频率超过 24 次/分钟称为呼吸过速,见于发热、疼痛、贫血、甲状腺功能亢进等,呼吸频率低于 12 次/分钟称为呼吸过缓,见于麻醉剂或镇静剂过量和颅内压增高等。

2. 呼吸深度　呼吸浅快见于呼吸肌麻痹、腹水、肥胖以及肺部疾病,如肺炎、胸膜炎等。呼吸深快见于剧烈运动时、情绪激动、紧张,以及代谢性酸中毒、糖尿病酮症酸中毒、尿毒症酸中毒等,这种深快的呼吸又称为 Kussmaul 呼吸(图 3-1)。

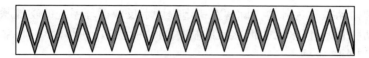

图 3-1　深快呼吸

3. 呼吸节律　正常成人静息状态下,呼吸节律均匀,在病理状态下,会出现呼吸节律的变化。

(1) 潮式呼吸:是指呼吸由浅慢逐渐变为深快,然后再由深快转为浅慢,随之出现一段呼吸暂停后,又开始如上变化的周期性呼吸,又称 Cheyne-Stokes 呼吸(图 3-2)。见于中枢神经系统疾病,如脑炎、脑膜炎及某些中毒,如巴比妥中毒等。

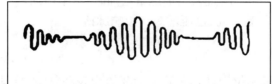

图 3-2　潮式呼吸

(2) 间停呼吸:是指有规律地呼吸几次后,突然停止一段时间,又开始呼吸,又称 Biots 呼吸(图 3-3)。多见于中枢神经系统疾病,但较潮式呼吸更为严重,预后多不良,常在临终时多见。

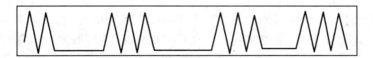

图 3-3　间停呼吸

(二) 呼吸与康复训练

在康复评定及训练时,尤其是呼吸训练时,康复治疗师要注意观察患者的呼吸频率和节律、胸廓形状、胸壁的运动形式、呼吸运动有无异常(腹式呼吸、胸式呼吸、呼吸频率及幅度、辅助呼吸肌参与情况)、有无发绀等缺氧体征;如有呼吸困难,要注意呼吸困难的表现形式(如阵发性呼吸困难、端坐呼吸等),以根据患者的具体病情制订康复计划。在康复训练时,若患者出现呼吸急促或呼吸困难等症状,应立即停止训练。

第三节　脉　搏

一、概述

脉搏是左心室收缩时动脉内的血流搏动在血管壁的体现。在左心室每一次收缩时,血液被泵入主动脉,主动脉壁的弹性使动脉扩张接受泵入的血液,血液在全身动脉内搏动,这种搏动被称为脉搏。脉搏在一定程度上反映循环系统的功能状态,如心率、心缩力量、动脉管壁性能等,也间接反映机体的功能状态。所有影响心率和心输出量的因素均可以影响脉搏。

1. 年龄　胎儿的脉率为 120～160 次/分钟,新生儿的脉率为 70～170 次/分钟,平均 120 次/分钟,随年龄增加脉率逐渐减慢,直至在成年时稳定,为 60～100 次/分钟。老年人脉率减慢,约为 55～60 次/分钟。

2. 性别　男性脉率要稍低于女性。

3. 情绪　情绪激动时,交感神经兴奋,脉率会相应增加。

4. 运动　在运动时,骨骼肌的耗氧量增加,毛细血管开放增多,心率增加以使更多的血液流入肌肉,满足耗氧量增加的需求。监测患者的脉率是康复治疗师评估患者对康复训练反应的一个重要方法,当训练量增加时,脉率增加。

5. 其他　进食、体温升高、血压增高会影响脉搏。

二、测量方法

测量脉搏时,多采用位于骨表面易于触及的浅表动脉,如桡动脉,在特殊情况下,也可检测颞动脉、颈动脉、肱动脉、股动脉、足背动脉。测量时,治疗师应并拢示指、中指、环指,将三指指腹置于手腕桡动脉处,仔细感觉脉搏搏动情况,应计数 30 秒,以计数脉率,并感觉脉律、脉搏强度。

三、结果记录与分析

(一)正常和异常脉搏

检查脉搏时应注意脉搏的速率、节律、强弱、波形等情况,两侧均需触诊,以作对比,正常人两侧差异很小,难以察觉。但在某些疾病时,两侧脉搏会出现明显差异。检查脉搏时,必须注意脉搏的脉率、脉律、强弱、波形等。

1. 脉率　是每分钟脉搏跳动的次数,正常成年人安静状态下脉率为 75 次/分钟(正常范围为 60～100 次/分钟),与心率相一致。有许多因素影响脉率,如年龄、性别、情绪、身体活动状况。体形也影响脉率,瘦高体形的人通常脉率要低于肥胖体形的人。病理情况下,脉搏可增快或减慢,增快(>100 次/分钟)可见于发热、贫血、疼痛、甲状腺功能亢进、心力衰竭等;减慢(<60 次/分钟)可见于伤寒、甲状腺功能减退、病态窦房结综合征或服用某些药物(盐酸普萘洛尔片、地高辛等)。另外,要注意脉率和心率是否一致,正常人脉率和心率相等。某些心律失常时,如心房颤动,脉率少于心率,这种现象又称为脉搏短绌。

2. 脉律　是指脉搏跳动之间的间歇节律,是心脏搏动节律的反映。正常人脉律是规整的,其心搏之间的间歇是相等的。在心律失常时,脉律出现不规整,如心房颤动时脉律完全无规律;Ⅱ°房室传导阻滞时心房激动不能下传心室,出现脉搏脱落,脉律不规则,称为脱落脉。

3. **脉搏** 强弱取决于每次心室收缩时流经动脉的血流量。血流量多时,脉搏增强,称为洪脉,多见于发热、甲状腺功能亢进、主动脉瓣关闭不全;血流量减少时,脉搏减弱,称为细脉,见于心力衰竭、主动脉瓣狭窄和休克等。

4. **波形** 正常脉搏波形包括升支、波峰和降支,升支陡直,降支较平缓,降支上有一切迹,继之一小的波峰。重搏脉是指脉搏降支后的小波峰增大,能够被触及,即收缩期和舒张期各触及脉搏一次,脉搏重复见于伤寒、长期发热。交替脉是指节律正常而强弱交替出现的脉搏(图3-4),见于急性心肌梗死、高血压性心脏病、主动脉瓣关闭不全等。奇脉是指吸气时脉搏

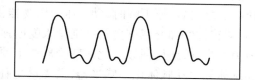

图3-4 交替脉

减弱而呼气时脉搏恢复的现象(图3-5),多见于缩窄性心包炎、心包积液、心包填塞。正常人吸气和呼气时脉搏强弱无明显变化。

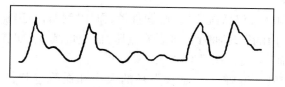

图3-5 奇脉

（二）脉搏与康复训练

在康复训练中,应将运动训练对于心率及脉率的影响作为观察康复疗效的一个指标进行常规监测,安静时脉搏超过100次/分钟的患者应禁忌进行康复训练。在心率和脉率一致的前提下,可通过观察脉率来判断运动强度。一般来说,一个健康成人在训练15~30分钟的后期其最大脉率不应超过其预测最大脉率的60%。训练后患者的脉搏比平时加速30%以上,脉搏增快超过120次/分钟,心律失常超过10次/分钟,应停止训练。

第四节 血 压

一、概述

血压是指血液对血管壁的压力,由于血液从高压处流向低压处,血压在动脉里最高,毛细血管次之,静脉最低。通常血压指的是动脉血压。在心室收缩时,主动脉压急剧升高,在收缩期的中期达到最高值,称为收缩压,心室舒张时主动脉压下降,在舒张期末期达到最低值,称为舒张压,收缩压和舒张压的差值称为脉压。

（一）调节机制

血压主要由心血管运动中枢调节,在安静状态下,心血管运动中枢产生低频冲动

至交感缩血管纤维,使血管平滑肌保持一定的收缩度。在血压波动时,心血管运动中枢产生冲动至交感缩血管纤维,使血管平滑肌收缩程度减低或增强。心血管运动中枢通过接受感受器传入的不同冲动来调节血压,感受器包括动脉压力感受器和化学感受器。动脉压力感受器是位于颈动脉窦与主动脉弓血管外膜下的感觉神经末梢,感受血管壁的机械牵张程度。当血压升高时,动脉管壁被牵张的程度升高,动脉压力感受器传入的神经冲动增多,心血管运动中枢产生冲动增多,使迷走神经紧张度增高,交感神经和交感缩血管纤维紧张度减弱,导致心率减慢,心输出量减少,外周血管阻力降低,故血压下降。在一定范围内,压力感受器的传入冲动频率与动脉管壁的扩张程度成正比。反之,当血压下降时,动脉压力感受器传入的神经冲动减少,使迷走神经紧张度减弱,交感神经和交感缩血管纤维紧张度增强,导致心率增快,心输出量增加,外周血管阻力增高,故血压回升。化学感受器位于颈总动脉分叉处和主动脉弓区域,被称为颈动脉体和主动脉体化学感受器,主要感受血液的某些化学成分变化,如缺氧、二氧化碳分压过高、氢离子浓度过高等,化学感受器受到刺激后,其感觉冲动传入至延髓心血管运动中枢和呼吸运动中枢,其产生的主要效应是呼吸加深加快,从而改变心率、心输出量和血管紧张度。血压还受体液调节的影响,通过肾素-血管紧张素系统,肾上腺素、去甲肾上腺素、血管升压素的影响而升高或降低。

（二）影响因素

许多因素影响血压,包括血流量、血管直径、血管壁弹性、心输出量、年龄等。

1. 血流量　体内的循环血量直接影响血压,血流量减少(如贫血)会使血压降低,血流量增加(如输血)会使血压升高。

2. 血管直径和血管壁弹性　血管直径的大小和血管壁弹性会影响外周血管阻力,从而引起收缩压和舒张压的变化。血管壁的扩张和收缩会引起外周阻力的降低和增加。如果心输出量不变而外周阻力加大,舒张压将明显升高,但收缩压的升高不如舒张压升高明显,脉压也相应减少。反之,当外周阻力减少时,舒张压的降低比收缩压降低明显,脉压增大。一般情况下,舒张压的高低主要反映外周阻力的大小。

3. 心输出量　在外周阻力不变的情况下,心输出量增加,血压升高,主要为收缩压升高,舒张压升高不多,脉压增大。心输出量减少,血压降低,主要为收缩压降低,脉压减少。一般情况下,收缩压的高低主要反映心输出量的多少。

4. 年龄　血压随年龄变化,出生以后血压随年龄增长而升高,到 17～18 岁时达到成人血压,正常成人血压通常为 130/80mmHg。老年人的动脉管壁硬化,动脉弹性减弱,故收缩压明显升高,舒张压明显降低,脉压增大。

5. 运动　运动会增加心输出量,从而导致血压升高,血压升高与运动负荷大小有一定关系。

6. 其他　测试时上臂的位置、情绪变化等都可能影响血压。

二、测量方法

测量血压需要应用血压计。血压计有汞柱式(图 3-6)、弹簧式和电子血压计(图 3-7),以汞柱式最为常用。

测量血压时,嘱患者休息 5～10 分钟后,协助患者采取坐位(图 3-8)或仰卧位(图 3-9),暴露前臂,上臂应与心脏在同一水平,上臂伸直并轻度外展。将袖带在肱动脉表

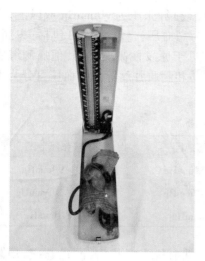

图 3-6 汞柱式血压计

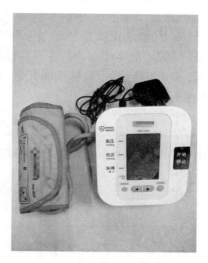

图 3-7 电子血压计

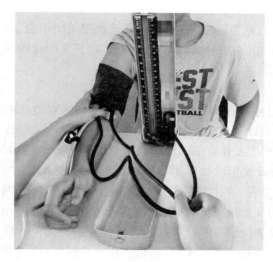

图 3-8 坐位测血压

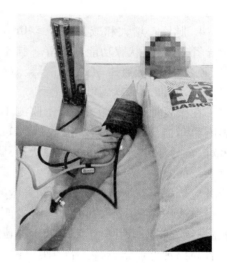

图 3-9 卧位测血压

面皮肤处缚于上臂,袖带中心与肱动脉在一直线上,袖带下缘于肘弯横纹上 2～3cm。检查血压计的汞柱位于 0 刻度上,在肘窝处触知肱动脉搏动,再将听诊器胸件置于肘窝处肱动脉上,轻压听诊器胸件与皮肤密切接触,既不可压得太重,又不得与袖带接触,更不可塞在袖带下。然后,向袖带内充气,边充气边听诊,待肱动脉搏动消失,再将汞柱升高 20～30mmHg 后,开始缓慢放气,两眼平视汞柱缓慢下降,听到第一次声响时的汞柱数值为收缩压,继续放气,声音消失时的汞柱数值为舒张压,收缩压与舒张压之差为脉压。

三、结果记录与分析

(一)正常和异常血压

1. 正常血压　正常人安静状态下血压标准收缩压≤140mmHg,舒张压≤90mmHg,脉压标准为 30～40mmHg。

笔记

2. 高血压　收缩压为 140mmHg 或以上,和(或)舒张压为 90mmHg 或以上,称为高血压(WHO 最新定义血压超过 130/80mmHg 为高血压)。其症状可包括:头痛、头晕、烦躁、恶心、呕吐及心、脑、肾等器官损害。多见于原发性高血压、其他疾病继发的高血压,如肾脏疾病、甲状腺功能亢进、肾上腺皮质和髓质肿瘤等。高血压可分为不同等级(表3-1)。

表3-1　高血压分级标准

等级	程度	收缩压范围	舒张压范围
1 级	轻度	140 ~ 159mmHg	90 ~ 99mmHg
2 级	中度	160 ~ 179mmHg	100 ~ 109mmHg
3 级	重度	≥180mmHg	≥110mmHg

3. 低血压　血压低于 90/60mmHg 时,称为低血压。症状为:面色苍白、烦躁不安、皮肤湿冷、脉细而快甚至晕厥,多见于休克、心肌梗死、心力衰竭、肾上腺皮质功能减退等。

4. 脉压　增大和减少脉压≥40mmHg,称为脉压增大,见于主动脉瓣关闭不全、动脉导管未闭、甲状腺功能亢进等。脉压≤30mmHg 称为脉压减少,多见于主动脉瓣狭窄、心力衰竭、低血压、心包积液等。

(二)血压与康复训练

在康复训练过程中,应严密监测不同体位(仰卧或直立)以及运动训练对血压的影响。对血压不正常有临床表现(如心力衰竭失代偿状态,有心源性哮喘状态、呼吸困难、全身浮肿、胸水、腹水等症状;心肌疾患发作在 10 日以内;严重心律不齐;安静时有心绞痛发作;持续的或不稳定型心绞痛;发作后处于不稳定状态的心肌梗死等)的患者应禁忌进行康复训练。长期卧床的患者,在由仰卧位突然转换为直立位时,可因大量血液积滞在下肢,回心血量过少而出现血压下降,即直立性低血压,严重时可出现晕厥;脊髓损伤患者由于长期处于卧位或坐位,在康复训练时,尤其是在进行体位变换时容易出现低血压,康复治疗师应注意观察患者血压情况,若低血压反应显著,应立即停止训练,将患者置于平卧位。正常情况下,训练时的收缩压随运动负荷的增加而逐步升高,舒张压一般保持不变或轻度下降。在运动过程中,血压变化的观察能够提供有价值的临床信息,在血压高于 160/100mmHg 或发生高血压性反应:头痛、头晕、烦躁、恶心、面色苍白、呼吸困难等症状时,建议停止训练,给以必要的处理。每次康复训练包括:准备活动、训练活动和整理活动。准备活动和整理活动,都是通过逐渐增加运动强度使心血管系统逐渐适应,有助于减少心律失常的发生。

第五节　血氧饱和度

一、概述

血氧饱和度(SpO_2)是血液中被氧结合的氧合血红蛋白(HbO_2)的容量占全部可结合的血红蛋白(hemoglobin,Hb)容量的百分比,即血液中血氧的浓度,它是呼吸循环的重要生理参数。

（一）调节机制

人体血液是通过红细胞与氧结合来携带氧气的。人体的新陈代谢过程是生物氧化过程，而新陈代谢过程中所需要的氧，是通过呼吸系统进入人体血液，与血液红细胞中的血红蛋白，结合成氧合血红蛋白，再输送到人体各部分组织细胞中去。血液携带输送氧气的能力即用血氧饱和度来衡量。因此，监测动脉血氧饱和度（SaO_2）可以对肺的氧合和血红蛋白携氧能力进行估计。

（二）影响因素

氧解离曲线（oxygen dissociation curve），以氧分压作横坐标，氧饱和度为纵坐标，绘

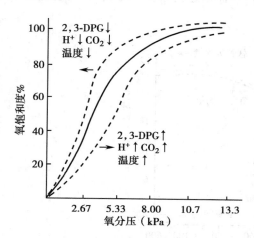

图3-10 氧解离曲线及其影响因素

制出的氧分压对血红蛋白结合氧量的函数曲线。氧解离曲线是表示氧分压与Hb氧饱和度关系的曲线，曲线近似S形，可分为上、中、下三段。上段代表Hb与氧气结合部分，中段代表HbO_2释放O_2的部分，下段代表HbO_2与O_2解离的部分。氧解离曲线受pH、$PaCO_2$、温度和红细胞内2,3二磷酸甘油酸（2,3-DPG）含量等因素影响。氧解离曲线位置受pH影响时发生的移动，称为Bohr效应。pH降低，曲线右移，虽SaO_2略降低，但氧合血红蛋白易释放氧，有利于提高组织氧分压，相反，pH升高，曲线左移，会加重组织缺氧（图3-10）。

二、测量方法

传统的血氧饱和度测量方法是先进行人体采血，再利用血气分析仪进行电化学分析，测出血氧分压（PO_2）计算出血氧饱和度。这种方法比较麻烦，且不能进行连续的监测。

采用指套式光电传感器测量时，只需将传感器套在人手指上，利用手指作为盛装血红蛋白的透明容器，使用波长660nm的红光和940nm的近红外光作为射入光源，测定通过组织床的光传导强度，来计算血红蛋白浓度及血氧饱和度，仪器即刻显示人体血氧饱和度，为临床提供了一种连续无损伤血氧测量仪器（图3-11）。

三、结果记录与分析

（一）正常与异常血氧饱和度

由于并非全部的Hb都能氧合，而且血

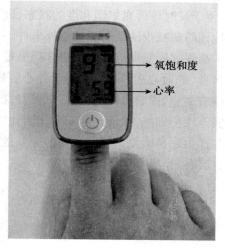

图3-11 血氧饱和度监测仪

中还存在其他 Hb,如高铁 Hb、正铁 Hb 和其他变性 Hb 等,因此 SaO_2 难以达到 100%。正常人体动脉血的血氧饱和度为 95%~98%,静脉血为 75%。动脉血氧饱和度在 94% 以下为供氧不足。

　　动脉血氧饱和度虽然可作为判断机体是否缺氧的一个指标,但是反映缺氧并不敏感,而且有掩盖缺氧的潜在危险。主要原因是由于氧解离曲线呈 S 形的特性,即动脉血氧分压(PaO_2)在 60mmHg 以上,曲线平坦,在此段即使 PaO_2 有大幅度变化,SaO_2 的增减变化也很小,即使 PaO_2 降至 57mmHg,SaO_2 仍可接近 90%;只有 PaO_2 在 57mmHg 以下,曲线呈陡直,PaO_2 稍降低,SaO_2 即明显下降。因此,在较轻度缺氧时,尽管 PaO_2 已有明显下降,SaO_2 可无明显变化(图 3-12)。而通过完善血气分析可达到明确缺氧状态的目的。

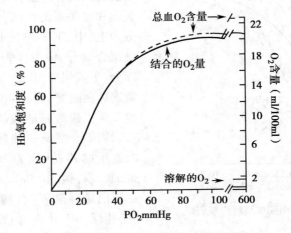

图 3-12　氧解离曲线判断缺氧的敏感性

（二）血氧饱和度与康复训练

　　缺氧是导致许多疾病的根源,严重时直接威胁到人的生命。许多疾病都会造成氧供给的缺乏。因此,对动脉血氧饱和度的实时监测在临床和个人健康管理上十分必要,便于及时评价血氧饱和度的状态,极早地发现低氧血症及疾病转归状况,从而更有效地预防或减少缺氧所致的意外事件。

　　高强度康复训练会增加机体耗氧量,加重心肺功能负担,对于本身患有心肺基础疾病者(如冠心病、风心病、先天性心脏病、慢性阻塞性肺疾病等)更易出现低氧血症、高碳酸血症,影响机体的恢复。可通过监测康复训练中血氧饱和度值以及脉率值,科学实施康复训练,保证医疗安全。因此,在康复训练中,对有心肺疾病者,应将血氧饱和度作为观察康复训练安全性的一个指标进行常规监测。动脉血氧饱和度低于 94% 时,建议停止康复训练。

学习小结

1. 学习内容

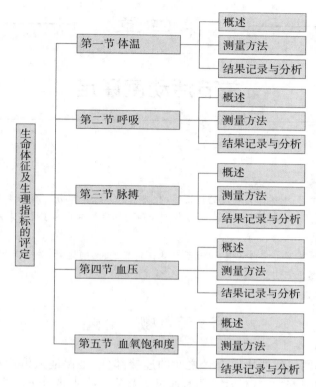

2. 学习方法

学习本章要结合操作实践,掌握体温、脉搏、呼吸、血压、血氧饱和度等各种指标的测量方法和注意事项。重点掌握这些生理指标变化在康复治疗中的意义。

（王文春）

复习思考题

1. 简述呼吸对康复训练的影响。
2. 简述血压监测在康复训练中的重要意义。
3. 哪些患者进行康复训练时最好进行动脉血氧饱和度监测?

第四章

关节活动度评定

学习目的

通过本章学习,对关节活动度的评定目的、方法、内容、结果分析有初步全面的了解,为本教材后续骨骼肌肉系统损伤评定、运动控制障碍的评定等章节的学习奠定基础。

学习要点

各关节活动范围正常参考值;关节活动度评定目的、影响因素;关节活动度评定的实施步骤以及主要测量方法。

第一节 概　　述

关节指相邻两块或两块以上骨之间的连接部分,是保证人体运动必要的先决条件。骨提供肌肉附着的稳定结构,同时通过关节使人体能够运动。骨与骨之间的连接方式决定了关节的运动方式和运动范围即关节活动度。

关节活动度的评定是对于一些能引起关节活动受限的身体功能障碍性疾病,如关节炎、骨折、烧伤以及手外伤等的首要评定方法。对于确定关节的运动功能状况,制订康复训练计划有重要意义,是康复评定当中的重要内容。

一、关节活动度的定义

关节活动度又称关节活动范围(range of motion,ROM),是关节运动时所通过的运动弧度,常以度数表示,是衡量一个关节活动量的尺度。

关节活动的范围又可具体分为全范围、外侧范围、中间范围和内侧范围。以肘关节为例(图4-1)。

1. 全范围(full range) 肌肉收缩从完全伸展位到最大短缩位。

2. 外侧范围(outer range) 肌肉收缩从完全伸展位到全范围的中点位。

3. 内侧范围(inner range) 肌肉收缩从全范围的中点位到肌肉最

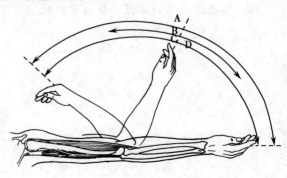

图4-1 关节活动度的划分

笔记

46

大短缩位。

4. 中间范围(middle range)　肌肉收缩从外侧范围中点到内侧范围中点的部分。

二、关节活动度的分类

关节活动度分为主动关节活动度和被动关节活动度。

1. 主动关节活动度(active range of motion,AROM)　主动关节活动度是指主动随意收缩使关节运动时所通过的运动弧度。

2. 被动关节活动度(passive range of motion,PROM)　被动关节活动度是指被检查者肢体被动运动,无肌肉收缩,通过外力的作用使关节运动时所通过的运动弧度。

通常情况下,被动关节活动度比主动关节活动度的活动范围要稍微大一些。在病理因素的影响下,如关节炎、关节周围的软组织粘连、瘢痕以及挛缩等常导致主动关节活动度和被动关节活动度减小,而中枢神经病变所导致的肌肉痉挛,周围神经以及肌肉损伤所导致的肌力下降则常引起主动关节活动度下降而被动关节活动度正常。因此,评定中应对两者的评定结果进行对比,以明确引起关节功能障碍的原因。

三、影响关节活动度的因素

关节活动范围的大小受生理因素和病理因素的影响。在病理因素的作用下,关节活动异常表现为活动减少和活动过度两种。

（一）生理因素

1. 关节的解剖结构　构成关节的两个关节面弧度差越大,则关节活动度越大。反之,则关节活动度越小,如肩肱关节。

2. 关节囊的厚薄及松紧度　关节囊薄而松弛,则关节活动幅度大,反之则小。

3. 关节韧带的多少与强弱　关节韧带强而多,则关节活动的幅度小,关节韧带弱而少,则关节的活动幅度大。

4. 原动肌的肌力和拮抗肌的伸展性　产生关节活动原动肌的肌力和相对应拮抗肌的伸展性越大,关节的活动幅度越大,反之,关节的活动幅度越小。

此外,年龄、性别、职业对关节活动范围也有影响,如儿童和少年比成人大,女性比男性的关节活动范围大,运动员比一般人的活动范围大。

（二）病理因素

任何引起关节内及关节周围肌肉、软组织损伤的疾病均可导致关节活动受限,引起关节活动受限的病理因素概括起来可以分为关节内异常和关节外异常两种情况。

1. 关节内异常　①关节内骨折、软骨损伤、关节内游离体、关节内渗出(积血或积液),主动活动和被动活动均减少;②类风湿关节炎、骨关节炎、关节先天性畸形等关节本身的疾病引起疼痛、肌肉痉挛或软组织粘连,主动活动和被动活动均减少;③关节僵硬会导致主动和被动活动均丧失,如关节骨性强直、关节融合术后。

2. 关节外异常　①关节及周围软组织损伤、粘连及疼痛常导致主动和被动活动均减少,如骨折、关节炎症、手术后;②肌肉痉挛:中枢神经系统病变引起的痉挛,常引起主动活动的减少,被动活动在短期内基本正常或略大于主动活动;③软组织挛缩:关节周围的肌肉、韧带、关节囊等软组织产生挛缩时,主动、被动活动度均减少,如烧伤、肌腱移植术后、长期制动等;④肌肉无力:各种原因如周围神经损伤或中枢神经损伤的早期,导致肌无力通常都是主动活动减少,被动活动正常或略大于主动活动;⑤严重的肢体循环障碍常导致主动活动减少,被动活动正常或略大于主动活动。

四、关节活动度评定目的

1. 确定关节活动受限部位、程度。

2. 确定引起关节活动受限的原因或因素。

3. 指导制订适当的康复目标,即确定恢复功能的程度或减少不适所需的角度,制订合适的治疗方案,指导康复治疗。尤其是对于关节松动术等运动疗法的选择有重要指导作用。同时通过动态评定进一步检验康复治疗效果。

4. 记录功能的恢复情况,从客观上评估疗效。

五、适应证与禁忌证

(一)适应证

关节水肿、疼痛,肌肉痉挛、短缩,关节囊及周围组织的炎症及粘连,皮肤瘢痕等发生时,关节的运动功能受到影响,均需要进行关节活动度的评定。关节活动度的测量是关节的炎症、痛风、脱位、骨折、截肢、关节周围软组织损伤以及关节继发性损伤的必查项目。

(二)禁忌证

关节脱位或骨折未愈合,刚刚经历肌腱、韧带、肌肉手术后,骨化性肌炎等。

第二节　关节活动度的测量

关节活动度的测量是对一些能引起关节活动受限的身体功能障碍性疾病,如关节炎、骨折、烧伤以及手外伤等的首要评定过程。对于确定关节的功能状况,制订康复训练计划有重要意义,是康复评定中的重要内容,测量者应熟练掌握关节活动度的测量技术。

一、测量方法

(一)测量工具

关节活动度的测量工具有很多种,常用的包括量角器、电子角度计、皮尺等,必要时也使用 X 线片、摄像机等设备辅助测量。皮尺多用于脊柱、手指活动度的测量,临床上测量关节活动度最常用的工具是量角器。

1. 量角器的构成　量角器由金属或塑料等材料制成,规格不等。量角器由两臂构成,其中一臂为移动臂,标有指针,另一臂为固定臂,带有圆形或半圆形刻度盘。两臂的交点用铆钉固定,称为量角器的中心,又称为轴心。移动臂和固定臂以轴心为轴,可自由转动,随着关节肢体远端的移动,在固定臂的刻度盘上可读出关节的角度(图4-2)。

2. 量角器的选择　量角器有不同的大小规格,对大小不同的关节应选择大小合适的量角器进行测量。大关节如肩关节、髋关节的测量应选择长臂的量角器,小关节如指间关节、足趾关节的测量应选择短臂的量角器。

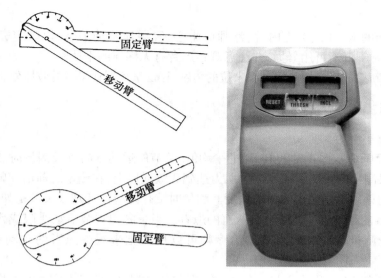

图 4-2　常用的量角器

3. 量角器的摆放　测量时,量角器的中心(轴心)应对准关节的运动轴中心,固定臂应与构成关节的近端骨的长轴平行,移动臂与构成关节的远端骨的长轴平行。

（二）体位

正确合理的体位对于活动度的测量有重要的意义。例如:不同体位关节周围软组织的紧张程度不同,测量后所得结果往往表现出差异。确定关节活动范围的方法采用由美国骨科学会关节运动委员会推荐的中立位法。即将解剖学中立位时的肢位定位"零"起始点,对于大多数运动来说解剖学中立位就是起始位。测量旋转度时则选正常旋转范围的中点作为"零"起始点。

（三）固定

在关节活动的测量过程当中,如果有其他关节的参与,将会出现代偿动作,导致测量结果发生变化,常获得一个较大的 ROM。因此,测量过程中,在构成关节的远端骨运动时应充分固定近端骨,以避免邻近关节的干预。固定的方法可以借助于被测者的体重、体位以及测量者所施加的外力。

二、测量的步骤

关节活动度的具体测量步骤如下:

1. 患者处于舒适的位置,并使患者了解测量过程、测量原因以取得患者的配合。

2. 充分暴露将要测量的关节。

3. 确定测量关节的骨性标志。

4. 稳定测量关节的近侧端。

5. 被动活动该关节以了解可能的活动范围和有无抵触感。

6. 使关节处于起始位。

7. 量角器的轴心对准关节轴,固定臂与构成关节的近端骨轴平行,活动臂与构成关节的远端骨轴线平行,避免采用使角度针偏离角度计的运动方向。

8. 记录关节起始位置的角度后,移走量角器,不要尝试在关节运动过程中固定量角器。

9. 可能的 ROM 范围之内,治疗师应小心、轻柔地移动关节,以确定完全的被动 ROM,测量时千万不可用暴力,并注意观察患者有无疼痛或不适感。

10. 重新摆放量角器并记录终末位的角度,移走量角器让患者的肢体处于休息位。

三、关节活动度测量的原则与注意事项

（一）测量的原则

1. 治疗师应掌握正常人 ROM 的平均值、关节的运动方向以及测量时肢体的摆放位置。如果测量的关节所需肌肉的肌力达到 3 级或以上,在测量之前治疗师应首先了解患者主动运动所能达到的最大角度。测量时治疗师应注意观察关节是如何运动的。

2. 关节的测量方式并不适合所有的患者。当患者因关节活动受限或残疾而不能摆放在正确测量 ROM 的体位时,治疗师可以用视觉来观察患者的主动 ROM 和被动 ROM。

3. 正常的 ROM 因人而异。年龄、性别、身体状况、肥胖和遗传等因素均可影响正常的 ROM。治疗师可以通过测量患者的健侧关节来确定该患者的正常 ROM 大小,也可参考相关资料的正常 ROM 平均值。

4. 治疗师应注意检查和回顾患者的既往史,确定患者是否有其他引起关节受限的疾病。在测量时,如患者出现关节抵抗,治疗师切忌用暴力。

（二）注意事项

1. 确定 ROM 测量的起始位置　通常以解剖位作为零起始点。测量旋转度时,选取正常旋转范围的中点作为零起始点。

2. 同一患者应由专人测量,每次测量应取相同位置,两侧对比。

3. 关节的主动 ROM 与被动 ROM 不一致时,提示有关节外的肌肉瘫痪、肌腱挛缩或粘连等问题存在,应以关节被动活动的范围为准,或同时记录主动及被动时的 ROM。

4. 关节的主动 ROM 与被动 ROM 进行比较,则两者的起始部位、量角器的类型、量角器的摆放位置方法等均应相同。

5. 关节测量后,治疗师应对数据进行分析。确定引起 ROM 受限可能的原因,根据 ROM 受限的程度、病因和预后,制订 ROM 受限的治疗方法以及寻找丧失 ROM 的代偿方法。

6. 注意排除相邻关节的互相影响或互相补偿。如髋关节运动受限时,可由腰部各关节补偿;膝关节屈曲痉挛时,可继发髋关节的屈曲挛缩。此外,也应注意排除疼痛、瘢痕、衣服过紧等其他因素影响。

第三节　人体主要关节活动度测量方法

一、上肢关节

（一）肩关节活动度

1. 肩关节屈曲

［体位］坐位、立位、仰卧位、侧卧位。肩关节无外展、内收、旋转,前臂中立位,手

笔记

掌朝向体侧。

　　[量角器摆放]　轴心位于肱骨侧面的肩峰,固定臂与躯干腋中线平行,移动臂与肱骨长轴平行(图4-3)。

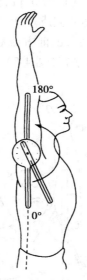

图4-3　肩关节屈曲活动度的测量

　　[运动方式]　沿冠状轴在矢状面上肢向前上方运动。检查时固定肩胛骨,防止出现躯干伸展和肩关节外展的代偿。

　　[参考值]　0°～170°/180°。

　　2. 肩关节伸展

　　[体位]　坐位、立位、俯卧位、侧卧位。肩关节无外展、内收、旋转,前臂中立位,手掌朝向体侧。

　　[量角器摆放]　轴心位于肱骨侧面的肩峰,固定臂与躯干腋中线平行,移动臂与肱骨长轴平行(图4-4)。

　　[运动方式]　沿冠状轴在矢状面上肢向后下方运动。检查时固定肩胛骨,防止出

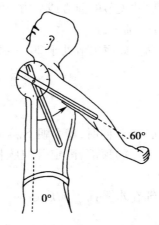

图4-4　肩关节伸展活动度的测量

现代偿运动。

[参考值] 0°～60°。

3. 肩关节外展

[体位] 坐位。肩关节屈曲、伸展均为0°位,前臂旋后,手掌向前方,使肱骨充分外旋,防止因肱三头肌紧张限制运动的完成。

[量角器摆放] 轴心位于肩肱关节的前方或后方,固定臂为通过肩峰与地面垂直的线(前、后面),移动臂与肱骨长轴平行(图4-5)。

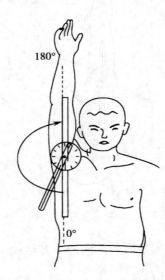

图4-5 肩关节外展活动度的测量

[运动方式] 沿矢状轴运动。测量时应注意避免肩关节出现上抬、外旋等代偿运动。

[参考值] 0°～180°。

4. 肩关节内收

[体位] 坐位。肩关节屈曲、伸展均为0°位。

[量角器摆放] 轴心位于肩肱关节的前方或后方,固定臂为通过肩峰与地面垂直的线(前、后面),移动臂与肱骨长轴平行。

[运动方式] 沿矢状轴运动。如肩关节处于20°～45°屈曲位时,上肢可从前方向内做内收运动。

[参考值] 0°～75°。

5. 肩关节水平外展

[体位] 坐位。肩关节外展90°,伸肘,掌心朝下。

[量角器摆放] 轴心位于肩峰的顶部,固定臂与肱骨长轴平行并与躯干垂直,移动臂与肱骨长轴平行(图4-6)。

[运动方式] 肱骨沿垂直轴在水平面上向后运动。检查时应避免躯干的旋转或屈曲运动。

[参考值] 0°～30°。

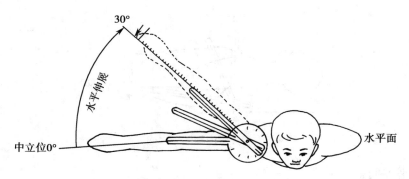

图 4-6　肩关节水平外展活动度的测量

6. 肩关节水平内收

［体位］坐位。肩关节外展 90°,伸肘,掌心朝下。

［量角器摆放］轴心位于肩峰顶部,固定臂与肱骨长轴平行并与躯干垂直(呈水平位),移动臂与肱骨长轴平行(图 4-7)。

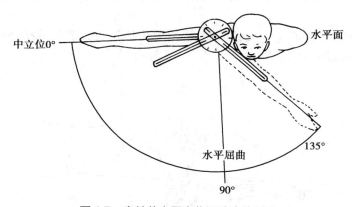

图 4-7　肩关节水平内收活动度的测量

［运动方式］上肢沿垂直轴在水平面上做跨中线运动。检查时应避免躯干旋转。

［参考值］0°~135°。

7. 肩关节内旋

(1) 肩关节外展位内旋

［体位］坐位或仰卧位。肩关节外展 90°,肘关节屈曲 90°,坐位时前臂旋前并与地面平行,仰卧位时前臂旋前并与地面垂直。

［量角器摆放］轴心位于尺骨鹰嘴,固定臂为通过肘关节与冠状面垂直的线,移动臂与尺骨平行(图 4-8)。

［运动方式］前臂在矢状面上向下肢的方向的运动。固定肩胛骨,防止肩胛骨上抬和外展。

［参考值］0°~70°。

(2) 肩关节内收位内旋

［体位］坐位。肩关节外展 0°,肘关节屈曲 90°,前臂与人体矢状面平行。

［量角器摆放］轴心位于尺骨鹰嘴,固定臂为通过肘关节与冠状面垂直的线,移

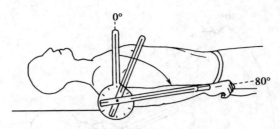

图 4-8　肩关节内旋活动度的测量

动臂与尺骨平行。

[运动方式] 前臂在水平面上向身体内侧的方向运动。固定肩胛骨,防止肩胛骨外展。

[参考值] 0°~80°。

8. 肩关节外旋

(1) 肩关节外展位外旋

[体位] 坐位或仰卧位。肩关节外展 90°,肘关节屈曲 90°,前臂旋前并与地面平行。

[量角器摆放] 轴心位于尺骨鹰嘴,固定臂为通过肘关节与冠状面垂直的线,移动臂与尺骨平行(图4-9)。

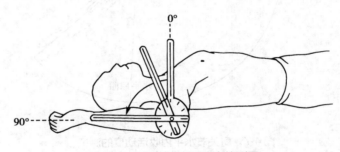

图 4-9　肩关节外旋活动度的测量

[运动方式] 前臂在矢状面上沿冠状轴向头部方向运动。固定肩胛骨,防止出现肩胛下角下撤、内收。

[参考值] 0°~90°。

(2) 肩关节内收位外旋

[体位] 坐位。肩关节外展 0°,肘关节屈曲 90°,前臂与人体矢状面平行。

[量角器摆放] 轴心位于尺骨鹰嘴,固定臂为通过肘关节与冠状面垂直的线,移动臂与尺骨平行。

[运动方式] 前臂在水平面上向身体外侧的方向运动。固定肩胛骨,防止肩胛骨内收。

[参考值] 0°~60°。

(二) 肘关节活动度

1. 肘关节屈曲

[体位] 坐位。被检查者上肢紧靠躯干,肘关节伸展,前臂解剖中立位。

［量角器摆放］轴心位于肱骨外髁,固定臂与肱骨纵轴平行,指向尺骨鹰嘴,移动臂与桡骨纵轴平行,指向桡骨茎突(图4-10)。

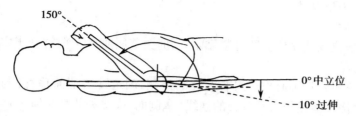

图4-10 肘关节屈曲活动度的测量

［运动方式］在矢状面上前臂沿冠状轴从前方做接近肱骨的运动。检查时应避免肩关节屈曲。

［参考值］0°~150°。

2. 肘关节伸展

［体位］坐位。被检查者上肢紧靠躯干,肘关节伸展,前臂解剖中立位。

［量角器摆放］轴心位于肱骨外髁,固定臂与肱骨纵轴平行,指向尺骨鹰嘴,移动臂与桡骨纵轴平行,指向桡骨茎突。

［运动方式］在矢状面上前臂沿冠状轴从后方做接近肱骨的运动。检查时应避免肩关节屈曲。

［参考值］0°~-5°。

（三）前臂活动度

1. 前臂旋前

［体位］坐位或站立位。上臂紧靠躯干,肩关节无屈曲、伸展、外展、内收、旋转,肘关节屈曲90°,前臂呈中立位与身体的冠状面垂直。

［量角器摆放］轴心位于尺骨茎突的外侧,固定臂与地面垂直(与肱骨长轴平行),移动臂为桡骨茎突与尺骨茎突的连线(掌侧面,或腕关节掌侧横纹)(图4-11)。

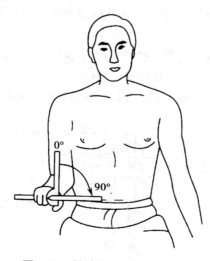

图4-11 前臂旋前活动度的测量

[运动方式]在水平面上,以垂直轴位轴进行拇指向外侧,手掌向上的运动,上臂紧靠躯干,避免肩关节内收和外旋。

[参考值]0°~90°。

2. 前臂旋后

[体位]坐位或站立位。肱骨紧靠躯干,肘关节屈曲90°,前臂处于中立位并与身体的冠状面垂直。

[量角器的摆放]轴心位于尺骨茎突的外侧,固定臂与地面垂直(与肱骨长轴平行),移动臂为桡骨茎突与尺骨茎突的连线(掌侧面,或腕关节掌侧横纹)(图4-12)。

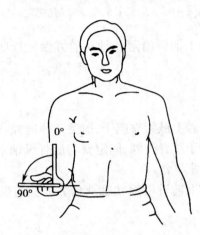

图4-12 前臂旋后活动度的测量

[运动方式]在水平面上,以垂直轴为轴进行拇指向内侧,手掌向下的运动。上臂紧靠躯干,避免肩关节内收和外旋。

[参考值]0°~90°。

(四)腕关节活动度

1. 腕关节掌屈

[体位]坐位。肩关节外展90°,肘关节屈曲90°。腕关节不得出现桡、尺偏及手指屈曲,以免影响腕关节活动。

[量角器摆放]轴心位于腕关节桡侧的桡骨茎突(或尺骨茎突稍向远端),固定臂与桡骨长轴平行,移动臂与第2掌骨长轴平行(图4-13)。

[运动方式]手掌在矢状面上沿冠状轴向前臂屈侧靠近。测量时应避免腕关节

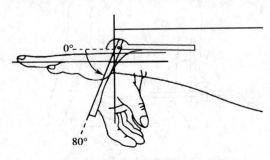

图4-13 腕关节掌屈活动度的测量

的尺偏或桡偏。

［参考值］0°~80°。

2. 腕关节背伸

［体位］坐位。肩关节外展90°,肘关节屈曲90°。腕关节不得出现桡、尺偏及手指屈曲,以免影响腕关节活动。

［量角器摆放］轴心位于腕关节桡侧的桡骨茎突（或尺骨茎突稍向远端）,固定臂与桡骨长轴平行,移动臂与第2掌骨长轴平行（图4-14）。

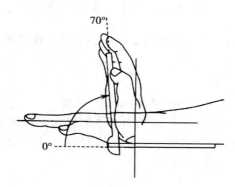

图4-14 腕关节背伸活动度的测量

［运动方式］在矢状面上手掌向前臂伸侧靠近。测量时应避免腕关节的尺偏或桡偏。

［参考值］0°~70°。

3. 腕关节桡偏

［体位］坐位。肩关节外展90°,肘关节屈曲90°。腕关节不得出现桡、尺偏及手指屈曲,以免影响腕关节活动。

［量角器摆放］轴心位于腕关节背侧中点（第3掌骨的基底）,固定臂与前臂背侧中线平行,移动臂与第3掌骨背侧纵轴线平行（图4-15）。

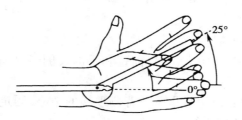

图4-15 腕关节桡偏活动度的测量

［运动方式］冠状面运动。测量时应避免腕关节的伸展运动。

［参考值］0°~25°。

4. 腕关节尺偏

［体位］坐位。肩关节外展90°,肘关节屈曲90°。腕关节不得出现桡、尺偏及手指屈曲,以免影响腕关节活动。

［量角器摆放］轴心位于腕关节背侧中点（第3掌骨的基底）,固定臂与前臂背侧中线平行,移动臂与第3掌骨背侧纵轴线平行（图4-16）。

笔记

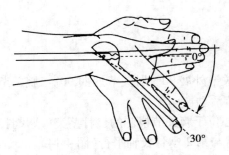

图 4-16　腕关节尺偏活动度的测量

［运动方式］冠状面运动。测量时应避免腕关节出现掌屈或背伸。

［参考值］0°~30°。

（五）手指关节活动度

1. 掌指关节（metacarpophalangeal joint,MP）屈曲

［体位］坐位。腕关节中立位,置前臂和手的尺侧于桌面上,手指无内收、外展。

［量角器摆放］轴心位于掌指关节背侧顶端的中心,固定臂与掌骨背侧中线平行,移动臂与指骨背侧中线平行（图 4-17）。

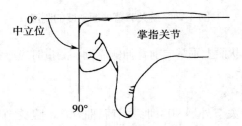

图 4-17　掌指关节屈曲活动度的测量

［运动方式］掌指的矢状面运动。检查者一手固定掌骨维持腕关节的中立位,另一手固定指骨及移动臂,做手指向掌侧的运动。

［参考值］0°~90°。

2. 掌指关节（MP）伸展

［体位］坐位。腕关节中立位,置前臂和手的尺侧于桌面上,被检手指无内收、外展。

［量角器摆放］轴心位于掌指关节背侧顶端的中心,固定臂与掌骨背侧中线平行,移动臂与指骨背侧中线平行。

［运动方式］掌指的矢状面运动。其余各指掌指关节呈屈曲位,固定被检查者手指的掌骨,令手指完成向背侧的运动。

［参考值］0°~15°。

3. 掌指关节（MP）外展

［体位］坐位。腕关节中立位,前臂旋前,手掌放在桌面上,掌指关节无屈曲、伸展。

［量角器摆放］轴心位于背侧掌指关节中心,固定臂与所测量手指的掌骨背侧中线平行,移动臂与被测手指的近端指骨被测中线平行,也可用测量两指之间的距离来表示（图 4-18）。

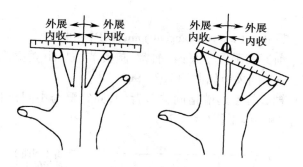

图 4-18　掌指关节外展活动度的测量

［运动方式］示指、环指和小指在冠状面上做离开中指的运动。固定掌骨,防止腕关节运动。

［参考值］0°~20°。

4. 掌指关节(MP)内收

［体位］坐位。腕关节中立位,前臂旋前,手掌放在桌面上,掌指关节无屈曲、伸展。

［量角器摆放］轴心位于背侧掌指关节中心,固定臂与所测量手指的掌骨背侧中线平行,移动臂与被测手指的近端指骨被测中线平行。

［运动方式］示指、环指和小指在冠状面上做向中指靠拢的运动。

［参考值］0°~20°。

5. 近端指间关节(proximal interphalangeal joint,PIP)屈曲

［体位］坐位。腕关节中立位,掌指关节无屈曲、伸展、内收及外展,前臂放在桌面上。

［量角器摆放］轴心位于近端指间关节的背侧中心,固定臂与近端指骨背侧中线平行,移动臂与中节指骨背侧中线平行(图 4-19)。

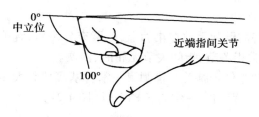

图 4-19　近端指间关节屈曲活动度的测量

［运动方式］矢状面运动。固定近端指骨,完成手指向掌心方向的运动。

［参考值］0°~100°。

6. 近端指间关节(PIP)伸展

［体位］坐位。腕关节中立位,掌指关节无屈曲、伸展、内收及外展,前臂放在桌面上。

［量角器摆放］轴心位于近端指间关节的背侧中心,固定臂与近端指骨背侧中线平行,移动臂与中节指骨背侧中线平行。

［运动方式］矢状面上手指向背侧方向的运动。

［参考值］0°。

7. 远端指间关节(distal interphalangeal joint, DIP)屈曲

［体位］坐位。前臂和手置于桌面,前臂、腕关节均呈中立位,掌指关节无屈曲、伸展、内收、外展,近端指间关节屈曲约70°~90°。

［量角器摆放］轴心位于远端指间关节背侧,固定臂与中间指骨背侧中线平行,移动臂与远端指骨背侧中线平行(图4-20)。

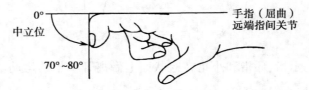

图4-20 远端指间关节屈曲活动度的测量

［运动方式］矢状面运动。固定中节指骨,防止腕关节、掌指关节、近端指间关节出现屈曲和伸展。

［参考值］0°~70°/80°。

8. 远端指间关节(DIP)伸展

［体位］坐位。前臂和手置于桌面,前臂、腕关节均呈中立位,掌指关节无屈曲、伸展、内收、外展。

［量角器摆放］轴心位于远端指间关节背侧,固定臂与中间指骨背侧中线平行,移动臂与远端指骨背侧中线平行。

［运动方式］矢状面运动。固定中节指骨,防止腕关节、掌指关节、近端指间关节出现屈曲和伸展。

［参考值］0°~10°。

（六）拇指关节活动度

1. 拇指腕掌关节屈曲

［体位］坐位。将前臂和手放在桌面上,前臂充分旋后,腕关节中立位,腕掌关节无外展、内收,拇指的掌指关节,指间关节无屈曲、伸展。

［量角器摆放］轴心位于腕关节桡侧第一掌骨基底部和大多角骨的结合部,固定臂与桡骨长轴平行,移动臂与第一掌骨长轴平行(图4-21)。

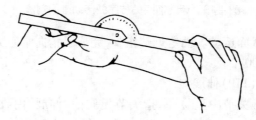

图4-21 拇指腕掌关节屈曲活动度的测量

［运动方式］拇指在冠状面划过掌心的运动。

［参考值］0°~15°。

2. 拇指腕掌关节伸展

［体位］坐位。将前臂和手放在桌面上,前臂充分旋后,腕关节中立位,腕掌关节无外展、内收,拇指的掌指关节,指间关节无屈曲、伸展。

［量角器摆放］轴心位于腕关节桡侧第一掌骨基底部和大多角骨的结合部,固定臂与桡骨长轴平行,移动臂与第一掌骨长轴平行。

［运动方式］拇指在冠状面的运动。

［参考值］0°~20°。

3. 拇指腕掌关节外展

［体位］坐位。前臂和手放在桌面上,前臂、腕关节均呈中立位,拇指腕掌关节、掌指关节、指间关节均呈解剖0°位。

［量角器摆放］轴心位于腕关节,固定臂与第2掌骨的桡侧中线平行,移动臂与第一掌骨的桡侧中线平行(图4-22)。

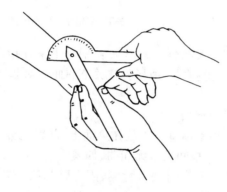

图4-22　拇指腕掌关节外展活动度的测量

［运动方式］矢状面运动。检查者用右手固定被检查者的第2掌骨,左手的拇指,示指捏住腕掌关节,在与掌面呈垂直的面上做与示指分离的运动。

［参考值］0°~70°。

4. 拇指腕掌关节对掌

［体位］坐位。被检查者前臂和手放在桌上并充分旋后,腕关节中立位,拇指和小指的指间关节无屈曲、伸展。

［量角器摆放］一般不用量角器而直接用直尺测量拇指指间和小指指间的距离(图4-23)。

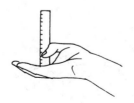

图4-23　拇指对掌的测量

［运动方式］运动为屈曲、外展、内旋的复合运动。

［参考值］拇指末端与小指末端的接触。

5. 拇指掌指关节(MP)屈曲

［体位］坐位。将被检者前臂和手放在桌面上,前臂充分旋后,腕关节中立位,腕掌关节无外展、内收,拇指的指间关节无屈曲、伸展。

［量角器摆放］轴心位于掌指关节背侧,固定臂与第一掌骨背侧中线平行,移动臂与近端指骨背侧中线平行(图4-24)。

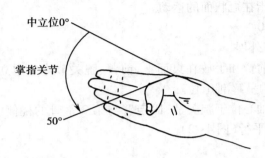

图4-24 拇指掌指关节屈曲活动度的测量

［运动方式］拇指在沿矢状轴在冠状面上划过手掌并指向尺侧的运动。检查时应固定第一掌骨,防止出现腕关节、拇指腕掌关节屈曲和对掌运动。

［参考值］0°~50°。

6. 拇指掌指关节(MP)伸展

［体位］坐位。将被检者前臂和手放在桌面上,前臂充分旋后,腕关节中立位,腕掌关节无外展、内收,拇指的指间关节无屈曲、伸展。

［量角器摆放］轴心位于掌指关节背侧,固定臂与第一掌骨背侧中线平行,移动臂与近端指骨背侧中线平行。

［运动方式］冠状面运动。检查时应固定第一掌骨,防止出现腕关节、拇指腕掌关节屈曲和对掌运动。完成掌指关节向背侧的运动。

［参考值］0°~10°。

7. 拇指指间关节(IP)屈曲

［体位］坐位。被检者前臂和手放在桌面上,前臂充分旋后,腕关节中立位,拇指腕掌呈解剖0°位,拇指掌指关节无屈曲、伸展。

［量角器摆放］轴心位于拇指间关节背侧面,固定臂与近端指骨背侧中线平行,移动臂与末节指骨背侧中线平行(图4-25)。

［运动方式］冠状面运动。固定近节指骨,防止出现腕掌关节的屈曲和伸展。完

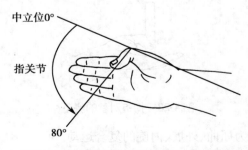

图4-25 拇指指间关节屈曲活动度的测量

成远节指骨向掌侧的运动。

［参考值］0°～80°。

8. 拇指指间关节（IP）伸展

［体位］坐位。被检者前臂和手放在桌面上，前臂充分旋后，腕关节中立位，拇指腕掌呈解剖0°位，拇指掌指关节无屈曲、伸展。

［量角器摆放］轴心位于拇指间关节背侧面，固定臂与近端指骨背侧中线平行，移动臂与末节指骨背侧中线平行。

［运动方式］冠状面运动。固定近节指骨，防止出现腕掌关节的屈曲和伸展。完成远节指骨向掌侧的运动。

［参考值］0°～10°。

（七）其他用直尺测量的方法

1. 直尺测量法

（1）拇指外展度测量：在拇指充分外展时，用直尺测量第一掌骨头中点到第2掌骨头中点的距离即"虎口"的距离（图4-26）。

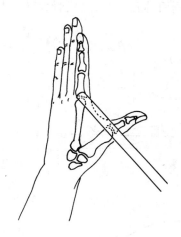

图4-26　拇指外展的直尺测量

（2）手指总屈曲度测量

1）PIP和DIP屈曲：用直尺（刻度为厘米）测量指尖到远端掌横纹的距离（图4-27），可综合判定PIP和DIP屈曲的总体功能状况（图4-27）。

2）MP、PIP、DIP屈曲：用直尺测量手指尖到手掌基底部的距离（图4-28），来综合

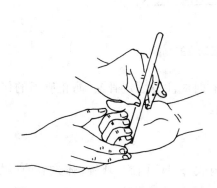

图4-27　PIP和DIP屈曲的直尺测量

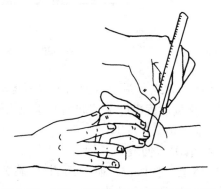

图4-28　MP、PIP和DIP屈曲的直尺测量

判定 MP、PIP、DIP 屈曲的总体功能状况。

（3）手指总伸展度的测量：将手臂紧贴桌面，手指尽量伸直，用直尺测量指尖到桌面的垂直距离，可反映手指各关节的总伸展度。

2. 手指总主动活动度测量法（total active movement，TAM）　将 MP、PIP 和 DIP 关节主动屈曲角度代数和，减去各关节主动伸直受限角度代数和，即为该手指总的主动活动度（TAM）。各关节伸直角度以 0°为准，过伸部分不计，计算公式如下：

$$总主动活动度=各关节屈曲度之和-各关节伸直受限度之和$$

$$即：TAM=（MP+PIP+DIP）-（MP+PIP+DIP）$$

二、下肢关节

（一）髋关节活动度

1. 髋关节屈曲

［体位］仰卧位。躯干无侧弯曲，髋关节无内收、外展、内旋、外旋，膝关节伸展。

［量角器摆放］轴心位于股骨大转子侧面，固定臂通过股骨大转子与躯干腋中线平行，移动臂与股骨长轴平行（图4-29）。

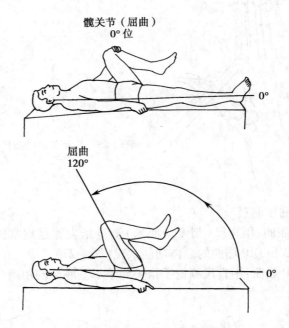

髋关节（屈曲）
0°位

0°

屈曲
120°

0°

图4-29　髋关节屈曲活动度的测量

［运动方式］沿冠状轴的矢状面运动。检查时应注意固定骨盆，防止躯干的代偿运动。测量过程中膝关节屈曲。避免腰椎屈曲。

［参考值］0°~120°。

2. 髋关节伸展

［体位］俯卧位。躯干无侧弯，髋关节无内收、外展、内旋、外旋，膝关节伸展位。注意将双足置于床缘外。

［量角器摆放］轴心位于股骨大转子侧面,固定臂通过大转子与躯干腋中线平行,移动臂与股骨长轴平行(图4-30)。

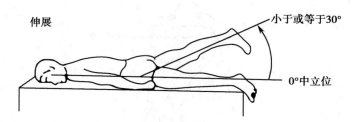

图4-30 髋关节伸展活动度的测量

［运动方式］矢状面运动。检查时应注意固定骨盆,防止出现前倾和旋转。测量过程中膝关节屈曲。避免腰椎伸展。

［参考值］0°~30°。

3. 髋关节外展

［体位］仰卧位。髋关节无屈曲、伸展、旋转,膝关节伸展位。

［量角器摆放］轴心位于髂前上棘,固定臂与两髂前上棘的连线平行,移动臂与股骨长轴平行(图4-31)。

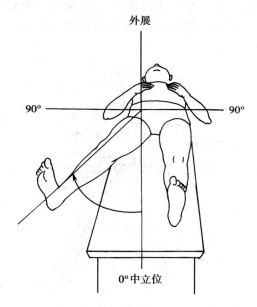

图4-31 髋关节外展活动度的测量

［运动方式］沿矢状轴做冠状面运动。测量时应避免髋关节外旋。

［参考值］0°~45°。

4. 髋关节内收

［体位］仰卧位。髋关节无屈曲、伸展、旋转,膝关节伸展位,对侧下肢呈外展位。

［量角器摆放］轴心位于髂前上棘,固定臂与两髂前上棘的连线平行,移动臂与股骨长轴平行(图4-32)。

［运动方式］冠状面运动。测量时应避免髋关节内旋。

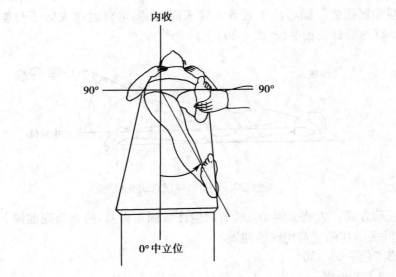

图 4-32 髋关节内收活动度的测量

［参考值］0°～35°。

5. 髋关节内旋

［体位］坐位。髋关节屈曲 90°,无外展及内收,膝关节屈曲 90°置于诊查床边缘。

［量角器摆放］轴心位于髌骨中心,固定臂通过髌骨中心,与地面平行,移动臂与胫骨长轴平行(图 4-33)。

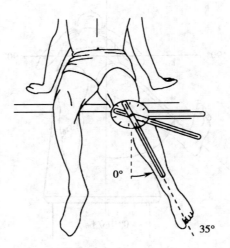

图 4-33 髋关节内旋活动度的测量

［运动方式］水平面运动。检查者一手置于被检下肢的股骨远端,防止髋关节的屈曲和内收,另一只手使小腿向外侧摆动。测量时应避免髋关节内收。

［参考值］0°～35°。

6. 髋关节外旋

［体位］坐位。髋关节屈曲 90°,无外展及内收,膝关节屈曲 90°置于诊查床边缘。

［量角器摆放］轴心位于髌骨中心,固定臂通过髌骨中心,与地面平行,移动臂与胫骨长轴平行(图 4-34)。

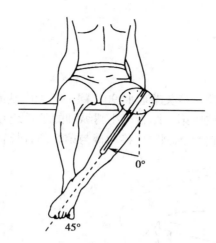

图 4-34　髋关节外旋活动度的测量

［运动方式］水平面运动。检查者一手置于被检者下肢的股骨远端防止髋关节的屈曲和外展。另一手使小腿向内侧摆动。测量时应避免髋关节外展。

［参考值］0°～45°。

（二）膝关节活动度

1. 膝关节伸展

［体位］俯卧位。髋关节无内收、外展、屈曲、伸展及旋转。

［量角器摆放］轴心位于股骨外侧髁,固定臂与肱骨长轴平行,移动臂为腓骨小头与外踝的连线(图4-35)。

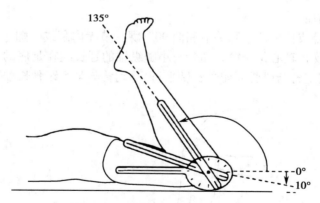

图 4-35　膝关节屈曲活动度的测量

［运动方式］矢状面运动。检查时应固定大腿防止髋关节出现旋转、屈曲、外展的代偿动作。

［参考值］0°～-10°。

2. 膝关节屈曲

［体位］俯卧位。髋关节无内收、外展、屈曲、伸展及旋转。

［量角器摆放］轴心位于股骨外侧髁,固定臂与肱骨长轴平行,移动臂为腓骨小头与外踝的连线(见图4-35)。

［运动方式］矢状面运动。检查时应固定大腿防止髋关节出现旋转、屈曲、外展

笔记

的代偿动作。

［参考值］0°~135°。

（三）踝关节活动度

1. 踝关节背伸

［体位］仰卧位或坐位。膝关节屈曲 90°，踝关节无内翻或外翻。

［量角器摆放］轴心位于第 5 跖骨与小腿纵轴的延长线在足底的交点（外踝下方约 1.5cm 处），固定臂与腓骨长轴平行，移动臂与第 5 跖骨长轴平行（图 4-36）。

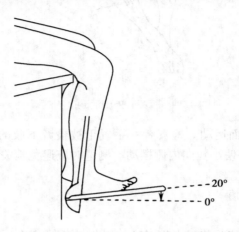

图 4-36　踝关节背屈活动度的测量

［运动方式］沿冠状轴在矢状面上完成足尖从中立位向靠近小腿的方向运动。

［参考值］0°~20°。

2. 踝关节跖屈

［体位］仰卧或位坐位。膝关节屈曲 90°，踝关节无内翻或外翻。

［量角器摆放］轴心位于第 5 跖骨与小腿纵轴的延长线在足底的交点（外踝下方约 1.5cm 处），固定臂与腓骨同腓骨长轴平行，移动臂与第 5 跖骨长轴平行（图 4-37）。

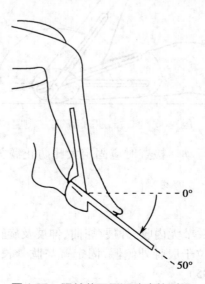

图 4-37　踝关节跖屈活动度的测量

［运动方式］在矢状面上完成向足底方向的运动。

［参考值］0°~45°/50°。

3. 踝关节内翻

［体位］坐位。膝关节屈曲90°,踝关节无内翻或外翻。

［量角器摆放］轴心位于邻近跟骨的外侧面,固定臂与胫骨长轴平行,移动臂与足底的距面平行(图4-38)。

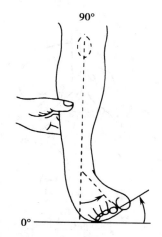

图4-38 踝关节内翻活动度的测量

［运动方式］冠状面运动。

［参考值］0°~35°。

4. 踝关节外翻

［体位］坐位。膝关节屈曲90°,踝关节无内翻或外翻。

［量角器摆放］轴心位于跖趾关节内侧面的中点,固定臂与胫骨长轴平行,移动臂与足底的距面平行(图4-39)。

［运动方式］冠状面运动。

［参考值］0°~35°。

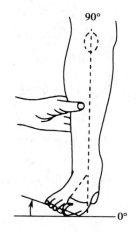

图4-39 踝关节外翻活动度的测量

三、脊柱

（一）颈椎关节活动度

1. 颈前屈

［体位］坐位。颈椎无屈曲、伸展及旋转。

［量角器摆放］轴心位于外耳道的中点，固定臂与地面垂直，移动臂为外耳道与鼻尖的连线（图4-40）。

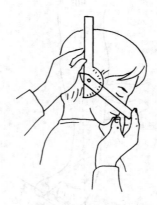

图4-40　颈前屈活动度的测量

［运动方式］矢状面运动。固定被检者胸部，避免胸椎的屈曲。

［参考值］0°~45°。

2. 颈后伸

［体位］坐位。颈椎无屈曲、伸展及旋转。

［量角器摆放］轴心于外耳道的中点，固定臂与地面垂直，移动臂为外耳道与鼻尖的连线（图4-41）。

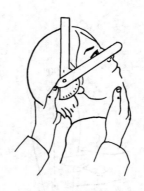

图4-41　颈后伸活动度的测量

［运动方式］矢状面运动。固定被检者胸部，避免胸椎的伸展。

［参考值］0°~45°。

3. 颈侧屈

［体位］坐位。颈椎无屈曲、伸展及旋转。

[量角器摆放] 轴心位于第 7 颈椎的棘突,固定臂为沿胸椎棘突与地面垂直的平行线,移动臂以枕外粗隆为标志与后头正中线一致(图 4-42)。

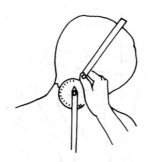

图 4-42 颈侧屈活动度的测量

[运动方式] 冠状面运动。固定被检者的肩胛骨,防止胸腰椎侧屈。

[参考值] 0°~45。

4. 颈旋转

[体位] 坐位。颈椎无屈曲、伸展及侧屈。

[量角器摆放] 轴心位于头顶中心点,固定臂与地面或两侧肩峰的连线平行,移动臂与头顶和鼻尖的连线一致(图 4-43)。

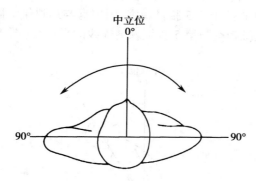

图 4-43 颈旋转活动度的测量

[运动方式] 在水平面上以垂直轴为轴进行运动。固定肩胛骨防止躯干旋转。

[参考值] 0°~60°。

(二) 胸、腰椎关节活动度

1. 脊柱前屈

[体位] 直立位。胸、腰椎无屈曲及旋转。

[量角器摆放] 轴心位于第 5 腰椎棘突,固定臂为通过第 5 腰椎棘突与地面的垂直线,移动臂为第 7 颈椎棘突与第 5 腰椎棘突连线的平行线(图 4-44)。

[运动方式] 矢状面运动。检查时应注意固定骨盆,防止髋关节屈曲。

[参考值] 0°~80°。

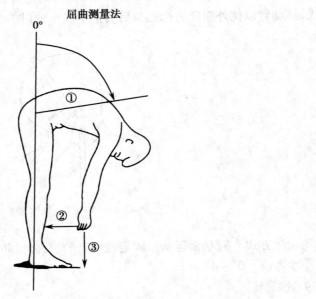

图 4-44　脊柱前屈活动度的测量

2. 脊柱后伸

［体位］　直立位。胸、腰椎无屈曲及旋转。

［量角器摆放］　轴心位于第 5 腰椎棘突,固定臂与通过第 5 腰椎棘突与地面的垂直线,移动臂为第 7 颈椎棘突与第 5 腰椎棘突连线的平行线(图 4-45)。

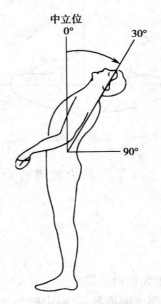

图 4-45　脊柱后伸活动度的测量

［运动方式］　矢状面运动。检查时应注意固定骨盆,避免出现骨盆后倾。

［参考值］　0°~30°。

3. 脊柱侧屈

［体位］ 直立位。颈椎、胸椎、腰椎无屈曲、伸展及旋转。

［量角器摆放］ 轴心位于第5腰椎棘突,固定臂为经过髂嵴连线中点与地面的垂直线,移动臂为第7颈椎棘突与第5腰椎棘突连线的平行线(图4-46)。

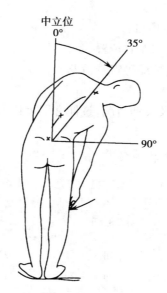

图4-46 脊柱侧屈活动度的测量

［运动方式］ 冠状面运动。检查时应固定骨盆,避免骨盆向侧方倾斜。

［参考值］ 0°～40°。

4. 脊柱旋转:

［体位］ 坐位。避免使用带靠背的椅子。颈椎、胸椎、腰椎无屈曲、伸展、侧屈。

［量角器摆放］ 轴心位于头顶部中央,固定臂为双侧髂嵴连线的平行线,移动臂为双侧肩峰连线的平行线(图4-47)。

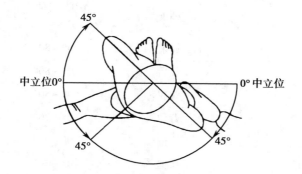

图4-47 脊柱旋转活动度的测量

［运动方式］ 在水平面上以垂直轴为轴,完成最大限度的胸腰椎左、右旋转运动。检查时应固定骨盆,避免出现骨盆的旋转。

［参考值］ 0°～40°。

第四节　结果记录与分析

一、结果记录

结果记录应包括以下几个项目：

1. 关节的名称、运动类型与左右位置。

2. 关节有无强硬、强直或挛缩等特殊情况。

3. 双侧的 AROM 和 PROM。

4. 记录运动的始末角度及过伸情况，过伸常用负数表示。

5. 记录运动的终末感。

人体主要关节活动度记录表见表 4-1。

表 4-1　人体主要关节活动度记录表

左侧		关节	运动	参考值	右侧	
AROM	PROM				AROM	PROM
		肩关节	屈曲	0°～180°		
			伸展	0°～60°		
			外展	0°～180°		
			内收	0°～75°		
			水平外展	0°～90°		
			水平内收	0°～45°		
			外旋	0°～90°		
			内旋	0°～70°		
		肘关节	屈曲	0°～150°		
			伸展	0°（过伸：0°～-5°）		
		前臂	旋前	0°～80°		
			旋后	0°～80°		
		腕关节	掌屈	0°～80°		
			背伸	0°～70°		
			桡偏	0°～25°		
			尺偏	0°～30°		
		拇指	掌指关节屈曲	0°～50°		
			指骨间关节屈曲	0°～80°		
		示指	掌指关节屈曲	0°～90°		
			掌指关节伸展	0°～45°		

笔记

续表

左侧		关节	运动	参考值	右侧	
AROM	PROM				AROM	PROM
		示指	近端指骨间关节屈曲	0°～100°		
			远端指骨间关节屈曲	0°～90°		
		中指	掌指关节屈曲	0°～90°		
			掌指关节伸展	0°～45°		
			近端指骨间关节屈曲	0°～100°		
			远端指骨间关节屈曲	0°～90°		
		环指	掌指关节屈曲	0°～90°		
			掌指关节伸展	0°～45°		
			近端指骨间关节屈曲	0°～100°		
			远端指骨间关节屈曲	0°～90°		
		小指	掌指关节屈曲	0°～90°		
			掌指关节伸展	0°～45°		
			近端指骨间关节屈曲	0°～100°		
			远端指骨间关节屈曲	0°～90°		
		髋关节	屈曲	0°～120°		
			伸展	0°～30°		
			外展	0°～45°		
			内收	0°～30°		
			外旋	0°～45°		
			内旋	0°～45°		
		膝关节	屈曲	0°～135°		
			伸展	0°（过伸：0°～－10°）		
		踝关节	背伸	0°～20°		
			跖屈	0°～50°		
		颈	屈曲	0°～45°		
			伸展	0°～45°		
			旋转	0°～60°		
			侧屈	0°～45°		
		躯干	屈曲	0°～80°		
			伸展	0°～30°		
			旋转	0°～45°		
			侧屈	0°～35°		

笔记

二、结果分析

（一）分析关节活动度

关节本身和关节周围组织的病变常使关节的主动 ROM 和被动 ROM 发生改变。

1. 主动关节活动度、被动关节活动度均减小　最常见于关节周围软组织（皮肤、韧带、肌腱等）器质性病变,如烧伤后的瘢痕、韧带和肌腱的挛缩,也可由于关节本身的病变如关节的损伤以及关节炎引发。

2. 主动关节活动度减小、被动关节活动度正常　常见于各种原因导致的主动肌肌力下降,损伤所致肌腱断裂等,以致患者不能主动活动关节到最大范围。此外,治疗师应区分患者因活动意愿、协调性、意识水平降低等主观因素导致的主动关节活动度减小。

3. 关节活动度增大　周围神经病损所致的肌肉弛缓性瘫痪、关节支持韧带松弛、关节骨质破坏等均可见关节活动度增大。

（二）分析运动终末感

运动终末感是在被动运动的关节达到最末端时治疗师所获得的手感,即抵抗感。在生理情况下,关节运动至终末时,由于受到周围的肌肉、筋膜、皮肤、韧带或关节囊被牵伸,软组织附着或骨与骨直接碰触等产生的抵抗而终止。当关节活动正常时,治疗师在被动运动关节至终末端时会出现正常的软组织、结缔组织以及骨抵抗（表4-2）;当关节活动异常时,受病理因素的影响,治疗师在关节末端会感受到异常的软组织、结缔组织以及骨抵抗,或感受到虚性抵抗（患者因疼痛而在 POM 终末之前即要求停止,故未产生运动终末抵触感）、弹性抵抗（反跳感）以及痉挛抵抗（POM 突然终止且有坚硬感,常伴疼痛）等异常的运动终末感（表4-3）。治疗师应注意总结经验,根据异常的运动终末感分析出导致关节活动异常的原因。

表 4-2　生理性运动终末感

性质	手感	原因	举例
软组织抵抗	运动终止时软组织被挤压感	运动终止时身体表面相接触（即软组织间的接触）	被动屈膝关节时大腿与小腿后部肌群的接触
结缔组织抵抗	运动终止时硬而富有弹性感	肌肉被牵伸	膝关节伸展下被动背屈踝关节时腓肠肌的紧张
	运动终止时坚硬但有少许弹性感,类似拽一块皮子的感觉	关节囊被牵伸	被动伸展手指掌指关节时关节囊前部的紧张
	同上	韧带被牵伸	被动前臂旋后时掌侧桡尺韧带、骨间膜、斜索的紧张
骨抵抗	运动终止突然发生,坚硬感	骨与骨的接触	被动伸展肘关节时尺骨鹰嘴与肱骨鹰嘴窝的接触

表 4-3　病理性运动终末感

性质	手感	原因
软组织抵抗	软,踩踏沼泽地感	软组织肿胀、滑膜炎
结缔组织抵抗	硬,运动终末有弹性感,或坚硬但有少许弹性感	肌紧张增加,肌肉、关节囊、韧带短缩
骨抵抗	坚硬,骨与骨接触而运动终止时突然的坚硬感,或粗糙关节面接触并有移动时的骨摩擦感	骨软化症、退行性关节疾病、骨性关节炎、关节内游离体、骨化性肌炎、骨折
虚性抵抗	患者因疼痛而在 PROM 终末之前即要求停止,故未产生运动终末抵抗感	急性滑囊炎、关节炎症、关节外脓肿,新生物(肿瘤)、骨折、心理反应
弹性抵抗	反跳感	关节内紊乱如半月板撕裂
痉挛抵抗	PROM 突然终止且有坚硬感,常伴有疼痛	急性或亚急性关节炎、严重的活动性损伤或骨折,无疼痛的痉挛抵抗提示中枢神经系统损伤引起的肌张力增高

学习小结

1. 学习内容

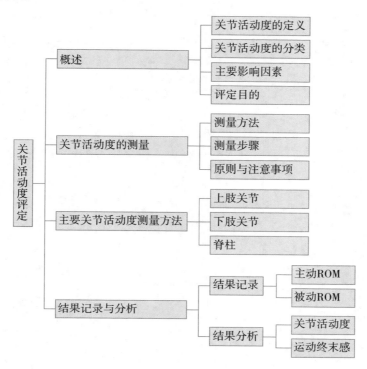

2. 学习方法

本章要结合系统解剖学、功能解剖学等内容理解关节活动度测量意义、目的,具体掌握上肢关节、下肢关节、脊柱的关节活动度测量方法及结果记录与分析方法。

（王树东）

复习思考题

1. 请阐述关节活动度的测量方法及注意事项。
2. 试述肩关节关节活动度的测量内容及具体方法。
3. 请阐述关节活动的结果记录包括哪些内容。

第五章

肌 力 评 定

 学习目的

　　通过本章学习,认识肌力是指肌肉收缩产生的力量,起到姿势的维持、运动的控制或启动的作用。肌力的评定是神经系统损伤后运动功能评定的重要组成部分,提高肌肉的力量是促进运动功能恢复的基础,而这一切以肌力评定为起点。

学习要求

　　掌握徒手肌力评定的方法;熟悉肌力的概念、肌肉的功能分类、肌肉的收缩类型、影响肌力的因素;了解器械肌力检查法的相关知识。

第一节　概　　述

一、肌力的概念

　　肌力(muscle strength)是指肌肉收缩产生的力量,起到姿势的维持、运动的控制或启动的作用。狭义的肌力是指肌肉主动收缩时产生的力量,广义肌力还包括非主动收缩产生的力量(比如牵张反射)。肌力的评定是在肌力明显减弱或功能活动受到影响时检查相关肌肉或肌群的最大收缩力量。

　　肌无力(muscle weakness)又称肌力低下,是指一块肌肉或肌群主动收缩的能力下降,甚至丧失。肌力低下常见于原发性肌病、神经系统疾病、长期制动引起的肌肉失用等。

二、肌肉的功能分类

　　肢体的每一个动作都需要多组肌肉合作才能完成,一个精确的运动有赖于骨骼肌肌群中相关肌肉的协调收缩,根据肌肉在某一动作中所起到的具体作用,分别命名如下:

　　1. 原动肌　直接完成动作的肌群称为原动肌,其中起到主要作用者称为主动肌,协助完成动作或仅在动作的某一阶段起作用者称为副动肌。例如:参与肩关节屈曲的肌肉有三角肌的前部纤维与中部纤维、冈上肌、胸大肌、喙肱肌及肱二头肌。其中主动肌是三角肌的前部与中部纤维、冈上肌,副动肌是胸大肌、喙肱肌及肱二头肌。

2. 拮抗肌 与原动肌作用相反的肌群称为拮抗肌。当原动肌收缩时,拮抗肌应协调地放松或做适当的离心收缩,以保持关节活动的稳定性及增加动作的精确性,并能防止关节损伤。拮抗肌是收缩产生的运动方向与原动肌收缩产生的运动方向相反的肌肉。原动肌收缩时,拮抗肌协调性地收缩,以保持关节活动的稳定性和动作的精确性。如在肩关节屈曲动作中背阔肌和肱三头肌是拮抗肌。

3. 固定肌 为了发挥原动肌对肢体运动的动力作用,必须将肌肉相对固定的一段(定点)所附着的骨骼或更近的一连串骨骼充分固定。参加这种固定作用的肌群,通称为固定肌。如在上臂体侧下垂的屈肘位作腕关节屈伸负重活动时,必须固定肩、肘关节,这时起固定肩、肘关节肌群均称为固定肌。

4. 中和肌 其作用为抵消原动肌收缩时产生的一部分不需要的动作,例如做扩胸运动时,斜方肌和菱形肌都是原动肌。斜方肌收缩除使肩外展扩胸外,还可使肩胛骨下角外旋;菱形肌收缩使肩胛骨移向脊柱以产生扩胸效应的同时,可产生肩胛骨下角的内旋。这种肩胛骨下角的内外旋常可削弱扩胸效应。但两肌同时收缩时可产生的无效动作可相互抵消。

副动肌、固定肌和中和肌统称为协调肌。肌肉的协作关系随着动作的改变而变化。

三、肌肉的收缩类型

肌肉的收缩有三种形式,分别是等长收缩、等张收缩和等速收缩。

1. 等张收缩 等张收缩是肌肉收缩时,肌张力基本不变,但肌长度改变,引起关节运动。根据肌肉起止部位的活动方向,可分为向心性收缩和离心性收缩两类。

(1) 向心性收缩:肌肉收缩时,肌肉从远端向近端收缩。

(2) 离心性收缩:肌肉收缩时,肌肉从近端向远端收缩。

离心收缩的主要作用是控制动作,最简单的例子就是用来控制受重力牵拉的肢体。当肢体处于某种抗重力姿势时,对抗重力的肌肉如果不收缩,则根据自由落体原则,肢体会迅速受重力的牵拉而掉落。因此如果动作是顺着重力方向时,则必须以离心收缩来控制重力对肢体的拉力,使之控制地缓慢落下。

例如:仰卧起坐主要收缩的肌肉是腹肌,其动作分为两阶段:坐起来与躺下去。坐起来时,上半身动作与重力方向相反,腹肌必须向心收缩,以抵抗重力的作用。躺下去时,上半身动作与重力方向相同,腹肌是离心收缩,逐渐有控制地放长肌肉,以免身体与地面撞击。因此,一个完整的仰卧起坐动作,腹肌必须有两次收缩。

2. 等长收缩 等长收缩是肌肉收缩时,肌张力明显增加,但肌长度基本无变化,也不产生关节运动。在日常生活和工作中,等长收缩常用于维持特定体位和姿势。

3. 等速收缩 等速收缩是肌肉收缩时的运动速度(角速度)保持不变的肌肉收缩形式。等速收缩是人为借助等速训练装置来完成的,它不是肌肉的自然收缩形式。

四、影响肌力的因素

1. 肌肉的生理横断面 构成肌肉的肌纤维的横断面称为肌肉的生理横断面,把跟垂直横切的肌纤维切面加起来,再将总和乘以肌肉的平均厚度,是肌肉总的生理横断面。因此,肌纤维数量越多,肌肉的生理横断面就越大,肌力也就越大。

2. 肌肉的初长度　肌肉的初长度即肌肉收缩前的长度。肌肉在收缩过程中会发生长度的改变,当被拉至适宜位置的长度时,会产生较大的肌力。当肌肉被牵拉至静息长度的 1.2 倍时,肌力最大。

3. 肌纤维类型　按照形态或功能分类,骨骼肌纤维可分为白肌纤维(快肌纤维)、红肌纤维(慢肌纤维)和中间肌纤维。人体不同部位骨骼肌中白肌纤维和红肌纤维比例不同。肌肉中白肌纤维所占的比例高,则肌肉收缩时产生的力量大。

4. 肌肉的募集　肌肉的募集包括运动单位和神经冲动的募集。运动单位是指一条运动神经纤维与它所支配的肌纤维,肌肉的收缩需要运动单位的募集,运动单位越多,肌力也越大。同时,肌肉募集受中枢神经系统功能状态的影响,当运动神经发出的运动强度大以及发出的神经冲动频率高时,肌力越大。

5. 肌肉收缩类型　肌肉的收缩类型不同,产生的力量也不同。肌肉离心收缩过程中产生的肌力最大,其次为等长收缩,最小的为向心性收缩。

6. 肌纤维走向与肌腱长轴的关系　一般肌纤维走向与肌腱长轴相一致,但也有不一致的。在人体肌肉中有肌纤维与肌腱形成一定的角度,角度不一样,产生的力量也不同。

7. 年龄与性别　肌力在 20 岁之前是逐渐增加的,之后随着年龄的增长逐渐降低,肌容量、肌肉和横截面积因肌纤维变细而减小,在 55 岁以后,降低的速度加快。在性别方面,女性的肌力比男性要小,约为男性的 2/3。另外,结缔组织和脂肪组织增多也可以影响肌肉的力量。

五、肌力评定的目的

1. 判断有无肌力下降及肌力下降的程度与原因　通过与健康肢体以及正常参考值对比可判断相关肌肉、肌群是否存在肌力下降以及下降程度。在软组织损伤的诊断中,通过主动运动和抗阻运动的肌力评定,评定人员还可以区分或鉴别软组织损伤的性质,判断疼痛的原因是由于收缩组织引起还是非收缩组织所致。由于肌肉的收缩受神经的支配,肌力评定也是判断脑神经损伤、脊髓损伤平面以及周围神经损伤的重要手段。

2. 检验神经肌肉病变的恢复程度和速度　在病变的不同时期进行肌力评定,根据检查结果的变化可对病变的进展情况作出判断,掌握功能变化规律。

3. 指导康复治疗　初次进行肌力评定,判断肌力下降的程度和原因,并根据评定结果制订近期治疗方案和远期治疗计划。经过一段时间治疗后,对肌力进行再次评定,通过与上次评定结果的比较,并参考其正常范围,可以判断此治疗方案的优劣,并为制订进一步治疗计划提供依据。

六、肌力评定适应证与禁忌证

1. 适应证

(1) 下运动神经元损伤:周围神经损伤、多发性神经炎、脊髓损伤、脊髓灰质炎后遗症、横贯性脊髓炎。

（2）原发性肌病：肌萎缩、重症肌无力。

（3）骨关节肌病：截肢、骨折、关节炎、手外伤、烧伤。

2. 禁忌证

（1）局部炎症、关节腔积液、关节不稳、急性扭伤。

（2）局部严重的疼痛。

（3）严重的心脏病或高血压。

第二节 徒手肌力评定

徒手肌力评定（manual muscle testing，MMT）是在特定体位下让患者做标准动作，通过触摸肌腹、观察肌肉克服自身重力或对抗阻力完成动作的能力，从而对患者肌肉主动收缩的能力进行的评定。

一、检查方法与步骤

（一）检查方法

1. 体位的摆放   每一块肌肉的检查都有其特定的检查体位。体位的摆放原则为肢体运动方向与重力方向相反或采用去除重力的体位，体位要求舒适、稳定。

2. 肌肉的固定   当进行肌力检查时，如果不固定被检查肌肉的起点会出现代偿运动。可以通过被检查者的自身体重、体位的摆放及检查者或器具提供的外力进行固定。

3. 肌力评级的依据   徒手肌力检查法的评级依据以下三个方面：

（1）有无肌肉或肌腱的收缩：通过肉眼观察或触摸感受肌肉或肌腱有无收缩，有收缩但无关节活动为一级肌力，无收缩为零级肌力。

（2）抵抗自身肢体重力完成动作的能力：能克服自身肢体重力的影响完成关节全范围活动为三级肌力。在解除肢体重力的状态下，能完成关节全范围活动，或克服肢体重力的影响，仅能完成关节部分范围活动为二级肌力。

（3）抵抗外加阻力完成动作的能力：能抵抗"充分"阻力完成关节全范围活动为五级肌力，能抵抗"部分"阻力完成关节全范围活动为四级肌力。

（二）检查步骤

1. 向被检查者说明检查目的、方法及步骤，缓解被检查者的紧张与不安，以取得合作。

2. 摆放好被检查者的体位，按照各个肌肉检查的具体要求进行固定。

3. 讲解检查动作，在正式检查前向被检查者进行动作示范，或让被检查者实际操练、体会一次。

4. 采取正确的检查顺序   检查评定时一般应先做3级的检查，能够完成3级的动作再继续做4级以及5级的检查；不能达到3级则做2级检查，不能达到再逐级下降检查。不必所有级别均进行检查评定，以减少患者的体力消耗。

5. 正确记录检查结果

二、徒手肌力评定的分级标准

徒手肌力评定法由 Robert Lovett 创立,用以评定肌肉力量是否正常及低下程度,一般将肌力分为 0 ~ 5 级,具体分级标准见表 5-1。

表 5-1 Lovett 分级法评定标准

级别	名称	标 准	相当于正常肌力的%
0	零(zero,Z)	无肌肉收缩	0
1	微弱(trace,T)	有轻微收缩,但不能引起关节活动	10
2	差(poor,P)	在减重状态下能做关节全范围活动	25
3	尚可(fair,F)	能抗重力做关节全范围运动,但不能抗阻力	50
4	良好(good,G)	能抗重力以及一定阻力做关节全范围运动	75
5	正常(normal,N)	能抗重力以及充分阻力做关节全范围运动	100

1983 年,美国医学研究委员会(medical research council,MRC)在 Lovett 分级标准的基础上根据运动幅度和施加阻力的程度等进一步分级,制订了 MRC 分级标准(表 5-2)。

表 5-2 MRC 分级法评定标准

级别	标 准
5	能抗最大阻力,完成全关节活动范围的运动
5⁻	能对抗与 5 级相同的阻力,但活动范围在 50% ~100% 之间
4⁺	在活动的初、中期能对抗的阻力与 4 级相同,但在末期能对抗 5 级阻力
4	能对抗阻力,且能完成全范围活动,但阻力达不到 5 级水平
4⁻	对抗的阻力与 4 级相同,但活动范围在 50% ~100% 之间
3⁺	情况与 3 级相仿,但在运动末期能对抗一定的阻力
3	能对抗重力,且能完成全范围活动,但不能抗任何阻力
3⁻	能对抗重力,但活动范围在 50% ~100% 之间
2⁺	能对抗重力,但活动范围在 50% 以下
2	消除重力的影响,能完成全关节活动范围的运动
2⁻	消除重力的影响,关节能活动,但活动范围在 50% ~100% 之间
1	触诊发现有肌肉收缩,但不引起任何关节活动
0	无任何肌肉收缩

笔记

三、检查注意事项

1. 选择适合的测试时机　锻炼后、疲劳时或饱餐后不宜做肌力测试。

2. 取得患者充分理解及积极配合　测试前向患者做好说明,并做简单的预试活动。

3. 采取正确的姿势和体位　指导患者采取标准的姿势和体位,并固定可能产生代偿动作的部位。

4. 正确施加阻力　在评定过程中,阻力应施加于肌肉附着的远端部位,阻力的方向应与肌肉牵拉力方向相反,阻力施加的大小应持续而平稳,同时密切观察患者有无不适反应,一旦发生不适反应,应立即终止检查。

5. 测试时应注意两侧对比　如单侧肢体病变,应先检查健侧,后检查患侧,在施加阻力大小、完成运动情况方面进行双侧比较。

6. 把握禁、慎用情况　持续的等长收缩可使血压升高,心脏负担加重,故高血压、心脏病等症状明显者应慎用该检查;对疼痛、骨折、关节活动严重受限、创伤未愈合等影响检查结果者,不适用该检查。

7. 中枢神经系统疾病和损伤出现的联合反应、共同运动、异常姿势反射、肌肉痉挛性瘫痪很难精确进行肌力评测,不适合进行徒手肌力评定。

四、人体主要肌肉的徒手肌力评定方法

（一）注意事项

1. 为了保证评定肌肉准确性,肌肉触诊需贯穿整个评定过程。

2. 为了不使患者迷惑,在检查 3 级肌力时,评定者将患者的被检肢体被动放到抗重的关节活动体位,嘱其保持。

3. 为了使评定更加精确,如果一块肌肉同时有矢状面和额状面上的运动,评定 4/5 级肌力时,应在两个面上同时施加阻力。

（二）上肢肌

1. 斜方肌（Trapezius）

[神经支配] 副神经。

（1）斜方肌上部（Upper-Trapezius）

[评定方法]

触诊部位:颈椎下部和与肩峰之间。

动作要求:耸肩及头侧屈。

5 级与 4 级:患者坐位,头部中立位,双手放在膝盖上,嘱其耸肩,头向同侧屈曲,评定人员一手下压其肩部,另一手对抗头部侧屈,能抗充分阻力为 5 级,对抗部分阻力为 4 级(图 5-1A)。

3 级:患者坐位,头部中立位,双手放在膝盖上,把患者放到耸肩的体位,嘱其保持其体位,能抗重的为 3 级(图 5-1B)。

2 级:俯卧位,托住患者上臂,嘱其耸肩,可以完成全关节活动范围的为 2 级(图 5-1C)。

1 级与 0 级:俯卧位,托住患者上臂,嘱其耸肩触及肌肉有收缩为 1 级,无收缩

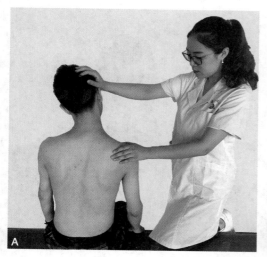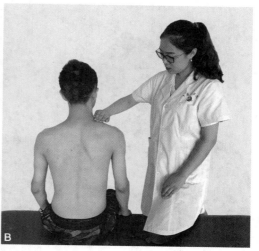

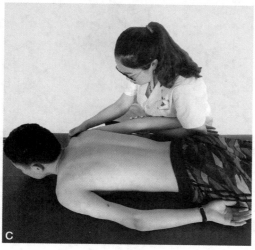

图 5-1 斜方肌上部
A. 斜方肌上部 5/4 级；B. 斜方肌上部 3 级；C. 斜方肌上部 2 级

为 0 级。

（2）斜方肌中部（Middle-Trapezius）

［评定方法］

触诊部位：肩胛骨上角内侧与脊柱之间（T_3 水平）。

动作要求：肩胛骨内收。

5 级与 4 级：患者俯卧位，头部中立位，肩关节外展 90°，外旋 90°，肱骨和肩胛骨在同一平面，肘部伸直，上肢抬起离开检查台面（肩胛骨内收），评定者下压肱骨，另一手阻止肩胛骨内收，能充分抗阻的为 5 级，部分抗阻的为 4 级（图 5-2A）。

3 级：体位同前，将上肢被动抬起离开检查台面（肩胛骨内收），无外加阻力，能保持末端的角度的为 3 级（图 5-2B）。

2 级：体位同前，无外加阻力，不能保持末端角度的为 2 级（图 5-2C）。

1 级与 0 级：体位从前，触及肌肉有收缩为 1 级，无收缩为 0 级。

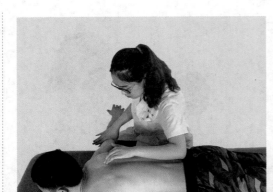
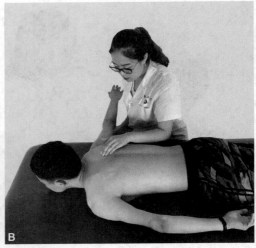
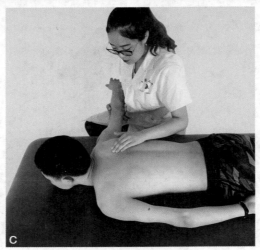

图5-2 斜方肌中部
A. 斜方肌中部5/4级;B. 斜方肌中部3级;C. 斜方肌中部2级

（3）斜方肌下部（Lower-Trapezius）

[评定方法]

触诊部位:从胸椎内侧棘突起走向上外到达肩胛冈底部（一侧在椎体边缘）。

动作要求:肩胛骨内收下压上回旋。

5级与4级:患者俯卧位,前额放置一毛巾卷,头部中立位,肩关节外展135°,肱骨外旋（拇指朝上）,肱骨和肩胛骨在同一平面。肘部伸直,抬起上肢离开检查台面（肩胛骨内收、下压、上回旋）。评定者一手触诊胸椎内侧,另一手用3~4根手指在腕关节近段向下施加从最小到最大的阻力时,依旧能保持肩胛骨姿势并且上肢抬离桌面。能充分抗阻的为5级,部分抗阻的为4级（图5-3A）。

3级:体位同前,无外加阻力,能保持末端的角度的为3级（图5-3B）。

2级:体位同前,无外加阻力,不能保持末端角度的为2级（图5-3C）。

1级与0级:体位同前,触及肌肉有收缩为1级,无收缩为0级

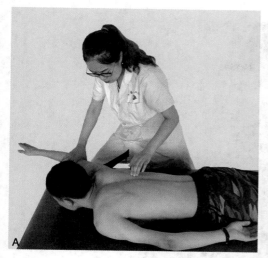
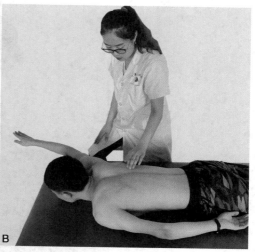
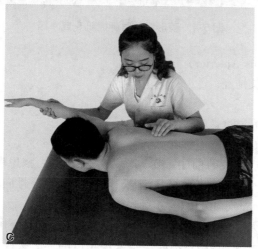

图 5-3 斜方肌下部

A. 斜方肌下部 5/4 级；B. 斜方肌下部 3 级；C. 斜方肌下部 2 级

2. 菱形肌（Rhomboids）、肩胛提肌（Levator Scapulae）

［神经支配］肩胛背神经。

［评定方法］

触诊部位：肩胛骨内侧缘。

动作要求：肩胛骨内收、上提、下回旋。

5 级或 4 级：患者俯卧位，检查侧上肢放到床外缘，肩关节内收，肘关节屈曲 90°以上，头转向同侧，使患者肱骨内收靠近胸壁（内收、上提、下回旋），评定人员在肘关节后部抵抗肱骨内收（其实是抵抗肩胛骨内收、上提、下回旋）。能抗充分阻力的为 5 级，能抗部分阻力的为 4 级（图 5-4）。

3 级：体位同前，无外加阻力，能保持末端的角度的为 3 级。

2 级：体位同前，无外加阻力，不能保持末端角度的为 2 级。

1 级与 0 级：体位同前，触诊其肌腹，有收缩为 1 级，无收缩为 0 级

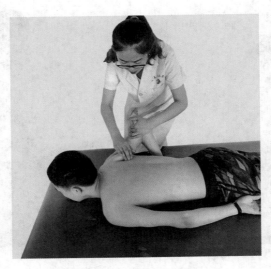

图5-4 菱形肌、肩胛提肌5或4级

3. 前锯肌(Serratus Anterior)

[神经支配] 胸长神经。

[评定方法]

触诊部位:沿着横向肋骨(胸廓前面)。

动作要求:上旋转和外展肩胛骨。

5级或4级:坐位,肩关节前屈130°与鼻子平齐,外旋,嘱患者上旋并外展肩胛骨,评定者拇指放在肩胛骨前缘,虎口抵住肩胛下角,阻止肩胛骨向前上方移动。能抗充分阻力的为5级,能抗部分阻力的为4级(图5-5A)。

3级:体位同前,无外加阻力,能保持末端的角度的为3级(图5-5B)。

2级:体位同前,无外加阻力,不能保持末端角度的为2级(图5-5C)。

1级与0级:体位同前,触其肌腹,有收缩为1级,无收缩为0级。

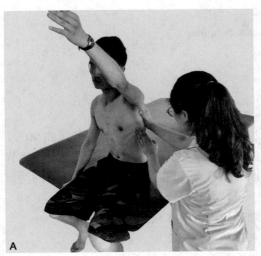

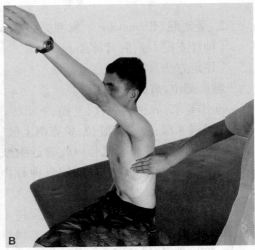

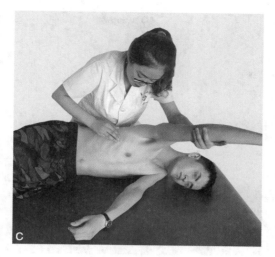

图5-5　前锯肌

A. 前锯肌 5/4 级；B. 前锯肌 3 级；C. 前锯肌 2 级

4. 背阔肌(Lattissimus Dorsi)

［神经支配］胸背神经。

［评定方法］

触诊点：从腋窝后侧开始触摸整个长度的背阔肌。

动作要求1：保持肱骨内收时肩胛带下降，伸直＆内旋(让患者试图触及对侧后脚跟)，移动时轻微支撑上肢(减重时动作，2级肌力的评定)。

动作要求2：盂肱关节伸展保持旋内，内收并且无肩胛骨前倾的情况下下压。

5级或4级：俯卧位，被检测肩关节内收，内旋，后伸，肩胛骨下压。嘱患者肩关节后伸保持内收，内旋，肩胛骨下压。评定者向肩关节屈曲、外展方向施加阻力。能抗充分阻力的为5级，能抗部分阻力的为4级(图5-6A)。

3级：体位同前，无外加阻力，能保持末端的角度的为3级(图5-6B)。

2级：俯卧位，测试手放在半边臀部上肱骨内收，内旋伸展，肘伸直或稍屈曲，嘱患者保持以上体位，试图触及后脚跟。可以做到的为2级(图5-6C)。

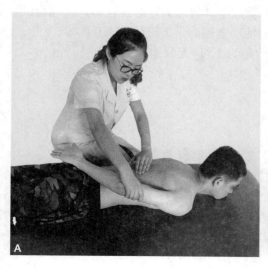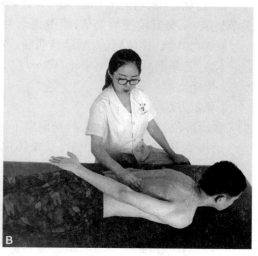

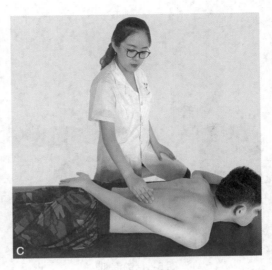

图 5-6　背阔肌
A. 背阔肌 5/4 级；B. 背阔肌 3 级；C. 背阔肌 2 级

1 级与 0 级：体位同前，试图做以上动作，触诊其肌腹，有收缩为 1 级，无收缩为 0 级。

5. 三角肌（Deltoid）

（1）三角肌前部（Anterior Deltoid）

[神经支配] 腋神经 $C_{5\sim6}$。

[评定方法]

触诊部位：锁骨下侧 1/3 在锁骨与喙突之间。

动作要求：盂肱关节前屈 90°。

5 级或 4 级：坐位，肘关节屈曲 90°，使肩关节屈曲 90°并稍外展，评定者一手固定肩关节，另一手放在上臂远端的上方，向肩关节后伸及内收的方向施加阻力。能抗充分阻力的为 5 级，能抗部分阻力的为 4 级（图 5-7A）。

3 级：体位同前，无外加阻力，能保持末端的角度的为 3 级（图 5-7B）。

2 级：侧卧位，肘关节屈曲 90°，评定者一手放于其肩部固定肩胛骨，另一手放在肘关节处支托，嘱其前屈肩关节，能做到全关节活动范围的是 2 级（图 5-7C）。

1 级与 0 级：体位同前，触诊其肌腹，有收缩为 1 级，无收缩为 0 级。

（2）三角肌后部（Posterior Deltoid）

[神经支配] 腋神经。

[评定方法]

触诊部位：肩胛骨脊柱边缘横向向下。

动作要求：外展后伸肩关节（抗重体位）或水平外展肩关节（减重体位）。

5 级或 4 级：坐位，屈肘，嘱患者外展后伸肩关节，评定者在肘关节上方向肩关节内收、屈曲方向，能抗充分阻力的为 5 级，能抗部分阻力的为 4 级（图 5-8A）。

3 级：体位同前，无外加阻力，能保持末端的角度的为 3 级（图 5-8B）。

2 级：坐位，肩关节前屈 90°，肘关节 90°，评定者托住上臂，嘱其向水平外展的方向运动，肩关节能做到全关节活动范围的是 2 级（图 5-8C）。

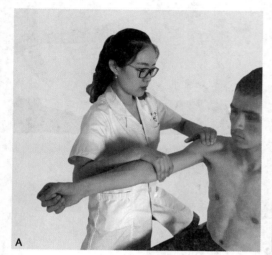
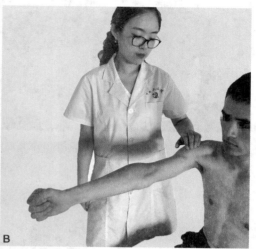
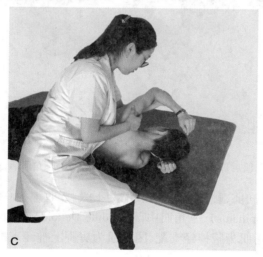

图 5-7　三角肌前部

A. 三角肌前部 5/4 级；B. 三角肌前部 3 级；C. 三角肌前部 2 级

笔记

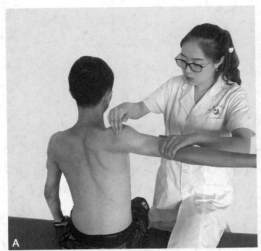

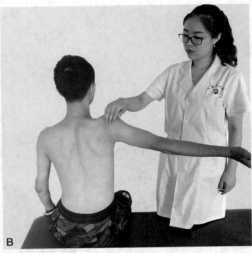

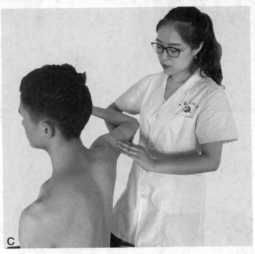

图 5-8　三角肌后部
A. 三角肌后部 5/4 级；B. 三角肌后部 3 级；C. 三角肌后部 2 级

1 级与 0 级：体位同前，触诊肌腹，有收缩为 1 级，无收缩为 0 级。

6. 冈上肌（Supraspinatus）、三角肌中部（Middle Deltoid）

［神经支配］三角肌为腋神经支配、冈上肌为肩胛上神经支配。

［评定方法］

触诊部位：三角肌中部：肩胛下部横向肱骨；冈上肌：肩胛骨的脊柱上部。

动作要求：盂肱关节外展到 90°。

5 级或 4 级：坐位，肘关节屈曲 90°，评定者一手固定肩关节，另一手放在上臂远端的外侧，向肩关节内收的方向施加阻力。能抗充分阻力的为 5 级，能抗部分阻力的为 4 级（图 5-9A）。

3 级：体位同前，无外加阻力，能保持末端的角度（90°）的为 3 级（图 5-9B）。

2 级：侧卧位，肘关节屈曲 90°，评定者一手放于其肩部固定肩胛骨，另一手放在肘关节处支托，嘱其前屈肩关节，能做到前屈肩关节 90°的是 2 级（图 5-9C）。

1 级与 0 级：体位同前，触诊其肌腹，有收缩为 1 级，无收缩为 0 级。

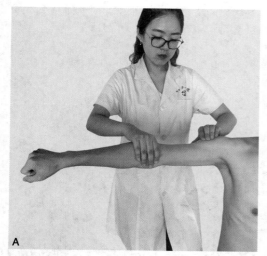
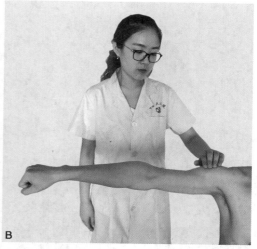
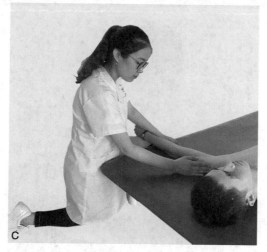

图 5-9 冈上肌、三角肌中部

A. 冈上肌、三角肌中部 5/4 级；B. 冈上肌、三角肌中部 3 级；C. 冈上肌、三角肌中部 2 级

7. 胸大肌胸骨部（Pectoralis Major-Sternal fibers）

[神经支配] 胸外侧神经。

[评定方法]

触诊部位：胸骨的外侧到腋前。

动作要求：内收伸展斜向对侧髂嵴方向，同时内旋肱骨。

5 级或 4 级：仰卧位，肩关节前屈 135°，外旋。嘱患者内收伸展斜向髂嵴方向，同时内旋肱骨。评定者在肱骨远端向屈曲外展方向加阻力。能抗充分阻力的为 5 级，能抗部分阻力的为 4 级（图 5-10A）。

3 级：体位同前，无外加阻力，能完成以上动作为 3 级（图 5-10B）。

2 级：将患者上肢内收伸展斜向髂嵴方向放置，嘱患者内旋肱骨，能完成内旋的动作为 2 级（图 5-10C）。

1 级与 0 级：体位同前，嘱患者试图内收伸展斜向髂嵴方向，同时内旋肱骨，触诊其肌腹，有收缩为 1 级，无收缩为 0 级。

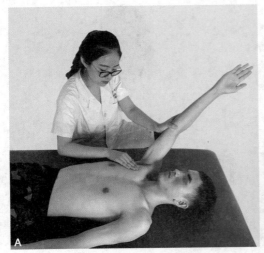
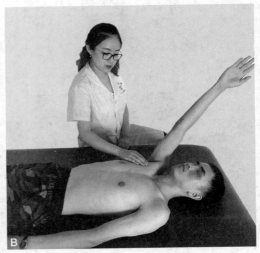
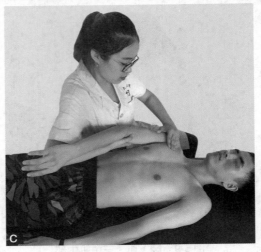

图 5-10 胸大肌胸骨部

A. 胸大肌胸骨部 5/4 级；B. 胸大肌胸骨部 3 级；C. 胸大肌胸骨部 2 级

8. 胸大肌-锁骨部（Pectoralis Major-Clavicular fibers）

［神经支配］胸外侧、内侧神经。

［评定方法］

触诊部位：锁骨内侧 1/3 下部。

动作要求：水平内收肩关节，同时轻微内旋肱骨。

5 级或 4 级：仰卧位，肩关节外展 90°，轻微内旋，伸肘，嘱患者水平内收肩关节，同时轻微内旋。评定者在肱骨远端向水平外展方向加阻力。能抗充分阻力的为 5 级，能抗部分阻力的为 4 级（图 5-11A）。

3 级：体位同前，无外加阻力，能完成以上动作为 3 级（图 5-11B）。

2 级：体位同前，无外加阻力，能部分完成以上动作为 2 级（图 5-11B）。

1 级与 0 级：体位同前，触诊其肌腹，有收缩为 1 级，无收缩为 0 级。

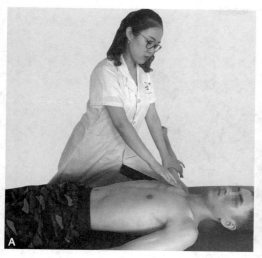
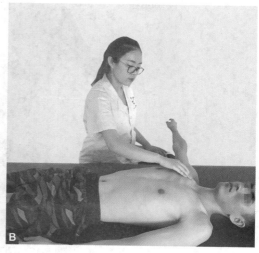

图 5-11 胸大肌锁骨部
A. 胸大肌锁骨部 5/4 级；B. 胸大肌锁骨部 3/2 级

9. 冈下肌(Infraspinatus)、小圆肌(Teres Minor)

[神经支配] 肩胛上神经(冈下肌)和腋神经(小圆肌)。

[评定方法]

触诊部位:肩胛骨的背外侧,肩胛冈下,三角肌后群下部。

动作要求:外旋肩关节。

5 级或 4 级:俯卧位,肩关节外展 90°,屈肘 90°,肘下垫毛巾,使肱骨与肩胛骨在同一平面,嘱患者外旋肩关节(前臂向头侧抬起),评定者在肱骨远端及前臂,向内旋方向加阻力(垂直于地面)。能抗充分阻力的为 5 级,能抗部分阻力的为 4 级(图 5-12A)。

3 级:俯卧位,肩关节外展 90°,屈肘 90°,肘下垫毛巾,使肱骨与肩胛骨在同一平面,外旋肩关节,无外加阻力,能保持末端角度的为 3 级(图 5-12B)。

2 级:俯卧位,肩关节外展 90°,屈肘 90°,肘下垫毛巾,使肱骨与肩胛骨在同一平面,嘱患者试图外旋肩关节,能完成全关节活动范围的是 2 级(图 5-12C)。

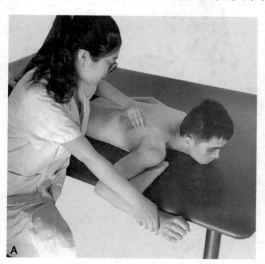
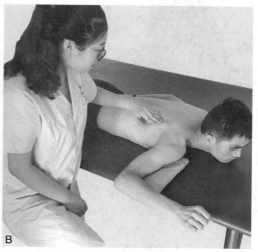

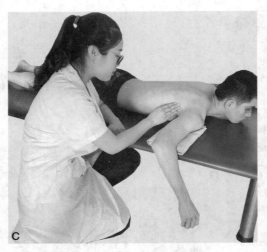

图 5-12 冈下肌、小圆肌
A. 冈下肌、小圆肌 5/4 级;B. 冈下肌、小圆肌 3 级;C. 冈下肌、小圆肌 2 级

1 级与 0 级:体位同前,触诊其肌腹,有收缩为 1 级,无收缩为 0 级。

10. 肩胛下肌(Subscapularis)、大圆肌(Teres Major)、背阔肌

[神经支配]

肩胛下神经(肩胛下肌和大圆肌)、胸背神经(背阔肌)。

[评定方法]

触诊部位:肩胛下角处。

动作要求:内旋肩关节。

5 级或 4 级:俯卧位,肩关节外展 90°,屈肘 90°,肘下垫毛巾,使肱骨与肩胛骨在同一平面,嘱患者内旋肩关节(前臂向足侧抬起),评定者在肱骨远端及前臂,向外旋方向加阻力(垂直于地面)。能充分抗阻为 5 级,能部分抗阻为 4 级(图 5-13A)。

3 级:体位同前,无外加阻力,能保持末端的角度的为 3 级(图 5-13B)。

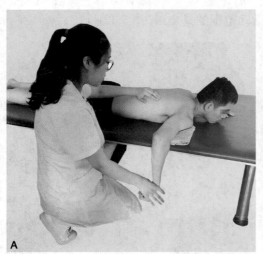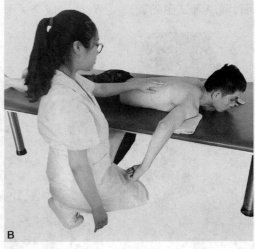

图 5-13 肩胛下肌、大圆肌、背阔肌
A. 肩胛下肌、大圆肌、背阔肌 5/4 级;B. 肩胛下肌、大圆肌、背阔肌 3/2 级

2 级:体位同前,嘱患者内旋肩关节,能部分完成关节活动范围的是 2 级(图 5-13B)。

1 级或 0 级:患者仰卧位,评定者一手放在患者颈下,使躯干前屈,嘱患者做肩关节内旋的动作,在腋窝深部触及肩胛下肌。可在肩胛骨外侧缘触及大圆肌,在腋窝远端触及背阔肌。有肌肉收缩时为 1 级,无肌肉收缩为 0 级。

11. 肱二头肌(Biceps Brachii)、肱肌(Brachialis)

［神经支配］肌皮神经。

［评定方法］

触诊部位:肱二头肌肌腹或肌腱,肱二头肌肌腱桡侧深面触诊肱肌肌腱。

动作要求:屈肘。

5 级或 4 级:坐位,把患者肘关节放置到完全屈肘的角度,评定肱二头肌时,前臂旋后,评定肱肌时,前臂旋前。评定者一手固定住肘关节,另一手在前臂远端,向后伸方向加阻力,能抗充分阻力为 5 级,抗部分阻力为 4 级(图 5-14A、图 5-14B)。

3 级:体位同前,不施加阻力,能保持关节末端的角度为 3 级(图 5-14C、图 5-14D)。

2 级:患者坐位,支撑肱骨使其保持在肩水平外展 30°~45°,前臂旋后位,肘关节

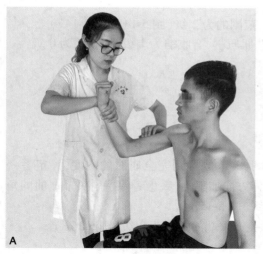
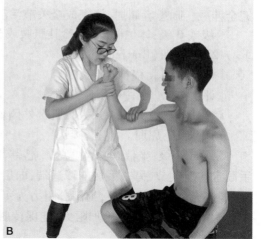
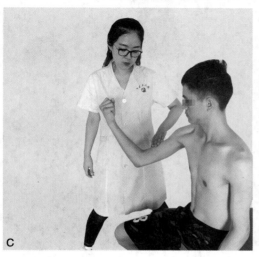
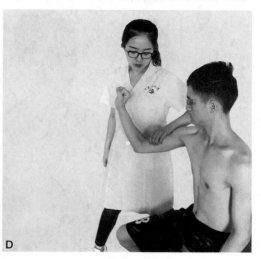

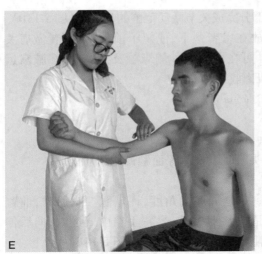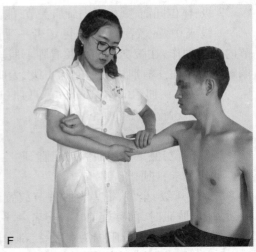

图 5-14　肱二头肌、肱肌

A. 肱二头肌 5/4 级；B. 肱肌 5/4 级；C. 肱二头肌 3 级；D. 肱肌 3 级；E. 肱二头肌 2 级；F. 肱肌 2 级

完全伸展。嘱患者屈肘，能完成全关节活动范围的为 2 级（图 5-14E、图 5-14F）。

1 级或 0 级：体位同前，触诊其肌腹或肱肌肌腱，有收缩为 1 级，无收缩为 0 级。

12. 肱桡肌（Brachioradialis）

［神经支配］桡神经。

［评定方法］

触诊部位：肘关节肱二头肌肌腱外侧。

动作要求：屈肘。

5 级或 4 级：坐位，前臂中立位，把患者肘关节放置到完全屈肘的角度，评定者一手固定住肘关节，另一手在前臂远端，向后伸方向加阻力，嘱患者保持肘关节屈曲的角度，能抗充分阻力为 5 级，抗部分阻力为 4 级（图 5-15A）。

3 级：体位同前，不施加阻力，能保持肘关节末端的角度为 3 级（图 5-15B）。

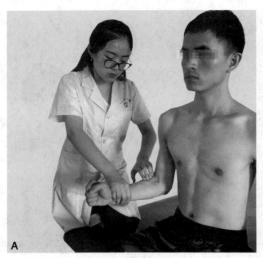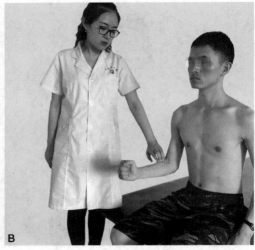

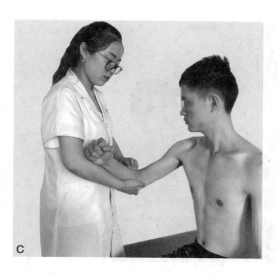

图 5-15 肱桡肌
A. 肱桡肌 5/4 级；B. 肱桡肌 3 级；C. 肱桡肌 2 级

2 级：患者坐位，支撑肱骨使其保持在肩水平外展 30°～45°，前臂中立位，肘关节完全伸展。嘱患者屈肘，能完成全关节活动范围的为 2 级（图 5-15C）。

1 级或 0 级：体位同前，触诊其肌腱，有活动为 1 级，无活动为 0 级。

13. 肱三头肌（Triceps Brachii）、肘肌（Anconeus）

［神经支配］桡神经。

［评定方法］

触诊部位：上臂背侧，尺骨鹰嘴上部。

动作要求：伸肘。

5 级或 4 级：俯卧位，肩关节外展 90°、肘关节屈曲 90°自然下垂于检查床外侧，使患者被动伸肘至 0°，嘱其保持其末端角度，在前臂远端，向屈肘方向加阻力，能抗充分阻力为 5 级，抗部分阻力为 4 级（图 5-16A）。

3 级：体位同前，不施加阻力，能保持肘关节末端的角度为 3 级（图 5-16B）。

2 级：坐位，支持肱骨，肩关节 30°～45°水平外展，前臂正中位，肘关节屈曲，嘱患者伸肘，能完成全关节活动范围的为 2 级（图 5-16C）。

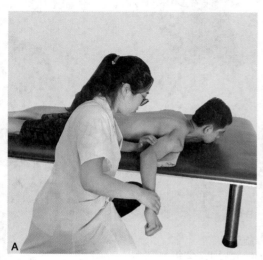

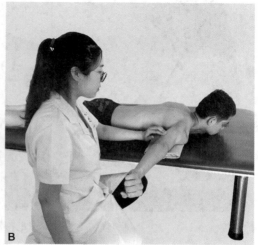

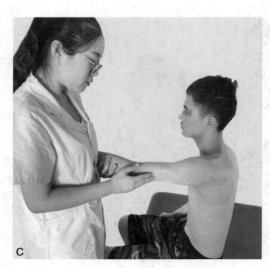

图 5-16 肱三头肌、肘肌
A. 肱三头肌、肘肌 5/4 级;B. 肱三头肌、肘肌 3 级;C. 肱三头肌、肘肌 2 级

1 级或 0 级:体位同前,触诊其肌腹或肌腱,有收缩为 1 级,无收缩为 0 级。

14. 旋后肌(Supinator)、肱二头肌(前臂旋后)

[神经支配] 桡神经(旋后肌)、肌皮神经(肱二头肌)。

[评定方法]

触诊部位:旋后肌:上臂背外侧,桡骨近端;肱二头肌(同前)。

动作要求:前臂旋后。

5 级或 4 级:坐位,屈肘 90° 前臂旋前,嘱患者做旋后的动作,在前臂向旋前方向加阻力(阻力施加在前臂末端的尺桡骨上),能抗充分阻力为 5 级,抗部分阻力为 4 级(图 5-17A)。

3 级:体位同前,不施加阻力,能完成全关节活动范围的为 3 级(图 5-17B)。

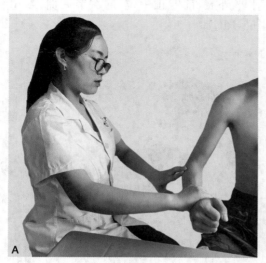
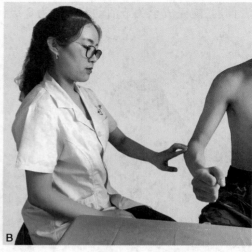

图 5-17 旋后肌
A. 旋后肌 5/4 级;B. 旋后肌 3/2 级

2 级:体位同前,不施加阻力,能完成一半关节活动范围的为 2 级(图 5-17B)。

1 级或 0 级:体位同前,嘱患者试图做旋后的动作,触诊其肌腹,有收缩为 1 级,无收缩为 0 级。

15. 旋前圆肌(Pronator Teres)、旋前方肌(Pronator Quadratus)

[神经支配] 正中神经。

[评定方法]

触诊部位:前臂内掌侧近端(旋前圆肌),旋前方肌不能在体表触及。

动作要求:前臂旋前。

5 级或 4 级:坐位,屈肘 90°,前臂旋后,评定者一手固定住其肘关节,另一手在前臂向旋后方向加阻力,嘱患者做旋前的动作。能抗充分阻力为 5 级,抗部分阻力为 4 级(图 5-18A)。

3 级:体位同前,不施加阻力,能完成全关节活动范围的为 3 级(图 5-18B)。

2 级:体位同前,不施加阻力,能完成一半关节活动范围的为 2 级(图 5-18B)。

1 级或 0 级:体位同前,触诊旋前圆肌,有收缩为 1 级,无收缩为 0 级。

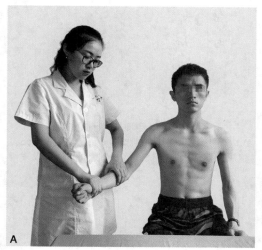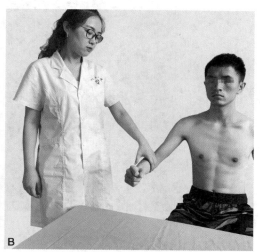

图 5-18 旋前肌
A. 旋前肌 5/4 级;B. 旋前肌 3/2 级

16. 桡侧腕长、腕短伸肌(Extensor Carpi Radialis Longus and Brevis)

[神经支配] 桡神经。

[评定方法]

触诊部位:第二、三掌骨底触诊肌腱。

动作要求:伸腕并桡偏。

5 级或 4 级:坐位,肘关节屈曲,前臂旋前,把患者腕关节放置伸腕并桡偏的角度,评定者一手固定其腕关节处,另一手在第二掌骨处,向屈腕尺偏方向加阻力,嘱患者保持其角度,能抗充分阻力为 5 级,抗部分阻力为 4 级(图 5-19A)。

3 级:体位同前,不施加阻力,能保持腕关节末端的角度为 3 级(图 5-19B)。

2 级:坐位,前臂中立位,腕关节屈曲,前臂放于检查台上,手放在台子边缘,并由检查者帮助维持。嘱患者伸腕并桡偏,能完成全关节活动范围的为 2 级(图 5-19C)。

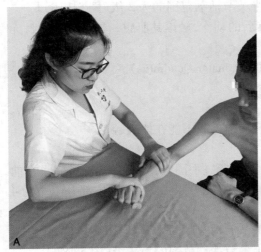
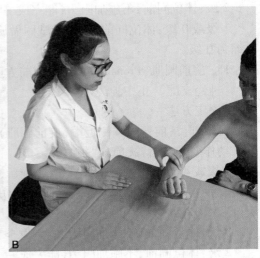
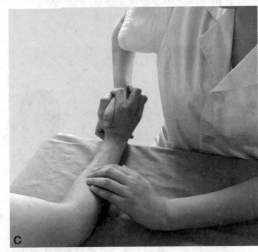

图 5-19 桡侧腕长、腕短伸肌
A. 桡侧腕长、腕短伸肌 5/4 级；B. 桡侧腕长、腕短伸肌 3 级；C. 桡侧腕长、腕短伸肌 2 级

1 级或 0 级：体位同前，触诊其肌腱，有活动为 1 级，无活动为 0 级。

17. 尺侧腕伸肌（Extensor Carpi Ulnaris）

［神经支配］尺神经。

［评定方法］

触诊部位：第五掌骨底背侧触诊肌腱。

动作要求：伸腕并尺偏。

5 级或 4 级：坐位，肘关节屈曲，前臂旋前，把患者腕关节放置伸腕并尺偏的角度，评定者一手固定其腕关节处，另一手在尺背侧面第五掌骨处向屈腕桡偏方向加阻力，嘱患者保持其角度。能抗充分阻力为 5 级，抗部分阻力为 4 级（图 5-20A）。

3 级：体位同前，不施加阻力，能保持腕关节末端的角度为 3 级（图 5-20B）。

2 级：坐位，前臂中立位，腕关节屈曲，前臂放于检查台上，手放在台子边缘，并由检查者帮助维持。嘱患者伸腕并尺偏，能完成全关节活动范围的为 2 级（图 5-20C）。

1 级或 0 级：体位从前，嘱患者试图伸腕并尺偏，触诊尺侧腕伸肌肌腱，有活动为 1 级，无活动为 0 级。

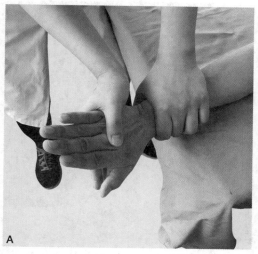
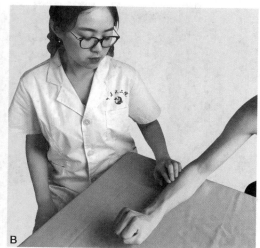
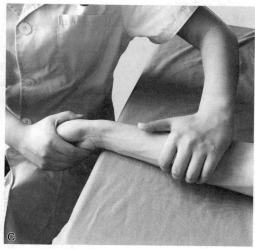

图 5-20　尺侧腕伸肌
A. 尺侧腕伸肌 5/4 级；B. 尺侧腕伸肌 3 级；
C. 尺侧腕伸肌 2 级

18. 指伸肌(Extensor Digitorium)

［神经支配］桡神经。

［检查方法］

触诊部位:每个掌骨头处的肌腱或者是整个腕背侧面。

动作要求:掌指关节伸展。

5 级与 4 级:患者坐位,前臂旋前,前臂放置于检测台上,手指远离检测台,使患者掌指关节伸展,评定人员固定其固定前臂末端和手,在近端指骨末端的背侧面向屈曲方向施加阻力,嘱其保持其末端角度,能对抗充分阻力者为 5 级,能对抗一定阻力者为 4 级(图 5-21A)。

3 级:体位和固定方法同前,无外加阻力,能对抗肢体重力的影响,保持其末端的角度者为 3 级(图 5-21B)。

2 级:患者坐位,前臂中立位,放置于检测台上,评定者固定其手掌,嘱其做手指的伸展,能完成全关节活动范围运动者为 2 级(图 5-21C)。

1 级与 0 级:体位同上,患者试图做手指伸展动作时,评定人员触诊手背侧面,分

笔记

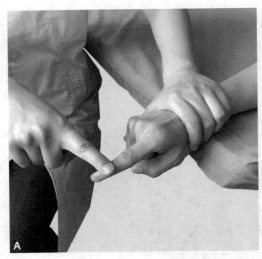
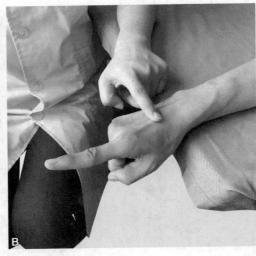
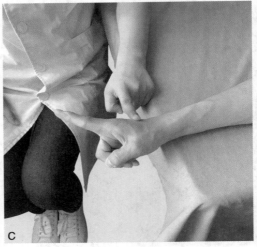

图 5-21　指伸肌
A. 指伸肌 5/4 级；B. 指伸肌 3 级；C. 指伸肌 2 级

别触诊指伸肌肌腱，有活动者为 1 级，无活动者为 0 级。

19. 桡侧腕屈肌（Flexor Carpi Radialis）

［神经支配］ 桡神经。

［评定方法］

触诊部位：掌长肌的外侧，与第二掌骨在一条直线。

动作要求：屈腕并桡偏。

5 级或 4 级：坐位，肘关节屈曲，前臂旋后，把患者的腕关节被动置于屈曲、桡偏的位置，评定者一手固定其腕关节处，另一手在手掌桡侧面（避免阻力在拇指或其他手指上）处向伸腕尺偏方向加阻力。能抗充分阻力为 5 级，抗部分阻力为 4 级（图 5-22A）。

3 级：体位同前，不施加阻力，能保持腕关节末端的角度为 3 级（图 5-22B）。

2 级：坐位，前臂中立位，腕关节伸展，前臂放于检查台上，手放在台子边缘，并由检查者帮助维持。嘱患者屈腕并桡偏，能完成全关节活动范围的为 2 级（图 5-22C）。

1 级或 0 级：体位同前，嘱患者试图屈腕并桡偏，触诊桡侧腕屈肌肌腱，有活动为 1

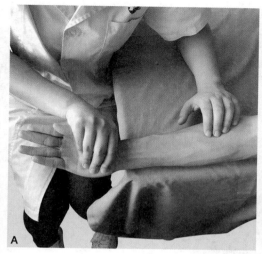
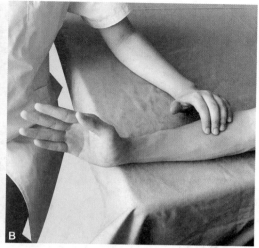
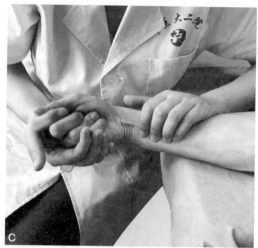

图 5-22　桡侧腕屈肌
A. 桡侧腕屈肌 5/4 级;B. 桡侧腕屈肌 3 级;C. 桡侧腕屈肌 2 级

级,无活动为 0 级。

20. 尺侧腕屈肌(Flexor Carpi Ulnaris)

[神经支配] 尺神经。

[评定方法]

触诊部位:在腕关节尺侧和第五掌骨掌侧处触诊肌腱。

动作要求:屈腕并尺偏。

5 级或 4 级:坐位,肘关节屈曲,前臂旋后,把患者的腕关节被动置于屈曲、桡偏的位置,评定者一手固定其腕关节处,另一手在手掌尺侧面处向伸腕桡偏方向加阻力,嘱患者保持关节末端的角度,能抗充分阻力为 5 级,抗部分阻力为 4 级(图 5-23A)。

3 级:体位同前,不施加阻力,能保持关节末端的角度的为 3 级(图 5-23B)。

2 级:坐位,前臂中立位,腕关节伸展,前臂放于检查台上,手放在台子边缘,并由检查者帮助维持。嘱患者屈腕并尺偏,能完成全关节活动范围的为 2 级(图 5-23C)。

1 级或 0 级:体位同前,触诊肌腱,有活动为 1 级,无活动为 0 级。

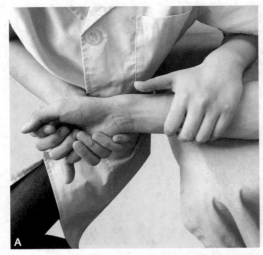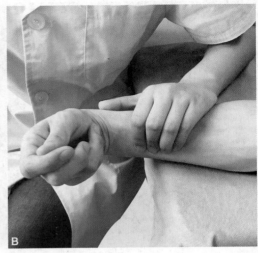
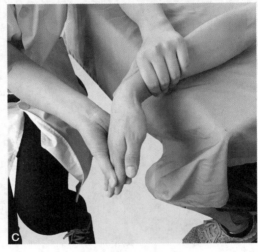

图 5-23　尺侧腕屈肌
A. 尺侧腕屈肌 5/4 级；B. 尺侧腕屈肌 3 级；C. 尺侧腕屈肌 2 级

21. 掌长肌（Palmaris Longus）

［神经支配］正中神经。

［评定方法］

触诊部位：腕部，在桡侧腕屈肌肌腱的尺侧触诊掌长肌肌腱。

动作要求：屈腕并使手窝成杯状，即小指与拇指对指。

5 级或 4 级：坐位，肘关节屈曲，前臂旋后，使患者屈腕并使手窝成杯状，即小指与拇指对指，在手掌和小鱼际隆起处向伸腕并使手掌抚平的方向施加阻力，嘱患者保持其活动的角度，能抗充分阻力为 5 级，抗部分阻力为 4 级。

3 级：体位同前，不施加阻力，保持其活动的角度能的为 3 级。

2 级：坐位，体位同前，不能完全保持其活动的角度的为 2 级。

1 级或 0 级：体位同前，嘱患者试图做以上动作，触诊掌长肌肌腱，有活动为 1 级，无活动为 0 级。

22. 指浅屈肌(Flexor Digitorum Superficialis)

［神经支配］ 正中神经、尺神经。

［检查方法］

触诊部位:在腕部掌长肌腱的尺侧或近节指骨掌面触诊指浅屈肌肌腱。

动作要求:近端指骨间关节屈曲。

5 级与 4 级:患者坐位、仰卧位均可,前臂旋后,手指呈伸展位。检查指浅屈肌时评定人员固定患者近节指骨,阻力施加于中节指骨掌侧,嘱其完成近端指骨间关节屈曲并保持远端指间关节的伸展,能对抗充分阻力,完成全关节活动范围屈曲运动者为 5 级,能对抗一定阻力完成以上运动者为 4 级(图 5-24A)。

3 级:体位和固定方法同前,无外加阻力,能对抗重力完成全关节活动范围屈曲运动者为 3 级(图 5-24B)。

2 级:患者坐位、仰卧位均可。前臂、腕关节呈中立位,消除重力的影响,能完成全

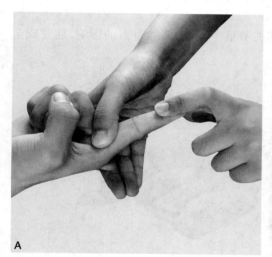
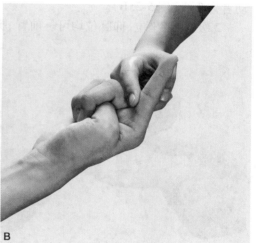
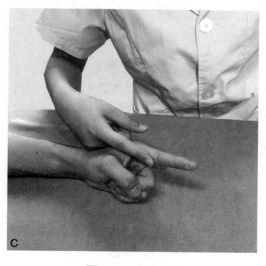

图 5-24 指浅屈肌

A. 指浅屈肌 5/4 级;B. 指浅屈肌 3 级;C. 指浅屈肌 2 级

关节活动范围运动者为 2 级(图 5-24C)。

　　1 级与 0 级:体位同上,试图完成近端指骨间关节屈曲动作时,触诊指浅屈肌肌腱,有活动为 1 级,无活动为 0 级。

　　23. 指深屈肌(Flexor Digitorum Profundus)

　　[神经支配] 正中神经、尺神经。

　　[检查方法]

　　触诊部位:在腕部尺侧腕屈肌肌腱的桡侧或中节指骨掌面触诊指深屈肌肌腱。

　　动作要求:远端指骨间关节屈曲。

　　5 级与 4 级:患者坐位、仰卧位均可,前臂旋后,手指呈伸展位。固定中节指骨,阻力向伸指的方向施加于远节指骨掌侧,嘱其完成远端指骨间关节屈曲并保持近端指间关节的伸展。能对抗充分阻力,完成全关节活动范围屈曲运动者为 5 级,能对抗一定阻力完成以上运动者为 4 级(图 5-25A)。

　　3 级:体位和固定方法同前,无外加阻力,能对抗重力完成全关节活动范围屈曲运动者为 3 级(图 5-25B)。

　　2 级:患者坐位、仰卧位均可。前臂、腕关节呈中立位,消除重力的影响,能完成全

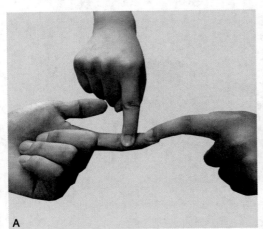
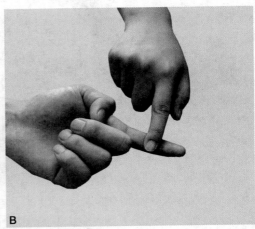
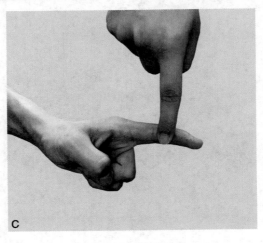

图 5-25　指深屈肌
A. 指深屈肌 5/4 级;B. 指深屈肌 3 级;C. 指深屈肌 2 级

关节活动范围运动者为 2 级(图 5-25C)。

　　1 级与 0 级:体位同上,试图完成远端指骨间关节屈曲动作时,触诊指深屈肌肌腱,有活动为 1 级,无活动为 0 级。

　　24. 小指展肌(Abductor Digiti Mini)

　　[神经支配] 尺神经。

　　[评定方法]

　　触诊部位:第 5 掌骨外缘。

　　动作要求:小指外展。

　　5 级与 4 级:患者坐位、仰卧位均可,前臂旋前,手平放于评定台面,手指伸指,小指外展,其余手指内收,评定人员一手固定其掌骨,另一手施加阻力小指的尺侧,能对抗充分阻力保持小指外展的末端角度为 5 级,能对抗一定阻力保持末端角度为 4 级(图 5-26A)。

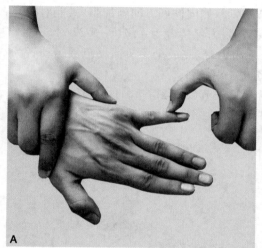
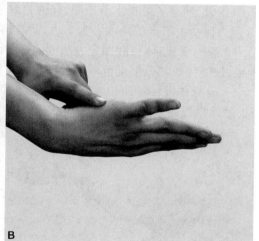

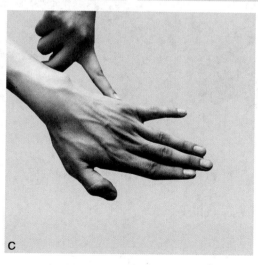

图 5-26　小指展肌
A. 小指展肌 5/4 级;B. 小指展肌 3 级;C. 小指展肌 2 级

3 级:患者坐位,肩关节旋前,前臂极度旋前,使手立于检查台面,拇指在下,小指在上,无外加阻力,完成小指外展,能充分外展者为 3 级(图 5-26B)。

2 级:患者坐位、仰卧位均可,前臂旋前,手平放于评定台面,手指伸直,小指外展,其余手指内收,完成小指外展,能充分外展者为 2 级(图 5-26C)。

1 级与 0 级:体位同上,手指做外展动作,小指展肌有收缩者为 1 级,无收缩者为 0 级。

25. 拇长屈肌(Flexor Pollicis Longus)

[神经支配] 正中神经、尺神经。

[评定方法]

触诊部位:在前臂掌侧中 1/3 处的桡侧触诊肌腹或拇指近节指骨的掌面触诊肌腱。

动作要求:拇指指骨间关节屈曲。

5 级与 4 级:患者坐位、仰卧位均可,前臂旋后,掌指关节中立位,评定者固定拇指近节指骨,使患者拇指末节屈曲,在拇指远节指骨掌侧向伸展方向施加阻力,能对抗充分阻力保持关节末端角度者为 5 级,能对抗一定阻力保持者为 4 级(图 5-27A)。

3 级与 2 级:体位和固定方法同前,无外加阻力,能完成全关节活动范围运动者为 3 级,仅能完成部分活动范围的运动者为 2 级(图 5-27B)。

1 级与 0 级:体位同上,患者试图做拇指掌指关节(或拇指指骨间关节)屈曲动作时,触诊拇长屈肌肌腹或肌腱,有收缩者为 1 级,无收缩者为 0 级。

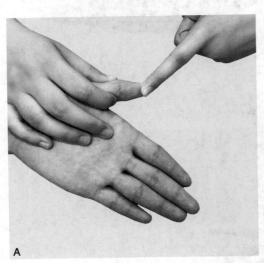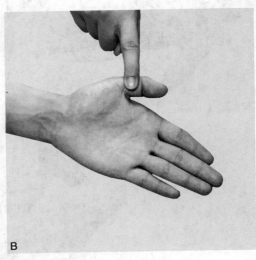

图 5-27 拇长屈肌
A. 拇长屈肌 5/4 级;B. 拇长屈肌 3/2 级

26. 拇长伸肌(Extensor Pollicis)

[神经支配] 桡神经。

[评定方法]

触诊部位:拇指近节指骨背侧触诊拇长伸肌肌腱。

动作要求:拇指远节指骨伸展。

5级与4级:患者坐位、仰卧位均可,前臂、腕关节中立位。评定者固定拇指近节指骨,使拇指远节指骨伸展,在拇指远节指骨背侧向屈曲方向施加阻力,能对抗充分阻力保持远节拇指伸展的末端角度者为5级,能对抗一定阻力保持者为4级(图5-28A)。

3级与2级:体位和固定方法同前,不施加阻力,能完成全关节活动范围运动者为3级,仅能完成部分关节活动范围运动者为2级(图5-28B)。

1级与0级:体位同上,患者试图做拇指指骨间关节伸展动作时,触诊拇长伸肌肌腱,有收缩者为1级,无收缩者为0级。

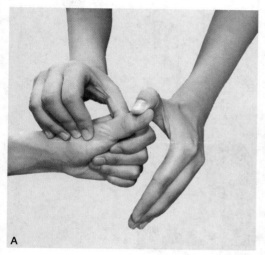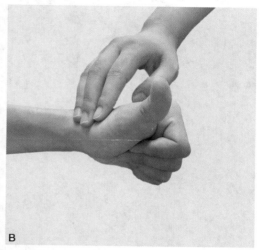

图5-28 拇长伸肌
A. 拇长伸肌5/4级;B. 拇长伸肌3/2级

(三)下肢主要肌肉的肌力评定

1. 髂腰肌(Iliopsoas)

[神经支配] 髂神经、股神经。

[评定方法]

触诊部位:因其位置太深故触诊到该肌肉困难。

动作要求:患者髋关节从最开始90°的位置尽可能通过髋关节的屈曲活动范围。保持髋关节中立位,同时保持骨盆的稳定不要向后方倾斜。

5级与4级:患者坐位,双侧小腿自然下垂,两手把持评定台边缘以固定躯干,评定者一手固定其患者骨盆,并使髋关节屈曲,完成要求动作,一手于膝关节上方向伸展的方向施加阻力,能对抗充分阻力保持末端角度者为5级,能对抗一定阻力保持者为4级(图5-29A)。

3级:体位和固定方法同前,无外加阻力,患者能保持关节末端的角度者为3级(图5-29B)。

2级:患者侧卧于光滑的评定台上,被检下肢在上方,屈髋屈膝90°。评定人员托**住上方下肢,嘱上方下肢完成屈髋运动。在解除肢体重力影响下能完成髋关节全活动**范围内的屈曲运动者为2级(图5-29C)。

1级与0级:不检查。

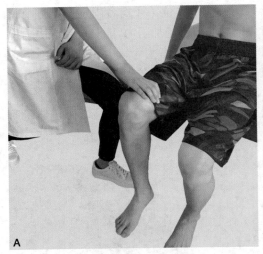
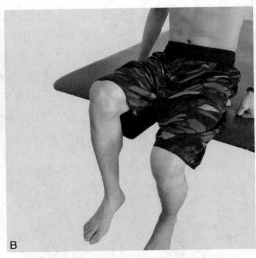
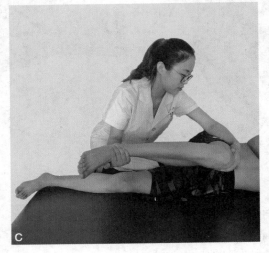

图 5-29 髂腰肌
A. 髂腰肌 5/4 级；B. 髂腰肌 3 级；C. 髂腰肌 2 级

2. 阔筋膜张肌（Tensor of the fascia latae）

［神经支配］臀上神经。

［检查方法］

触诊部位：髂前上棘稍外侧。

动作要求：髋关节内旋，保持髋关节外展和屈曲状态（减重体位）；髋关节屈曲联合运动约 40°，外展 30°，伴内旋，保持膝关节伸展（抗重体位）。

5 级与 4 级：患者仰卧位，髋关节内旋。评定者在腿的远端（踝关节近端）使患者做抗重体位的动作，向内收和伸髋方向施加阻力，能对抗充分阻力保持末端角度者为 5 级，能对抗一定阻力保持者为 4 级（图 5-30A）。

3 级：体位和固定方法同前，无外加阻力，能克服肢体重力的影响，患者能保持关节末端角度者为 3 级（图 5-30B）。

2 级：患者仰卧位，髋关节屈髋 40°，外展 30°，外旋，评定者在测试中完全支持腿部，嘱患者髋关节内旋，同时保持髋关节外展和屈曲状态。能完成全关节活动范围的为 2 级(图 5-30C)。

　　1 级与 0 级:体位同前,不能完成以上运动,在髂前上棘稍外侧触及肌肉收缩者为 1 级,无收缩者为 0 级。

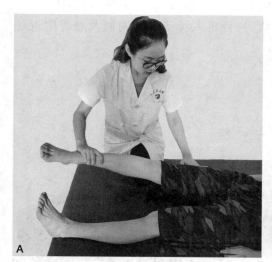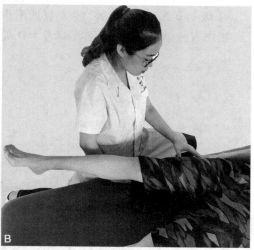

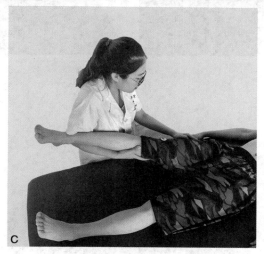

图 5-30　阔筋膜张肌
A. 阔筋膜张肌 5/4 级;B. 阔筋膜张肌 3 级;C. 阔筋膜张肌 2 级

　　3. 内收肌群(Hip adductor)(大收肌、短收肌、长收肌、耻骨肌、股薄肌)
　　[神经支配] 闭孔神经、坐骨神经。
　　[检查方法]
　　触诊部位:大腿近端 1/2 内侧面。
　　动作要求:髋关节内收。
　　5 级与 4 级:患者侧卧位,被检侧肢体位于下方。评定人员抬起非检侧下肢约呈 45°外展,在保证骨盆和髋关节在一条直线的情况下,下方的腿向上方的腿做内收动作,一手在其膝关节上方向外展方向施加阻力,能对抗充分阻力保持末端角度者为 5 级,能对抗一定阻力保持者为 4 级(图 5-31A)。

3级:体位及固定方法同前,无外加阻力,能克服肢体重力的影响,保持髋关节内收的末端角度者为3级(图5-31B)。

2级:患者仰卧于光滑的评定台上,受检下肢外展约45°,在解除肢体重力的影响下,髋关节能完成全活动范围的内收运动,髋关节不出现旋转者为2级(图5-31C)。

1级与0级:患者仰卧,髋关节试图内收时,评定人员于大腿内侧及耻骨附近触诊,肌肉有收缩者为1级,无收缩者为0级。

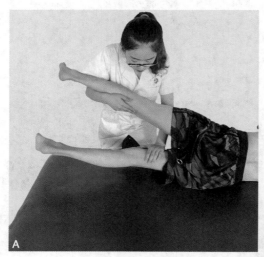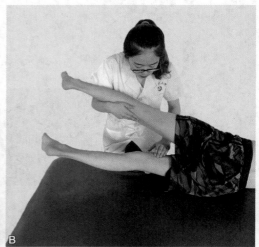

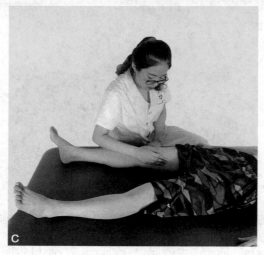

图5-31 内收肌群
A. 内收肌群5/4级;B. 内收肌群3级;C. 内收肌群2级

4. 臀中肌、臀小肌(Gluteus Medius/Gluteus Minmus)

[神经支配] 臀上神经。

[检查方法]

触诊部位:大转子和髂嵴之间的上1/2区域,以及中线稍后方(不能触诊到臀小肌)。

动作要求:髋关节外展。

5级与4级:患者侧卧位,髋关节下部和膝关节屈曲来稳定骨盆。使躯干平行支撑面的边缘,此时髋关节没有屈曲。保持骨盆和躯干轻微前倾。对于臀中肌后部纤维来说,股骨应该轻微的伸展以及轻微的外旋;测试臀小肌和臀中肌的前部纤维,股骨在中立位旋转而髋关节在中立位屈曲和伸展。保持膝关节轻微的伸展但不锁定。在膝关节的外侧向内收方向施加阻力,能对抗充分阻力保持末端角度者为5级,能对抗一定阻力保持者为4级(图5-32A)。

3级:体位和固定方法同前,无外加阻力,能克服肢体重力的影响,保持关节末端角度者为3级(图5-32B)。

2级:患者俯卧位(或仰卧位),伸膝但不锁定,髋关节正中位,内旋或外旋(更倾向于俯卧位是因为俯卧位能保持髋关节呈中立位或伴有轻微的伸展)。评定者支持大腿和小腿,减少来自支撑面的摩擦。嘱患者做髋关节外展。能做到全关节活动范围的为2级(图5-32C)。

1级与0级:体位同前,试图完成以上动作时,触诊臀中肌,有收缩者为1级,无收缩者为0级。

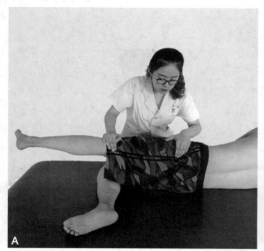
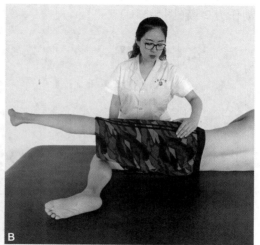
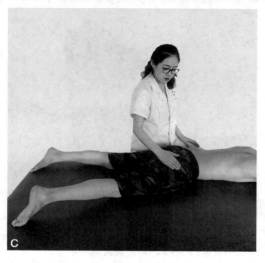

图 5-32 臀中肌、臀小肌
A. 臀中肌、臀小肌 5/4 级;B. 臀中肌、臀小肌 3 级;C. 臀中肌、臀小肌 2 级

5. 臀大肌(Gluteus Maximus)

[神经支配] 臀下神经。

[检查方法]

触诊部位:髂骨后部。

动作要求:伸髋,只超过中立位10°(减重体位);伸髋伴有轻微的外旋(抗重体位)。

5级与4级:患者俯卧位,膝关节屈曲大于90°,固定骨盆,使患者伸展髋关节,并在患者膝关节后方向屈髋方向施加阻力,能对抗充分阻力保持末端角度者为5级,能对抗一定阻力保持者为4级(图5-33A)。

3级:体位和固定方法同前,无外加阻力,能克服肢体重力的影响,保持髋关节末端角度者为3级(图5-33B)。

2级:患者侧卧位;膝关节屈曲至少90°,治疗师用手臂抱住患者的腿。髋关节屈曲接近90°。要求受试者伸髋。检查者应该站在受试者身后,能完成减重体位要求的动作为2级(图5-33C)。

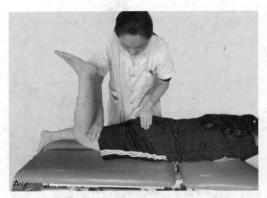
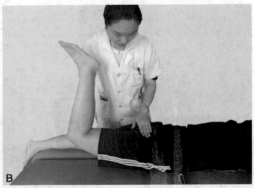
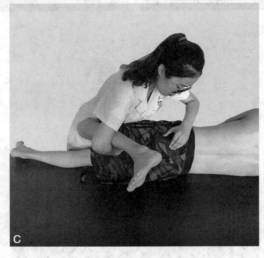

图5-33 臀大肌
A. 臀大肌5/4级;B. 臀大肌3级;C. 臀大肌2级

1级与0级:患者俯卧位,试图伸展髋关节时,触诊臀大肌,有收缩者为1级,无收缩者为0级。

6. 股四头肌(Quadriceps Femoris)

［神经支配］ 股神经 $L_{2\sim4}$。

［检查方法］

触诊部位:在大腿前面,髌骨上方或股四头肌肌腱插入胫骨结节处。

动作要求:伸膝。

5级与4级:患者坐位,双小腿自然下垂,双手握住评定台面边缘以固定躯干,身体稍后倾。使患者伸膝,踝关节上方向下施加阻力。能对抗充分阻力保持末端角度者为5级,能对抗一定阻力保持者为4级(图5-34A)。

3级:体位及固定方法同前,无外加阻力,能克服肢体重力的影响,保持膝关节末端伸展的角度者为3级(图5-34B)。

2级:患者侧卧于光滑的评定台上,被检下肢在下方屈膝90°。评定人员托起上方

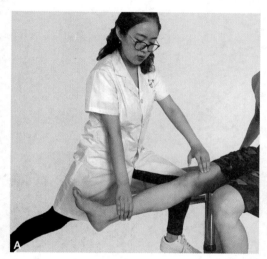
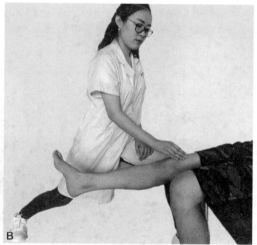
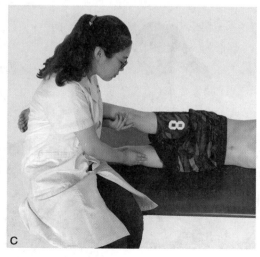

图5-34 股四头肌

A. 股四头肌5/4级;B. 股四头肌3级;C. 股四头肌2级

下肢,嘱受检下肢完成膝关节伸展动作,在解除肢体重力影响下可完成全关节范围的伸膝动作者为 2 级(图 5-34C)。

1 级与 0 级:患者仰卧位,试图伸展膝关节时,诊股四头肌肌腹或肌腱,有收缩者为 1 级,无收缩者为 0 级。

7. 腘绳肌(Hamstrings)

[神经支配] 胫神经、腓总神经。

[检查方法]

触诊部位:大腿后方膝关节附近的内侧和外侧。

动作要求:膝关节屈曲。

5 级与 4 级:患者以 5°膝关节屈曲为起始以解锁膝盖并减少腓肠肌的作用,膝关节屈曲,稍微向内旋转髋部和腿,以测试半膜肌和半腱肌;稍微向外旋转髋部和腿,以测试股二头肌。在膝关节屈曲 45°~50°时,在踝关节上方向伸膝方向施加阻力。能对抗充分阻力保持末端角度者为 5 级,能对抗一定阻力保持者为 4 级(图 5-35A)。

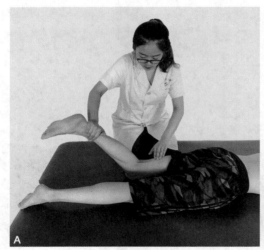
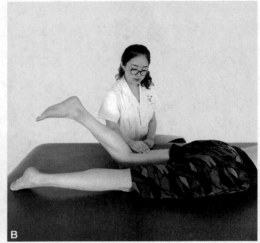
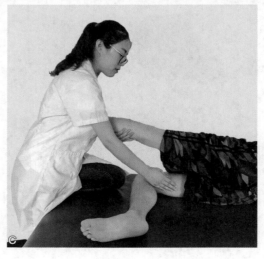

图 5-35 腘绳肌
A. 腘绳肌 5/4 级;B. 腘绳肌 3 级;C. 腘绳肌 2 级

3级:体位及固定方法同前,无外加阻力,能克服肢体重力的影响,完成以上运动者为3级(图5-35B)。

2级:患者侧卧于光滑的评定台上,被检下肢在下方伸膝。评定人员托起上方下肢,在解除肢体重力的影响下,被检下肢可完成膝关节屈曲全关节活动范围运动者为2级(图5-35C)。

1级与0级:患者俯卧位,试图屈膝时,评定人员触诊肌腱,有活动者为1级,无活动者为0级。

8. 胫骨前肌(Tibialis Anterior)

[神经支配] 腓深神经。

[检查方法]

触诊部位:踝关节内侧、背侧为肌腱,胫骨腹侧外侧为肌腹。

动作要求:踝关节背伸并内翻。

5级与4级:患者坐位,小腿自然下垂,使其完成踝关节背伸及内翻的动作,评定者在足背内缘施加与运动方向相反的阻力,能对抗充分阻力保持末端角度者为5级,能对抗一定阻力保持者为4级(图5-36A)。

3级与2级:体位及固定方法同前,不施加阻力,能独立完成踝背伸及内翻的全关节活动范围的运动,并能保持其体位者为3级,完成运动不充分者为2级(图5-36B)。

1级与0级:患者仰卧位,试图完成踝关节背屈、内翻动作时,触诊胫骨前肌肌腱或肌腹,有收缩者为1级,无收缩者为0级。

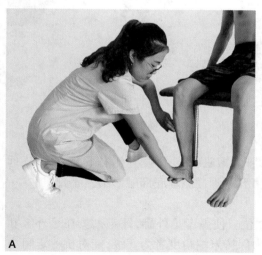
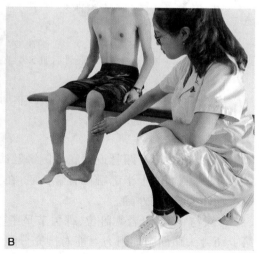

图 5-36　胫骨前肌
A. 胫骨前肌 5/4 级;B. 胫骨前肌 3/2 级

9. 胫骨后肌(Tibialis Posterior)

[神经支配] 腓深神经。

[检查方法]

触诊部位:内踝的后部或内踝末端触诊胫骨后肌肌腱。

动作要求:踝关节跖屈伴内翻。

5级与4级:患者坐位或者仰卧位,足跟在桌子的边缘,使踝关节跖屈伴内翻动作,评定者在患者第一跖骨足底表面内侧向跖屈及外翻的方向施加阻力,能对抗充分阻力保持末端角度者为5级,能对抗一定阻力保持者为4级(图5-37A)。

3级与2级:体位及固定方法同前,不施加阻力,能独立完成踝跖屈及内翻的全关节活动范围的运动,并能保持其体位者为3级,完成运动不充分者为2级(图5-37B)。

1级与0级:体位及固定方法同前,试图完成踝关节跖屈、内翻动作时,触诊胫骨后肌肌腱,有活动者为1级,无活动者为0级。

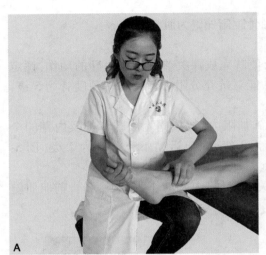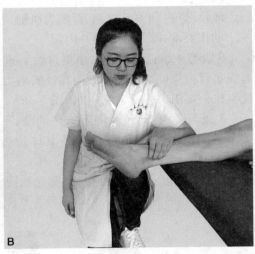

图5-37 胫骨后肌
A. 胫骨后肌 5/4 级;B. 胫骨后肌 3/2 级

10. 腓骨肌(Fibular Muscle)(腓骨长肌、腓骨短肌、第三腓骨肌)

[神经支配] 腓浅神经。

[检查方法]

触诊部位:第5跖骨近端底外侧缘触诊腓骨短肌肌腱、小腿外侧右下部、腓骨头远端、小腿外侧面的上半部触诊腓骨长肌,在第五跖骨背侧基底部触诊第三腓骨肌。

动作要求:足外翻。

5级与4级:患者侧卧位,踝关节呈中立位。使患者足外翻,评定人员在足外缘和第1跖骨头跖面施加阻力。能对抗充分阻力保持末端角度者为5级,能对抗一定阻力保持者为4级(图5-38A)。

3级:体位及固定方法同前,不施加阻力,患者能克服肢体重力完成足外翻全关节活动范围运动者为3级(图5-38B)。

2级:患者仰卧位,踝关节中立位,固定小腿,能够完成足外翻全关节活动范围的运动者为2级(图5-38C)。

1级与0级:患者仰卧位,试图做足外翻动作时,触诊腓骨短肌肌腱、腓骨长肌,第三腓骨肌,有收缩者为1级,无收缩者为0级。

笔记

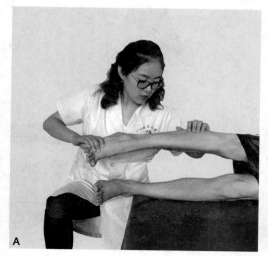
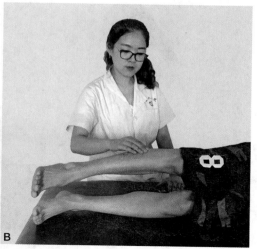
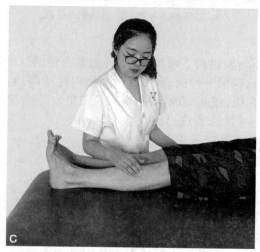

图 5-38 腓骨肌
A. 腓骨肌 5/4 级;B. 腓骨肌 3 级;C. 腓骨肌 2 级

11. 腓肠肌(Gastrocnemius)

[神经支配] 胫神经。

[检查方法 1]

触诊部位:跟腱。

动作要求:跖屈踝关节。

5 级与 4 级:患者俯卧位,膝关节伸展,足伸出检查台面,使踝关节跖屈伴少许内翻动作,评定者在足跟向足背伸方向施加阻力,能对抗充分阻力保持末端角度者为 5 级;能对抗一定阻力保持者为 4 级(图 5-39A)。

3 级:不加阻力能保持踝关节末端角度者为 3 级(图 5-39B)。

2 级:不能完全保持末端角度者为 2 级(图 5-39B)。

1 级/0 级:不能活动的,嘱患者试图跖屈踝关节,在跟腱处触及活动者为 1 级,无活动者为 0 级。

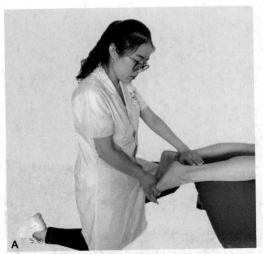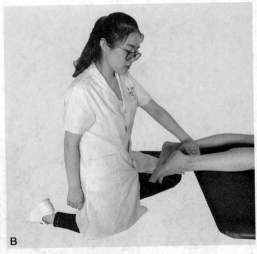

图 5-39 腓肠肌
A. 腓肠肌 5/4 级；B. 腓肠肌 3/2 级

［检查方法 2］

5 级与 4 级：患者立位，被检下肢单腿站立（如需要辅助以维持平衡可以用一或两个手指按在评定台上），膝关节伸展，嘱患者做跖屈内翻动作，能如此连续完成大于 10 次并无疲劳感觉者为 5 级，仅能完成 5~9 次未表现出疲劳感者为 4 级。

3 级：仅能完成 1~4 次未表现出疲劳感者为 3 级。

12. 比目鱼肌（Soleus）

［神经支配］胫神经。

［检查方法］

触诊部位：跟腱或腓肠肌的内外侧头之间触诊。

动作要求：跖屈踝关节。

5 级与 4 级：患者俯卧位，膝关节屈曲位，使患者跖屈踝关节，评定者在足跟向足背伸方向施加阻力，能对抗充分阻力保持末端角度者为 5 级；能对抗一定阻力保持者为 4 级（图 5-40A）。

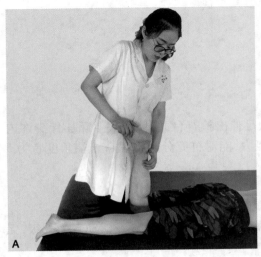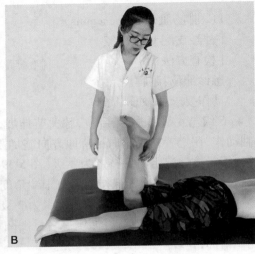

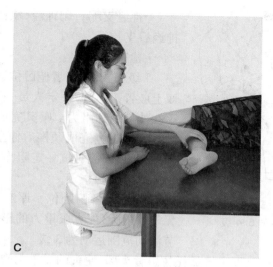

图5-40 比目鱼肌
A. 比目鱼肌5/4级;B. 比目鱼肌3级;C. 比目鱼肌2级

3级:不加阻力能保持踝关节末端角度者为3级(图5-40B)。

2级:不能完全保持末端角度者为2级(图5-40C)。

1级/0级:不能活动的,嘱患者试图跖屈踝关节,在跟腱处或腓肠肌的内外侧头之间触及活动者为1级,无活动者为0级。

（四）颈部主要肌肉的肌力评定

1. 颈前屈

[主要动作肌] 双侧胸锁乳突肌、颈长肌、头长肌。

[神经支配] 颈神经前支 $C_{3 \sim 8}$、颈神经分支 $C_{1 \sim 6}$。

[检查方法]

5级与4级:患者仰卧位,肩部放松。评定人员固定其胸廓上部,在前额部施加阻力。嘱其完成颈椎屈曲运动,能对抗充分阻力完成颈椎屈曲全关节活动范围运动者为5级,仅能对抗一定阻力,完成以上动作为4级(图5-41)。

3级:患者仰卧位。评定人员固定患者肩部,无外加阻力,能对抗重力完成全范围屈颈动作者为3级。

2级:患者侧卧位。评定人员托住患者头部,使头的纵轴与脊柱平行,可全范围屈颈者为2级。

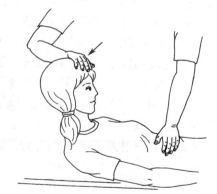

图5-41 颈前屈5/4级

1级与0级:患者仰卧位,试图屈颈时,仅能触及胸锁乳突肌的收缩为1级,触不到收缩者为0级。

2. 颈后伸

[主要动作肌] 双侧胸锁乳突肌、斜方肌、头夹肌、颈夹肌和头半棘肌、骶棘肌、项髂肋肌、头最长肌、头棘肌、颈棘肌、颈半棘肌。

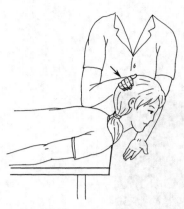

图5-42 颈后伸5/4级

[神经支配] 副神经、颈神经前支的分支和脊神经后支。

[检查方法]

5级与4级:患者俯卧位,头伸出检查台前端,双上肢置于体侧,评定人员一手固定患者背部,一手在枕部施加阻力。嘱其完成颈椎后伸运动。能对抗充分阻力完成颈椎后伸全关节活动范围运动者为5级,仅能对抗一定阻力,完成以上运动者为4级(图5-42)。

3级:患者俯卧位。评定人员固定患者肩部,无外加阻力,能克服重力的影响,完成颈后伸全关节活动范围运动为3级。

2级:患者侧卧位。评定人员托住患者头部,使头的纵轴与脊柱平行,可完成颈椎后伸全关节活动范围运动者为2级。

1级与0级:患者俯卧位。评定人员触摸第7颈椎与枕骨间的肌群,患者试图后伸颈部时,可触及收缩者为1级,无收缩者为0级。

3. 颈旋转

[主要动作肌] 单侧胸锁乳突肌、头夹肌、颈夹肌、头半棘肌、头后大直肌、头上斜肌和头下斜肌。

[神经支配] 副神经、颈神经前支。

[检查方法]

5级与4级:患者仰卧位,头转向对侧。评定人员一手固定胸廓上部,一手在侧头部施加阻力。嘱患者旋转头部,能对抗充分阻力完成颈椎旋转全关节活动范围运动者为5级,仅能对抗一定阻力,完成以上动作者为4级。

3级:患者仰卧位,头转向对侧。评定人员固定患者肩部,无外加阻力,能克服重力影响,完成颈椎全关节活动范围运动者为3级。

2级:患者坐位,在无重力影响下可完成颈椎全关节活动范围运动者为2级。

1级与0级:患者坐位,试图完成转头动作时,仅能触及胸锁乳突肌的收缩为1级,触不到收缩者为0级。

(五) 躯干主要肌肉的肌力评定方法

1. 上腹肌(Up Abdominals)

[神经支配] $T_6 \sim T_{12}$ 前根。

[检查方法]

触诊部位:上腹部,胸骨下。

体位:仰卧位,髋、膝关节伸展,使腰椎紧贴床面(骨盆少许后倾)。

动作要求:仰卧起坐。

5级:双手放在耳边,能完全坐起(图5-43A)。

4级:上肢交叉放在胸前。能完全坐起(图5-43B)。

3级:上肢前伸,能坐起但维持3秒(图5-43C)。

2级:能部分坐起,或能坐起但不能维持3秒。

笔记

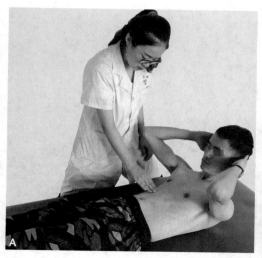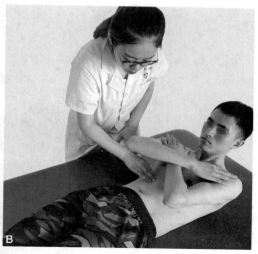

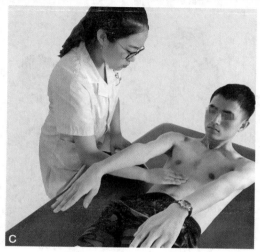

图 5-43　上腹肌
A. 上腹肌 5 级；B. 上腹肌 4 级；C. 上腹肌 3 级

1 级：有肌肉收缩，无运动。

0 级：无肌肉收缩，无运动。

2. 腹外斜肌／腹内斜肌（External/Internal Abdominals）

［神经支配］5～12 肋间神经、髂腹下神经、髂腹股沟神经。

［检查方法］

触诊部位：季肋部从外侧向胸骨部。

体位：仰卧位，髋、膝关节伸展，使腰椎紧贴床面（骨盆少许后倾）。

动作要求：坐起，肩部向一侧旋转。

5 级：双手放在耳边，能完全坐起并能旋转（图 5-44A）。

4 级：上肢交叉放在胸前，能完全坐起并能旋转（图 5-44B）。

3 级：上肢前伸，能坐起并能旋转，维持 3 秒（图 5-44C）。

2 级：能部分坐起，或能坐起但不能维持 3 秒。

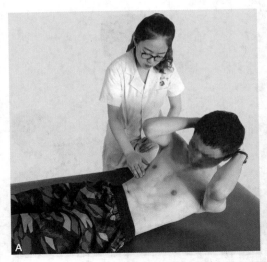
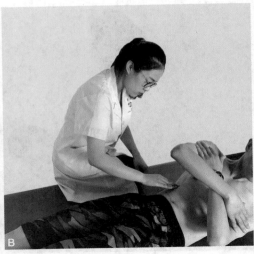
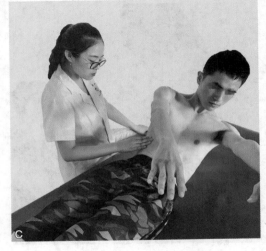

图 5-44 腹外斜肌/腹内斜肌

A. 腹外斜肌/腹内斜肌 5 级；B. 腹外斜肌/腹内斜肌 4 级；C. 腹外斜肌/腹内斜肌 3 级

1 级：有肌肉收缩，无运动。

0 级：无肌肉收缩，无运动。

3. 下腹肌（lowering Abdominals）

［神经支配］ $T_5 \sim T_{12}$ 前根。

［检查方法］

方法 1：Kendall 方法

触诊部位：下腹部。

体位：仰卧位，使腰椎紧贴床面，上肢交叉放于胸前，被动屈髋到 80°～90°，膝关节伸直。

动作要求：保持骨盆后倾，很慢地放下双腿（伸髋），保持腰椎紧贴床面，当骨盆和腰椎成为拱形，停止运动。

5 级：大腿几乎床面平行（图 5-45A）。

4 级：大腿与床面成 30°（图 5-45B）。

3+级:大腿与床面成 60°。

3 级:大腿与床面成 75°(图 5-45C)。

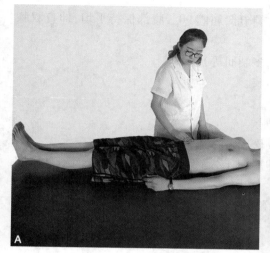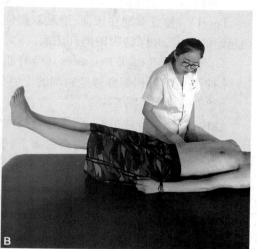

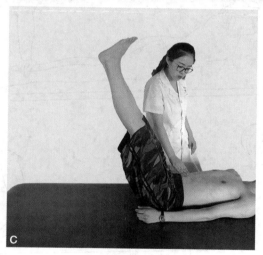

图 5-45　下腹肌
A. 下腹肌 5 级;B. 下腹肌 4 级;C. 下腹肌 3 级

方法 2:Shirley A Sahrmann 方法

触诊部位:一手放在腹外斜肌处(肋缘),另一手放在腰椎棘突($L_3 \sim L_5$)处。

体位:仰卧位,髋膝屈曲,双足放在床面。

动作要求:患者保持正常呼吸,所有下肢运动时保持腹部的平坦(稳定不动),每个动作能重复 3 次,才达到该级别。

Level Ⅰ:抬起一个足离开床面,使膝关节抬向胸部,屈髋超过 90°(Level Ⅰ A);或者 90°(Level Ⅰ B),腹部保持平坦;再抬起另一条腿两条腿平齐。

Level Ⅱ:抬起一个足离开床面,使膝关节抬向胸部,屈髋 90°,腹部保持平坦;再抬起另一条腿在相同的位置,然后足跟沿着床面向下滑动到起始的位置。

Level Ⅲ:抬起两条腿离开床面,使膝关节抬向胸部,屈髋 90°,腹部保持平坦;保持

笔记

一条腿在当前的位置,然后另一条腿向下(足跟离开床面)滑动到起始的位置。

Level Ⅳ:伸直双腿在床面,滑动双腿使向胸部,屈髋90°,腹部保持平坦;双腿离开床面,双腿沿着床面缓慢滑动到起始的位置。

Level Ⅴ:伸直双腿在床面,滑动双腿使向胸部,屈髋90°,腹部保持平坦;伸直双膝到起始的位置,并保持脚跟离开床面。

4. 背伸肌群(Back Extensors)(竖脊肌、多裂肌等)

[神经支配] 相邻脊神经后部的主要分支。

[检查方法] (图5-46)

触诊部位:从脊柱的 C_1 到骶骨脊柱两侧。

体位:俯卧位,手臂放在检查台面上,放松。

动作要求:头部和肩部抬离支持面来伸展躯干,确保运动来自于脊柱而不是肩胛骨的内收。

5级:双手轻放在头颈部的全范围伸展(100%),这种程度必须做3次才能达到这

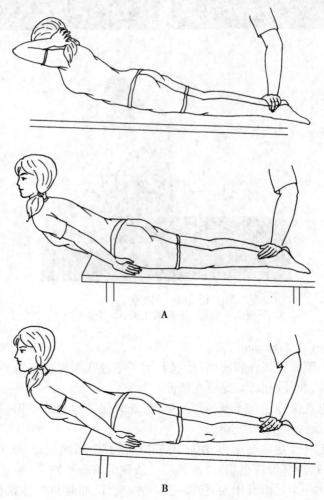

A

B

图5-46 背伸肌
A. 背伸肌5/4级;B. 背伸肌3/2级

个等级。

4 级:双手放在下背部的全范围的伸展(80%)。

3 级:双臂放在体侧的全范围的伸展(60%)。

2 级:有部分范围的运动。

1 级:肌肉有明显的收缩,但是不产生运动。

0 级:无肌肉收缩,无运动。

（六）脑神经支配肌肉

脑神经共有 12 对,所支配的肌肉主要分布在头部、面部和肩部。头面部的肌肉短小、形状多样,收缩的幅度、速度和方向不一。因此,对其评定的方式也有所不同。脑神经支配的肌肉以功能评定为主,通常分为四级(表 5-3):

F(functional):功能正常或功能极其轻微的低下;

WF(weak functional):能执行规定动作,但功能较正常低下;

NF(no functional):不能独立完成功能性活动,功能显著低下;

0(zero):不能完成任何活动。

表 5-3 脑神经支配肌肉肌力的评定方法

	动作肌	神经支配	检查方法	检查方法图解	评级方法
眼球运动	四个直肌(上、下、内和外直肌,下斜肌和上斜肌)	动眼神经支配四个直肌、滑车神经支配上斜肌、展神经支配外直肌	体位:被检者头与眼球呈中立位,令其注视位于正前方检查者的手指,头不能转动。如患者完成有困难,检查者的另一手或由他人协助固定其头部。手法:通过让患者向几个指定方向进行视追踪检查眼的运动,首先用手遮盖着一只眼,检查另一只,完成后交换两眼分别进行检查,然后两眼同时检查	图 5-47	F:在全活动范围内,眼球自如活动 WF 和 NF:不能确定是 F 还是 0,限于复视最终诊断前的检查 0:眼球完全不能按指令活动
睁眼	上睑提肌	动眼神经	检查者用手对上睑提肌施加抵抗,令被检查者两眼持续用力将上睑提肌上提	图 5-48	F:可以完成正常运动范围的活动,能对抗检查者的阻力,使眼睛持续睁开,可以看到全部虹膜 WF:能睁眼,但遮盖一部分虹膜,不能对抗阻力,睁眼、闭眼反复交替,范围小,睁眼时额肌同时收缩 NF:不能睁眼,虹膜几乎全部被遮盖 0:眼睑完全不能上提

	动作肌	神经支配	检查方法	检查方法图解	评级方法
闭眼	眼轮匝肌	面神经	令被检查者睁眼、闭眼，单、双眼分别进行检查。然后令其用力闭眼，检查者用拇指、示指予以对抗（不可向眼球方向加压）	图 5-49	F：能对抗检查者强阻力保持闭眼，不能看到虹膜 WF：不加抵抗能够闭眼；闭眼不完全，虹膜稍微可以看到一部分，不能看到虹膜；可以闭眼，但是肌力低下的一侧较健侧慢（不能迅速闭眼） NF：不能闭眼，不能完全遮盖虹膜 0：不能观察到眼轮匝肌的活动
皱眉	皱眉肌	面神经	令被检查者皱眉，检查者用双手拇指在眉的鼻侧端向两侧施加外力，使皱眉恢复原状	图 5-50	F：能完成正常范围内的活动，能对抗轻的外力保持皱眉状态 WF：能完成皱眉动作但出现的皮肤皱褶浅，不清楚，不能对抗外力 NF：可见轻微的活动 0：完全不能观察到皱眉动作
抬眉	枕额肌、额肌	面神经	令被检查者抬眉，使额部出现皱纹	图 5-51	F：可以充分完成活动，额部出现清晰的皱纹，并能对抗外力维持抬眉动作 WF：可以出现皱纹但较浅，轻抵抗即拉平皱纹 NF：仅能观察到轻微的活动 0：不能出现全眉的上抬运动
闭唇	口轮匝肌	面神经（位于口裂周围，该肌收缩关闭口唇）	令被检查者上下口唇用力闭合并向前努出，检查者用压舌板在上下唇中间向口腔内方向施加外力对抗努嘴动作	图 5-52	F：唇能完全闭合，并能维持对抗相当强的外力 WF：虽能将唇闭合，但不能抵抗外力 NF：可见唇的活动，但不能完成上下唇闭合的动作 0：看不到口闭合动作

续表

	动作肌	神经支配	检查方法	检查方法图解	评级方法
开颌运动	翼外肌及舌骨上肌群	三叉神经（两侧肌同时收缩张口，一侧收缩使下颌骨移向对侧）	被检查者尽量大地将口张开，检查者一手固定其头部，另一手置于下巴向上垂直施加压力。在检查前首先检查下颌关节有无压痛和异常响声，如有阳性征则不做肌力检查、只观察张口、闭口动作即可	图5-53	F：在可能的范围内将口张开（一般可以伸进并排3～4个手指或有35～40mm的幅度），下颌骨可以对抗强阻力。张口时下颌骨正直向下，不出现向一侧的偏歪 WF：能张口到2个手指以下的幅度，仅能对抗轻度外力 NF：只能完成轻微的张口运动，检查者戴手套将手指插入其口腔内，最深只能触摸到磨牙，不能对抗外力 0：不能完成下颌骨向下的随意动作
闭颌运动	咬肌、翼内肌、颞肌	三叉神经（上提下颌即闭口）	令被检查者咬牙，检查者用虎口抵于下巴处拇指呈水平位，另一手置于被检查者头顶固定头部，检查者用力将紧闭的下颌向开口方向垂直向下加力	图5-54	F：被检查者口紧闭，检查者不能将其打开 WF：被检查者口能紧闭，检查者用次最大抵抗力可将口打开 NF：被检查能完成闭口动作但不能对抗外力，咬肌和颞肌在两侧触及 0：被检查者不能完全闭口，但一侧患病时，下颌向肌力强的一侧偏歪
下颌向外侧偏移	翼内肌和翼外肌	三叉神经（下颌的侧方运动）	令被检查下颌向右侧歪斜，然后向左侧偏，检查者用一手指的掌面抵于下颌施加外力使之向正中复原，另一手抵于被检查者的另一侧颞部与之对抗，同时固定头部	图5-55	F：能侧方活动约10mm，或下颌切牙的中心点移动范围为三颗上颌牙以上的距离，并能对抗强阻力 WF：移动的范围仅为上颌牙的一颗牙距离，能对抗微弱的阻力 NF：可引起轻度的侧方活动，不能对抗外力 0：完全不能移动

	动作肌	神经支配	检查方法	检查方法图解	评级方法
下颌向前伸	翼内肌和翼外肌	双侧翼内肌和翼外肌同时收缩可使下颌前伸	检查者一手置于被检查者头后部以固定,另一手用虎口抵于下颌水平向后施加抵抗	图5-56	F:下颌牙可以移动到上颌牙前面,并能对抗外力维持上下颌牙之间的间隙 WF:下颌可以轻度向前,上下颌牙间隙几乎看不清,被检查者只能对抗极轻微的阻力 NF:可见轻微的移动,完全不能对抗外力 0:不能出现运动
伸舌	颏舌肌后部纤维	舌下神经(伸舌运动,两侧颏舌肌收缩牵引舌向前下,助伸舌)	令被检查者舌尖伸出上下唇以外,检查者用压舌板抵住舌尖,施加外力向后按压以对抗伸舌	图5-57	F:被检查者在可能的范围内完成充分的运动,对抗阻力能够保持舌的位置 WF:舌的运动可以达到要求的位置,如卷舌向上舔人中,向下舔到下唇下方。舌的侧偏,舌尖触到口角等 N:舌可以完成要求的动作,但不充分,不能对抗外力 0:不能出现运动
缩舌	颏舌肌前部纤维	舌下神经(牵舌向后方)	令被检查者从伸出舌的位置缩回口腔。检查者用一块纱布拉住舌前部,轻轻向前牵拉,以对抗舌的回缩	图5-58	
舌向一侧偏移	颏舌肌与其他诸肌	舌下神经(舌向一侧偏移)	令被检查者将舌伸出,先向一侧,再向另一侧运动。检查者用压舌板于近舌尖的侧面,对舌的侧偏施加抵抗	图5-59	

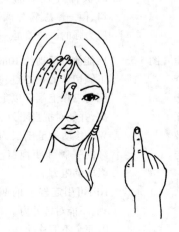

图5-47 眼球运动

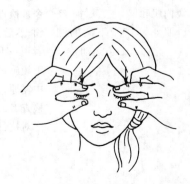

图5-48 睁眼

笔记

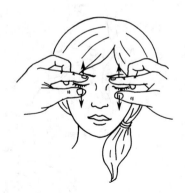

图 5-49　闭眼

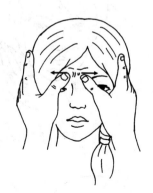

图 5-50　皱眉

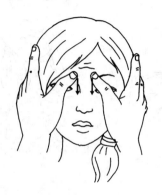

图 5-51　抬眉

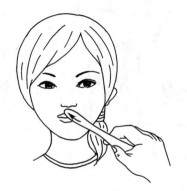

图 5-52　闭唇

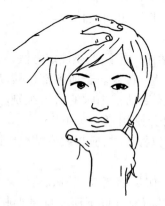

图 5-53　开颌运动

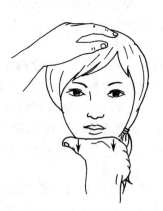

图 5-54　闭颌运动

笔记

133

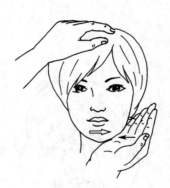

图 5-55　下颌向外偏移

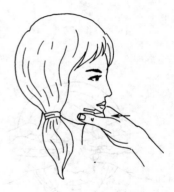

图 5-56　下颌向前伸

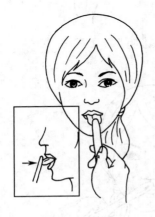

图 5-57　伸舌

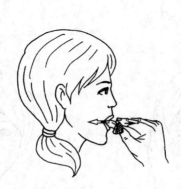

图 5-58　缩舌

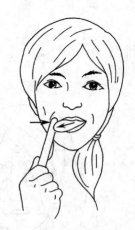

图 5-59　舌向一侧偏移

五、徒手肌力检查结果记录和分析

在肌力评定时要将结果记录下来,并在评定完成后对结果进行分析,并依据结果和分析制订康复治疗计划,为之后的康复进行效果评定,并进行修改。

（一）结果记录

将徒手肌力评定的检查结果记录在肌力检查表中。根据上述评定方法,可将所获得的肌力按 0～5 级（或以此为基础加"+"号或"－"号）记录。若所测部位被动运动受限,应首先准确记录可动范围的角度,然后再记录该活动范围时的肌力级别。若同时存在痉挛、挛缩或疼痛等情况,应在记录中注明,可分别用"S（spasticity）""C（contrac-ture）""P（pain）"表示。因病情未能允许按规定体位检查时,应将改变情况予以记录。

（二）结果分析

不同原因导致的肌力低下表现形式有所不同,如长期制动、卧床、吉兰-巴雷综合征导致全身肌力普遍下降,脊髓损伤表现为损伤平面及其以下所支配的肌肉肌力低下,周围神经损伤则表现为该神经支配肌肌力低下。

同时各种检查因素会影响到检查结果,如被检查的合作程度、检查者的经验或环境等。在运用肌力评定标准时,存在着检查者的主观性,因此也要对检查结果的信度进行分析。

第三节 器械肌力检查法

一、等长收缩肌力测试

等长肌力测试即在标准姿势下用特制的测力器对局部肌肉或肌群进行肌力测试的方法,称为等长肌力测试方法。

1. 握力测试 用握力计测定(图5-60)。测试时上肢在体侧下垂,握力计表面向外,将把手调节到适宜的宽度。测试2~3次,取最大值。以握力指数评定:握力指数=握力(kg)÷体重(kg)×100,正常值应高于50。

2. 捏力测试 用拇指和其他手指的指腹捏压握力计或捏力计可测得捏力,其正常值约为握力的30%。

3. 背肌力测试 用拉力计测定。测试时两膝伸直,将把手调至膝盖高度,两手抓住把手,然后用力伸直躯干上拉把手。以拉力指数评定:拉力指数=拉力(kg)÷体重(kg)×100,正常值:男性150~200,女性100~150。进行背肌力测试时,易引起腰痛患者症状加重或复发,一般不用于腰痛患者及老年人(图5-61)。

4. 四肢肌力测试 一般多为测定肌群力量。在标准姿势下通过钢丝绳与滑车装置牵拉固定的测力计进行肌力测试。

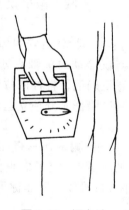

图5-60 握力计

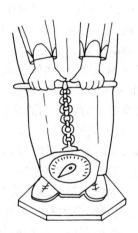

图5-61 背肌拉力计

5. 腹、背肌等长耐力检查

(1)俯卧位:两手抱头后,脐以上身体在桌缘外,固定双下肢,伸直脊柱使上体凌空或水平位,维持此姿势的时间超过60秒,腹背肌力正常。

(2)仰卧位:双下肢伸直并拢,抬高45°,维持此姿势的时间超过60秒,腹肌肌力为正常。

二、等速收缩肌力评定

等速收缩肌力评定是通过等速测力装置进行的,按照使用目的又可分为两大类:一类是以等速肌力测试为主,测试时肢体带动仪器的杠杆做大幅度往复运动。运动速度用仪器预先设定,肌肉用力不能使运动加速,只能使肌力增高,力矩输出增加。力矩的变化结果由仪器记录,并同步记录关节角度的改变,绘成双导曲线,并自动作数据记录。这种等速测试方法精确合理,能提供多方面的数据,已成为肌肉功能检查及其力学特性研究的良好手段。这类机器除了可以进行测试外,还可进行等速肌力训练。另一类是以等速肌力训练为主,不带计算机系统,这类器械不能获得客观的肌力测试数据资料。

1. 等速技术的基本概念

(1) 等速运动的概念:指运动过程中肌纤维收缩导致肌肉张力增加但运动速度(角速度)恒定的运动方式。运动中的速度预先在等速仪器上设定,一旦速度设定,不管受试者用多大的力量,肢体运动的速度都不会超过预先设定的速度,受试者的主观用力只能使肌肉张力增高,力矩输出增加。仪器产生顺应性阻力,即受试者主观用力大,仪器产生阻力随之增大,而不能产生加速度。

(2) 等速肌力测试:测试过程中,仪器将等速运动中肌肉收缩的各种参数记录下来,经计算处理,得到力矩、做功、加速能、耐力比等多项反映肌肉功能的数据,作为评定肌肉运动功能的指标,这种测试方法称为等速肌力测试。

2. 测量的方法与步骤

(1) 测量前准备:测试前应使受试者了解等速肌力测试的基本方法和要领,及如何快速启动并达到最大用力。测试前受试者可先做一些简单的准备活动,以活动关节,牵伸肌肉,最好先让受试者在等速测试仪器上以较小的负荷体会测试过程。

1) 开机,校准:系统在每次开机时均需进行校正,这对于减少测试误差,提供精确、客观的测试结果必不可少。

2) 根据测量要求,摆放受试者体位,并对患者进行良好的固定:安置体位时应按照测试操作说明的要求进行,应尽量使关节运动轴心与仪器动力头轴心处于同一轴线,以使仪器显示的力矩与肌肉力矩输出保持一致,注意正确记录各种体位参数,以便复查时保持前后测试条件一致。良好的固定将确保被测试肌群充分独立运动,减少协同肌的影响,同时避免替代运动。

3) 为去除重力因素的影响,必要时尚应进行肢体称重:测试在垂直面上运动的肌力时,由于部分运动是在重力位或抗重力位上完成的。因此,应考虑重力的影响。大部分等速仪器都设置有肢体称重程序,可以按照程序进行操作。肢体称重时应放松肢体,有痉挛的患者由于放松肢体困难应重复称重几次。

(2) 测量参数的选择

1) 测试部位:目前等速装置所能测定的主要为肩、肘、腕、髋、膝、踝等四肢大关节的相应功能运动肌群及腰背肌屈伸、旋转运动肌群力量,可根据需要进行选择。

2) 确定动力臂(力臂)距离:等速测试以力矩值(牛顿·米,N·m)表达结果,故应根据测试需要和所测功能活动肌群决定动力臂(力矩)的距离。

3) 确定测试活动范围:根据测试需要,通过起始角度、回返角度的设定,确定测试活动范围。测试活动范围可以是全关节活动范围,也可以是关节可动阈范围。

4) 确定测试角速度:各等速装置的测试角速度范围从数十度/秒至数百度/秒不等。一般 60°/s 以下属慢速测试,主要用于测定慢肌纤维力量;180°/s 以上属快速测试,主要用于测定快肌纤维力量或进行耐力测试。

5)测试模式:可采用原动肌-拮抗肌交互收缩形式,或同一肌群向心收缩-离心收缩交互收缩形式。徒手肌力3级以下者,还可以采用等速持续被动运动模式。

6)重复次数:力量测试时一般采用4~6次;耐力测试时可采用25~30次。

3. 等速肌力评定时的禁忌证和注意事项

(1)等速肌力评定时的禁忌证

1)相对禁忌证:急性肌肉关节损伤、渗出性滑膜炎、风湿性关节炎急性发作。

2)绝对禁忌证:骨折愈合不良、关节不稳、严重骨质疏松、急性关节或软组织肿胀、严重疼痛、急性扭伤、骨或关节的肿瘤等。

(2)等速肌力评定时的注意事项

1)测试前应全面了解受试者全身情况,评估受试者能耐受的运动强度和负荷。另外还应了解受试者是否存在重要内脏器官功能障碍。若存在重要内脏功能障碍,应等病情好转后,再评估是否能进行等速肌力测试。

2)由于等速肌力测试进行的是抗阻运动,测试时采用主动运动模式应要求被测肌肉肌力在MMT3级以上。

3)测试前受试者应进行一定强度的准备活动,熟悉测试操作程序,使测试肌肉充分发挥作用,保证结果的准确。

4)测试时遵循先健侧、后患侧的原则。让患者熟悉测试的过程,消除顾虑。

4. 等速肌力测试的指标及意义

(1)峰力矩(peak torque,PT):肌肉收缩产生的最大力矩输出,即力矩曲线上最高点处的力矩值称为峰力矩,代表肌肉收缩产生的最大肌力。在等速肌力测试中,PT具有较高的准确性和重复性,被视为等速肌力测试的黄金指标和参照值。

(2)峰力矩体重比(peak torque to body weight ratio,PT/BW):单位体重的峰力矩值称为峰力矩体重比,代表肌肉收缩的相对肌力,可用于不同体重的个体或人群之间的肌力比较。

(3)峰力矩角度(angle of peak torque,AOPT):力矩曲线中,峰力矩所对应的角度称为峰力矩角度,代表肌肉收缩的最佳用力角度。

(4)指定角度的峰力矩值(peak torque at additional angles):测试后,等速仪器可自动计算出关节活动中任意角度所对应的力矩值,一般可事先根据测试目的和要求指定两个角度,目的在于比较两侧指定角度的力矩值。

(5)总做功和单次最大做功:做功为力矩乘以距离,即力矩曲线下的总面积。总做功(set total work,STW)表示肌肉数次收缩做功量之和;单次最大做功(total work,TW)表示肌肉重复收缩中最大一次做功量。单位为焦耳(J)。正常状态下,肌肉收缩做功量与峰力矩值和关节活动范围有关。

(6)平均功率(average power,AP):单位时间内肌肉的做功量称为平均功率,反映了肌肉做功的效率。单位为瓦(W)。等速肌力测试中,AP与测试速度有关,即在一定范围内测试速度越快,AP越大。说明测试中测试速度越快,肌肉做功的效率越高。

(7)力矩加速能(torque acceleration energy,TAE):肌肉在收缩最初1/8秒的做功量称为力矩加速能,即前1/8秒力矩曲线下的面积。单位为焦耳(J)。TAE反映了肌肉最初收缩产生力矩的速率和做功能力,可代表肌肉收缩的爆发能力。

(8)耐力比(endurance ratio,ER):反映肌肉重复收缩时的耐疲劳能力。一般做一组 20～25 次最大重复运动后,最后 5 次肌肉做功量与最前 5 次肌肉做功量之比称为耐力比。耐力比的单位常用百分比表示。

（9）主动肌与拮抗肌峰力矩比(peak torque ratio):等速肌力测试中,主动肌与拮抗肌两组肌群峰力矩的比值称为主动肌与拮抗肌峰力矩比。这个比值可在不同运动速度下计算,但以慢速运动较为准确。它反映了关节活动中拮抗肌群之间的肌力平衡情况,对判断关节稳定有一定的意义。

（10）平均关节活动范围(average range of motion,AROM):在等速肌力测试报告中常记录关节活动范围,目的是判断是否存在关节活动障碍的情况,同时帮助判断两侧肌群做功量存在差异的原因。

学习小结

1. 学习内容

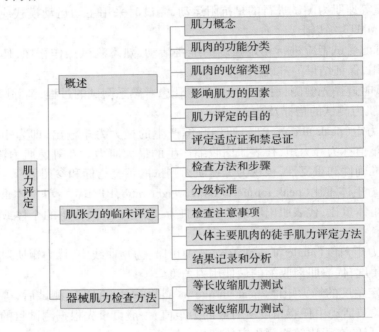

2. 学习方法

通过重点学习肌力的概念、肌肉的功能分类、肌肉的收缩类型、影响肌力的因素、徒手肌力评定的方法以及器械肌力检查法。能初步掌握肌力评定的基本方法,了解肌力的基本知识。

（王　艳）

复习思考题

1. 简述肌肉的收缩类型。
2. 简述 Lovett 分级法评定标准。

第六章

肌张力评定

学习目的

通过本章学习,认识肌张力的评定是神经系统损伤后运动功能评定的重要组成部分,是维持身体各种姿势和正常活动的基础。改善异常的肌张力是促进运动功能恢复的基础,而这一切以肌张力评定为起点。

学习要求

熟悉肌张力的概念、肌张力的分类、肌张力的临床评定方法。了解肌张力的生物力学评定方法以及电生理评定方法的基本知识。

第一节 概 述

肌张力是维持身体各种姿势和正常活动的基础,肌张力的正常与否主要取决于外周神经和中枢神经系统的支配情况,中枢神经系统和外周神经损伤常导致肌张力异常。因此,肌张力的评定是神经系统损伤后运动功能评定的重要组成部分。

一、肌张力的定义

肌张力(muscle tone)是指肌肉在静息状态下的一种不随意的、持续的、细小的收缩,是被动活动肢体或按压肌肉时所感觉到的阻力。必要的肌张力是维持肢体位置、支撑体重、保证肢体运动控制能力和空间位置、进行各种复杂运动的必需条件。正常的肌张力依赖于完整的神经系统调节机制、肌肉组织本身的物理特性、肌肉或结缔组织内部的弹性和延展性,以及肌肉的收缩能力等因素。

二、肌张力产生的生理机制

肌张力的本质是紧张性牵张反射,正常人体的骨骼肌处于轻度的持续收缩状态,产生一定的肌张力。外周和中枢神经系统调节机制以及肌肉本身的收缩能力、弹性、延展性等,都可引起肌张力的变化。正常肌张力产生的原因有以下两方面:①正常人体骨骼肌受重力的作用,发生牵拉,刺激其梭内肌的螺旋感受器反射性地引起梭外肌轻度收缩,形成一定的肌张力;②γ运动神经元在高位中枢的影响下,有少量的冲动传到梭内肌,梭内肌收缩,刺激螺旋感受器,把冲动传到脊髓,通过α神经元及传出纤维使梭外肌收缩,产生一定肌张力。

笔记

三、肌张力的分类

肌张力可分为正常肌张力和异常肌张力。

（一）正常肌张力

1. 正常肌张力的分类　肌张力是维持身体各种姿势和正常活动的基础,根据身体所处的不同状态,正常肌张力可分为静止性肌张力、姿势性肌张力和运动性肌张力。

（1）静止性肌张力:肢体静息状态下,通过观察肌肉外观,触摸肌肉的硬度,感觉被动牵伸运动时肢体活动受限的程度及其阻力来判断。如正常的卧位、坐位、站位等静态情况下正常肌张力的特征。

（2）姿势性肌张力:在变换各种姿势过程中表现的肌张力特征,可通过观察肌肉的阻力和肌肉的调整状态来判断。如正常情况下协调地完成翻身、从坐到站动作变换时的肌张力。

（3）运动性肌张力:在完成某一动作的过程中,可通过检查相应关节的被动运动阻力来判断。如做上肢腕、肘关节的被动屈曲以及伸展运动时,感觉到的肌肉弹性和轻度的抵抗感。

2. 正常肌张力的特征

（1）关节近端的肌肉可以进行有效的同步运动。

（2）具有完全抵抗肢体重力和外来阻力的运动能力。

（3）将肢体被动地置于空间某一位置时,具有保持该姿势不变的能力。

（4）能够维持原动肌和拮抗肌之间的平衡。

（5）具有随意使肢体由固定到运动和在运动过程中转换为固定姿势的能力。

（6）需要时,具有选择性地完成某一肌群协同运动或某一肌肉单独运动的能力。

（7）被动运动时,具有一定的弹性和轻度的抵抗感。

（二）异常肌张力

肌张力的水平可因神经系统的病损和肌肉自身的状态发生变化。根据患者肌张力与正常肌张力的比较,将异常肌张力分为肌张力增高、肌张力低下和肌张力障碍。

1. 肌张力增高(hypertonia)　指肌张力高于正常静息水平,被动运动相关肢体时抵抗明显增强。根据状态不同又可分为肌肉痉挛(spasticity)和僵硬(rigidity)。

（1）痉挛:①定义:痉挛是肌张力增高的一种形式,是一种由牵张反射高兴奋性所致的、以速度依赖的紧张性牵张反射增强、伴腱反射异常为特征的运动障碍。痉挛的速度依赖是指伴随肌肉牵伸速度的增加,痉挛肌的阻力(痉挛的程度)亦增加;②原因:上运动神经元损伤所致。常见于脊髓损伤、脑卒中、脑外伤、去皮质强直和去大脑强直、脑瘫等;③特征:牵张反射异常;紧张性牵张反射的速度依赖性增加;腱反射异常;具有选择性,并由此导致肌群间的失衡,进一步引发协同运动功能障碍。临床上可表现为肌张力增高、腱反射活跃或亢进、阵挛、被动运动阻力增加、运动协调性降低;④痉挛的特殊表现:巴宾斯基反射(Babinski reflex):为痉挛性张力过强的特征性伴随表现,巴宾斯基反射阳性时足大趾背屈。折刀样反射(clasp-knife reflex):当被动牵伸痉挛肌时,初始产生的较高阻力,随之被突然的抑制发动而中断,造成痉挛肢体的阻力突然下降,产生类似折刀样的现象。阵挛(clonus):在持续牵伸痉挛肌时可发生,特点为以固定频率发生的拮抗肌周期性痉挛亢进。常发生于踝部,也可发生于身体的其他部位。去大脑强直(decerebrate rigidity)和去皮质强直(decorticate rigidity)：去大脑强直表现为持续的收缩,躯体和四肢处于完全伸展的姿势;去皮质强直表现为持续的收缩,躯干和下肢处于伸展姿势,上肢处于屈曲姿势。两者均由于牵张反射弧的改变所致;⑤痉挛与肌张力过强的区别:肌张力过强时的阻力包括动态成分和静态成分,动态成分为肌肉被动拉伸时神经性(反射性的)因素和非神经性(生物力学的)因素所致的阻力,静态成分则是肌肉从拉长状态恢复到正常静息状态的势能,为非神经性因素。神经性因素表现为肌肉运动单位的活动由于牵张反射高兴奋性而增加,中枢神经系统损伤后的痉挛、折刀样反射和阵挛皆属此类;非神经性因素则表现为结缔组织的弹性成分和肌肉的黏弹性成分的改变,尤其是肌肉处于拉伸或缩短位制动时。在中枢神经系统损伤后,可因神经因素造成肢体处于异常位置,并由此导致非神经因素的继发性改变。因此中枢神经系统损伤后的肌张力过强是神经性因素和非神经因素共同作用的结果,痉挛与肌张力过强并非等同。

（2）僵硬:①定义:是主动肌和拮抗肌张力同时增加,各个方向的关节被动活动阻力均增加的现象;②原因:常为锥体外系的损害所致,帕金森病是僵硬最常见的病因;③表现:齿轮样僵硬(cogwheel rigidity),是一种对被动运动的反应,特征为运动时交替地释放和阻力增加而产生均匀的顿挫感;铅管样僵硬(lead pipe rigidity),是一种持续的僵硬;④特征:任何方向的关节被动运动,整个关节活动范围阻力都增加。相对持续,且不依赖牵张刺激的速度。齿轮样僵硬的特征是在僵硬的基础上存在震颤,从而导致在整个关节活动范围中收缩、放松交替出现。铅管样僵硬的特征是在关节活动范围内存在持续的僵硬,无收缩、放松交替现象出现。僵硬和痉挛可在某一肌群同时存在。

2. 肌张力低下

（1）定义:肌张力表现为降低或缺乏、被动运动时的阻力降低或消失、牵张反射减弱、肢体处于关节频繁的过度伸展而易于移位等现象,又称为肌张力弛缓。肌张力低下时,运动的整体功能受损,且伴有肢体肌力减弱、麻痹或瘫痪。

（2）原因:①小脑或锥体束的上运动神经元损害:可为暂时性状态,如脊髓损伤的脊髓休克阶段或颅脑外伤、脑卒中早期,其发生由中枢神经系统损伤的部位所决定;②外周神经系统的下运动神经元损害:此时除了低张力表现外,还可伴有肌力弱、瘫痪、低反射性和肌肉萎缩等表现;③原发性肌病:如重症肌无力。

（3）特征:由于对感觉刺激和神经系统传出指令的低应答性所导致的肌张力降低,临床上肌肉可表现为柔软、弛缓和松弛,加之邻近关节周围肌肉共同收缩能力的减弱,导致被动关节活动范围扩大,腱反射消失或缺乏。

3. 肌张力障碍

（1）定义:是一种以张力损害、持续同时伴有扭曲的不自主运动为特征的肌肉运动功能亢进性障碍。

（2）原因:①中枢神经系统病变:如脑血管疾病;②遗传因素:如原发性、特发性肌张力障碍;③其他神经退行性疾患:如肝豆状核变性;④代谢性疾患:如氨基酸或脂质代谢障碍;⑤其他:如张力性肌肉奇怪变形(muscle deformans)或痉挛性斜颈。

（3）特征:①肌肉收缩可快或慢,且表现为重复、扭曲;②肌张力以不可预料的形式由低到高变动,其中张力障碍性姿态(dystonia posturing)为持续扭曲畸形,可持续数分钟或更久。

（三）影响肌张力的因素

1. 体位的影响　不良的姿势和肢体放置位置可使肌张力增高,例如在痉挛期的脑卒中患者,仰卧位时患侧下肢伸肌肌张力可增加。

2. 精神因素的影响　紧张和焦虑情绪以及不良的心理状态都可以使肌张力增高。

3. 并发症的影响　有尿路结石、感染、膀胱充盈、便秘、压疮、静脉血栓、疼痛、关节挛缩等并发症时,肌张力可增高。

4. 神经状态的影响　中枢抑制系统和中枢易化系统的失衡,可使肌张力发生变化。

5. 局部压力改变的影响　局部肢体受压可使肌张力增高,如穿紧而挤的衣服和鞋子。

6. 疾病的影响　如骨折、脱位、异位骨化等外伤或疾病可使肌张力增高。

7. 药物的影响　如烟碱能明显增加脊髓损伤患者的痉挛程度;巴氯芬则有抑制脊髓损伤患者痉挛发生和降低频率、强度的作用。

8. 外界环境的影响　当气温发生剧烈变化时,肌张力可增高。

9. 主观因素的影响　患者对运动的主观控制作用,肌张力可发生变化。

（四）肌张力评定的目的

肌张力的评定对于康复医师和康复治疗师了解病变部位、病变性质和程度,制订康复治疗计划,选择治疗方法具有重要作用。

1. 依据评定结果确定病变部位、预测康复疗效　通过对肌张力的评定可鉴别是中枢神经系统还是周围神经系统的病变以及肌张力异常的分布,并依此预测康复疗效。

2. 根据肌张力的表现特点制订治疗计划　不同疾病或疾病的不同时期,其肌张力表现各异。例如脑卒中患者急性期肌张力低、痉挛期肌张力增高,痉挛型、手足徐动型、共济失调型小儿脑瘫肌张力表现各不相同,康复治疗师可根据各自专业的特点选择适合的疗法,并进行治疗前后的对比。

3. 及时治疗,避免并发症的发生　部分颅脑损伤的患者可有肌张力持续增高的表现,若未及时进行康复训练可造成关节僵硬,引起失用和误用综合征等并发症。

（五）肌张力评定的注意事项

1. 选择适当的评定时间和环境　应避免在运动后或疲劳、情绪激动时进行肌张力评定。不同的时间段肌张力有明显差异,因此最好在同一个时间段进行治疗前后肌张力的评定,以保证可比性,正确判断康复疗效。肌张力与环境温度有密切关系,检查室的室温应保持 22～25℃。

2. 争取患者的密切配合　检查前应向患者说明检查目的、步骤、方法以及感受,使患者了解评定的过程,消除紧张情绪,配合检查。

3. 采取正确的检查方法　评定时,患者处于舒适体位,充分暴露检查部位,完全放松受检肢体。在进行被动运动时,评定人员用力适当,注意保护患者以免发生意外。对于难以放松的患者,可通过改变被动运动速度的方法帮助作出正确判断。检查时应先检查健侧同名肌,再检查患侧,并对双侧进行对比。

4. 全面分析检查结果　由于肌张力受多种因素的影响,因此在进行分析时应全面考虑。如发热、感染、膀胱充盈、静脉血栓、压疮、疼痛、局部肢体受压及挛缩等可使肌张力增高,紧张和焦虑等心理因素、不良的心理状态也可使肌张力增高。

第二节　肌张力的临床评定

肌张力评定是检查肌肉功能的重要内容之一,对指导康复临床实践具有重要意义。临床肌张力的评定可结合病史、视诊、触诊、临床分级、反射检查、被动运动与主动运动检查、功能评定等方面了解肌张力情况,尤其应从功能评定的角度来判断肌张力异常对日常生活活动能力的影响。

一、采集病史

病史在一定程度上可反映痉挛对患者功能的影响,需要了解的问题包括:痉挛发生的频度;受累的肌肉及数目;痉挛的利弊情况;引发痉挛的原因;现在痉挛发作或严重程度及与以往的比较。痉挛的频度或程度的增加可能是膀胱感染、尿路结石、急腹症或其他有害传入导致的早期表现。

二、视诊检查

作为最初的临床检查项目,评定者应特别注意患者肢体或躯干异常的姿态。刻板样动作模式常提示存在肌张力异常,不自主的波动化运动变化表明肌张力障碍,自发性运动的完全缺失则表明肌张力弛缓,主动运动的减弱或完全丧失则表明患者有肌张力低下。

三、触诊检查

在患者相关肢体完全静止、放松的情况下,通过触摸受检肌群或观察肢体的运动状况来判断肌张力情况。肌张力降低时检查者拉伸患者肌群时几乎感受不到阻力,当肢体运动时可感到柔软、沉重感,当肢体下落时,肢体即向重力方向下落,无法保持原有的姿势;肌张力显著降低时,肌肉不能保持正常肌的外形与弹性,表现松弛软弱。肌张力增高时肌腹丰满、硬度增高,触之较硬或坚硬;检查者以不同的速度对患者的关节做被动运动时,感觉有明显阻力,甚至无法进行被动运动;检查者松开手时,肢体被拉向肌张力增高一侧;长时间的肌张力增高可能会引起局部肌肉、肌腱的挛缩,影响肢体的运动;痉挛肢体的腱反射常表现为亢进。

四、临床分级

1. 肌张力减低　肌张力减低的评定相对较为简单,可参考本书中被动运动评定的有关内容进行,也可将其严重程度分为轻度、中到重度两级评定,具体评定标准见表6-1。

表6-1　肌张力低下评定标准

级别	评定标准
轻度	肌张力降低;肌力下降;将肢体置于可下垂的位置上并放开时,肢体只能保持短暂的抗重力,旋即落下;仍存在一些功能活动。
中度到重度	包括肌张力显著降低或消失;徒手肌力评定肌力0级或1级;将肢体置于可下垂位置上并放开时,立即落下;不能进行任何功能活动

对于上肢肌张力弛缓的患者可采用上肢下落试验评定。评定者通过上肢突然下落时"卡住"来评定患者自主本体感觉反应的强度。肌张力正常的上肢可表现为瞬间的下落,然后"卡住"并保持姿势(完整的本体感觉反应预防其下落);而肌张力弛缓的上肢则表现为下落迅速;肌张力过强的上肢表现为下落弛缓和抵抗。

若存在肌张力低下,应进一步开展肌力测试,如徒手肌力测试等,以确定肌力的程度。

2. 肌痉挛　可通过对关节进行被动运动时所感受的阻力来进行分级评定。常用的分级方法可参照被动运动检查神经科分级及 Ashworth 分级方法。其他方法还有按自发性肌痉挛发作频度分级的 Penn 分级法和按踝阵挛持续时间分级的 Clonus(阵挛)分级法,但不常用。

五、反射检查

反射检查应特别注意检查患者是否存在腱反射亢进或减弱等现象,肌张力增高常伴腱反射亢进;肌张力低下常伴腱反射减弱或消失。检查方法是直接用指尖或标准的反射叩诊锤轻叩检查腱反射导致的肌肉收缩情况,可予以 0～4 级评分。其中 0 级为无反应;1 级为反射减退;2 级为正常反射;3 级为痉挛性张力过强、反射逾常;4 级为阵挛。常用的反射检查主要包括肱二头肌反射、肱三头肌反射、桡骨膜反射、膝反射、踝反射(跟腱反射)等。

六、被动运动评定

通过上下肢各关节及躯干被动运动检查发现肌肉对牵张刺激的反应,以确定是否存在肌张力异常、肌张力过强是否为速度依赖、是否伴有阵挛,并与挛缩进行比较和鉴别。

1. 评分标准　可按神经科分级方法评定,评分标准见表 6-2。也可按照其他的等级评分法,评分标准见表 6-3。

表 6-2　肌张力的神经科分级方法

分级	表现
0 级	肌张力降低
1 级	肌张力正常
2 级	肌张力稍高,但肢体活动未受限
3 级	肌张力高,肢体活动受限
4 级	肌肉僵硬,肢体被动活动困难或不能

表 6-3　肌张力的等级评分方法

分级	表现
0 级	无反应(肌张力弛缓)
1 级	反应减退(肌张力低)
2 级	正常反应(肌张力正常)
3 级	逾常反应(轻或中度肌张力高)
4 级	持续反应(严重肌张力高)

2. 注意事项

(1) 由于被动运动检查常处于缺乏自主控制的条件下,因此应要求患者尽量放松,由评定者支持和移动肢体。

(2) 所有的运动均应予以评定,且特别要注意在初始视诊时被确定为有问题的部位。

(3) 在评定过程中,评定者应保持固定形式和持续的徒手接触,并以恒定的速度移动患者肢体。肌张力正常时,肢体极易被动移动,评定者可很好地改变运动方向和速度,而感觉不到异常阻力,肢体的反应和感觉较轻;肌张力增高时,评定者可感觉到僵硬感,运动时有抵抗;肌张力弛缓时,评定者可感到肢体沉重感,且无反应。有时老年人可能难以放松,由此可被误诊为痉挛,此时,可借助改变运动速度的方法加以判断,快速的运动往往可加剧痉挛的反应并使阻力增加,快速的牵张刺激可用于评定痉挛。

(4) 若欲与挛缩鉴别,可减慢被动活动的速度与快速的活动相比较,也可加用拮抗肌的肌电图检查。

(5) 在评定过程中,评定者应熟悉正常反应的范围,以便建立估价异常反应的恰当参考。

(6) 在局部或单侧功能障碍时,注意不宜将非受累侧作为"正常"肢体进行比较,或将脑损害同侧肢体作为"正常"肢体进行比较推测异常。

七、主动运动评定

通过主动运动评定可进一步鉴别肌张力异常的情况。例如伴随拮抗肌收缩的缓慢运动可能预示拮抗肌痉挛或协同收缩;不伴随拮抗肌收缩的缓慢运动可能预示原动肌肌力弱。自主肌力的评定方法可采用常用的徒手肌力评定方法。

八、功能评定

功能评定可以对痉挛或肌张力异常是否干扰坐或站立平衡及移行等功能以及日常生活活动能力进行评定。具体可以包括是否有床上活动、转移、行走和生活自理能力的损害及其程度等,但需注意此时的失能可能是由于痉挛或肌张力过强所致,也可能是由于肌力弱或挛缩所致。因此,评定时必须结合病史和神经肌肉的功能检查,以确定造成失能的原因,并分析与肌张力相关的失能情况。Brunnstrom 评定法、Fugl-Meyer 评定量表、功能独立性量表(FIM)等量化评定系统是间接提供痉挛和其他肌张力异常改变的评定方法。Barthel 指数等日常生活活动能力的评定方法可能对评定痉挛和肌张力过强相关的功能状态改变有价值。

第三节　痉挛的评定

痉挛(spasticity)是指在上运动神经元损伤后,由于脑干和脊髓反射亢进而使局部对被动运动的阻力增大的一种状态。痉挛的评定,现在大多采用 Ashworth 痉挛量表(Ashworth scale for spasticity,ASS)或改良 Ashworth 痉挛量表(modified Ashworth scale,MAS)。

一、痉挛发生的病理生理机制

痉挛的机制尚不十分清楚,目前倾向于反射介导和非反射介导两种机制。一般认为当中枢神经发生病变后,高级中枢对脊髓的牵张反射的调控发生障碍,使牵张反射过敏和反应过强,但也有研究发现有一些与牵张反射无关的因素在痉挛的发生中也起着一定的作用。

1. 反射介导机制　正常骨骼肌的梭内肌接受脊髓前角 γ 运动神经元支配。梭内肌的螺旋状感受器对肌肉牵张极为敏感,当肌肉受到被动牵拉或兴奋γ运动神经元时,可引起梭内肌收缩。Golgi腱器官是分布在肌腱胶原纤维之间的一种牵张感受器,传入神经纤维是Ⅰb类纤维,Ⅰb类神经元的传入冲动对协同肌的运动神经元产生抑制作用,这种作用与牵张反射的效应正好相反,可以认为是对肌张力的反馈调节。正常肌肉受到牵拉时,首先兴奋肌梭内的螺旋状感受器引发牵张反射,使受牵拉的肌肉收缩,以对抗牵拉。当牵拉力量进一步加大时,则可兴奋腱器官,使牵张反射受到抑制,以避免被牵拉的肌肉受到损伤。

牵张反射是指有神经支配的骨骼肌在受到牵拉时发生反射性收缩。牵张反射有两种形式:一种是位相性的牵张反射,即腱反射,指快速的肌腱收缩反应,其感受器是肌梭。另一种是紧张性牵张反射,即肌肉受到持续牵拉时,产生缓慢、持久的紧张性收缩,以阻止被拉长,它是肌紧张产生的基础。适宜的肌紧张是一切活动和随意运动的基础,对维持姿势起重要作用,其感受器也是肌梭。对于痉挛肌来说,位相性牵张反射和紧张性牵张反射都增强,临床表现为肌张力增高和腱反射亢进。

中枢抑制系统和中枢易化系统的失衡与痉挛的形成有明确的关系。中枢抑制系统起源于大脑皮质运动区、小脑前叶和旁中央小叶以及纹状体(尾状核和壳核),下行传导路径属于锥体外系。中枢易化系统起源于小脑,下行传导路是网状脊髓易化系统和前庭脊髓易化系统。当高位中枢病变或损害累及它们与下位中枢的联系通路时,低级中枢的活动就从高位抑制中释放出来,使脊髓节段机制的活动亢进,出现异常运动模式和原始反射。一般认为与此同时易化系统的功能也是增强的,痉挛的产生正是这两者失衡的结果。因此,中枢抑制的减弱是导致痉挛发生的重要机制。

中枢易化作用增强主要表现在以下几个方面:①运动神经元兴奋性增强。②去神经高敏现象,去神经高敏实质是受体递质的敏感性增高。最近研究显示,痉挛患者多种脊髓受体,如胆碱能受体、γ氨基丁酸(GABA)受体、阿片受体、肾上腺素受体、多巴胺受体等位相应递质的敏感性都是增高的,并且发现这类患者的兴奋性递质水平较高,而抑制性递质水平偏低。③α运动神经元兴奋性增高。中枢抑制作用的减弱和易化作用的增强,其结果使牵张反射的"最后公路"α运动神经元兴奋性增高,最终导致牵张反射增强。

2. 非反射介导的机制 肌张力除与牵张反射有关外,还与组织的内在特性,即肌肉、肌腱、关节等组织的黏弹性等机械特性有关,这种生物力学特性使肌纤维及结缔组织在受到牵拉时,产生弹性回缩力,它是肌张力产生的基础。研究表明,上运动神经元病变后,肌肉的内在特性会发生一定程度的变化,尤其是长期病变的患者,可继发肌肉融合、胶原和弹性组织纤维化等一系列结构改变,使肌张力增高,这也是痉挛性肌张力增高的原因之一。但这一机制与牵张反射无关,因此叫做"非反射性介导的机制"。

3. 痉挛的神经递质变化 脊髓损伤后的痉挛患者吸入烟碱后,能明显增加痉挛程度,可以认为脊髓横断后的痉挛状态是一种胆碱能现象,氨基酸类神经介质在肌张力中起重要作用,肌张力异常与AANTS浓度相关。γ-氨基丁酸(GABA)早已被认识是突触前抑制的媒介物。巴氯芬(Baclofen)对痉挛的治疗作用即是通过与GABA-B受体结合,抑制钙离子流入突触前并抑制兴奋性神经递质释放来缓解痉挛。地西泮通过间接模拟GABA作用而增强突触前抑制。屈肌痉挛和其他皮肤反射被认为是下行抑制通路破坏后,背侧脊髓网状结构通路释放所致,这一系统的轴索通常释放NE、5-

HT 及非单胺能介质。纹状体的主要神经递质,如单胺及乙酰胆碱的不平衡,被认为是锥体外系紊乱如帕金森病的原因。因此可以认为,脊髓损伤后的痉挛状态由许多因素形成,包括横断上、下不同神经递质的变化。

综上所述,造成痉挛的原因复杂,仍需进一步研究。

二、痉挛的临床意义

1. 痉挛的益处

(1) 借助伸肌痉挛等帮助患者站立和行走。

(2) 活动过强的牵张反射可促进等长和离心自主收缩的肌力,但向心收缩力弱。

(3) 可相对保持肌容积。

(4) 在无承重和失用的情况下,可因此而预防骨质疏松。

(5) 降低麻痹性肢体的依赖性水肿。

(6) 充当静脉肌肉泵,降低发生深静脉血栓的危险性。

2. 痉挛的弊端

(1) 由于阵挛、髋内收呈剪刀样或屈肌痉挛而损害站立平衡。

(2) 由于伸肌痉挛和阵挛损害步态的摆动站。

(3) 导致缓慢的自主运动。

(4) 由于屈肌痉挛导致皮肤应力增加,这一现象也可发生在床位和轮椅体。

(5) 由于紧张性牵张反射亢进或屈肌痉挛造成的挛缩危险。

(6) 自发性痉挛导致睡眠障碍。

(7) 由于髋屈肌、内收肌痉挛影响会阴清洁、损害性功能。

(8) 由于痉挛或阵挛干扰驾驶轮椅、助动车等。

(9) 虽然大部分痉挛可无疼痛,但持续的屈肌痉挛可导致疼痛。

(10) 可增加骨折、异位骨化的危险性。

三、痉挛的评定

通过量表评定可以对痉挛或肌张力异常是否干扰生活自理能力、坐或站立平衡及移动等能力进行评定。具体内容包括是否有床上活动、移动、行走和生活自理能力的损害及其程度等。

功能活动障碍,可能是由于痉挛或肌张力过强所致,也可能是由于肌力减弱或挛缩所致。因此,评定者必须结合病史和神经肌肉的功能检查,以确定造成功能活动障碍的原因,并分析与肌张力相关的功能活动障碍情况。有时痉挛有助于某些功能活动,此时若采用降低痉挛的治疗方法可能反而使患者的功能水平降低,对于此种情况应通过功能评定方法予以鉴别。

Brunnstrom 评定法、Fugl-meyer 评定量表、功能独立性量表(FIM)等量表可间接提供痉挛和其他肌张力异常改变的评定,Barthel 指数等日常生活活动能力的评定方法可能对评定与痉挛和肌张力过强相关的功能状态改变有价值。

(一) 改良 Ashworth 分级法

改良 Ashworth 分级法属于痉挛手法评定方法之一。手法评定是根据关节进行被动运动时所感受的阻力来分级评定的方法,是临床上评定痉挛的主要手段。由于

笔记

Ashworth 原始痉挛 5 级分级评定时易出现集束效应,即大部分患者集中在低、中级评分水平,因此存在一定缺陷。为此,改良的 Ashworth 分级法添加了一个中间等级,以降低处于中间级别附近的集束效应。同时,改良的 Ashworth 分级法评定时还需要考虑阻力出现的角度,并要求将被动运动的速度控制在 1 秒钟内通过全关节活动范围。

1. 评定方法检查　评定时,患者处于舒适体位,一般采用仰卧位,分别对双侧上下肢进行被动关节活动范围运动。

2. 结果记录与分析　具体见表 6-4。

表 6-4　改良 Ashworth 分级法评定标准

级别	评 定 标 准
0 级	无肌张力的增加
1 级	肌张力略微增加,受累部分被动屈伸时,在关节活动范围之末时出现突然卡住然后呈现最小的阻力或释放
1+级	肌张力轻度增加,表现为被动屈伸时,在 ROM 后 50% 范围内出现突然卡住,然后均呈现最小的阻力
2 级	肌张力较明显的增加,通过关节活动范围的大部分时肌张力均较明显的增加,但受累部分仍能较容易的被移动
3 级	肌张力严重增高,被动活动困难
4 级	僵直,受累部分被动屈伸时呈现僵直状态,不能活动

3. 改良 Ashworth 分级法的特点

(1) 优点:评定方法较为便捷,且改良的 Ashworth 分级法具有较好的评定者间信度。

(2) 缺点:不能区分痉挛和其他导致肌张力增高的障碍问题。

4. 常见痉挛肌肉评定方法

(1) 肱二头肌

[起止点] 起点:长头起自肩胛骨盂上结节,短头起自肩胛骨喙突。止点:桡骨粗隆和前臂筋膜。

[主要作用] 屈肘关节。

[检查方法] 被动伸直肘关节。患者仰卧位,检查者一手固定住患者肘关节,另一手握住其前臂,使肘关节屈曲 90°,快速使肘关节被动伸直(图 6-1)。

(2) 腕屈肌(桡侧腕屈肌、尺侧腕屈肌、掌长肌)

[起止点] 起点:肱骨内上髁,止点:①桡侧腕屈肌:第二掌骨底;②尺侧腕屈肌:豌豆骨;③掌长肌:掌腱膜。

[主要作用] 屈曲腕关节。

[检查方法] 被动伸直腕关节。患者坐位、仰卧位均可,前臂置于旋前位,手指放松(可以处于屈曲状态)。评定人员一手固定前臂,另一手放置在手掌处,使腕关节做快速被动背伸运动(图 6-2)。

(3) 指浅屈肌

[起止点] 起自肱骨内上髁、桡骨上半部前面,止于第 2~5 指中节指骨底两侧。

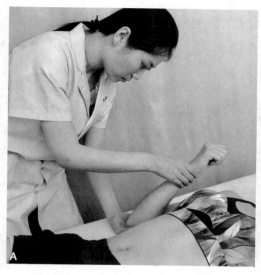
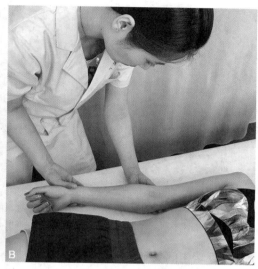

图6-1 肱二头肌
A. 肱二头肌起始位;B. 肱二头肌终止位

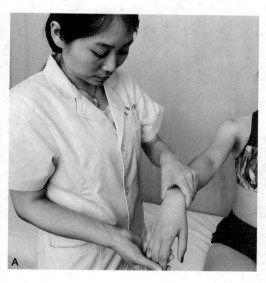
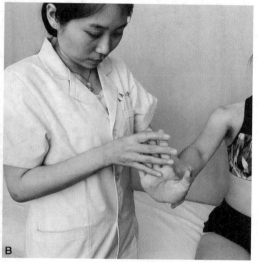

图6-2 腕屈肌
A. 腕屈肌起始位;B. 腕屈肌终止位

〔主要作用〕 屈腕关节、掌指关节、第2~5指近侧指间关节。

〔检查方法〕 被动近端指间关节伸直。患者坐位、仰卧位均可,保持腕关节、掌指关节处于中立位,手指放松。评定人员一手固定第2~5指的近端指骨,另一手放置第2~5指的中间指骨处,使第2~5指的中间指骨快速被动伸展(图6-3)。

(4) 指深屈肌

〔起止点〕 起自尺骨近侧端前面及骨间膜上部,止于第2~5指远节指骨底前面。

〔主要作用〕 屈腕关节、掌指关节、第2~5指远端骨间关节。

〔检查方法〕 被动远端指间关节伸直。患者坐位、仰卧位均可,保持腕关节、掌指

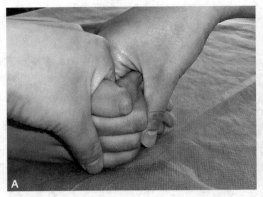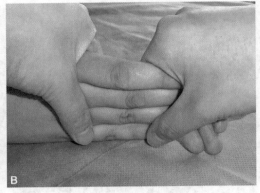

图6-3 指浅屈肌
A. 指浅屈肌起始位;B. 指浅屈肌终止位

关节、近端指间关节处于中立位,手指放松。评定人员一手固定第2~5指的中间指骨,另一手放置第2~5指的远端指骨处,使第2~5指的远端指骨伸展(图6-4)。

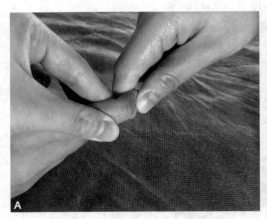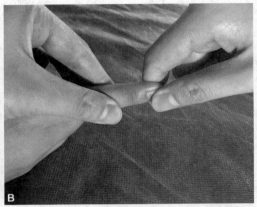

图6-4 指深屈肌
A. 指深屈肌起始位;B. 指深屈肌终止位

(5)拇长屈肌

[起止点] 起自桡骨近侧端前面,止于拇指远节指骨底。

[主要作用] 屈拇指、第一掌指关节。

[检查方法] 被动拇指远端指间关节伸直。患者坐位、仰卧位均可,手指放松。评定人员一手固定手腕处,另一手放置在拇指处,使远端拇指指间关节快速伸展(图6-5)。

(6)股四头肌

[起止点] 股直肌起自髂前下棘;股中肌起自股骨体前面;股外侧肌起自股骨粗线外侧唇;股内侧肌起自股骨粗线内侧唇。止点:四个头合并成一条肌腱,包绕髌骨,向下形成髌韧带止于胫骨粗隆。

[主要作用] 伸直膝关节。

[检查方法] 被动屈膝。患者俯卧位,膝关节伸直,评定人员一手固定膝关节,另

150

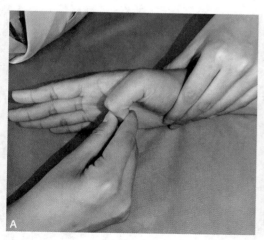
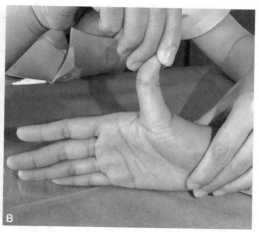

图6-5　拇长屈肌
A. 拇长屈肌起始位；B. 拇长屈肌终止位

一手放置小腿处，快速被动屈曲（图6-6）。

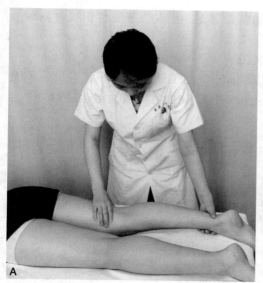
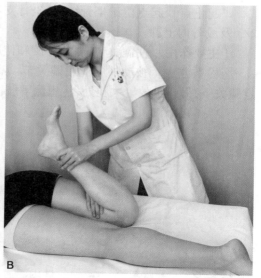

图6-6　股四头肌
A. 股四头肌起始位；B. 股四头肌终止位

（7）长收肌、短收肌、耻骨肌

［起止点］长收肌起于耻骨上支外面，止于股骨粗线内侧唇中部。短收肌起自耻骨下支外面，止于股骨粗线上部。耻骨肌起自耻骨上肢，止点位于股骨粗线内侧唇上部。

［主要作用］使髋关节内收、外旋和屈曲

［检查方法］被动外展后伸髋关节。患者俯卧位，双下肢并拢，评定人员一手固定膝关节，另一手放置大腿处，将患侧下肢快速向外展、伸展方向被动运动（图6-7）。

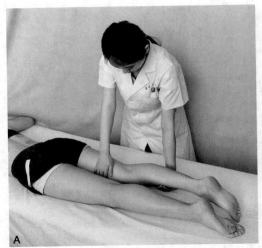
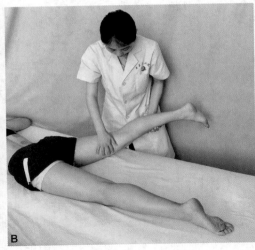

图 6-7　长收肌、短收肌、耻骨肌
A. 长收肌、短收肌、耻骨肌起始位；B. 长收肌、短收肌、耻骨肌终止位

（8）大收肌

［起止点］起点位于坐骨结节，坐骨支和耻骨下支。止点位于股骨粗线内侧唇上 2/3 及股骨内上髁。

［主要作用］使髋关节内收、外旋和伸展。

［检查方法］被动外展前屈髋关节。患者仰卧位，双下肢并拢，评定人员一手固定膝关节，另一手放置大腿处，将患侧下肢快速向外展、屈曲方向被动运动（图 6-8）。

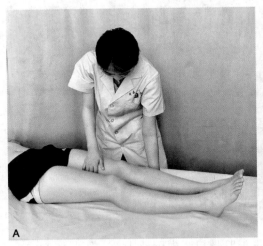
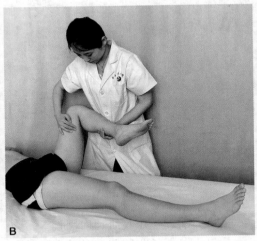

图 6-8　大收肌
A. 大收肌起始位；B. 大收肌终止位

（9）股薄肌

［起止点］起点位于耻骨下支，止点位于胫骨粗隆。

［主要作用］使髋关节内收、屈小腿，并使小腿内旋。

［检查方法］被动伸膝并外展髋关节。患者健侧卧位，膝关节屈曲，评定人员一

手固定髋关节,另一手放置小腿处,将患侧下肢快速伸膝并向外展方向被动运动(屈膝和伸膝态下外展髋关节进行比较)(图6-9)。

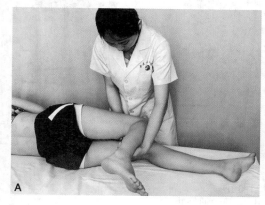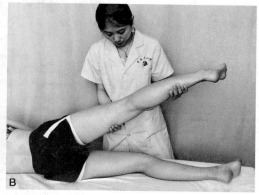

图6-9　股薄肌
A. 股薄肌起始位;B. 股薄肌终止位

（10）腓肠肌

［起止点］内外侧头分别起自股骨内外上髁,止点跟骨结节。

［主要作用］使膝关节屈曲,踝关节跖屈。

［检查方法］伸膝并被动跖屈踝关节。患者仰卧位,膝关节伸直,踝关节中立位,评定人员一手固定踝关节,另一手放置在足部,将踝关节向背伸方向快速被动运动(图6-10)。

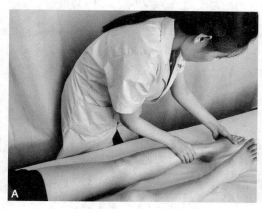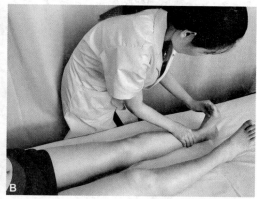

图6-10　腓肠肌
A. 腓肠肌起始位;B. 腓肠肌终止位

（11）比目鱼肌

［起止点］起自胫骨和腓骨后上部,止点跟骨结节。

［主要作用］使踝关节跖屈。

［检查方法］屈膝并被动跖屈踝关节。患者仰卧位,膝关节屈曲,踝关节中立位,评定人员一手固定踝关节,另一手放置在足部,将踝关节向背伸方向快速被动运动(图6-11)。

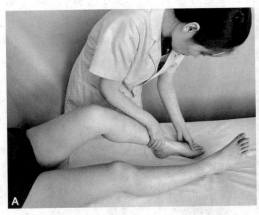
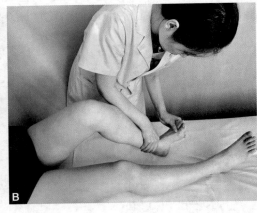

图 6-11　比目鱼肌
A. 比目鱼肌起始位；B. 比目鱼肌终止位

（12）胫骨前肌

［起止点］起自胫骨体外侧上 2/3，止点位于内侧楔骨和第一跖骨底。

［主要作用］使踝关节内翻和背伸。

［检查方法］被动外翻、跖屈踝关节。患者仰卧位，膝关节伸直，踝关节中立位，评定人员一手固定踝关节，另一手放置在足部，将踝关节向外翻、跖屈方向快速被动运动（图 6-12）。

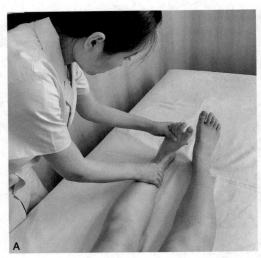
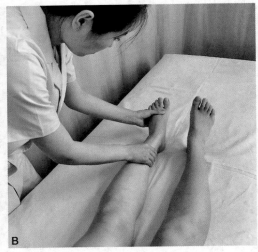

图 6-12　胫骨前肌
A. 胫骨前肌起始位；B. 胫骨前肌终止位

（13）腘绳肌（股二头肌、半腱肌、半膜肌）

［起止点］股二头肌长头起自坐骨结节，短头起自股骨粗线外侧唇下半部，止点腓骨头。半腱肌、半膜肌起点位于坐骨结节，止点止于胫骨上端内侧。

［主要作用］股二头肌作用是使膝关节屈曲和外旋，使髋关节伸展，半腱肌、半膜肌作用是使膝关节屈曲和内旋，使髋关节伸展。

［检查方法］被动伸膝。患者俯卧位，膝关节屈曲，评定人员一手固定膝关节，另一手放置在小腿处，将膝关节快速被动伸展（图6-13）。

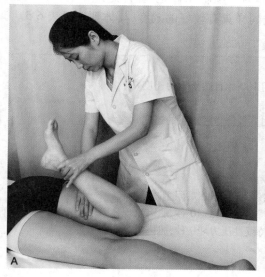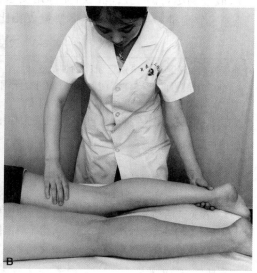

图6-13　腘绳肌
A. 腘绳肌起始位；B. 腘绳肌终止位

（14）跗长伸肌

［起止点］起点位于腓骨的前内侧面和骨间膜，止点位于踇趾远节趾骨底的背面。

［主要作用］伸踇趾并使踝关节背屈。

［检查方法］被动足大趾屈曲。患者健侧卧位，踝关节中立位，评定人员一手固定足掌，另一手放置在足大趾处，将足大趾快速被动屈曲（图6-14）。

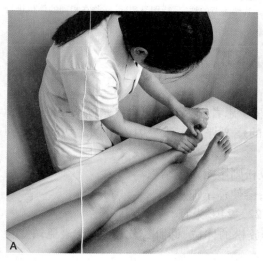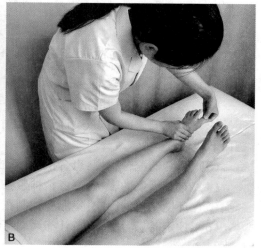

图6-14　踇长伸肌
A. 踇长伸肌起始位；B. 踇长伸肌终止位

（二）改良 Tardieu 量表

改良 Tardieu 量表是一个等级量表,用于评定特定的伸展速度下的肌肉反应强度(从最慢到尽可能快),同时将抓握角度也作为一项临床评定,在评定痉挛时同时考虑到这三个变量。与 Ashworth 痉挛量表相比同样具有较好的效度,具体评定见表6-5。

表6-5　改良 Tardieu 量表

伸展速度:评定某一块指定肌肉的伸展速度
　　V1　用最慢的速度伸展(速度小于在重力作用下肢体自然落下的速度)
　　V2　在重力作用下肢体自然落下的速度
　　V3　用最快的速度伸展(速度大于在重力作用下肢体自然落下的速度)

肌肉反应的情况:
　　0　在整个被动运动过程中无阻力感
　　1　在整个被动运动过程中感到轻度阻力,但无确定位置
　　2　在被动运动过程中的某一确定位置上突然感到阻力,然后阻力减小
　　3　在关节活动范围中的某一位置,给予肌肉持续性压力<10 秒,肌肉出现疲劳性痉挛
　　4　在关节活动范围中的某一位置,给予肌肉持续性压力>10 秒,肌肉出现非疲劳性痉挛
　　5　关节被动运动困难

出现肌肉反应的角度:
　　用最小的力牵伸肌肉,测量出肌肉反应的角度(相对于关节处于 0° 而言),髋关节除外,均应处于解剖位
　　下肢:受试者仰卧位,评定开始时关节应出于上述规定的位置,并按规定的速度伸展
　　　髋关节伸肌(膝关节伸展位,V3)
　　　　内收肌(髋关节屈曲/膝关节屈曲位,V3)
　　　　外旋肌(膝关节屈曲 90°,V3)
　　　　内旋肌(膝关节屈曲 90°,V3)
　　　膝关节伸肌(髋关节屈曲 90°,V2)
　　　　屈肌(髋关节屈曲,V3)
　　　踝关节跖屈肌(膝关节屈曲/伸展 90°,V3)

该评定要求在每天的同一时间,肢体处于相同体位。其他关节的评定,特别是颈部,必须在相同的体位进行评定。

四、痉挛评定量表应用的注意事项

1. 评定的影响因素

（1）痉挛的神经性因素:临床上同一痉挛患者每天的严重程度是高变异的。

（2）痉挛的速度依赖:设计牵张反射的痉挛评定方法会因为被动运动的速度问题而影响信度。

（3）患者的配合程度:患者抵抗,不放松则影响评定结果。

（4）精神因素的影响:患者精神紧张,会使痉挛加重。

（5）环境变化的影响:室温应控制在 22 ~ 24℃为宜。

（6）评定时患者的体位:让患者处于放松的体位,仰卧位比较适宜,避免站立位检查。

2. 评定记录者在记录结果时,还需注明测试的体位、是否存在异常反射、是否存在影响评定的外在因素(如环境温度、评定时间、药物等)、痉挛分布的部位、对患者

ADL 等功能活动的影响及所应用的药物、治疗技术是否有效等。

第四节 生物力学评定方法

痉挛肢体在外力驱动关节运动时阻力异常,这一阻力可随偏差角度和肢体运动速度的增大而增大。痉挛的生物力学评定方法试图量化痉挛患者肢体的位相性牵张反射和紧张性牵张反射。

生物力学评定方法的观察指标包括:力矩(肢体活动通过某一特定范围所获得的力量大小);阈值(力矩或肌电图活动开始显著增加的特殊角度);肌电信号(靠近体表肌群的肌电信号分析等)。

一、钟摆试验

钟摆试验(pendulum test)是一种在肢体自抬高位沿重力方向下落运动中,观察肢体摆动然后停止的过程,通过分析痉挛妨碍自由摆动的状态来进行评定的方法。痉挛越重,摆动受限越明显。钟摆试验常用于下肢痉挛评定,尤其是股四头肌和腘绳肌。

1. 评定方法 患者坐位或仰卧位,膝关节于检查床缘屈曲,小腿在床外下垂(尽可能使检查床只支持大腿的远端);然后将患者膝关节抬高至充分伸展位,当小腿自膝关节充分伸展位自由落下时,通过电子量角器(或肌电图)记录小腿钟摆样的摆动情况。

正常人的摆动角度运动呈典型的正弦曲线模式,而存在痉挛的肢体则摆动运动受限,并很快地回到起始位。

2. 评定指标 包括放松指数(relaxation index,RI)等。放松指数=A1/1.6×A0[其中 A1 是多学次关节摆动中第一次摆动的振幅(cm),A0 是开始时角度与静止时角度之差(cm)]。一般情况下,A0≥1.6A1,故 RI 应≥1.0。

3. 特点

(1)优点:重测信度较高,与 Ashworth 分级法相关性好,可在普通的装置上进行,可区分偏瘫痉挛和帕金森病强直。

(2)缺点:必须进行多次检查,并计算其平均值。

二、屈曲维持试验

屈曲维持试验(ramp and hold)用于上肢痉挛的评定。评定时患者舒适坐位,患侧肩屈曲 20°~30°,外展 60°~70°,肘关节位于支架上,前臂旋前固定,采用一被动活动装置,使肘关节在水平面上活动,并用电位计、转速计记录肘关节位置角度和速度。这些信号作为反馈传入控制器以产生位置调节促动(装置具有无论负荷存在与否的条件下应用特定角度偏差的能力),同时可用力矩计记录力矩,用表面电极记录肱二头肌、肱桡肌、肱三头肌外侧的肌电活动。

三、便携式测力计方法

采用便携式测力计可对肌肉在被动牵张时所表现的阻力增高现象进行相对精确

的评定,由此进行痉挛的定量评定。

1. 评定方法　采用便携式测力计,该类仪器具有一传感器和一液晶显示器,最大读数为300N。应用一可塑性装置将传感器的远端固定在肢体远端,以使便携式测力计在被动运动过程中保持与固定点的接触。通过不同速度时的被动运动,记录达到被动运动终点时便携式测力计的读数。

2. 评定指标　一般在踝跖屈痉挛评定时采用低速($10° \sim 12°/s$)、高速($20° \sim 100°/s$)的测试速度进行3次连续被动踝背屈,低速时3秒内完成,高速时0.5秒内完成。

3. 特点

(1) 与肌电活动及等速装置的共同研究表明其测试信度较高。

(2) 可通过低速和高速测试区分痉挛时阻力矩(抵抗性肌紧张)中的反射成分和非反射成分,尤其适用于长期痉挛患者。长期痉挛患者被动运动时的阻力增加部分是由于肌肉和结缔组织力学特征的变化,即非收缩成分,缓慢的被动运动不会引起被牵伸肌肉的反射性收缩。因此,根据痉挛速度依赖的特点,可用不同的速度区分源于反射或非反射的阻力。低速被动运动测试不诱发牵张反射,测得的阻力矩代表非反射成分;高速被动运动测试可诱发牵张反射,测得的阻力矩包括了反射和非反射成分。

四、等速装置评定方法

利用等速装置对痉挛客观量化评定的研究是近年来的一项具有开拓性的工作。

1. 评定方法　等速装置对痉挛客观量化评定的方法主要有等速摆动试验和等速被动测试两种方法。

(1) 等速摆动试验:1985年由Bohannon等率先应用,具体方法是在等速装置上描记患者小腿在重力作用下自然摆动的摆动曲线。

(2) 等速被动测试:1993年由Firoozbakhsh等率先开展,具体方法被认为是一种在等速装置上完成类似Ashworth评定的量化评定方法。

2. 评定指标

(1) 等速摆动试验:选用的指标较好地反映了痉挛主要表现在摆动刚开始时的特点,具体包括最大可能膝屈角度(即相对转换角度)、第一摆动膝关节屈曲角度(第一个摆动波的上升幅度)、摆动次数、摆动时间、放松指数、幅度比(第一摆动膝关节屈曲角度和其与第一摆动膝关节伸展角度差值之间的比值)等。

(2) 等速被动测试:选用的指标包括最大阻力力矩、阻力力矩之和、力矩-速度曲线上升斜率、重复次数的平均阻力力矩等。其中最大阻力力矩是与以往研究相一致的指标,但在临床上重复次数的平均阻力力矩更为实用;阻力力矩之和和力矩-速度曲线上升斜率是较为敏感的评定指标。

3. 信度和效度

(1) 等速摆动试验:它重复测试的变差无显著差异,测试间相关系数较高;内容效度、效标关联效度也较高。

(2) 等速被动测试:该方法也具有较好的重测信度、内容效度和实证效度。

4. 优缺点

（1）优点：等速装置量化评定痉挛的方法具有其他方法所不能比拟的优点。例如：等速被动测试方法在控制角速度的情况下产生被动牵伸，模拟了 Ashworth 评定过程，而且阻力力矩随角速度增加的结果较好地体现了痉挛速度依赖的特征；且重复性较好。

（2）缺点：由于等速装置比较昂贵，其使用的广泛性受到一定制约；评定过程中的温度、体位等问题仍没有很好的解决；等速装置本身的因素（如测试速度等）也不容忽视。

5. 注意事项

（1）滞后或肌肉触变性生理现象：研究表明，等速被动测试中第一次阻力力矩往往较后几次大，这可能与存在滞后或肌肉触变性生理现象有关，并表明肌肉已向僵硬方向发展。此外，麻痹导致的肌肉黏弹性特征的改变或运动控制失调也可造成阻力力矩的减幅振动。

（2）肌张力过强可能包括反射成分和非反射成分：肌张力过强一部分可由牵张反射的高兴奋性造成，一部分可为由上运动神经元损伤后形成的肌肉痉挛、纤维化等肌肉组织、结缔组织生物力学特征变化导致的非反射性和紧张性肌张力增加。前者为反射成分，后者为非反射成分。等速装置测试时要注意结果中可能包含了这两种成分。

第五节　电生理评定方法

电生理评定方法也可用于痉挛和张力过强评定。这类量化方法与生物力学评定方法一样，可作为痉挛临床评定的补充方法和科研手段。

一、表面电极肌电图

利用多通道表面电极肌电图是电生理评定方法中较为可取的一种方法。表面电极贴敷于所选择肌肉的相应体表，在痉挛患者进行主动或被动运动过程中，或者在接受皮肤刺激过程中记录相应的肌电活动，以更好地反映痉挛患者的功能障碍情况。

表面电极肌电图常可用于鉴别挛缩和拮抗肌痉挛。在被动关节活动度和主动关节活动度均明显受限的情况下，应用表面电极肌电图记录拮抗肌及拮抗肌被阻滞后的肌电活动，可以区分挛缩和拮抗肌痉挛。

表面电极肌电图也可用于帮助选择治疗方法和随访治疗效果，例如表面肌电图可以鉴别脑外伤患者肱二头肌痉挛和臂痛、臂部放射痛造成的肌张力增高，以决定是选择阻滞方法还是外科松解方法。

此外，在步态分析过程中同时应用表面电极肌电图可较好地评定这一过程中的痉挛情况，其中主要采用痉挛指数（即所测肌肉在步态离地期的肌电活动/步态着地期的肌电活动的比值），或股四头肌与腘绳肌拮抗肌收缩指数作为正常人和痉挛患者的判断指标。

二、H反射

1. 测定原理　1918年,Hoffman通过一系列试验发现,以低电压(10~20V)刺激胫神经时,可在30~40毫秒后在腓肠肌上记录到一个复合的肌肉动作电位。这一迟发的与踝、膝腱反射有关的复合肌肉动作电位被称为H反射。H反射并非为肌肉对其相应运动神经刺激的直接反射,而是与肌肉牵张反射相似的一种单突触反射,与牵张反射不同的是,H反射绕过了肌梭。当电刺激作用于混合神经,产生的神经活动电位也同时向脊髓传入,然后通过优势单突触反射弧,下传至效应运动轴突。显然,这一通路相对较长。而较强的刺激可兴奋α传出纤维,引起沿运动纤维正常传导方向的放电。因此,这一直接的肌反应——M反应的潜伏期较短。如此,H波常出现在M波后面。

正常情况下,刺激电流强度较低时,出现H波,波幅随电流增高;一旦出现M后,H波波幅反而降低;当刺激电流强度再增高时,M波波幅增高而H波消失。H反射的出现表明脊髓功能完好,而在上运动神经元损伤时,H波则发生改变,例如脊髓损伤休克期,H波不被引出;偏瘫、脊髓损伤痉挛者可出现H反射增大的反应。

H反射也可用于评定源自Golgi腱器官的Ⅰb纤维,显著痉挛患者可能存在Ⅰb型抑制的损害。

2. 评定指标

(1) Hmax/Mmax比值:通过确定与比较运动神经元直接激活和通过H反射的运动神经元激活的百分比,即运动神经元募集中能为H反射所能引发的运动单位的比例,可作为α-运动神经元兴奋性的定量评定标准。当运动神经元池的兴奋性增加,即痉挛时,H反射的幅度增大,H反射最大幅度与M反应最大幅度的比值(Hmax/Mmax)也相应增大,因此可用作痉挛评定指标。

有研究表明,正常情况下,Hmax/Mmax=0.06~0.38,而脊髓损伤痉挛期,Hmax/Mmax=0.15~0.94。

(2) H反射兴奋性曲线:H反射兴奋性曲线可通过对腘窝处胫神经的双刺激获得,其间的H反射表明了低兴奋性或高兴奋性各相的情况,因此可以反映中枢神经功能障碍患者的改变。

(3) 其他:H波恢复曲线、H波频率抑制曲线等。

3. 缺点

(1) 操作困难:虽然H反射等为标准的电生理试验,但在具体操作时可能会存在许多方法学困难。例如记录电极不精确的位置可造成周边肌肉活动对所测肌肉活动的"污染"现象。

(2) 影响结果的因素多:如刺激频率的改变、患者放松的程度、肢体的摆位或头颈部的摆位等均可影响结果。

(3) 相关性差:Hmax/Mmax比值与临床痉挛严重程度的相关性较差。

(4) 可重复性低:H反射兴奋性曲线的可重复性低,与临床痉挛确切的相关性也存在疑问。

三、F 波反应

在 H 波研究工作的基础上，进一步发现，当超强刺激作用于神经干时，其所支配肌上尚可记录到一迟发电位。这一电位即为 F 波。超强刺激引发的神经冲动可沿神经干向中或离中传导（神经的双向传导性）。

离中的传导，经神经-肌肉接头引出肌肉的激发电位，即 M 波；向中的传导沿该神经轴索逆向传至运动神经细胞体，兴奋该神经细胞，神经细胞兴奋后所引发出的冲动复经轴索离中地经前根传至外周，再经神经-肌肉接头引出肌肉的激发电位，即 F 波。这一通路也较长，故潜伏期也长。因而也在 M 波出现后出现，然后与 M 波并存，但其幅度小于 M 波。

F 波提供了测定运动神经元池整体兴奋性的窗口。H 反射用亚极量刺激引发，而 F 波则由超强量刺激所引发，F 波不为反射，而是反映经过运动神经元池逆向或顺向传导的情况。在较重的慢性痉挛患者中，F 波的持续时间和幅度可增加，F 波最大幅度与 M 反应学最大幅度的比值也增加。

四、紧张性振动反射

紧张性振动反射（tonic vibration reflex）是应用电动振动器刺激时所产生的肌电持续性收缩反应。紧张性振动优先刺激 I α（和 II 组）传入神经纤维。正常人在受到振动刺激时普遍导致反射的抑制，而痉挛患者则非如此，痉挛患者的紧张性振动反射减弱。因此，应用紧张性振动反射可作为评定突触前抑制的方法。痉挛患者中，有振动的 H 反射最大幅度与无振动的 H 反射最大幅度比值 H(max)(vib)/H(max) 增加。但是，这一指标也未显示与痉挛临床严重程度的良好相关性，而且振动延长可导致对这一反射的抑制。

五、屈肌反射

屈肌反射可以在刺激屈肌反射或足底后，通过估价胫前肌肌电活动而记录，其反映中间神经元活动的整体情况。典型地可产生双折叠反应，第一反应出现在 50～60 毫秒，而后一反应出现在 110～400 毫秒之间。第一反应表达的是足的回撤，第二反应表达的是下肢对有害刺激时较慢回撤的保持。在中枢神经功能障碍者，刺激可以以一较长的潜伏期激发持续的肌电活动。对于屈肌反射也同样存在疑问。

六、腰骶激发电位

刺激胫神经可激发腰骶反应，并认为其可反映脊髓后角的突触前抑制。在 T_{12} 棘突处可很容易测量到这一激发反应。激发反应常规有三个峰顶：一个无规则的正向偏转波（P1）；一个负向偏转波（S）和第二个较大幅度的正向派扭转波（P2）。P2 偏转波可反映突触前抑制，接受巴氯芬治疗的脊髓损伤患者 P2 值降低。

此外，研究表明，大正向偏转波（P2）面积与负向偏转波（S）面积的比值（P2/S）与

笔记

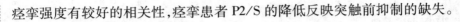

痉挛强度有较好的相关性,痉挛患者 P2/S 的降低反映突触前抑制的缺失。

七、中枢传导

经颅电刺激和更有价值的经磁刺激可用于评定痉挛的运动控制,并已建立了人类产生运动皮质图的程序。在一些痉挛状况下,可存在中枢运动传导时间的异常。

学习小结

1. 学习内容

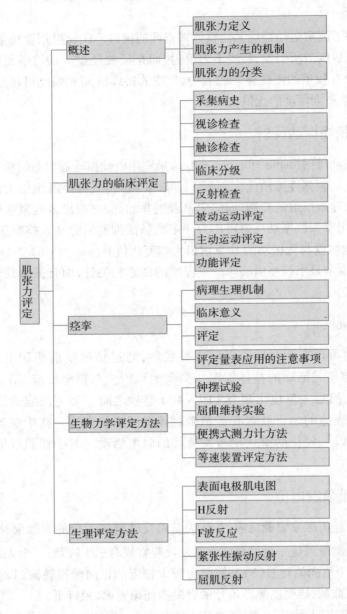

肌张力评定

- 概述
  - 肌张力定义
  - 肌张力产生的机制
  - 肌张力的分类
- 肌张力的临床评定
  - 采集病史
  - 视诊检查
  - 触诊检查
  - 临床分级
  - 反射检查
  - 被动运动评定
  - 主动运动评定
  - 功能评定
- 痉挛
  - 病理生理机制
  - 临床意义
  - 评定
  - 评定量表应用的注意事项
- 生物力学评定方法
  - 钟摆试验
  - 屈曲维持实验
  - 便携式测力计方法
  - 等速装置评定方法
- 生理评定方法
  - 表面电极肌电图
  - H反射
  - F波反应
  - 紧张性振动反射
  - 屈肌反射

2. 学习方法

通过重点学习肌张力的概念、肌张力的分类、肌张力的临床评定方法,肌张力的生物力学评定方法以及电生理评定方法。能初步掌握肌张力评定的基本方法,了解肌张力的基本知识。

（陈慧杰）

复习思考题

1. 简述痉挛的临床意义。
2. 改良 Ashworth 分级法评定标准是什么?

笔记

第七章

发育性反射与反应的评定

学习目的

学习本章要重点掌握发育性反射与反应的检查方法、出现和消失的时间,能更好地理解小儿发育规律,为学习小儿脑瘫的评定及康复治疗打下牢固的基础。

学习要点

发育性反射的定义,脊髓水平、脑干水平、中脑及大脑水平反射及反应的出现和消失时间,评定方法等。

概　述

反射是对特定刺激的不随意、固定刻板的反应。正常发育过程中,原始的脊髓和延髓桥脑反射逐渐被抑制而消失;高水平的调整和平衡反应则变得越来越成熟,终生保留。这些反应是运动功能的重要基础。中枢神经系统损伤会导致部分原始反射再现或在发育过程中该消失时未消失,而较高水平的各种反应则出现障碍,严重影响运动功能的质量。

一、发育性反射的出现与消失

正常情况下,胎儿在母亲妊娠后期、婴儿出生时或出生后的一段时间里陆续出现一些脊髓、脑干、中脑以及大脑皮质水平的反射。与深、浅反射不同,这些反射与人体的运动发育过程密切相关,即只有在某一水平的反射出现后才能完成与之相应的动作,故又将此类反射称为发育性反射或反应(developmental reflexes and reactions)。随着神经系统的不断发育,脊髓和脑干水平的原始反射在婴儿时期由中枢神经系统进行整合而被抑制。一经整合,这些反射将不再以原有的形式存在,正常情况下不能再被引出。脊髓和脑干水平反射的出现与消失反映了中枢神经系统反射发育的成熟过程。

二、发育性反射的分类

根据反射发育的水平分为脊髓水平的反射、脑干水平的反射、中脑水平及大脑皮质水平的反应。

1. 脊髓水平的反射　一般在妊娠 28 周至出生 2 个月内出现并存在,包括屈肌收缩反射、伸肌伸展反射、交叉伸展反射、莫勒反射、抓握反射等。

2. 脑干水平的反射　大部分脑干水平的反射在出生时出现并维持至生后 4 个月,包括非对称性紧张性颈反射、对称性紧张性颈反射、紧张性迷路反射、联合反应、阳性支撑反射、阴性支撑反射等。

3. 中脑水平的反应　大部分中脑水平的反应在出生或生后 4~6 个月出现并终生存在。包括各种调整反应。

4. 大脑水平的反应　大脑水平的反应在出生后 4~21 个月出现并终生存在。包括保护性伸展反应和各种平衡反应。

三、评定方法

(一)脊髓水平反射的评定

脊髓水平反射是运动反射,受到刺激后肢体肌肉出现完全的屈曲或伸展动作模式。脊髓水平的反射最容易被肉眼观察到,是运动反应的一部分,具有典型的表现。

1. 屈肌收缩反射(flexor withdrawal)

检查方法:仰卧位,头部中立位,双下肢伸展,刺激受检者一侧足底。

阴性:受到刺激的下肢仍维持伸展位(图 7-1A)。

阳性:受到刺激的下肢出现失去控制的屈曲(图 7-1B)。

出现时间:妊娠 28 周。

消失时间:出生 1~2 个月后。

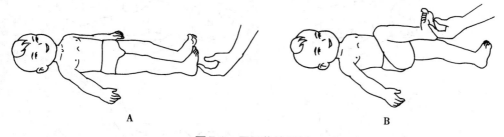

图 7-1　屈肌收缩反射

2. 伸肌伸展反射(extensor thrust)

检查方法:仰卧位,头部中立位,一侧下肢伸直,另一侧下肢屈曲,刺激受检者屈曲侧足底。

阴性:受到刺激的下肢仍维持屈曲位(图 7-2A)。

阳性:受到刺激的下肢出现失去控制的伸直(图 7-2B)。

出现时间:妊娠 28 周。

消失时间:出生 2 个月后。

3. 交叉伸展反射(crossed extension)

检查方法一:受检者取仰卧位,头部呈中立位,一侧下肢屈曲,另一侧下肢伸展,评定人员将受检者伸展位的下肢做屈曲动作。

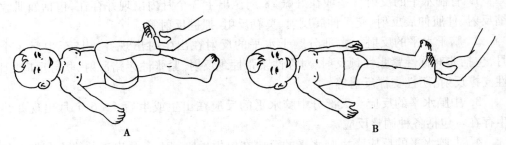

图 7-2　伸肌伸展反射

阴性:在伸直侧下肢屈曲时,对侧下肢仍保持屈曲(图 7-3A)。

阳性:在伸直侧下肢屈曲时,对侧屈曲的下肢变为伸直,似要蹬掉这个刺激(图 7-3B)。

检查方法二:受检者取仰卧位,头部呈中立位,双下肢伸展,评定人员连续轻叩其一侧大腿内侧。

阴性:刺激后双下肢无反应(图 7-3C)。

阳性:对侧下肢表现出内收、内旋和踝关节跖屈,呈典型的剪刀状体位(图 7-3D)。

出现时间:妊娠 28 周。

消失时间:出生 2 个月后。

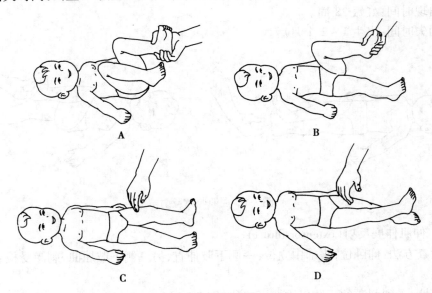

图 7-3　交叉伸展反射

4. 握持反射(grasp reflex)　此反射出生后即出现,逐渐被有意识的握物所替代,分为手握持反射和足握持反射。肌张力低下不易引出,脑瘫患儿可持续存在,偏瘫患儿双侧不对称,也可一侧持续存在。

检查方法:将手指或其他物品从婴儿手掌的尺侧或足底放入并按压。

阴性:手指或足趾无反应(图 7-4A)。

阳性:小儿手指屈曲握物或足趾屈曲(图7-4B)。

出现时间:手握持反射:出生时;足握持反射:妊娠28周。

消失时间:手握持反射:出生4个月后;足握持反射:出生10个月后。

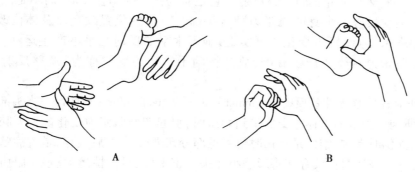

图7-4 握持反射

5. 拥抱反射(莫勒反射,Moro reflex) 由于头部和背部位置关系的突然变化,刺激颈深部的本体感受器,引起上肢变化的反射。亢进时下肢也出现反应。肌张力低下及严重智力障碍患儿难以引出,早产、低钙、核黄疸、脑瘫等患儿此反射可亢进或延长,偏瘫患儿左右不对称。

检查方法:受检者呈仰卧位,检查者将其双手慢慢抬起,当肩部略微离开桌面(头并未离开桌面)时,检查者突然将手抽出。

阴性:无反应(图7-5A)。

阳性:受检者双上肢对称性伸直外展,下肢伸直、躯干伸直,拇指及示指末节屈曲,呈扇形张开,然后上肢屈曲内收呈拥抱状态(图7-5B)。

出现时间:妊娠28周。

消失时间:出生3个月后。

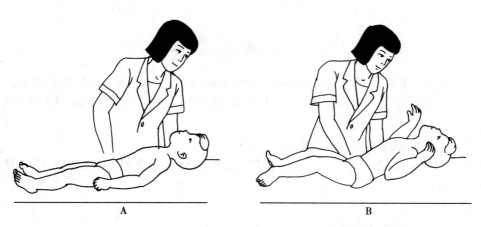

图7-5 拥抱反射

6. 放置反射(placing reaction) 又称安置反射,偏瘫患儿双侧不对称。

检查方法:扶受检者呈立位,将一侧足背抵于桌面边缘。

反应:可见受检者将足背抵于桌面边缘侧下肢抬到桌面上。

出现时间:出生时。

消失时间:出生2个月后。

（二）脑干水平反射的评定

脑干水平反射是静止的姿势反射。它是肌肉张力的调整反应,而不是能用肉眼观察到的运动反应。全身的肌张力随着头部与身体的位置改变以及体位改变(兴奋激活前庭系统)而发生变化。事实上,脑干水平的反射几乎不产生运动,主要是通过调整肌张力对姿势产生影响,故又将脑干水平的反射称为"调整反射(tuning reflexes)"。

1. 非对称性紧张性颈反射(asymmetrical tonic neck reflex,ATNR) 当头部位置变化,颈部肌肉及关节的本体感受器受到刺激时,引起四肢肌张力变化。去大脑僵直及锥体外系损伤时亢进,锥体系损伤时也可见部分亢进;6个月后残存,是重症脑瘫的常见表现之一。该反射持续存在将影响小儿头于正中位、对称性运动、手口眼协调等运动发育。

检查方法:受检者仰卧位,检查者将其头部转向一侧。

阴性:双侧肢体都无反应(图7-6A)。

阳性:颜面侧上下肢因伸肌张力增高而伸展,后头侧上下肢因屈肌张力增高而屈曲(图7-6B)。

出现时间:出生时。

消失时间:出生4个月后。

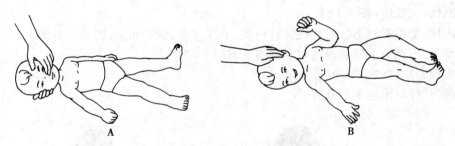

图7-6 非对称性紧张性颈反射

2. 对称性紧张性颈反射(symmetrical tonic neck reflex,STNR) 意义同ATNR。

检查方法:受检者呈俯悬卧位,使头前屈(图7-7A、图7-7B)或背伸(图7-7C、图7-7D)。

阴性:四肢肌张力无变化(图7-7A、图7-7C)。

阳性:头前屈时,上肢屈曲,下肢伸展(图7-7B);头背伸时,上肢伸展,下肢屈曲(图7-7D)。

出现时间:出生时。

消失时间:出生4个月后。

3. 阳性支持反射(positive supporting reaction,PSR)

检查方法:受检者保持立位,使脚掌坚实地着地或脚掌着地跳数次。

阴性:下肢自然屈曲,肌张力无变化(图7-8A)。

阳性:下肢伸肌肌张力增高,僵硬伸展(拮抗收缩),踝关节跖屈,甚至引起膝反张

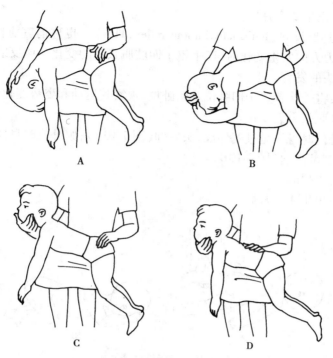

图 7-7　对称性紧张性颈反射

（图 7-8B）。

出现时间：出生时。

消失时间：出生 2 个月后。

4. 阴性支持反射（negative supporting reaction，NSR）

检查方法：抱受检者使之保持立位，并减少扶持力量使患儿站立。

阴性：下肢伸肌张力明显增高有所缓解，踝关节 90°，下肢可以屈曲（图 7-9A）。

阳性：下肢伸肌张力明显增高没有缓解，阳性支持反应仍然存在（图 7-9B）。

出现时间：出生时。

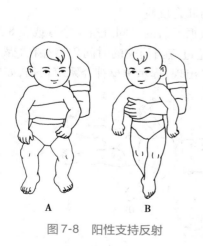

图 7-8　阳性支持反射

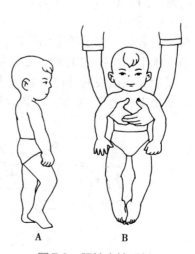

图 7-9　阴性支持反射

消失时间:出生 2 个月后。

5. 紧张性迷路反射(tonic labyrinthine reflex,TLR) 也称前庭脊髓反射,头部在空间位置及重力方向发生变化时,产生躯干四肢肌张力的变化。该反射持续存在将影响婴儿自主抬头的发育。

检查方法:将受检者置于仰卧位及俯卧位,观察其运动和姿势变化。

阴性:四肢肌张力无变化。

阳性:仰卧位时身体呈过度伸展,头后仰(图 7-10A);俯卧位时身体以屈曲姿势为主,头部前屈,臀部凸起(图 7-10B)。

出现时间:出生时。

消失时间:出生 4 个月后。

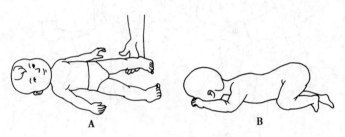

图 7-10 紧张性迷路反射

6. 联合反应(associated reaction,AR) 当身体某一部位进行抗阻运动或主动用力时,处于休息状态下的肢体所产生的不随意反应。联合反应是刻板的张力性活动,该活动将使一侧肢体对另一侧肢体的姿势产生影响。

检查方法:受检者取仰卧位,做身体任意部位的抗阻随意运动。检查脑瘫患儿时,令患儿一只手用力握住物体。

阴性:身体其他部分无反应或有轻微的反应,或仅见轻微的肌张力增高(图 7-11A)。

阳性:对侧肢体出现同样的动作或身体其他部位的肌张力明显增高(图 7-11B)。

出现时间:出生时~3 个月。

消失时间:8~9 岁。

偏瘫患者处于痉挛的早期阶段,也可诱发出联合反应。

脑干水平的反射在正常小儿出生时出现,根据反射的不同维持 4 个月或至 8、9 岁不等。反射在该消失的月(年)消失为正常,如超过应当消失的时间仍然存在,提示中枢神经系统发育迟滞,如脑瘫。该反射消失后又出现,提示中枢神经系统损伤,如成人

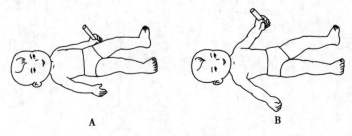

图 7-11 联合反应

脑卒中。

（三）中脑与大脑皮质水平的反应的评定

临床上将中脑及大脑皮质水平的反射称为"反应"，它特指婴幼儿时期出现并终生存在的较高水平的反射。这些反应是正常姿势控制和运动的重要组成部分，包括调整反应、保护反应及平衡反应。中脑水平的反应是获得性运动发育成熟的标志，其调整反应在此水平被整合并相互作用以影响头与身体在空间的关系。大脑皮质水平的反应是大脑皮质、基底节和小脑相互作用的结果，它的出现标志着平衡反应发育成熟。只有在这种水平上的反应出现时，才可能出现高水平的复杂的运动功能。某种反应在应当出现时未出现，提示神经反射发育迟滞或异常，脑损伤患者的各种反应也会因受到破坏而消失。

1. 调整反应 大部分调整反应为中脑水平的反应，包括颈部调整反应、躯干调整反应、头部迷路性调整反应。颈调整反应、躯干调整反应是在相同的刺激下出现的躯干整体或分解运动反应。头部迷路调整反应、视觉调整反应及躯干调整反应是在身体位置变化或运动时为维持正常的头部直立位（即头颈部与地面垂直，口呈水平位）或维持头部与躯干的正常对线关系而作出的反应。视觉调整反应为大脑皮质水平的反应。上述各种反应的出现到维持终生反映了姿势调整发育的成熟过程。其主要功能是维持头在空间的正常姿势、头颈和躯干间、躯干与四肢间的协调关系，是平衡反应功能发展的基础。检查过程中应重点观察受检者体位姿势被改变后，为恢复正常对线和头部的位置而作出的自动调整表现。

（1）颈调整反应（neck righting acting on the body，NOB）：又称为颈立直反射，是新生儿期唯一能见到的立直反射，是小儿躯干对头部保持正常关系的反射，有助于小儿竖头时对头部姿势的控制，以后逐渐被躯干调整反应所取代。此反射的临床意义大，若在出生6个月以后仍存在，则会妨碍节段性旋转，小儿将不能正常利用旋转运动的各要素进行翻身，也就无法达成正常的发育指标。

检查方法：受检者仰卧位，检查者将其头部向一侧转动。

阴性：身体不旋转（图7-12A）。

阳性：受检者的肩部、躯干、骨盆都随头转动的方向而转动（图7-12B）。

出现时间：出生时。

消失时间：出生后6~8个月。

（2）躯干调整反应（body righting acting on the body，BOB）：又称为躯干立直反射。与翻身协调运动密切相关，通过节段性旋转，促进小儿从仰卧位向侧卧位及俯卧位姿势转换的动作发育。

检查方法：受检者仰卧位，头中立位，上下肢伸展。检查者握住小儿双下肢向一侧回旋成侧卧位；或将受检者的头主动或被动地向一侧旋转。

阴性：身体整个旋转（颈的调整反射），而不是分段旋转（图7-13A）。

阳性：受检者头部也随着躯干转动，并有头部上抬的动作；身体分节旋转，即头部先旋转，接着两肩旋转，最后骨盆旋转（图7-13B）。

出现时间：出生后2~3个月。

消失时间：5岁。

（3）头部迷路调整反射（labyrinthine righting acting on the head，LR）：又称为迷路

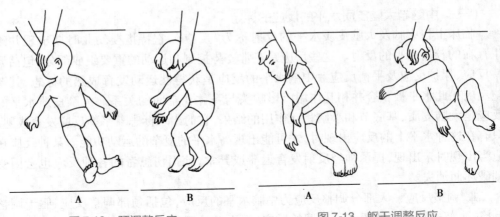

图7-12 颈调整反应　　　　　　　　　图7-13 躯干调整反应

性立直反射。指当头部位置发生变化时,从中耳发出的信号经过前庭脊髓束,刺激支配颈肌的运动神经元,产生头部位置的调节反应。

检查方法:用布蒙住受检者双眼,检查者双手扶住受检者腰部,使其身体向前、后、左、右各方向倾斜。检查时注意不要过分倾斜。

阴性:头不能主动地抬起至正常体位(图7-14A、图7-14C、图7-14E)。

阳性:无论身体如何倾斜,受检者头部仍能保持直立位置(图7-14B、图7-14D、7-14F)。

出现时间:出生后3~4个月出现,5~6个月明显。

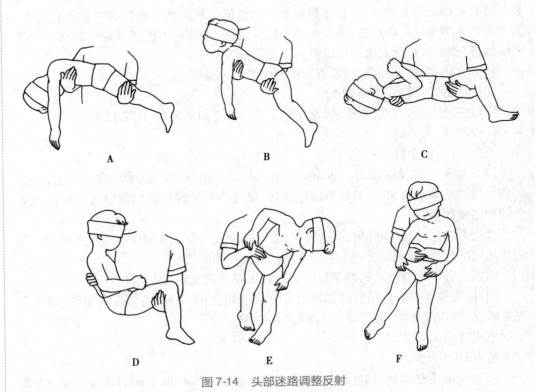

图7-14 头部迷路调整反射

消失时间:终生存在。

（4）视觉调整反应（optical righting,OR）:又称为视性立直反射。是头部位置随着视野的变化保持立直的反射,该反射在人类相当发达,是维持姿势的重要反射。延迟出现提示有脑损伤。

检查方法:双手抱起清醒、睁眼的受检者,放于检查者膝上,然后将受检者身体向前、后、左、右倾斜。

阴性:头不能主动抬起至正常位置(俯卧位:图7-15A,仰卧位:图7-15C,侧卧位:图7-15E)。

阳性:无论身体如何倾斜,受检者头部仍能保持立直位置(俯卧位:图7-15B,仰卧位:图7-15D,侧卧位:图7-15F)。

出现时间:出生后4个月左右出现,5～6个月明显。

消失时间:终生存在。

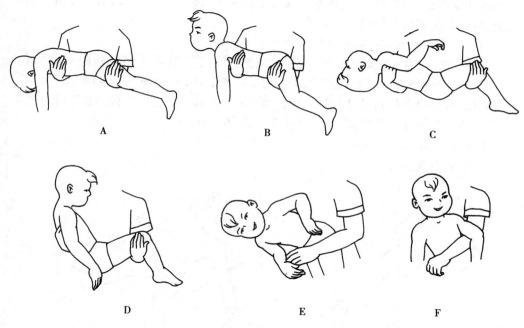

图 7-15　视觉调整反应

2. 保护性伸展反应（parachute reaction）　又称降落伞反射,是在重心超出支撑面时(一种位移的刺激),为了达到稳定和支撑身体的目的而作出的反应。由于其中枢在中脑,因此该反射的意义等同于调整反应。检查时注意观察两侧上肢是否对称,如果一侧上肢没有出现支撑动作,提示臂丛神经损伤或偏瘫;如果此反射延迟出现或缺如,提示脑瘫或脑损伤。

检查方法:检查者双手托住受检者胸腹部,呈俯悬卧位状态,然后将小儿头部向前下方俯冲一下。

阴性:上肢无保护头部的动作而出现非对称性或对称性紧张性颈反射的原始反射(图7-16A)。

阳性:受检者迅速伸出双手,稍外展,手指张开,似防止下跌的保护性支撑动作。

脑瘫患儿此反射也可出现双上肢后伸呈飞机样
的特殊姿势,或上肢呈紧张性屈曲状态(图7-16B)。

出现时间:上肢,出生后4~6个月;下肢,
出生后6~9个月。

消失时间:终生存在。

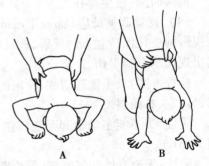

图7-16 保护性伸展反应

3. 平衡反应(equilibrium reaction,ER) 神
经系统发育的高级阶段,出现皮质水平的平衡
反应。当身体重心移动或支持面倾斜时,机体
为了适应重心的变化,通过调节肌张力以及躯
干与四肢的代偿性动作,保持正常姿势。平衡反应是人站立和行走的重要条件,多在
立直反射出现不久即开始逐步出现和完善,终生存在,相应的平衡反应成熟后,与之相
应的运动能力也随即出现。完成平衡反应不仅需要大脑皮质的调节,而且还需要感觉
系统、运动系统等综合作用才能完成。

(1) 卧位平衡反应-倾斜反应

检查方法:受检者于倾斜板上取仰卧位或俯卧位,上下肢伸展,倾斜板向一侧倾斜。

阴性:头部和胸廓不能自我调整,无平衡反应或保护反应出现(图7-17A、图7-18A)。

阳性:头部挺直的同时,倾斜板抬高一侧的上、下肢外展,伸展,倾斜板下降一侧的
上、下肢可见保护性支撑样伸展动作(图7-17B、图7-18B)。

出现时间:出生后6个月。

消失时间:终生存在。

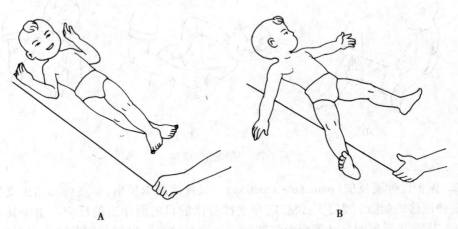

图7-17 平衡反应-倾斜反应(仰卧位)

(2) 平衡反应-姿势固定

检查方法:

1) 坐位平衡反应:受检者坐在椅子上,检查者将患儿上肢向一侧牵拉。

阴性:头部和胸廓不能自我调整,未见平衡反应和保护反应(图7-19A)。

阳性:头部和胸廓出现调整,被牵拉一侧出现保护反应,另一侧上、下肢外展、伸直
(图7-19B)。

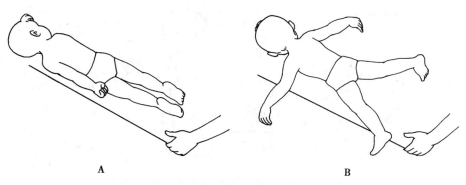

图 7-18　平衡反应-倾斜反应（俯卧位）

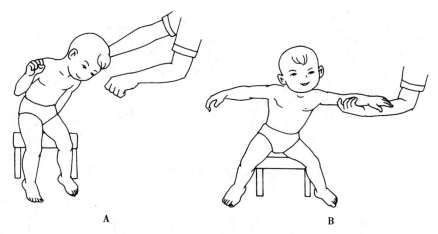

图 7-19　平衡反应-姿势固定（坐位）

出现时间：前方：出生后 6 个月；侧方：出生后 7 个月；后方：出生后 10 个月。

消失时间：终生存在。

2）膝手四点位平衡反应：受检者双手双膝支撑身体，检查者推动其身体向一侧倾斜。

阴性：头部和胸廓不能自我调整，未见平衡反应和保护反应（图 7-20A）。

阳性：头部和胸廓出现调整，受力的一侧上、下肢外展、伸直，另一侧出现保护反应（图 7-20B）。

出现时间：出生后 8 个月。

消失时间：终生存在。

3）跪位平衡反应：受检者取跪位，检查者牵拉其一侧上肢使之倾斜。

阴性：头部和胸廓不能自我调整，未见平衡反应和保护反应（图 7-21A）。

阳性：头部和胸廓出现调整，被牵拉一侧出现保护反应，另一侧上、下肢外展、伸直（图 7-21B）。

出现时间：出生后 15 个月。

消失时间：终生存在。

（3）平衡反应-迈步反应

检查方法：受检者站立位，检查者用手分别向前方、左右方向、后方推动受检者，使

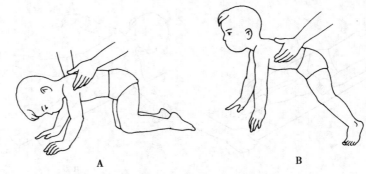

图 7-20 平衡反应-姿势固定（膝手四点位）

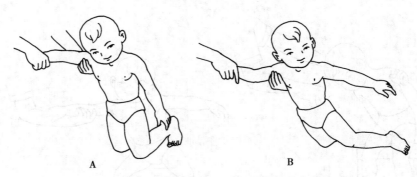

图 7-21 平衡反应-姿势固定（跪位）

其身体倾斜。

阴性:头部和胸廓不能自我调整,不能跨步维持平衡(图 7-22A)。

阳性:受检者为了维持平衡,出现头部和胸部直立反应以及上肢伸展的同时,分别出现腰部向前方、左右方向、后方弯曲以及脚向前方、左右方向、后方迈出一步(图 7-22B)。

出现时间:前方 12 个月左右出现,侧方 18 个月左右出现,后方 24 个月左右出现。

消失时间:终生存在。

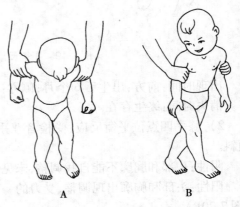

图 7-22 平衡反应-迈步反应

四、结果分析

Capute 等对脊髓和脑干水平反射的评定结果提出了评分标准(表 7-1)。按等级分为 0、1、2、3、4 分。0 分正常,4 分提示原始反射完全脱抑制。

系统检查不同发育水平的反射活动后,治疗师应重点关注患者的反射控制所能达到的最高水平。如果该水平与年龄相适应,则反射发育属正常;若控制水平低于当前年龄正常发育所应有的水平,提示中枢神经系统损伤。脑损伤发生在发育早期(如脑瘫)时,随意运动控制的发育将迟滞,其结果导致运动行为的控制以脊髓和脑干的反射占优势,而这些反射在正常发育时本应消失。脑损伤发生在成人阶段(如中风)时,

表 7-1　脊髓和脑干水平反射评分标准

评分	标　准	评分	标　准
0	脊髓、脑干水平的反射消失	3	出现肢体夸张的整体运动
1	有轻度、短暂的肌张力变化,无肢体运动	4	强制性反射运动持续时间>30 秒
2	可见的肢体运动		

　　较低水平的反射从较高水平的抑制控制中脱离而被释放,即较高级反射整合中枢(大脑皮质)的障碍表现为原始反射重现。因此,当成年人出现影响和控制运动行为的脊髓或脑干水平的反射(如姿势反射)时,提示中枢神经系统严重损害。反射整合障碍对于运动功能的影响是多方面的:①导致躯干的分节运动减少;②分离运动减少或消失;③肌肉对于姿势变化的适应性下降;④抗重力肌的功能下降;⑤联带运动增加。此外,还应注意原始反射的出现对功能活动的影响。例如:非对称性紧张性颈反射阳性时可阻碍仰卧位至俯卧位的翻身;交叉伸展反射阳性可能是膝反张的一个原因;足抓握反射阳性,患者在行走时,会加重足趾的跖屈。

　　制订治疗计划时需要考虑的因素包括:原始反射的强弱、中枢神经系统损伤(发病)的时间以及损伤的程度等。发病时间越短,损伤越轻,反射越弱,则治疗效果越好。脑损伤发生在发育早期(如脑瘫)时,随意运动控制将被延迟,结果表现为运动行为以本应消失的脊髓或脑干反射占优势。脑损伤发生在成人时,低水平反射脱离了高水平的抑制性控制而被释放。无论哪种病理情况,无论脑损伤发生在何阶段,康复目标是使患者的反射等级水平与年龄或发育相适应,康复治疗的重点均为抑制较低水平的反射和促进或易化较高级水平的调整反应和平衡反应。

学习小结

1. 学习内容

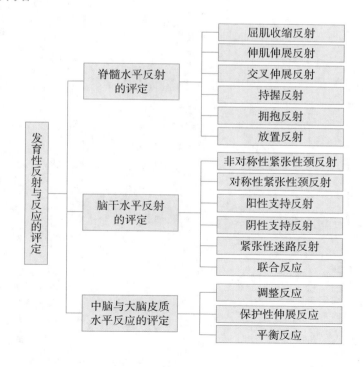

2. 学习方法

本章结合具体操作重点掌握发育性反射与反应检查方法、出现和消失的时间;通过比较学习其评定方法。

（英振昊）

复习思考题

1. 试分析婴幼儿各种发育性反射与粗大运动发育的关系。
2. 阐述发育性反射出现及消失延迟有可能提示的临床病症。

笔记

平衡协调功能的评定

第一节　平衡的评定

一、概述

平衡是指人体无论处在何种位置,当重心偏离稳定位置时,自动地调整并维持所需姿势的过程。无论保持坐位、立位还是步行,首先要保持一定的姿势控制,并在此基础上保持平衡才能移动。当人体重心垂线偏离稳定基底时,应能立即通过主动的或反射性的活动使重心垂线返回到稳定基底内,这种能力称为平衡能力。充分的平衡对行走时完成的每个动作都至关重要,保持平衡的能力为所有的技巧性运动提供了条件。平衡能力的评定是运动功能评定的重要组成部分。维持正常的平衡能力需要良好的肌力、肌张力、耐力、视觉和本体感觉、精细触觉(尤其是手和脚),良好的前庭功能以及神经系统不同水平的整合功能。维持平衡的生理基础是身体的翻正反应和平衡反应,后者包括颈、上肢的保护性伸展和下肢的节段跳跃反应。

为了保持平衡,人体重心(center of gravity,COG)必须垂直地落在支撑面(base of support)的范围内。支撑面是指人在各种体位下(站立、坐、卧、行走)所依靠的面,即接触面。站立时的支撑面为包括两足底在内的两足之间的面积。支撑面的大小影响到身体平衡。支撑面越大、重心位置越低,身体平衡越容易维持。当支撑面不稳定或面积小于足底面积时,或支撑面的质地柔软或表面不平整等情况使得双足与地面接触面积减少时,身体的稳定性,即稳定极限下降。稳定极限(limits of stability,LOS)是指人体在能够保持平衡的范围内倾斜时与垂直线形成的最大角度。正常人双足自然分开站在平整而坚实的地面上时,LOS 前后方向的最大倾斜或摆动角度约为 12.5°,左右方向为 16°,形成一个椭圆形。在这个极限范围内,COG 能够安全的移动而无须借助跨步或外部支持来防止跌倒。LOS 的大小取决于支撑面的大小和性质。当重心偏离并超出稳定极限时,平衡便被破坏,正常人可以通过跨步及自动姿势反应重新建立平衡;平衡功能障碍者则因为不能作出正常反应而跌倒。稳定极限是判断身体的稳定性以及平衡功能水平的重要指标之一。在身体重心达到稳定极限时,为了防止跌倒,上肢、头和躯干也参与到维持平衡的运动中即出现各种姿势反应(调整反射和平衡反应)。诱发出何种姿势反应受当事者的经验、特定感觉输入和干扰刺激以及身体在平衡时的体位等因素影响。

（一）平衡的分类

平衡一般分为静态平衡、自我动态平衡和他人动态平衡。

1. 静态平衡　是指人体在无外力作用下维持某种固定姿势的过程,例如坐或站等姿势时,保持稳定状态的能力。

2. 自我动态平衡　是指人体在无外力作用下从一种姿势调整到另外一种姿势的过程,例如:由坐到站或由站到坐等各种姿势转换、行走过程时重新获得稳定状态的能力。

3. 他人动态平衡　是指人体在外力作用下调整姿势的过程,例如对推、拉等产生反应、恢复稳定状态的能力。

（二）平衡反应

是指当身体重心或支撑面发生改变时,人体为恢复原有平衡或建立新平衡而进行的保护性反应,包括反应时间和运动时间。前者是指从平衡改变到出现可见运动的时间,后者是指从出现可见运动到动作完成、建立新平衡时间。

1. 作用　平衡反应使人体无论在卧位、坐位、站立位均能保持稳定的状态或姿势,是一种自主反应,受大脑皮质的控制,属于高级水平的发育性反应。

2. 形成时间　平衡反应形成的时间有一定的规律。通常 6 个月形成俯卧位平衡反应,7~8 个月形成仰卧位和坐位平衡反应,9~12 个月形成蹲起反应,12~21 个月形成站立反应。

3. 特殊类型的平衡反应

（1）保护性伸展反应:是指当身体受到外力作用而偏离原支撑点时所发生的一种平衡反应,表现为上肢和(或)下肢伸展,其作用旨在支持身体,防止摔倒。

（2）跨步及跳跃反应:是指当外力使身体偏离支撑点时,身体顺着外力方向快速跨步,以改变支撑点,重新建立平衡的过程,其作用是通过重新获取新的平衡来保护自己避免受到伤害。

（三）平衡的维持机制

人体维持平衡的机制十分复杂,目前认为维持人体平衡共有三个环节:感觉输入,中枢整合,运动控制。而前庭系统、视觉调节系统、本体感觉系统、大脑平衡反射调节、小脑共济协调系统以及肌力在维持平衡上都起到了重要作用。

1. 感觉输入　人体对身体所在位置与地心引力及周围环境的关系,通过视觉、躯体感觉、前庭觉的传入而被感知。躯体、前庭和视觉感觉信息对平衡的维持和调节具有重要的前馈(feedforward)和反馈(feedback)作用。

（1）视觉系统：由视网膜收集经视通路传入视中枢，提供周围环境及身体运动和方向的信息。在视环境静止不动的情况下视觉系统能准确感受环境中物体的运动以及眼睛和头部的视空间定位。当身体的平衡因躯体感觉受到干扰或破坏时，视觉系统通过颈部肌肉收缩使头保持向上直立和保持水平视线来使身体保持或恢复到原来的直立位，从而获得新的平衡。如果去除或阻断视觉输入，如戴眼罩或闭眼，姿势稳定性将较睁眼站立时显著下降。

（2）躯体感觉：平衡的躯体感觉包括皮肤触、压觉和本体感觉输入。在维持身体平衡和姿势的过程中，与支撑面相接触的皮肤触、压觉感受器官向大脑皮质传递有关体重分布情况和重心位置的信息；分布于肌肉、关节及肌腱等处的本体感受器收集与支撑面变化有关的信息：如随面积、硬度、稳定性以及表面平整度等不同而出现的身体各部位空间定位和运动方向，经本体感觉传导通路向上传递；正常人站在稳定支撑面上时，足底皮肤的触、压觉和踝关节的本体感觉输入起主导作用，当足底皮肤以及下肢本体感觉输入消失时，人体失去感知支撑面状况的能力，姿势的稳定性立刻受到严重影响。此时，如果闭目站立则会出现身体倾斜、摇晃、跌倒。

（3）前庭系统：头部的旋转刺激前庭系统中两个感受器。其一为上、后、外三个半规管内的壶腹嵴，壶腹嵴为运动位置感受器，能感受头部在三维空间中的运动角加（减）速度变化而引起的刺激。其二为前庭迷路内的椭圆囊斑和球囊斑，它能感受静止时的地心引力和直线加（减）速度的变化引起的刺激。无论体位如何变化，通过头的调整反射改变颈部肌肉张力来保持头的直立位置是椭圆囊斑和球囊斑的主要功能，通过测知头部的位置及其运动，使身体各部随头做适当的调整和协调运动从而保持身体的平衡。通过三个半规管和椭圆囊、球囊（耳石器）感知的头部位置改变的信息，经第4对脑神经传入脑干。在躯体感觉和视觉系统正常的情况下，前庭冲动在控制人体重心位置上的作用很小。只有当躯体感觉和视觉信息输入被阻断或输入不准确而发生冲突时，前庭感觉输入在平衡维持中就变得至关重要。前庭系统感觉的重力信息可以弥补视觉信息的不足或不准确。

2. 中枢整合　上述的三种感觉信息在脊髓、前庭核、内侧纵束、脑干网状结构、小脑及大脑皮质等多级平衡觉神经中枢经过整合加工后形成运动方案。当体位或姿势变化时，为了判断重心准确位置和支撑状况，中枢神经系统将三种感觉信息进行整合，迅速判断哪些感觉提供的信息是有用的，哪些感觉所提供的信息是相互冲突的，从中选择出那些提供准确定位信息的感觉输入，放弃错误的感觉输入。

总的来说，目前对平衡觉的输入、输出通路较清楚，对平衡觉皮质中枢定位尚不肯定，各级中枢相互联系及影响更有待于进一步研究。另外，视觉及本体觉在前庭功能障碍时所具有的代偿作用以及两侧前庭相互间具有的代偿作用更使问题复杂化。

3. 运动控制　中枢神经系统对多种感觉信息进行分析整合后下达运动指令，运动系统以不同的协同运动模式控制姿势变化，调整重心恢复或建立新平衡。多组肌群共同协调完成一个运动被称为协同运动。自动姿势性协同运动是下肢和躯干肌以固定的组合方式并按一定的时间先后顺序和强度进行收缩用以保持站立平衡的运动模式，它是人体为回应外力或站立支撑面变化而产生的对策。人体在应对外界干扰时采用三种对策或姿势性协同运动模式，即踝关节协同运动模式、髋关节协同运动模式及跨步动作模式。

（1）踝关节协同运动模式：正常人站立在一个比较坚固和较大的支撑面上，受到一个较小的外界干扰时，身体重心以踝关节为轴心进行前后转动或摆动，类似钟摆运动，以调整重心保持平衡。

（2）髋关节协同运动模式：正常人站立在较小的支撑面上（小于双足面积），受到一个较大的外界干扰时，稳定性显著下降，身体前后摆动幅度增大。为了减少身体摆动，使重心重新回到双足范围内，人体通过髋关节的屈伸活动来调整重心和保持平衡。

（3）跨步动作模式：外力干扰过大使身体晃动进一步增加时，重心超出其稳定极限，人体则采用跨步动作模式，自动地向用力方向快速跨步重新建立身体重心的支撑点，为身体重新确立支撑面以避免摔倒。

（四）平衡评定的目的

平衡功能评定的主要目的有以下几个方面：①确定患者是否存在平衡功能障碍；②确定平衡功能障碍的严重程度，分析其原因；③为制订和实施平衡训练方案提供依据；④评估平衡训练效果；⑤预测患者可能发生跌倒的危险性。

（五）平衡评定的适应证

1. 神经系统疾患　脑血管意外、脑外伤、脑肿瘤、脑性瘫痪、脊髓损伤、小脑疾病、帕金森病、多发性硬化、周围神经损伤等。

2. 耳鼻喉科疾患　前庭功能障碍所致各种眩晕症。

3. 骨关节疾患及运动损伤　骨折、髋膝关节置换术、韧带损伤、截肢、颈椎病等。另外由于平衡功能低下而易跌倒的老年人也需要进行平衡评定。

（六）平衡评定注意事项

1. 注意安全防护　评定前事先做好安全防护以避免摔倒，必要时给予帮助。

2. 评定顺序应由易到难　从静态到动态平衡，坐位到站立位平衡。

二、平衡评定方法

目前临床上常用的平衡能力的评定方法有：①简易评定法：Romberg 检查法；②量表评价法：主要有 Berg 法、Fugl-Meyer 法、功能性前伸试验、"站起-走"计时测试、上田平衡反应试验法、偏瘫患者平衡反应评价表等；③平衡测试仪法：静态姿势图（static posturography）和动态姿势图（dynamic posturography）法。平衡测试仪能全面监测患者的动静态平衡功能，但因设备价格昂贵难以推广，目前最常用的是量表评价法。

（一）简易评定法

1. 静态平衡　睁、闭眼坐；睁、闭眼双脚并拢站立；一侧足跟碰对侧足尖站立；单脚交替支撑站立等。

Romberg 检查法：早在 1851 年 Romberg 就制订了 Romberg 检查法，又称闭目难立征。受检者双足并拢直立，双上肢向前平伸，先睁眼然后闭眼，维持时间为 30 秒，观察受检者有无站立不稳或倾倒。平衡功能正常者无倾倒，判为阴性。身体晃动或睁开眼睛才能维持站姿稳定性，判为阳性。

临床意义：

（1）脊髓后索功能障碍：睁眼时由于视觉对深感觉的代偿作用使站立较稳，平衡障碍并不明显，而闭眼后立刻出现摇晃甚至倾倒，且摇晃的方向不定。

（2）小脑功能障碍：睁、闭眼均站不稳，闭眼更明显。

（3）前庭功能障碍：患者闭眼后并不立即出现摇晃或倾倒,而是经过一段时间后才出现,且摇晃的程度逐渐增强,身体多向左右倾倒。

2. 动态平衡

（1）坐、站立时移动身体,在不同条件下行走。例如:足跟碰足尖,足跟行走,足尖行走,走直线,走标记物,侧方走,倒退走,走圆圈等。具体评定量表见表8-1。

表8-1　平衡功能简易评定法

平衡测试方法	得分	备注
站立:1. 保持正常、舒服的姿势		
2. 双足并拢		
3. 单足站立　　左脚		时间:左脚站立（　　　）
右脚		右脚站立（　　　）
4. 足尖碰足跟直立		
5. 躯干向前屈曲,然后还原		
6. 躯干侧屈,然后还原		
行走:1. 足跟碰脚尖走		
2. 走直线		
3. 侧方行走		
4. 后退走		
5. 走圆圈		
6. 用足跟走		
7. 用脚尖走		

评分标准:4分:能完成活动。3分:能完成活动,但需较少的躯体接触才能保持平衡。2分:能完成活动,但需较多(中到最大)的躯体接触才能保持平衡。1分:不能完成活动。

（2）星形足迹行走试验（Babinski-Weil walking test）:受试者蒙眼,向正前方行走5步,继之后退5步,依法如此行走5次。观察其步态,并计算起点与终点之间的偏差角。偏差角大于90°者,提示两侧前庭功能有显著差异（图8-1）。

简易评定法虽然过于粗略和主观,缺乏量化,但由于其应用简便,可以对具有平衡功能障碍的患者进行粗略的筛选,具有一定的敏感性和判断价值,至今在临床上仍广为应用。

（二）量表评定法

1. Berg 平衡功能评定法（Berg Balance Scale,BBS）　BBS 由 Katherine Berg 于 1989 年首先报道,最初用来预测老年患者跌倒的危险性。

评定内容及评分标准:共 14 个项目,

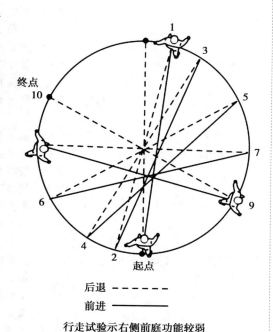

行走试验示右侧前庭功能较弱

图8-1　星形足迹行走试验

20 分钟左右完成,满分 56 分(表 8-2)。

表 8-2　Berg 平衡功能评定量表

检查内容		评分标准
1. 从坐位站起	4 分	不用手扶能够独立地站起并保持稳定
	3 分	用手帮助能够独立地站起
	2 分	几次尝试后用手帮助站
	1 分	需要最小量的帮助才能站起或保持稳定
	0 分	需要中等或最大量的帮助才能站起或保持稳定
2. 无支持站立	4 分	能够安全站立 2 分钟
	3 分	在监视下能够站立 2 分钟
	2 分	在无支持的条件下能够站立 30 秒
	1 分	需多次尝试才能无支持地站立达 30 秒
	0 分	无帮助时不能站立 30 秒
3. 无靠背坐位	4 分	能够安全地保持坐 2 分钟
	3 分	在监视下能够保持坐位 2 分钟
	2 分	能坐 30 秒
	1 分	能坐 10 秒
	0 分	没有靠背支持,不能坐 10 秒
4. 从站立位坐下	4 分	最小量用手帮助安全地坐下
	3 分	借助于双手能够控制身体的下降
	2 分	用小腿的后部顶住椅子来控制身体的下降
	1 分	独立地坐,但不能控制身体下降
	0 分	需要他人帮助坐下
5. 转移	4 分	稍用手扶着就能安全地转移
	3 分	绝对需要用手扶着才能安全地转移
	2 分	需要口头提示或监视能够转移
	1 分	需要一个人的帮助
	0 分	为了安全,需要两个人的帮助或监视
6. 无支持闭目站立	4 分	能够安全地站 10 秒
	3 分	监视下能够安全地站 10 秒
	2 分	能站 3 秒
	1 分	闭眼不能达 3 秒钟,但站立稳定
	0 分	为了不摔倒而需要两个人的帮助
7. 双脚并拢无支持站立	4 分	能够独立地将双脚并拢并安全站立 1 分钟
	3 分	能够独立地将双脚并拢并在监视下站立 1 分钟
	2 分	能够独立地将双脚并拢,但不能保持 30 秒
	1 分	需要别人帮助将双脚并拢,但能够双脚并拢站 15 秒
	0 分	需要别人帮助将双脚并拢,双脚并拢站立不能保持 15 秒
8. 站立位时上肢向前伸展并向前移动	4 分	能够向前伸出>25cm
	3 分	能够安全地向前伸出>12cm
	2 分	能够安全地向前伸出>5cm
	1 分	上肢可以向前伸出,但需要监视
	0 分	在向前伸展时失去平衡或需要外部支持

笔记

184

检查内容		评分标准
9. 站立位时从地面捡起东西	4分	能够轻易地且安全地将鞋捡起
	3分	能够捡起鞋,但需要监视
	2分	伸手向下达2~5cm且独立地保持平衡,但不能将鞋捡起
	1分	试着做伸手向下捡鞋的动作时需要监视,但仍不能将鞋捡起
	0分	不能试着做伸手向下捡鞋的动作,或需要帮助免于失去平衡或摔倒
10. 站立位转身向后看	4分	从左右侧向后看,体重转移良好
	3分	仅从一侧向后看,另一侧体重转移较差
	2分	仅能转向侧面,但身体的平衡可以维持
	1分	转身时需要监视
	0分	需要帮助以防失去平衡或摔倒
11. 转身360°	4分	在≤4秒的时间内,安全地转身360°
	3分	在≤4秒的时间内,仅能从一个方向安全地转身360°
	2分	能够安全转身360°但动作缓慢
	1分	需要密切监视或口头提示
	0分	转身时需要帮助
12. 支持站立时将一只脚放在台阶或凳子上	4分	能够安全且独立地站,在20秒的时间内完成8次
	3分	能够独立地站,完成8次>20秒
	2分	无须辅助在监视下能够完成四次
	1分	需少量帮助能够完成>两次
	0分	需要帮助以防止摔倒或完全不能做
13. 一脚在前的无支持站立	4分	能够独立地将双脚一前一后地排列(无距离)并保持30秒
	3分	能够独立地将一只脚放在另一只脚的前方(有距离)并保持30秒
	2分	能够独立地迈一小步并保持30秒
	1分	向前迈步需要帮助,但能够保持15秒
	0分	迈步或站立时失去平衡
14. 单腿站立	4分	能够独立抬腿并保持>10秒
	3分	能够独立抬腿并保持5~10秒
	2分	能够独立抬腿并保持≥3秒
	1分	试图抬腿,不能保持3秒,但可维持独立站立
	0分	不能抬腿或需要帮助以防摔倒

如果某个项目测试双侧或测试1次不成功需要再次测试,则记分时记录此项目的最低得分。在大多数项目中,嘱受试者在要求的位置上保持一定时间。如果不能达到所要求的时间或距离,或受试者的活动需要监护,或受试者需要外界支持或评定者的帮助,则按照评分标准给予相应的分数。受试者要意识到完成每项任务时必须保持平衡。至于用哪条腿站立或前伸多远则取决于受试者。如果评定者对评定标准不明确则会影响到评定结果。测试需要一块秒表或带有秒针的手表,一把直尺或带有刻度的测量尺。测试所需的椅子要高度适中。在进行第12项任务时要用到一个台阶或一只

笔记

高度与台阶相当的小凳子。

　　按得分分为 0～20 分、21～40 分、41～56 分三组,其代表的平衡能力则分别相应于坐轮椅、辅助步行和独立行走三种活动状态。评分少于 40 分说明平衡功能有障碍,有摔倒的危险性(表 8-2)。

　　2. Tinnetti 表现导向行动量表(Tinnetti Performance Oriented Mobility Assessment)由 Tinnetti 于 1986 年首先报道,也是用来预测老年人跌倒的危险性。此量表包括平衡和步态测试两部分检查,满分 28 分。其中平衡测试部分共有 9 个项目,满分 16 分,步态测试部分共有 7 个项目,满分 12 分。Tinnetti 量表测试一般需要 15 分钟,<19 分提示高度跌倒危险群,19～24 分提示中度跌倒危险群,25～28 分提示跌倒的可能性小(表 8-3)。

表 8-3　Tinnetti 量表

测 试 项 目	评 分 标 准
—平衡测试—	
受试者坐在无扶手的硬底椅子上	
1. 坐位平衡	身体倾斜或下滑地坐在椅子上=0
	稳定、安全坐在椅子上=1
2. 由坐到站	若无帮助无法站起=0
	用手帮助能站起=1
	不用手帮助即可站起=2
3. 尝试站起	若无帮助无法站起=0
	尝试 1 次以上才能站起=1
	尝试 1 次即可站起=2
4. 站起后即时站立平衡(刚站起头 5 秒内)	不稳定(摇晃、足移动、躯干摇摆)=0
	稳定,但需使用助行器或其他支持=1
	稳定,且不需要助行器或其他支持=2
5. 站立平衡	不稳定=0
	稳定,但站立支撑面较大(双脚内踝分开距离大于 10.16cm)或需要拐杖或其他支持=1
	不需要支持且站立支撑面较窄=2
6. 轻推(受试者双脚尽可能并拢维持站立姿势,检查者用手掌轻推受试者胸骨处 3 次)	跌倒=0
	摇晃,想抓东西,但能稳住身体=1
	稳定=2
7. 闭眼(受试者双脚尽可能并拢维持站立姿势)	不稳定=0
	稳定=1
8. 原地转 360°	不稳定,出现摇晃或想抓东西来稳定=0
	稳定,但步伐无法持续=1
	稳定,步伐持续且无摇晃=2
9. 坐下	不安全(辨距错误,跌坐在椅子上)=0
	需用手帮助坐下或动作不流畅=1
	安全且动作流畅=2
平衡总分:	＿＿＿＿＿/16

测 试 项 目	评 分 标 准
—步态测试—	

（受试者站在施测者身旁,要求受试者先以平常的走路速度向前步行,之后转身以较快但安全的步行速度走回来,可使用惯用的拐杖）

10. 步态起始（一下指令后就立即走）	出现犹豫或需数次尝试=0 无犹豫=1
11. 步长与高度	
右脚摆动	右脚跨步后未超过左脚=0 右脚跨步后超过左脚=1 右脚跨步时未完全抬离地面=0 右脚跨步时完全抬离地面=1
左脚摆动	左脚跨步后未超过右脚=0 左脚跨步后超过右脚=1 左脚跨步时未完全抬离地面=0 左脚跨步时完全抬离地面=1
12. 跨步对称性	左右脚跨步步长不等=0 左右脚跨步步长相当=1
13. 跨步连续性	两步之间出现停顿或不连续=0 连续跨步=1
14. 行走路径	明显偏移=0 轻度/中度偏移或需使用拐杖=1 笔直且不需要拐杖=2
15. 躯干	明显晃动或使用拐杖=0 无晃动,但膝关节或背屈曲,或需使用上肢支撑才能稳定=1 无晃动,且不屈曲,也不需使用上肢支撑或拐杖=2
16. 跨步宽度	两足足跟分开=0 走路过程中,两足足跟几乎互相触碰=1
	步态总分： _____ /12
	总分（步态+平衡）= _____ /28

引自 Tinnetti ME. J Am Geriatr Soc. 1986. Performance-oriented assessment of mobility problems in elderly patients. Feb;34(2):119-126.

3. 功能性前伸试验（functional reach test,FRT） 1990 年 Duncan 等人根据老年人易摔倒的症状而制订了功能性前伸试验。

方法:让受试者站在有刻度的平衡尺一边,双脚平行站立,肩峰与尺的一端对齐,握拳伸肘肩关节前屈90°,以第三掌指关节为标准,记录其上肢长度,然后令其尽力前伸双臂（但不可以移动双脚）。

结果判断:被试者不能前伸为 0 分,前伸长度不超过 15cm 为 1 分,15~25cm 为 2 分,超过 25cm 为 3 分,共测 3 次,取其平均值。本法应用在老年人测定其易摔倒的危险性,取得了良好的信度和效度。

4. "站起-走"计时测试 由 Mathias 于 1986 年首先报道。

方法:受试者坐在坐高45cm、扶手高65cm、有靠背的椅子上,在椅子正前方地面上标示出 3m 的距离,嘱受试者从椅子上站起,站起后向前走 3m,折返回来并坐回到

笔记

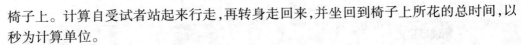

椅子上。计算自受试者站起来行走,再转身走回来,并坐回到椅子上所花的总时间,以秒为计算单位。

结果判断:

(1) 小于 10 秒:具备独立生活能力。

(2) 大于 14 秒:跌倒高危人群。

(3) 大于 30 秒:行动能力需他人协助。

5. Fugl-Meyer 平衡功能评定法 此法包括从坐位到站位的量表式的平衡评定,内容比较全面,简单易行。

(1) 评定内容及评分标准:详见表 8-4。

表 8-4 Fugl-Meyer 平衡功能评定量表

测试项目	评 分 标 准
I. 无支撑坐位	0 分:不能保持坐位 1 分:能坐,但少于 5 分钟 2 分:能坚持坐 5 分钟以上
II. 健侧"展翅"反应	0 分:肩部无外展或肘关节无伸展 1 分:反应减弱 2 分:反应正常
III. 患侧"展翅"反应	评分同第 II 项
IV. 支撑站位	0 分:不能站立 1 分:在他人的最大支撑下可站立 2 分:由他人稍给支撑即能站立 1 分钟
V. 无支撑站立	0 分:不能站立 1 分:不能站立 1 分钟以上 2 分:能平衡站立 1 分钟以上
VI. 健侧站立	0 分:不能维持 1~2 秒 1 分:平衡站稳达 4~9 秒 2 分:平衡站立超过 10 秒
VII. 患侧站立	评分同第 VI 项

(2) 注意事项:无支撑坐位时双足应着地。检查健侧"展翅"反应时,检查者要从患侧向健侧轻推患者至接近失衡点,观察患者有无外展健侧上肢 90°以伸手扶持支撑面的"展翅"反应。同理,检查患侧"展翅"反应时,要从健侧向患侧轻推。7 项检查均按 3 个等级记分,最高平衡评分为 14 分。评分少于 14 分说明平衡功能有障碍,评分越低,功能障碍程度越严重。治疗前、后的评分结果可作为训练前后平衡能力变化的比较。

6. Lindmark 平衡反应测试 1988 年 Lindmark 制订的运动功能量表中亦有平衡功能方面的评定内容,共分 5 项,每项 0~3 分,总分 15 分。它将 Fugl-Meyer 评定的三级评分增加到四级评分(0~3 分),对患侧、健侧均进行评定,基本上能够客观地反映患者的实际平衡功能,但不能体现出动态平衡变化。

(1) 自己坐

0 分:不能坐;1 分:稍许帮助(如一只手)即可坐;2 分:独自坐超过 10 秒钟;3 分:

独自坐超过 5 分钟。

（2）保护性反应：患者闭上眼睛，由左侧向左侧推，再由右侧向左侧推。

0 分：无反应；1 分：反应很小；2 分：反应缓慢，动作笨拙；3 分：正常反应。

（3）在帮助下站

0 分：不能站立；1 分：在 2 个人全力帮助下才能站；3 分：稍许帮助（如一只手）即可站。

（4）独自站

0 分：不能独立；1 分：能站立 10 秒钟或重心明显偏向一侧下肢；2 分：能站立 1 分钟或站立时稍不对称；3 分：能站立 1 分钟以上，上肢能在肩以上水平活动。

（5）单腿站立（左、右腿）

0 分：不能站立；1 分：能站不超过 5 秒钟；2 分：能站超过 5 秒钟；3 分：能站超过 10 秒钟。

7. 上田平衡反应试验　主要评价全身静止时及主要起居动作的平衡调节功能。

（1）方法及标准：详见表 8-5。

表 8-5　上田平衡反应试验

项　　目		分数（1 分）	仅供参考不判分
翻身		能	能抓住固定物
坐起		能	能抓住固定物
保持坐位		安稳	不能或一推即不稳
保持手膝位		安稳	一推即不稳
手膝位		作以下动作	不能
举起患侧手		3 秒以上能	不能或 3 秒以下能
抬起患侧脚		3 秒以上能	不能或 3 秒以下能
举起健侧手		3 秒以上能	不能或 3 秒以下能
抬起健侧脚		3 秒以上能	不能或 3 秒以下能
抬起患侧手及患侧脚		3 秒以上能	不能或 3 秒以下能
抬起患侧手及健侧脚		3 秒以上能	不能或 3 秒以下能
抬起健侧手及患侧脚		3 秒以上能	不能或 3 秒以下能
抬起健侧手及健侧脚		3 秒以上能	不能或 3 秒以下能
由椅坐位起立		能	能或不能抓住某固定物
取跪立位		能	能或不能抓住某固定物
保持跪立位		稳定	能抓住某固定物，一推即不稳
膝行		能	能抓住某固定物，一推即不稳
跪立位将一侧膝立起患脚		能	能或不能抓住某固定物
	健脚	能	能或不能抓住某固定物
保持一侧跪位	患脚	稳定	一推，即不稳
	健脚	稳定	一推，即不稳
由一侧跪位起立	患脚	能	不能
	健脚	能	不能
保持立位		能	不能
共计			

（2）注意事项：因尚未能标准化，只能以总分数评定。使用或不使用支具均可，需在硬垫子上进行试验。可采取扶助检查姿势，在此基础上观察平衡反应。此表根据上田论文整理而成。

8. Semans 平衡反应试验　让患者自己采取静态体位、姿势并观察其能否保持此体位及姿势。将难易度分为 5 级。适用于脑卒中后偏瘫或小儿脑瘫。

方法及标准详见表 8-6。

表 8-6　Semans 平衡反应试验

试 验 姿 势	分级
伸展下肢坐位不能	0
伸展下肢坐位可能	I
手膝位	II 1
双膝跪立	II 2
双脚站立	II 3
双脚前后站立，重心能从后脚移向前脚	III
单膝跪立	IV
单腿站立	V

9. 偏瘫患者平衡功能的分级评价法

（1）评定方法：将与平衡有关的动作筛选出 10 种，使患者通过维持某种姿势以及当施加一定外力使患者重心改变时，观察患者能否作出调整反应，从而对偏瘫患者的平衡功能进行分级。

（2）评定内容与标准：详见表 8-7。

表 8-7　偏瘫患者平衡功能的分级评价表

评价动作	评 定 标 准	分级
长坐位	不能独立完成	0
长坐位	能独立完成	I
端坐位	能独立完成，但不稳定，外力一推即倒	II
坐位平衡反应出现	端坐位，外力破坏坐位姿势时出现调整反应	III
膝手卧位	能够完成并且可以抬起一侧上肢，一侧下肢	IV
跪位	可以维持，但不稳定，一推即倒	V
跪位步行	跪位稳定，并且可以利用跪位步行	VI
站立位	可以维持站立但不稳定，重心移动时常不能维持站立	VII
单腿站立	重心转移时可以维持站立位	VIII
平衡板上站立	站在平衡板上，摇动平衡板时患者出现平衡反应	IX
站立平衡反应	外力破坏患者的立位平衡，可以出现立位平衡反应	X

10. 脊髓损伤患者平衡障碍的评定　对于能采取坐位的脊髓损伤患者，其平衡功

笔记

能状况可采用下列分级(表8-8)。

表8-8　脊髓损伤患者平衡障碍的分级

评 判 标 准	级	别
正确地坐着时,对来自各个方向的用力推均有正常的翻正反应,并能保持平衡	V级	正常
对不甚强烈的推有翻正反应,能保持平衡,但强力推时有不够稳现象	IV级	优
双上肢向前上方举时仍能保持平衡,但稍推即不稳	III级	良
可采取坐位,但手不能上举,不能抗推	II级	尚可
能在极短时间内采取坐位,但不能维持	I级	差
根本不能采取坐位	0级	不能

(三)平衡测试仪法

人体平衡测试仪是近年来国际上发展较快的一种定量评定平衡能力的仪器。该仪器采用高精度传感器和电子计算机技术,精确地测量不同状态下人体重心位置、移动的面积和形态,以此评定平衡功能障碍或病变的部位和程度,评价平衡障碍康复治疗的效果。平衡仪包括静态平衡仪和动态平衡仪,分别用以评定人体静态平衡能力和动态平衡能力。其中静态平衡是指在相对静止状态时控制身体重心的稳定性,动态平衡是指在活动中控制身体重心并调整姿态平衡的能力。

1. 静态平衡测试　即静态姿势图(static posturography)法。静态平衡仪(图8-2)由压力传感器、计算机及姿势图处理软件组成,受力平台(force plate)即压力传感器具有机械的和电动的换能器,用以感受人体重心移动情况,该信号通过模数转换后由计算机绘制出人体重心的平面投影与时间关系曲线,即静态姿势图。通过对数据的进一步分析可得到一系列测试指标,在睁眼、闭眼、外界视动光的刺激下,测定人体重心平衡状态,常用的参数有:重心位置(center of gravity,COG)、重心移动轨迹总长度(path length,PL)、重心移动轨迹的总面积(covered area,CA)、左右平均摆幅(mean-sway X axis,MSX)、前后平均摆幅(meansway Y axis,MSY)、重心位移平均速度、重心摆动功率谱,以及可用于评定视觉对姿势控制的影响值——Romberg商(即闭眼与睁眼测试时姿势图面积的比值)等,能定量评测在姿势控制方面的功能缺损,监测不平衡疾病的发展,还可用以证明药物等治疗引起的稳定性丧失。但不能将影响平衡功能的三个感觉系统完全区分开来进行研究。

(1)评定方法:受试者脱鞋按特定的位置立于传感器平台上,两手自然垂放于体侧,双眼平视前方3m远处的目标,于并足(两足距离70mm)和分足(两足距离140mm)时分别测试睁眼、闭眼四种状态下的参数。测试时要求受试者尽可能控

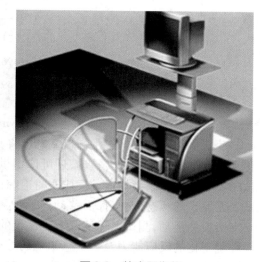

图8-2　静态平衡仪

制姿势平稳。每项测定均为 30 秒,项间间隔 10 秒。对平衡功能很差的患者,测试中要注意保护,以免摔伤。

（2）判定标准:我国对 307 例正常人检查获得的常用 5 种参数的正常值如表 8-9。大于正常者可考虑为平衡功能降低。年龄、性别、体型、疲劳等对结果有一定影响。

表 8-9　我国对 307 例正常人检查获得的常用 5 种参数的正常值

参数	足距	视觉	年龄 10~19 岁 $\bar{x}\pm s$	年龄 20~59 岁 $\bar{x}\pm s$	年龄 ≥60 岁 $\bar{x}\pm s$
Ⅰ. 轨迹长度	并足	睁眼	223.68±57.76	242.08±75.19	303.31±91.03
Mm	并足	闭眼	421.22±690.80	416.60±154.64	613.33±368.55
	分足	睁眼	173.33±44.71	187.69±54.23	243.79±61.46
	分足	闭眼	233.76±71.58	267.02±94.11	379.18±128.95
Ⅱ. 总面积	并足	睁眼	0.12±0.07	0.14±0.07	0.20±0.13
（cm²）	并足	闭眼	0.22±0.14	0.36±0.33	0.66±0.63
	分足	睁眼	0.07±0.04	0.09±0.05	0.14±0.06
	分足	闭眼	0.10±0.06	0.15±0.10	0.31±0.21
Ⅲ. 平均摆速	并足	睁眼	7.50±2.17	8.24±2.34	10.03±2.99
（mm/s）	并足	闭眼	11.82±3.86	14.15±4.95	20.31±12.30
	分足	睁眼	5.74±1.50	6.34±1.72	8.15±2.11
	分足	闭眼	7.82±2.46	9.03±3.09	12.67±4.33
Ⅳ. 前后摆速	并足	睁眼	5.30±1.75	5.74±1.85	7.03±2.57
（mm/s）	并足	闭眼	8.36±3.00	9.99±3.76	14.21±11.01
	分足	睁眼	3.84±1.23	4.04±1.32	4.79±1.69
	分足	闭眼	4.73±1.77	5.30±1.97	7.03±2.66
Ⅴ. 左右摆速	并足	睁眼	4.17±1.22	4.91±2.77	5.95±1.70
（mm/s）	并足	闭眼	6.68±2.21	7.85±2.92	10.90±5.34
	分足	睁眼	3.41±0.96	3.98±1.21	5.41±1.39
	分足	闭眼	5.06±1.59	6.09±2.39	8.79±3.24

2. 动态平衡测试　即动态姿势图(dynamic posturography)法。

动态平衡仪是在静态平衡仪基础上将其固定的受力平台加以控制,使其可以水平移动或以踝关节为轴旋转转动,还可以提供一定视觉干扰,模拟一系列运动环境。测试时要求受试者以躯体运动反应实时追踪计算机显示器上不同方位的视觉目标,在受试者无意识的状态下,支撑面移动(如前后、水平方向、前上、后上倾斜),或显示器及其支架突然摇动,测试上述情况下受试者的平衡功能,了解机体感觉和运动器官对外界环境变化的反应能力及大脑感知觉的综合能力等。动态平衡仪可以记录人体在不同运动状态和姿势改变时的重心改变情况,绘制动态姿势图并进行数据分析。可以将影响平衡功能的感觉系统分别进行研究,从而能够进一步确定引起平衡障碍的原因并指导治疗(图8-3)。

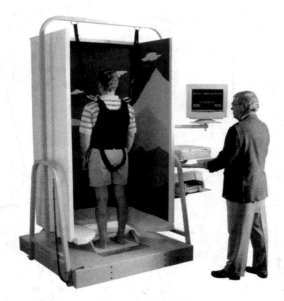

图8-3 动态平衡仪

动态姿势图(CDP)测试主要包括感觉统合测试(sensorial organization test,SOT)和运动控制测试(motor control test,MCT)。前者用于测定前庭、视觉和本体感觉的不同协同形式对平衡的影响,后者通过干扰性运动测试姿势反应和运动协调性。

(1) 感觉整合测试(SOT):SOT 有 6 种测试条件(condition)(图8-4)。

支撑面稳定:条件1　睁眼、视野稳定

　　　　　　条件2　闭眼

　　　　　　条件3　睁眼、视野摆动

支撑面摆动:条件4　睁眼、视野稳定

　　　　　　条件5　闭眼

　　　　　　条件6　睁眼、视野摆动

$C_1 \sim C_3$ 支撑面稳定时,测试睁眼、闭眼和活动支架参照身体摆动移动时的躯体摆动(body sway)情况;$C_4 \sim C_6$ 在支撑面参照身体摆动活动时,测试睁眼、闭眼和围栏也参照身体摆动移动时的躯体摆动情况。每次测试时间为 20 秒,C_1、C_2(标准 Romberg 试验)测试 1 次,$C_3 \sim C_6$ 测试 3 次。根据重心移动图的峰值分别计算出摆幅、摆速和平衡得分。分值在 0 ~ 100 之间,分值越高表明平衡功能越好;测试时从支撑面上摔下计 0 分。平衡得分低于年龄标准化后正常值 95% 可信区间则判定为异常。

结果分析:根据其条件组合模式可以初步判定病损类别。SOT 常见模式有:

1) 正常($C_1 \sim C_6$ 正常)。

2) 前庭功能障碍(C_5、C_6 异常或仅 C_5 异常)。

3) 视觉和前庭功能障碍、躯体感觉依赖模式(C_4、C_5、C_6 异常)。

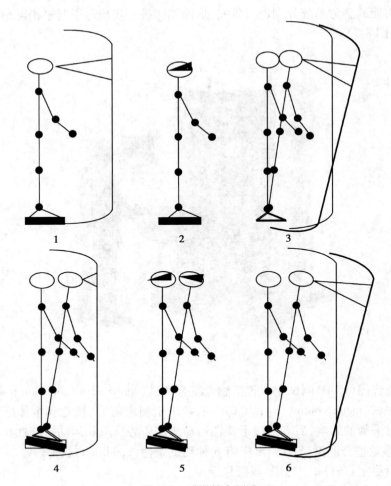

图 8-4 感觉整合测试

4）躯体感觉和前庭感觉异常/视觉依赖模式（C_2、C_3、C_5、C_6 异常或 C_3、C_6 异常伴/不伴 C_5 异常）。

5）中枢感觉整合障碍或合并周围神经损害（C_3、C_4、C_5、C_6 异常）。

6）非生理性模式（a-physiologic deficit）（如：C_4 得分高于 C_1，C_5 得分高于 C_2，C_6 得分高于 C_3，或 C_4 异常但 C_5、C_6 正常）。

（2）运动控制测试（MCT）：MCT 通过一组支撑面随机的不同方向（足趾向上或向下旋转）和不同程度的水平移位（前或后）或旋转来测试自主姿势反应和运动协调能力。记录参数包括姿势反应潜伏时间（从支撑面开始移动到自主姿势反应出现所经过的时间）、两侧姿势反应程度的对称性。60 岁以下正常潜伏时间在 38 ~ 151 毫秒之间，超过年龄标准化值 95% 可信区间为异常。两侧姿势反应程度相差 25% 以上为协调性异常。

结果分析：测试的姿势反应潜伏时间延长或两侧反应协调性异常提示严重的前庭系统损害或姿势反应通路损害。

三、评定的意义

平衡是人体保持体位,完成起居动作和步行等日常生活动作的基本保证。为了改善患者的运动功能,提高日常生活动作能力,对平衡的评定和训练是不可忽视的问题。平衡能力的评定是运动功能评定的重要组成部分。通过评定可以判断是否存在平衡障碍及障碍的程度、障碍发生的原因,预测发生跌倒的可能性,并针对障碍的特点指导制订康复治疗方案;对潜在的和亚临床的平衡障碍提供有价值的临床资料,分析不同年龄平衡能力的变化与疾病的关系;评估平衡功能障碍的治疗(手术、药物)和康复训练的疗效,以指导下一步的治疗。

第二节　协调功能的评定

一、概述

协调功能是指产生平滑、准确、有控制的运动的能力,它要求有适当的速度、距离、方向、节奏和肌力。协调运动主要分为粗大运动和精细运动两大类。粗大运动指的是大肌群参与的身体姿势保持和平衡等运动,如坐、站、行走等。精细运动指的是一组或几组小肌群共同完成的随意运动。比如手眼协调性、控制细小物品的能力等,人体保持一定的姿势从事随意运动,与大脑皮质运动区、皮质的基底核、小脑、前庭迷路系统、深感觉、视觉均有着密切的关系。

小脑对协调运动起着重要的作用,每当大脑皮质发出随意运动的命令时,小脑便产生了制动作用。当大脑和小脑发生病变时,四肢协调动作和行走时的身体平衡发生障碍,此种协调功能障碍又称为共济失调。共济失调表现为:醉汉步态,暴发性言语,眼震,震颤,协同运动障碍,测定障碍,交互反复运动障碍,时间测定异常,肌张力低下,重量感觉障碍,书写障碍,误写。

此外不随意运动也可导致协调功能障碍。不随意运动表现为:震颤,舞蹈,手足徐动,异常运动,肌阵挛,肌纤维颤动,抽搐与联合运动。

根据产生协调障碍的不同原因,主要分以下三类:

（一）小脑功能不全而致

缺乏精细协调及对距离的判断力而影响到步态、姿势和运动方式。其常见表现为:

1. 醉汉或蹒跚步态　向前行走时,举步过高,躯干不能协同前进,有后倾现象,跨步大、足着地轻重不等、不稳定,足间距宽大而摇摆。

2. 姿势性震颤　即站立时身体前后摇摆。

3. 意向性震颤　发生于随意运动时的震颤。

4. 辨距不良　对运动的距离、速度、力量和范围判断失误,结果达不到目标或超过目标。

5. 轮替运动障碍　即快速重复动作不良,不易完成快速交替动作。

6. 运动分律　即不能完成平滑的一个动作,表现为一连串动作成分。

（二）基底神经节功能不全而致

基底神经节病变主要是导致运动不正常和肌张力的改变。其一类主要表现为震颤,僵直,随意运动减少,动作缓慢,面部表情呆板,慌张步态,如帕金森病;另一类则表现为上肢和头面部不自主和无目的的动作,这些动作类似随意运动中的一个片段,但肌张力低下,如舞蹈病。常见表现为:①静止性震颤:患者静止时出现手部"搓丸"样动作,震颤随有目的的运动而减轻或消失;②运动不能:运动启动困难;③手足徐动:四肢末端缓慢的、不随意的扭转样运动;④偏身舞蹈症:一侧身体突然出现痉挛性的、有力的、无目的的鞭打样运动;⑤肌张力障碍:肌张力高低变化无法预测。

(三) 脊髓后索功能不全而致

后索病变主要导致本体觉和精细触觉信息不能传入大脑皮质,患者闭眼时不能确定关节的位置。常见表现为:①若患者闭眼或在暗处站立或行走时身体摇晃倾斜易跌倒;②步态异常:两脚分开较宽,摇摆不定,步距不等,高抬腿,落地有声,走路看脚;③辨距不良;④无法准确摆放四肢位置,感觉不出检查者在其皮肤上写的文字。

二、评定方法及标准

协调性评价方法较多,表格设计各异,现介绍最常用的几种评定方法及相关表格。

(一) 协调功能的评定

先计时测速确定基线水平,然后对患者的协调功能进行检测。

功能分级为:①正常完成;②轻度残损:能完成活动,但较正常速度及技巧稍有差异;③中度残损:能完成活动,但动作缓慢、笨拙、不稳非常明显;④重度残损:仅能启动活动,不能完成;⑤不能活动。

1. 评定内容 依次检测:①运动是否直接、精确、容易反向做;②完成动作的时间是否正常;③增加速度是否影响运动质量;④进行活动时有无身体无关的运动;⑤闭眼是否影响活动质量;⑥是否有身体的近侧、远侧或一侧更多地参与活动;⑦患者是否很快感到疲劳。

2. 评定方法 协调试验可分为非平衡性和平衡性,非平衡性协调试验(nonequilibrium coordination test,NCT)是评估身体不在直立位(站)时静止和运动的成分,这类试验包括对粗大和精细运动的检查;平衡性协调试验(equilibrium coordination test,ECT)是评估身体在直立位时的姿势、平衡以及静、动的成分。检测包括大肌群参与的粗大运动的活动(如站立和行走)和利用小肌群的精细运动的活动(如用手操作物体)。

着重评定 5 个方面的运动能力:①交替和交互运动:检测两组相反肌群的相对运动的能力;②协调运动:包括由肌群的共同运动来获得运动的控制;③精细运动:评定测量和判断随意运动的距离和速度的能力;④固定或维持肢体:检测维持单个肢体或肢体某部分的能力;⑤维持平衡和姿势:评定保持平衡和身体直立姿势的能力。所有测验应先在睁眼和闭眼时分别测试。主要观察动作的完成是否直接、精确,时间是否正常,在完成的过程中有无辨距不良、震颤或僵硬,增加速度或闭眼时有无异常。异常的反应包括在测试中逐渐偏离位置和闭眼时对测试的反应较差。

(1) 平衡性协调试验:临床常用的评估方法如表 8-10。

表8-10 平衡性协调试验

测 试 方 法	得分
1. 在正常舒适的位置上站立	
2. 双足并拢站立(窄支持基底)	
3. 一足直接在另一足前方(足趾碰及另一足足跟)地站立	
4. 单足站立	
5. 站立,上肢的位置交替地放在身旁、头上方、腰部等	
6. 突然地打破平衡(在保护患者的情况下)	
7. 站立位,躯干在前屈和还原到零位之间变换	
8. 站立位,躯干两侧侧屈	
9. 行走,将一侧足跟直接置于另一侧足尖前	
10. 沿地板上所画的直线行走或行走时将足置于地板上的标记	
11. 侧向走和退步走	
12. 原地踏步	
13. 变换步行活动的速度(增加速度将夸大协调缺陷)	
14. 步行时突然停下和突然起步	
15. 沿圆圈和变换方向步行	
16. 用足趾和足跟步行	
17. 正常站立姿势,先观察睁眼下平衡,然后闭眼	

(2)非平衡性协调试验

1)指鼻试验:让受检者肩外展90°,肘伸展,用示指指尖触及自己的鼻尖;也可以让受检者用示指先接触自己的鼻尖再去接触检查者的示指。检查者可通过改变受检者肩的位置或自己示指的位置来评定其在不同运动平面完成该测试的能力。

2)指-指试验:受检者和检查者相对而坐。检查者的示指举在受检者面前,同时令其用示指去指检查者的示指。检查者还可以变化其手指的位置来评定受检者对改变方向、距离和速度而作出反应的能力。

3)指对指:受检者先两肩外展90°,两肘伸展,然后令受检者屈肘将两示指在中线相触。

4)交替指鼻和指指:让受检者交替地触鼻尖和检查者的示指尖,后者可改变方向和距离。

5)拇指对指试验:让受检者用拇指尖连续触及该手的其他指尖,可逐渐加快速度。

6)握拳试验:受检者双手从完全屈曲到完全伸直的握拳和开拳之间的变换,可同时进行或交替进行(一手握拳,一手伸开),可逐渐加快速度。

7)旋前/旋后:上臂紧靠躯干一侧,肘屈曲90°,让受检者前臂交替旋前、旋后,可逐渐加快速度。

8)反弹测验:受检者于屈肘位,检查者给予足够的徒手阻力产生肱二头肌的等长收缩,突然去掉阻力,正常时,相反的肌群(肱三头肌)将收缩和阻止肢体向受检者头部冲击。为避免异常时前臂和拳反弹撞击受检者头部,应加以保护。

9)拍手试验:屈肘,前臂旋前,让受检者用手拍膝。可双手同时或交替做。

10）拍地试验：让受检者足跟触地抬起脚尖，用一足掌在地板上拍打，膝不能抬起，其足跟维持接触在地板上。可双脚同时或交替做。

11）指示准确试验：受检者与检查者相对而站或坐，检查者屈肩90°，伸肘，指出示指，受检者示指尖与检查者的相触，让受检者充分屈肩使上肢指向天花板，然后返回原处与检查者示指对准，异常时偏低或偏高。两手分别做。

12）跟-膝、跟-趾试验：受检者仰卧，抬起一侧下肢，足跟先后放在对侧下肢的膝部和踇趾上。

13）趾-指试验：受检者仰卧，抬起下肢，踇趾触及检查者的手指，检查者可通过改变手指的位置来评定受检者对方向、距离改变的应变能力。

14）跟-膝-胫试验：受检者仰卧，抬起一侧下肢，先将足跟放在对侧下肢的髌骨（膝）上，再沿胫骨前缘向下推移。

15）划圈试验：受检者抬起上肢或下肢，在空中划出想象中的圆。

16）固定或位置保持：上肢：受检者将手保持在向前水平伸直位；下肢：将膝保持在伸直位。

3. 评分标准 协调（共济）试验应先计时测速以确定基线水平，然后对受检者的协调功能进行检测。其功能分级是：5分：正常完成；4分：轻度障碍，能完成指定活动但较正常速度和技巧稍有差异；3分：中度障碍，能完成指定活动但动作缓慢、笨拙、不稳非常明显；2分：重度障碍，仅能启动运动，不能完成；1分：不能活动。做完试验，分别评分并填入表8-11。

表8-11　协调评定

测试方法	左侧	右侧	备注
1. 指鼻试验			
2. 指-指试验			
3. 指对指试验			
4. 交替指鼻和指指			
5. 拇指对指			
6. 握拳试验			
7. 旋前/旋后			
8. 反弹试验			
9. 拍手试验			
10. 拍地试验			
11. 指示准确试验			
12. 跟-膝、跟-趾试验			
13. 趾-指试验			
14. 跟-膝-胫试验拍地试验			
15. 划圈试验			
16. 固定或位置保持			

笔记

（二）依据运动缺陷选择评价方法

依据患者表现出的运动缺损为主线，按表8-12选择性评价，评价标准如方法一。

表8-12 依据运动缺陷选择评价方法

运动缺陷	评价方法
Ⅰ. 轮替运动障碍	指鼻 交替指鼻和指 旋前旋后 屈伸膝 以交替的速度行走
Ⅱ. 辨距不良	指示准确 绘图或横8字 跟膝胫 走路时将足放在地板的标记上
Ⅲ. 运动分解	指鼻 指对检查者指 交替地跟至膝和趾 趾至检查者手指
Ⅳ. 意向震颤	在功能活动中观察，接近靶心时加重 交替指鼻和指 指对指 指对检查者指 趾对检查者指
Ⅴ. 静止震颤	在静止时观察患者；在功能活动时观察患者，活动时缺陷减轻或消失
Ⅵ. 姿势性震颤	观察正常的站立姿势
Ⅶ. 运动徐动	走路中观察手的摆动 变换速度和方向走路 要求患者突然停止运动或走路 观察其功能活动
Ⅷ. 姿势紊乱	上、下肢固定或保持在某一位置上 在坐或站位上出其不意使之脱离平衡 站位上改变支持的基底站位，一足直接在另一足的前方 单足站
Ⅸ. 步态紊乱	沿直线走 向侧方、后方走 正步走 步行中变换速度 沿圆走

（三）精细运动的协调性评定

评定方法：

1. 受检者手持铅笔，肘关节不得放在桌面上，从离纸面10cm处，以每秒1点的速度向圆形图中心打点，共做50秒。将图中1~5和图外不同区域内打点的次数记录在表格内。

2. 两手分别用铅笔通过纵线的缺口处描绘出曲线。要求以最快的速度,不可触及纵线,肘关节不能离开桌面。将结果记录在表格内。

正常值:所需时间右手为 11～16 秒,左手为 14～21 秒。触及纵线数右手 0～2 次,左手 0～2 次。

3. 手持铅笔,自左向右在圆圈内打点,肘关节不得离开桌面。在练习线上试做一次,然后在正式测试的图上进行。在第 3 秒和第 5 秒的打点处用"0"做上记号,将 3 秒以前完成的打点圈数进行整理,打点在圈外的做分子,打点数做分母。即:圈外的个数/打点的个数。

正常值:右 1/5～10,左 1/2～8。

4. 三点打点检查,在圈中,用铅笔以顺时针方向打点,共打 10 圈,记录所需时间和打到圈外的点数。

将以上检查和有关的协调检查结果记录在协调性检查表中(图 8-5)。

（四）上下肢协调性测验

内容见表 8-13。

表 8-13　协调性试验（服部一郎,细川忠义）

1. 一定时间内,连续完成某一单纯动作的次数或完成一定次数所需要时间的试验法
（1）上肢：　1）按动计数器 30 秒,所按动的次数或按动 20 次所需的时间
2）1 分钟内能抓取盆中玻璃球的数目或抓取 10 个所需要的时间
3）1 分钟内在穿孔板（协调性恢复训练）上能竖起 10 个小棒或立起 10 个所需的时间
（2）下肢：　1）闭眼,脚尖靠拢能站立的时间
2）睁眼,单脚能站立的时间
3）睁眼,步行 10m 的时间（前进、后退、横行）
4）闭眼,步行 5m 的时间（前进、后退、横行）
2. 观察进行复杂动作时的失误次数或完成次数的方法
（1）上肢：　1）在复杂的图形上用铅笔在其空隙中画线
2）反复做对残疾患者来说是复杂的动作,观察其正确度
3）高高叠起积木
（2）下肢：　1）以 50～100cm 距离立起瓶子,令其绕瓶步行,计算被碰倒的瓶数
2）在宽为 20cm 的步行线内,睁眼步行,计算出线的次数

三、协调评定的意义及注意事项

通过协调评定可以判断有无协调功能障碍,明确协调障碍的程度及其原因;明确协调障碍对粗大运动、精细运动、ADL 的影响,为制订与实施康复训练方案提供依据;评估训练效果,以指导下一步训练治疗。在进行特殊测验之前,为了更详细地判断缺陷的部位,应先观察患者的功能性活动,如床上活动、日常生活活动、从坐到站到走,并从以下几方面进行观察:①每一项活动技能的水平,包括需要多大的帮助或是否需要辅助器;②不稳定的发生,附加运动等;③受累肢体的数目;④不协调的分布,如远端或近端肌肉;⑤增加或减少不协调缺陷的情况或体位;⑥完成一项活动所需的时间;⑦安

协调性试验(实际用表的约35%缩小版)

姓名 _____ 诊断 _____ 检查年 月 月(第 次检查) 检查者姓名 _____

Ⅰ.用铅笔（HB）从纸上方10cm开始向图中心打点。肘不要靠桌面。以每秒打一点的速度合着检查者拍手的拍节打点(预定50秒)。不能用铅笔时,可用签名笔等,要注明。

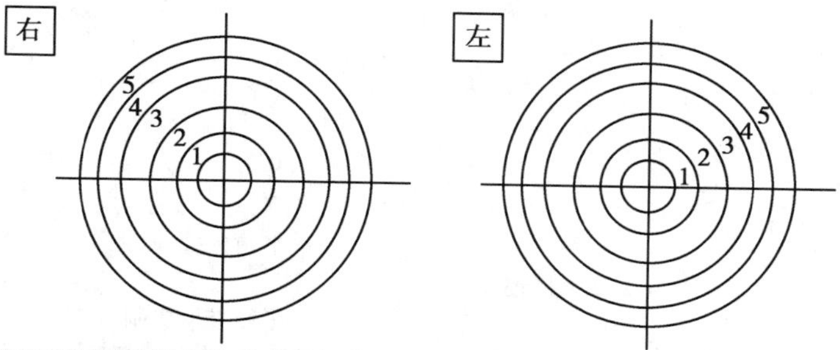

落在圆外的点数

	右	左
1		
2		
3		
4		
5		
外		

所用时间（50次）

	右	左

Ⅱ.沿纵线断裂处划曲线,注意所划曲线勿碰到纵线,尽可能快划。(用HB铅笔,肘不必从桌面抬起)

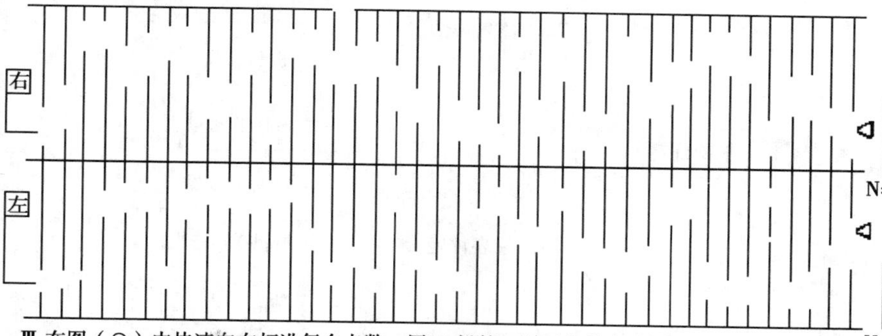

（右）

秒	误数

N=11~16 N=2

（左）

秒	误数

N=14~21 N=2

Ⅲ.在图（○）中快速向右打进每个点数,用HB铅笔,肘不必从桌面抬起

(练习) 右

(正常检查) 左

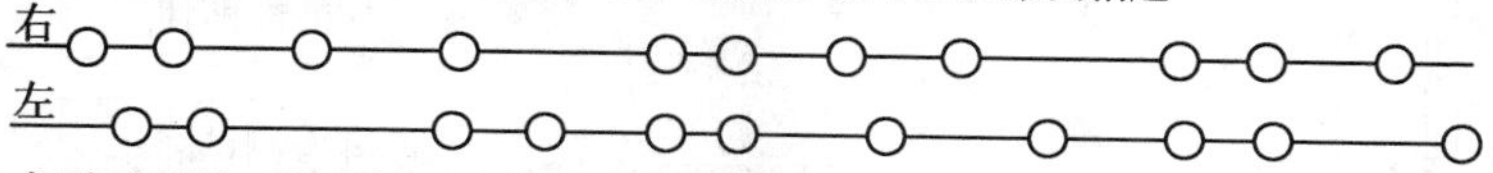

开始一条需要时间(3秒,5秒)(用○圈住随检查者的手势向下前进)

误数

所划点数

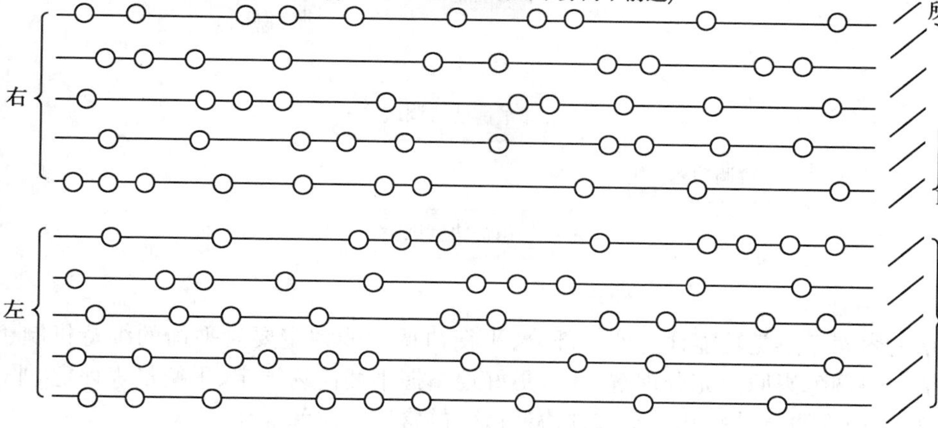

右

N=1/5~10
(3秒钟)

左

N=1/2~8
(5秒钟)

图8-5 协调性试验检查表

笔记

全性水平。这些资料的获得有助于选择所需的最适宜试验。另外,还应检查肌力、关节活动度和感觉的缺损。因为这些方面也可能影响运动的协调。然而,即使肌力、关节活动度和感觉都正常,也可能出现不协调的情况。

　　检查中需注意协调障碍是单侧还是双侧,哪个部位最明显(头、躯干、上肢、下肢),睁眼、闭眼有无差别。

　　当测验老年患者时,应允许有年龄的差异,因老年人反应比较迟钝,平衡和协调能力较差。

学习小结

1. 学习内容

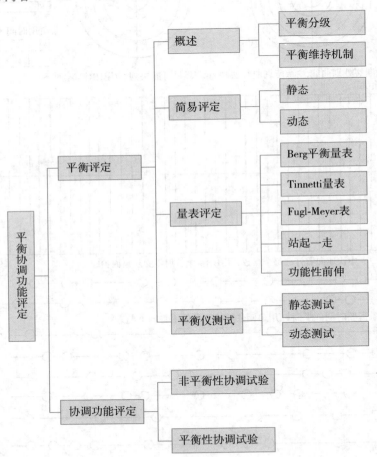

2. 学习方法

　　本章内容属于感觉功能评定的一部分;平衡协调功能评定要对平衡的维持机制、三级平衡和协调障碍原因充分理解,才能更好地掌握平衡简易评定、平衡量表评定、平衡测试仪、平衡性协调试验和非平衡性协调试验的常用方法和操作。

(英振昊)

复习思考题

1. 如何理解视觉系统、躯体感觉系统及前庭系统在平衡维持机制中的作用及其相互关联。

2. 有哪些原因可能导致老年人容易跌倒?

笔记

第九章

步 态 分 析

学习目的

通过本章学习,对步态分析的定义、方法、内容以及正常和异常步态的基本表现形式,有初步而全面的了解,能够在科研和临床实践中将步态分析技术作为全面评价运动功能缺损程度的有效工具。

学习要点

步态分析的定义和内涵,正常步态的特征以及典型异常步态的表现。

　　步行是指一系列重复性肢体运动使身体向前移动,同时双下肢保持稳定的支撑。步态分析,尤其是三维步态分析技术,是目前评价运动功能异常最客观、最精确的工具。正常步态的前提条件是:①在支撑相有稳定的支撑。②在摆动相有足廓清能力。③在摆动相末期足与地面接触前合适的姿势。④适当的步长。⑤最大限度地节约能源。

　　步行是在保证支撑稳定性的同时,利用重复的肢体运动序列使身体向前移动。由于每一个序列的动作都涉及一系列的两个多节段下肢和整个身体之间的多重相互作用,大量同时发生的动作识别迫使步态观察必须从多个方面进行。有三个基本的途径。在这些途径中,最简单的系统就是通过在双足与地面交替接触的变化中将步态周期细分。第二种方法是运用步幅的时间和距离特性。第三种是确认步态周期中这些事件的功能性意义,同时把这些间隔定义为步态周期中的功能时相。

　　步态分析(Gait analysis,GA)是利用生物力学原理和人体解剖学、生理学知识认识对人类行走状态进行对比分析的一种研究方法,包括定性分析和定量分析。其中步态(gait)是指人体步行时姿势,包括步行(walking)和跑(running)两种状态。神经系统或骨骼肌肉系统疾病可能影响患者的行走能力,因此需要进行步态分析,以评定患者是否存在异常步态以及步态异常的性质和程度,为分析异常步态的原因和矫正异常步态、制订康复治疗方案提供必要的依据,并评定步态矫治的效果。

第一节　概　　述

一、步行生物力学与神经学及生理学关系

　　行走是人在出生后,伴随着发育过程不断实践而获得的一种能力。行走及步态是

中枢神经系统的调控结果在生物力学水平上的体现。在神经学水平,运动单位的众多兴奋性和抑制性信号汇聚是生物力学信号的第一级水平汇聚。生物学信息的第二级水平汇聚体现在肌肉水平,肌肉力量的大小通过运动单位募集率的高低体现。在关节水平上,可以看到第三级水平的汇聚即关节的运动,它是所有主动肌与拮抗肌力量和力臂长度乘积的代数和即力矩作用的结果,力矩所反映的是中枢神经系统所有控制力量的代数和。因此,正常步态有赖于中枢神经系统、周围神经系统以及肌肉骨骼系统的协调工作。下肢肌肉、骨骼、韧带、关节乃至脑、脊髓、周围神经的正常生理功能以及相互间的协调与平衡受到损害时均可导致不同程度的步行困难,表现出异常步态。

二、步态分析的目的

步态分析的目的主要是为制订康复治疗计划、指导改善运动功能的手术策略选择、评价治疗效果等提供客观依据,具体体现在以下几个方面。

1. 分析肢体功能 通过步态分析可鉴别、评定肢体伤残程度,明确肢体功能状况,为制订康复计划提供客观证据。

2. 制订治疗方案 根据步态分析提供的信息,对步行功能和影响步态的原因进行深入分析,发现异常出现的影响因素,为临床手术等提供个性化的、有针对性的治疗方案指导。

3. 评价治疗及康复效果 通过对比治疗及康复前后的步态,尤其是使用三维步态分析,可客观、量化的评价治疗效果。

4. 指导辅助器具及矫形器的使用及评价其可行性 通过步态分析结果发现辅助器具应改善的主要功能,从而有针对性的调整辅助器具及矫形器的定制及使用;同时还可通过比较不同种类矫形器、辅助器具等对步态的改善效果,评定其作用程度并作出必要调整。

三、适应证和禁忌证

1. 适应证 步态分析适用于所有因疾病或外伤导致的步行障碍或步态异常,包括神经系统和骨骼肌肉系统的疾病和外伤。

(1)中枢神经系统损伤:如脑卒中、颅脑损伤、脑性瘫痪、帕金森病等。

(2)骨关节疾病和外伤:如截肢、髋膝关节置换术后、关节炎、韧带损伤、踝扭伤等。

(3)下肢肌力损伤:如脊髓灰质炎、进行性肌营养不良、下肢周围神经损伤等。

(4)其他:如疼痛、癔症等。

2. 禁忌证 严重心肺疾患、下肢骨折未愈合、检查不配合者不宜进行步态分析检查。

第二节 正 常 步 态

步行是指一系列重复性肢体运动使身体向前移动,同时双下肢保持稳定的支撑。当身体向前移动时,一侧下肢充当移动性支撑源,同时另一侧下肢自身向前移动并成为下一个新的支撑点。随后,双侧下肢交换角色。当身体重量从一侧下肢向另一侧下肢转移时,双足都与地面发生了接触。这一系列的动作会通过每一侧下肢的交替时相不断重复着,直到到达目的地。

一、基本概念

1. 步幅(stride length) 步态周期也可以被定义为描述性术语"步幅"。步幅与一个步态周期对等,又称为跨步长或复步长。一个步幅是指同侧下肢两个连续的初始着地之间的阶段产生的距离(即左足足跟至下一步左足足跟的距离)。相当于左右两个步长之和,多用厘米表示。

2. 步长(step length) 在每个步幅(或者是步态周期)中都有两个步长。双足初始着地之间的间隔即一个步长(即左足足跟至右足足跟的距离),又称单步长。正常人平地行走时,步长约为 50~80cm,左右侧步长及时间基本相等,若不一致则表示步态异常。

3. 步宽(stride width) 行走中左、右两足间的横向距离成为步宽。通常以足跟中点为测量参考点,用厘米表示,正常人步宽约为 8±3.5cm,步宽越窄,步行的稳定性越差。

4. 步速(walking velocity) 指身体沿步行方向的平均水平移动速度,测量一个步幅或者多个步幅速度。

5. 足偏角(foot angle) 在行走中人体的前进方向与足的长轴所形成的夹角即为足偏角。通常用°(度)表示,正常人约为 6°~7°。

6. 步频(cadence) 每个时间单位所走的步数,表示为每分钟走了多少步。

二、正常步态周期

每个步态周期分为两个时期,支撑相和摆动相。这些通常被称为步态时相。支撑相是描述足与地面始终有接触的术语。开始于初始触地(initial contact)。摆动相是用来描述足在空中向前移动的术语。摆动相开始于足尖离地(toe-off),结束于足跟再次着地。一般正常情况下,与地面有接触的支撑相大约占步态周期的 60%,摆动相占40%。然而,步态周期中各个阶段的精确时间分配随个人的步行速度而不同。按照惯常情况下的步行速度 82m/min(1.36m/s)步行,支撑相和摆动相分别占整个步态周期的 62% 和 38%,双下肢支撑时段占整个步态周期的 12%。一侧下肢的单支撑相与对侧下肢的摆动相同时发生,因此时间占比相同,约为 40%。单支撑相时期的功能表现是肢体支撑能力的最好指征。

(一)阶段的划分

在实际应用中,步态周期被划分为八个事件发生,分别是:初始着地(initial contact),承重反应(loading response),支撑相中期(midstance),支撑相末期(terminal stance),摆动前期(pre-swing),摆动相早期(initial swing),摆动相中期(midswing),摆动相末期(terminal swing)(图 9-1)。

8 个步态阶段中每一个都有一个功能性的目标,以及一个关键的选择性协同运动模式,用这一模式来实现对应目标。各阶段的有序结合也保证了肢体能完成 3 个基本功能任务。他们分别是体重接收(WA),单下肢支撑(SLS)以及摆动侧下肢前进(SLA)(图 9-2)。步态时相的划分可以更直接地识别单个关节发生的不同动作在功

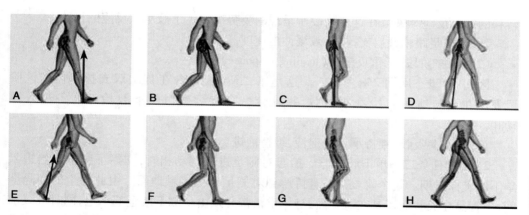

图9-1 步行周期分期

上图分别是 A:初始着地,B:承重反应期,C:支撑相中期,D:支撑相末期,E:摆动前期,F:摆动
相早期,G:摆动相中期,H:摆动相末期

能上的意义,同时也为单个关节多平面同时发生的运动与整个肢体运动模式的关联提
供了解决的方法。当步态异常的发生在一个关节面或者较易识别时,临床评估和目测
观察可以发现。但当异常发生在多个关节或一个关节的多个平面导致问题复杂时,需
要应用三维步态分析技术识别多个关节和(或)关节面在每个时相的功能异常表现。

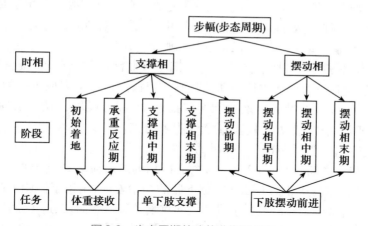

图9-2 步态周期的功能分期及任务

步幅是一个步态周期的功能性术语,这些时相展示了步态周期根据
足触地情况的基本分期,每个阶段都是由下肢的姿势决定,功能时
相显示了各阶段根据自身所履行的功能而进行的分组

（二）功能任务

1. 功能任务一　体重接收。承重是支撑相的第一个功能任务。这是步态周期中
最具挑战性的任务,必须满足 3 个功能要求:①震荡吸收;②初始肢体稳定性;③维持
前进。这种挑战体现在需要将身体的重量突然转移到刚刚完成摆动向前这一动作的
下肢上,并且还存在一个不稳定的力线排列。包括初始着地和承重反应期这两个步态
阶段。

（1）第一阶段:初始着地(initial contact)

区间:占步态周期0% ～2%。这个阶段包括足落地瞬间,以及身体重量开始发生

转移的即时反应。关节在这个阶段所呈现的姿势决定了下肢承重反应的模式。

目标:以足跟轴开启支撑相,减缓冲击速度。

(2) 第二阶段:承重反应期(loading response)

区间:占步态周期2%～12%。这是第二阶段,包含在首次双支撑相内。该阶段发生在足与地面初始着地之后,并且会一直持续到对侧下肢抬起准备进入摆动相。

目标:震荡吸收,维持承重稳定性,维持前进。

2. 功能任务二　单下肢支撑。抬起对侧足进入摆动相时,支撑下肢也开始进入单下肢支撑时期。这个阶段会一直持续到对侧足再次接触地面。由此产生的间隔期间,不管是在矢状面还是在冠状面,身体重量都必须由一侧下肢全部承担,同时继续前进。单下肢支撑时期包含两个阶段:支撑相中期和支撑相末期。主要是根据它们前进机制的不同来进行区分。

(1) 第三阶段:支撑相中期(midstance)

区间:占步态周期12%～31%。该阶段是单下肢支撑时期的前半部分。它开始于对侧下肢足上抬,并且会一直持续到身体重心调整至前足。

目标:前进越过静止的足,保持下肢和躯干稳定性。

(2) 第四阶段:支撑相末期(terminal stance)

区间:占步态周期31%～50%。该阶段完成了单下肢支撑。开始于足跟上抬,并且会一直持续至对侧足着地。在这整个阶段中,体重移动到前足之前。

目标:身体前进超过支撑足,保持下肢和躯干稳定性。

3. 功能任务三　下肢摆动前进。为了满足下肢前进的高要求,准备姿势开始于支撑相。下肢通过三个姿势进行摆动,即抬起自身、向前移动完成步幅的长度及为进入下一个支撑阶段做好准备。该功能期包括四个步态阶段:①摆动前期(支撑相结束);②摆动相早期;③摆动相中期;④摆动相末期。

(1) 第五阶段:摆动前期(pre-swing)

区间:占步态周期50%～62%。这个支撑相的最后阶段是整个步态周期中的第二次(最后一次)双支撑相。开始于对侧下肢的初始着地,结束于同侧下肢足趾离地。一些研究人员给这个阶段命名为重量释放和重量转移。然而,在这个阶段发生的所有的运动和肌肉收缩都与前进有关。当下肢突然快速摆脱体重时,后伸下肢利用向前的"推力"推进进程,同时也为该侧下肢即将快速摆动做准备。

目标:把下肢放在适当的位置以进入摆动相,加快前进速度。

(2) 第六阶段:摆动相早期(initial swing)

区间:占步态周期62%～75%。这是摆动相的第一个阶段,约占整个摆动周期的三分之一。它开始于足抬离地面,结束于摆动足位于支撑足的正对面。

目标:足廓清,下肢从后伸体位离开向前移动。

(3) 第七阶段:摆动相中期(midswing)

区间:占步态周期75%～87%。这个阶段是摆动相的第三个阶段,当摆动侧足位于支撑下肢的正对面时,摆动相中期开始。当摆动下肢位于支撑下肢前方,胫骨处于直立位时(即髋关节和膝关节屈曲角度是相等的),摆动相中期结束。

目标:下肢前进,地面足廓清。

208

（4）第八阶段：摆动相末期（terminal swing）

区间：占步态周期87%～100%。这个摆动相的最后阶段开始于胫骨直立位，结束于足着地。当小腿移动至大腿前方时，完成下肢前进任务。

目标：完成下肢前进，下肢做准备进入支撑相。

三、正常步行过程中的重要事项

（一）支点-轴系统（rocker）

一旦步行开始，支撑足上方的身体前进依赖于支撑侧下肢的移动。支撑相开始时，体重快速下降至即将初始着地的正在向前移动的下肢上。由于大腿只屈曲20°，因此作用力主要直接朝向地面。为了保持身体前移的进程，一些力就被要求重新定向，既要前进又要保持稳定。支点-轴系统保证上述功能的实现。在一系列行为中，足跟、踝、前足及足趾都承担了支点-滚动轴的角色，推动身体平滑地向前行进（图9-3）。

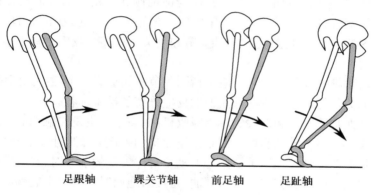

| 足跟轴 | 踝关节轴 | 前足轴 | 足趾轴 |

图9-3 支点-轴系统

1. 足跟轴（heel rocker） 当体重下降至支撑侧肢体时，体重前倾产生的动力由足跟轴保存。当体重下降至足部，跟骨结节和踝关节中心之间的骨性节段作为一个不稳定的杠杆落向地面。以足跟为支点（长杆为运动轴），足部通过小弧度的跖屈向前滚动。胫骨前部肌群使足下落的速度减慢同时牵拉胫骨前移，保持足跟轴直到承重反应期结束。

2. 踝关节轴（ankle rocker） 一旦前足接触地面，踝关节就成为继续前进的支点-轴。足部固定不动，以踝关节为支点（长杆为运动轴），胫骨（及整个下肢）对动量做出反应，踝关节被动背屈，驱动胫骨继续前移。当比目鱼肌收缩时，胫骨成为膝关节伸展的稳定基础，比目鱼肌也可以在腓肠肌的帮助下推动胫骨前进。

3. 前足轴（forefoot rocker） 当足跟抬起时，身体的压力中心到达跖骨头。跖骨的圆形轮廓充当前足轴。当体重下落超过足部支撑区域时，前进速度加快。胫骨越过前足轴（长杆为轴）继续前进。这是整个步态周期中最强的推动力。腓肠肌和比目鱼肌活动以稳定踝关节。

4. 足趾轴（toe rocker） 在摆动前期，前足内侧最前缘和踇趾作为加速下肢前进的基础。跖屈的弹性反冲推进胫骨前移。

（二）推进力

使支撑侧下肢前移的基本动力源于体重前倾。此外,在支撑侧下肢抬起和前进过程中,髋关节屈曲产生前移的力量(拉力),推动身体矢量前移。髋关节屈曲速率较快时提高了加速度,从而加快行走速度。在摆动相,膝关节主动伸展提供了一个额外的拉力。

在正常步态周期中,承重反应期结束时,髋关节伸展开始,会产生较小的推动力。在支撑相中期的较早阶段,股四头肌小幅度活动,伸膝动作完成。摆动前期,当体重突然转移至对侧下肢,该侧下肢紧张的比目鱼肌和腓肠肌肌腱结合部突然放松,引起弹性反冲,为肢体进入摆动相做准备,这个动作通常被称为"推进"。在摆动相早期,髋关节快速屈曲开始时是第四次推进力的迸发。

（三）震荡吸收

身体重量从后方伸展的下肢转移至前方的足,即使发生在双支撑相也是突然的转换过程。在单下肢支撑的末期,身体重量的移动已经超过了后伸下肢的前足所能提供稳定的临界值,其结果是稳定性的丧失,使身体前倾和下落。前方的足在摆好即将承重的姿势开始下落时,仍在地面上方有约1cm的距离。因此,在很短的时间内,身体处于自由下落的状态。通过踝关节,膝关节和髋关节震荡吸收反应减小了地面撞击的整体强度。

地面撞击时震荡吸收的即刻反应是指踝关节跖屈形成一个微小的弧度,以及足跟着地时的距下关节外翻。胫骨前部肌群的反应维持了足跟轴状态。

膝关节屈曲是第二个和最大的震荡吸收机制,该运动也是接触地面时启动足跟轴后的减震反应。当胫骨前部肌群控制足部下垂时,由于其肌腱附着于胫骨和腓骨上,使小腿必须随足部运动。当膝关节中心移动至身体矢量的前方时,胫骨向前运动使膝关节快速屈曲。股四头肌控制膝关节屈曲,是接触地面时的第二个震荡吸收反应。不论是关节承重受力还是地面撞击力均减小。在矢状面地面反作用力记录中,正常的步行速度下,身体下落时下肢所承受的冲击力峰值约为体重的110%。

承重侧(前方)下肢的突然负重也减低了后方下肢的支撑,引起对侧骨盆的下降。当体重位移最小化时,前方(承重侧)下肢髋外展肌提供额外的吸收震荡策略,减慢了对侧骨盆的下降速度。当重量迅速下降到承重下肢时,对侧下肢被抬离地面。

由于体重的自由下落,踝关节、膝关节和髋关节突然被动地失衡,这些肌肉对失衡的系列反应减少了下肢着地时的冲击力量。头、上肢、躯干结构和足之间的每个关节,包括腰骶关节,都受到了保护从而避免了突然撞击时的潜在损伤。

（四）能量保存

肌肉力量的相对强度用每一块肌肉的最大能力的百分比表示,代表了执行任务的能力。肌肉力量强度与持续时间的结合决定了能量消耗。主要有2种能量保存机制来维持正常的步行速度,分别是重心位置的调整和选择性肌肉控制。两种机制都可以降低肌肉运动的强度和持续时间。

步行时的耐力如果不受限制,要求能量消耗小于心肺所能产生的最大能量的一半。该能量阈值表示最大有氧能量的50%(VO_2max 最大耗氧量)。平均82m/min的正常步行以消耗最大能量的38%的速度耗能。以该速度步行所需能量少于最大耗氧量的50%,没有达到无氧阈,这也是为什么健康成年人认为步行只需要最小的努力即可实现的原因。

（五）重心位置调整

步行时减低肌肉做功最主要的机制是保持身体重心最小程度地偏离前进方向上的水平直线。每个步态周期都有两个潜在的高能量消耗情况：身体重心（COG）在高度和横向位置上的变化。在双下肢支撑和单下肢支撑的间隔，下肢改变了直立方向的力线排列，引起骨盆高度的变化。身体的质心上下移动。在两个双下肢支撑期间（早期和末期）双下肢呈倾斜位时，身体处于最低点。在支撑相中期，当支撑侧下肢（左或右）处于直立位时，身体升至最高位置。最新研究表示利用现代摄影技术和对运动进行计算机编程，发现重心的侧向位移平均为（3.5±0.9）cm，垂直位移平均为（3.2±0.8）cm。个体数值的变化主要是由于性别差异对身体的大小和步态速度的影响。

四、正常步态的运动学及动力学变化

步态周期每个阶段的目的都是推进前行，即使这个力往往是该阶段主要功能附带产生的结果。承重反应期足跟轴以及摆动前期的推进力机制的协同作用，推进了身体和下肢共同前进。支撑相中期和末期提供了踝关节轴和前足轴，优化了摆动前期弹性反冲产生的动量以及摆动下肢前进产生的潜能。向前下落的身体质量是最终的前进力（被动的）。

（一）初始着地

运动学角度变化：骨盆：前倾10°，旋前5°，额状面中立位（0°）；大腿：屈曲20°；膝关节：屈曲5°（呈明显伸展状态）；踝关节：中立位；距下关节：中立位。

在足撞击地面的瞬间，下肢正好处于最佳位置可以吸收与地面接触时产生的部分震荡，同时也可以维持前进的进程和姿势的稳定。踝关节和距下关节处于中立位，膝关节接近完全伸直（屈曲5°），髋关节使大腿屈曲接近20°。这使足跟处于与地面最近的位置。

足与地面突然接触的撞击产生了一个地反力的垂直分力的尖峰（通常称为"足跟瞬态"），这使得在步态周期的前1%～2%的时段强度达到体重的50%～125%。与关节相关的地反力向量线排列引起踝关节、距下关节和髋关节的不稳定，但增强了膝关节稳定性。

撞击力使踝关节迅速开始跖屈。胫骨前肌活动水平的突然增加减慢了运动速度。胫前肌在步态周期的前1%达到活动强度峰值37% MMT。同时出现了姆长伸肌（32% MMT）和趾长伸肌（26% MMT）的第二个活动峰值。由于胫骨前肌的离心运动，能量吸收增加。踝关节和距下关节的联合运动提供了初始的震荡吸收反应，并且减少了地反力的冲击。

随着膝关节完全伸展，撞击向量产生的额外伸展效应通过对抗足跟轴的屈曲效应维持膝关节的稳定性。腘绳肌活动（12%～27% MMT）使膝关节屈曲，避免了膝过伸。随着大腿屈曲20°，撞击向量的前置位使髋关节存在潜在的不稳定。臀大肌（24% MMT）和大收肌（40% MMT）作为主要的伸肌力加上腘绳肌肌群的额外力（半膜肌27% MMT；半腱肌19% MMT；股二头肌长头12% MMT）主动支撑维持了稳定性。

（二）承重反应期

运动学角度变化：骨盆：前倾10°，旋前5°，对侧骨盆下降5°；大腿：屈曲20°；膝关节:屈曲20°;踝关节:跖屈5°,之后便处于中立位;距下关节:外翻5°。

膝关节成为震荡吸收的主要来源。在步态周期的6%,胫前肌、趾长伸肌及姆长伸肌的高强度活动限制足下垂至5°。踝关节从跖屈运动逆转到背屈运动有利于维持足跟轴。胫骨前肌的活动延迟了前足触地,直到胫骨在步态周期12%时达到直立位。

膝关节在胫骨前肌的拉力下屈曲。当胫骨迅速向前移动时,膝关节轴在体重向量前,同时膝关节开始屈曲。股肌增加其活动强度以控制膝关节屈伸的速度和幅度。股四头肌的峰值强度范围是21% ~38% MMT,这是该阶段股四头肌的4个头的数值,均为离心活动。在承重反应结束时(12% GC),膝关节屈曲的峰值被限制在20°以吸收下肢撞击产生的震荡。在支撑相早期,腘绳肌3块肌肉都开始活动,但腘绳肌内侧肌(半膜肌和半腱肌)占主导地位。

在承重反应期,髋关节在矢状面上保持相对稳定(大腿屈曲20°)。臀大肌(25% MMT)和大收肌(37% MMT)迅速活动以及腘绳肌的低水平活动(9% ~23% MMT)阻止了进一步的屈曲。腹部肌肉的短暂活动抵抗骨盆前倾。髋关节上对侧骨盆下降被同侧髋外展肌(臀中肌、上臀大肌、阔筋膜张肌)的强烈反应限制在5°。支撑骨盆的外展肌力合计平均为1.5倍体重(变化范围为1.02 ~1.8倍体重)。

跟骨相对于胫骨承重轴的外侧位置和身体向量有助于内翻力矩控制距下关节的外翻速度。胫前肌和胫后肌的功能反向抑制了外翻运动的峰值,只能外翻5°。髋关节的动态水平面旋转活动是通过腘绳肌内侧肌和外侧肌的持续时间的不同体现出来的。半膜肌和半腱肌活动在整个承重反应期都在持续活动(并且进入支撑相中期),而股二头肌长头在初始着地后不久就停止了活动。由此产生的内旋不平衡将有助于推进对侧下肢在其摆动前期向前移动。

（三）支撑相中期

运动学角度变化:骨盆:前倾10°,旋转中立位(0°),额状面中立位(0°);大腿:伸展至中立位0°;膝关节:屈曲5°(呈明显伸展状态);踝关节:背屈5°;距下关节:外翻减少。

此时足平放于地面上(前足与足跟都与地面接触)同时胫骨垂直于地面,髋关节和膝关节仍存在一定屈曲角度。通过胫骨背屈,下肢继续前进越过距骨关节面,也被称为踝关节轴。髋关节和膝关节肌肉在承重反应期活动强烈,到支撑相中期的较早阶段迅速终止活动。下肢稳定性依赖于比目鱼肌活动,并在腓肠肌活动下进一步加强。

当踝关节背屈时,身体向量移动到踝关节和膝关节轴前、髋关节轴后。身体向量相对于踝关节的前置位强烈刺激腓肠肌和比目鱼肌以稳定胫骨。比目鱼肌活动强度增加到约30% MMT,并持续至该阶段结束,而腓肠肌在相同时期活动强度增加。比目鱼肌和腓肠肌离心活动的适度调整使前进进程得到控制,同时防止了胫骨下落。

股四头肌活动模式变为向心活动以协助膝关节伸展。股四头肌在支撑相中期的较早阶段停止活动。髋关节屈曲幅度持续减小,从最初的大腿屈曲20°到步态周期27%时处于中立位。髋关节主动伸展受限于后臀中肌的持续活动。在冠状面,阔筋膜张肌、臀中肌和上臀大肌活动使骨盆稳定处于水平位,这为躯干直立状态提供一个适宜的基底部。当躯干保持与垂直下肢在一条线上时,骨盆的水平面旋转处于中立位。

（四）支撑相末期

运动学角度变化:骨盆:前倾10°,旋后5°,额状面中立位(0°);大腿:伸展至20°明显过伸;膝关节:屈曲5°(呈明显伸展状态);踝关节:背屈10°,同时足跟离地;距下关节:该阶段结束时,外翻减小至2°。

踝关节背屈,足跟从地面上抬起,这标志着支撑相末期的开始,同时开启前足轴。膝关节完成其伸展弧度。在支撑相末期的大多时段(31%~47% GC),比目鱼肌和腓肠肌的肌电图活动增加,二者的功能是锁定踝关节,从而使前足成为旋转支点。足跟上抬时伴随着胫骨前倾,保持了重心的高度。在这一阶段出现的踝关节5°背屈源于肌腱伸展,而肌肉的肌束部分呈现等长收缩活动。七块跖屈肌(比目鱼肌、腓肠肌、趾长屈肌、踇长屈肌、胫后肌、腓骨长肌和腓骨短肌)在支撑相末期出现活动峰值,形成高跖屈力矩。踝膝关节和髋关节上的伸肌受胫骨约束而获得被动稳定性。

当支撑相末期接近结束时,足、踝关节和膝关节失去稳定性,跖屈力矩迅速下降。当胫骨前进移动膝关节至地反力向量前,膝关节以更快的速度屈曲。当对侧下肢维持直立平衡到初始着地,支撑相末期结束。

（五）摆动前期

运动学角度变化:骨盆:前倾10°,旋后5°,同侧骨盆下降5°;大腿:明显过伸10°;膝关节:屈曲40°踝关节:跖屈15°距下关节:中立位(0°)。

由于跖屈肌肌腱的弹性反冲,足跟上抬和胫骨前移速度加快,使踝关节跖屈15°,同时推进胫骨前移。踝关节跖屈位结合足跟上抬有助于保持下肢的长度,同时减少同侧骨盆下降幅度,最多下降5°。

当胫骨前移时,膝关节旋转成40°屈曲位,股直肌会在协助髋关节屈曲的同时限制膝关节屈曲。长收肌和股薄肌的屈曲活动,对抗由体重转移到对侧下肢引起的过度外展。缝匠肌活动帮助髋关节动态屈曲同时也提供了一个外展力和外旋力,以平衡内收肌的内旋和内收功能。在支撑相的最后阶段,膝关节屈曲范围是摆动相早期膝关节屈曲范围的三分之二。

（六）摆动相早期

运动学角度变化:骨盆:前倾10°,旋后5°,额状面中立位(0°);大腿:屈曲15°;膝关节:屈曲60°;踝关节:跖屈5°;距下关节:中立位(0°)。

膝关节屈曲增加到60°,踝关节跖屈仅减少至5°。髋关节屈曲使大腿前移至屈曲15°的位置。地面的足廓清取决于足够的膝关节屈曲而非踝关节的位置。

在摆动相早期髋关节和膝关节联合屈曲可能是由缝匠肌或股薄肌的低水平活动引起的。当步速快或者慢时,髋关节单独屈曲通常是由髂肌实现。当个人以习惯速度行走时,髂肌通常不太活跃。长收肌的低水平活动进一步加强了髋关节屈曲。胫骨前肌(胫前肌和趾长伸肌)在摆动相早期开始活动,帮助抬高足部和足趾,趾长伸肌和踇长伸肌在这一阶段达到活动峰值。

（七）摆动相中期

运动学角度变化:骨盆:前倾10°,水平面中立位和额状面旋转;大腿:屈曲25°;膝关节:屈曲25°;踝关节:中立位(0°);距下关节:中立位(0°)。

此阶段肌肉活动很少。此时的地面足廓清取决于踝关节和髋关节的位置。胫前肌、踇长伸肌和趾长伸肌的持续低强度活动控制了踝关节。当大腿屈曲达到25°,只有长收肌和股薄肌呈现出最小的活动。膝关节完全被动伸展。到摆动相中期结束,腘绳肌开始活动,以准备进入摆动相末期。

（八）摆动相末期

运动学角度变化：骨盆：前倾 10°，旋前 5°，额状面中立位(0°)；大腿：屈曲 20°（巧妙地回缩）；膝关节：屈曲 5°（呈明显伸展状态）；踝关节：中立位(0°)；距下关节：中立位(0°)。

这一阶段大腿前移受到抑制，从屈曲 25°向后移动到屈曲 20°。膝关节伸展至中立位（屈曲 0°~5°）。踝关节保持中立或可能下降到 5°跖屈位。

三个关节的肌肉都在活动。腘绳肌的三块肌肉（半膜肌、半腱肌和股二头肌长头）在整个支撑相末期以中等强度（22%~38% MMT）收缩，以抑制髋关节屈曲，并屈曲膝关节避免了胫骨前进动力引起的膝过伸。到摆动相末期的后半段，股四头肌（股肌）开始活动以保证膝关节完全伸展。胫骨前肌活动以确保踝关节持续背屈。在肌肉活动的联合作用下，当下一个初始着地发生时，下肢处于最佳平衡状态为开启承重期做准备。

第三节　步态分析方法和内容

步态分析方法主要包括定性分析法和定量分析法。定性分析法主要以观察性步态分析为主。定量分析主要借助三维步态分析系统实现。

一、定性分析

步态的定性分析是由康复医师或治疗师用肉眼观察患者的行走过程，然后根据所得印象或按照一定的观察项目逐项评定的结果对步态左侧评价分析结论。

（一）评定内容

1. 病史　详细了解病史是正确进行步态分析的前提，也是获得与步态相关信息不可替代的手段。通过病史采集可详细了解与步态相关的症状，如行走时有无疼痛及持续时间等；通过询问既往史，可了解有无影响步态的疾病，如骨折、肌肉或神经疾病、肿瘤等。

2. 体检　既要全面检查身体状况，如心肺功能、脊柱是否侧弯、头颈活动度等，又要重点检查与行走有关部位的关节活动度、肌力、肌张力、肢体长度和周径（围度）以及身体的协调性和平衡能力等，对怀疑有神经疾病的患者应评定其关节位置觉。体检有助于鉴别和诊断，分析步态异常的原因。

3. 观察　在没有任何电子设备的帮助下观察步态并进行描述。要实现优质观察需对观察的场地、内容和程序有一定要求。

（1）场地：测试场地内光线要充足，面积至少为 6m×8m，让被检查者尽可能少穿衣服，以便能够清晰观察。

（2）内容：异常步态模式的评定应首先评定以下四个方面的内容：①能量消耗：主要是重心的上下、左右移动幅度；②安全性：主要指行走过程中出现跌倒的风险，即在摆动相应对失代偿的能力；③生物力学损伤：常见的有髋关节屈曲挛缩、股四头肌无力、马蹄内翻等；④外观：异常步态模式的评定应考虑对美观的评价。

最后，详细地观察患者在行走时身体各个部分的变化，如头是否抬起；颈是否居中；患侧肩带是否下压、肩胛骨是否后缩或前伸；躯干是否痉挛，向患侧扭曲或向健侧倾斜;患侧骨盆是否上提、后突、向前或面后旋转;髋、膝、踝线性排列是否正常;患侧下肢负重及重心转移的情况;下肢伸肌、外展肌肌张力增高及屈髋、屈膝、踝背屈的程度;双臂摆动的幅度;步长、步宽、对称性及步速;膝关节的控制能力;足的内翻和外翻;整体运动的对称性和协调性;疼痛、疲劳以及患者所着鞋的情况等。

（3）程序:嘱患者以自然、习惯的姿势和速度在测试场地来回步行数次,检查者从前方、后方和侧方反复观察,分别观察支撑相和摆动相步态模式的特征,并注意进行两侧的对比。

专业人士在处理下肢问题时,都会用到一定形式的步态分析。其中最简单的方法就是通过一般的筛查来确定行走模式的大致异常之处。但是,如果希望得到更准确的结论,这种分析应当以一种系统的方式进行。这样可以避免只关注显而易见的现象,因为一些细微的异常之处可能起着更关键的作用。为此,绝大多数步态分析课程的组织者都会为他们的学生提供一份课程大纲作为指南。

（二）评定步骤

系统的步态分析包含三个步骤。第一步,信息的组织;第二步,观察资料的建立（数据采集）;第三步,数据的解释。

观察分析中的步态关键动作及其分类,正常功能按照解剖区域和步态动作的相位顺序编排。临床经验发现的由不同病理原因导致的各种异常步态,也按照同样的顺序编排。分析表格有助于指导临床医师完成这些观察步骤。分析表格除了可以确定步态异常之外,还能帮助观察者注意到异常步态中的各个相位,进而从一些细微之处来区分异常步态（图9-4）。记录表格的纵向顺序通常为从近端（躯干）到远端（足趾）,这与分析的顺序正好相反,但却是对患者的痛楚在解剖学上正确的总结。

观察分析（数据采集）最好分两步进行。首先总体审视一下整个流程,然后再按照不同关节动作的先后次序进行分析。临床经验表明,观察分析应从足部开始,然后自下而上,按照地面接触、踝/足、膝、臀、骨盆和躯干的顺序依次进行。应该先熟悉正常功能状态下的步态特征,对每个关节在不同步态相位的运动方向和幅度都应熟记在心。有了对正常功能的全面了解,就可以作为异常步态病理诊断的依据。当对患者进行观察时,将其各部位的表现与已知的正常和异常情况进行比较。无论患者步态的总体情况如何,都应依次对各部位在每个步态相位中的表现进行分析,确定其是否正常。也就是说,应该把步态分析表格的每行检查完毕,才能继续进行下一行所在部位的观察。

二、定量分析

定量化的步态分析需要采用直接测量的量化的技术,采用足底与地面的接触的形态。时间和距离都是直接测量的关键参数。目前主要采用的是三维运动捕捉系统采集基本参数,后期通过人工数据分析获取最终的定量参数结果。

（一）三维运动捕捉系统

三维运动捕捉系统采用复杂的硬件和软件来采集和转换行走的图像,用量化的数据来描述各个关节的运动。数字信息直接传送至电脑,而不仅仅是提供可视化的视频播放。通过放置在四肢和躯干已知位置的标记点,相机就能通过记录标记点的瞬时二

笔记

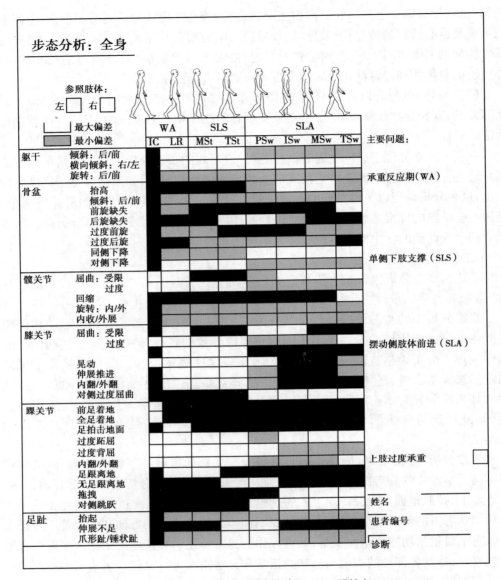

图9-4 全身步态分析表格（Rancho 系统）
行＝步态偏差；列＝步态相位。在格子里打勾表示相关行走功能障碍。白格子＝主要步态异常；灰格子＝次要步态异常；黑格子＝不适用（本图引自 Rancho Los Amigos National Rehabilitation Center）

维坐标来跟踪各部位的运动。选择标记点的位置时，要兼顾解剖上的精确性和标记点本身的稳定性。计算机将两台或多台相机记录下来的标记点数据进行综合处理，得到它们的三维位置（图9-5）。位置信息存储在计算机里，经后续处理，可得到感兴趣的关节的运动轨迹图。基本的步态测试系统有 5 种。其中三种关注的是构成行走动作的某些特定环节。运动分析系统测量单个关节运动的幅度和时间周期。动态表面肌电图系统确定肌肉功能的周期和相对强度。测力台系统则展示了支撑相的各项功能需求。以上三个系统分别从不同侧面提供了一种步态的诊断技术。通常，综合这三种技术同步采集的数据，可以更全面地确定影响步态的因素及其成因。

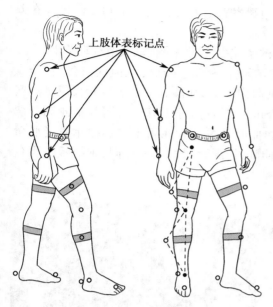

图9-5 三维运动捕捉系统

对髋、膝、踝功能进行运动分析的三维表面标记点系统。深灰色的小球是静态标记点，用以更好地标示肢体部位的平面和旋转轴。骶骨、大腿前表面中点、胫骨前表面中点的小棒放大了运动的轨迹，以帮助测量旋转运动

另外两种步态分析技术则是对步态的力学效果的综合评价。测试患者的步态特征可确定行走的整体能力，而测试能量消耗则揭示了行走的效率。

这5种基本的测试系统都可通过多个技术途径实现，区别在于成本、便捷性和所提供数据的完整性。不存在哪一种系统是最优的，各诊疗或研究机构应根据自身的需求、人员和资金来进行选择。其中某些选择还需要由病理分析的类型来确定。观察性测步态分析可以根据特定的数据（系统）需要，阐明步态的病理、成因及其如何影响功能，为决策提供了指导。

（二）数据类型

三维步态分析也称量化步态分析或仪器步态分析或计算机辅助下的步态分析等，是根据生物力学原理，应用计算机辅助及红外摄像技术，在人体步行过程中检测、记录特定时相躯干和关节运动、肌肉活动、对地面的作用力、关节力矩和做功，以及足底压力分布和步行中氧气消耗等数据，分析运动障碍与关节结构、肌肉功能以及神经支配、运动控制、能量代谢间的复杂关系，最终参考的数据主要包括7种类型。

1. 影像数据 矢状面和冠状面录影资料，可以实时再现被测试者步行时的运动模式。

当需要同时研究多个下肢关节或者整个身体时，相机提供了一种非接触式的记录和检查运动的方法。相机的数量对记录运动的准确性有很大影响，也关系到对采集的数据进行处理时是否省事。要想比较准确地跟踪身体和四肢在空间里的运动，最少需要两台相机。

运动分析定义了一个人的步态。虽然无法给出异常的原因，但运动分析描述了异常的幅度、时间以及相位关系。通过进一步的推理，将患者的表现和正常相位功能进行比较，可找出存在问题的那些动作。支持观察分析的单相机运动评估是成本最低的步态分析方法之一，但很难将运动模式量化，而且存在运动方向上的因非共面而引起的误差。

2. 物理评估数据 通过体格检查获得的如关节被动活动度、肌力、肌张力等数据：

（1）肌力（Kendall5分法）和独立肌群的选择性运动控制；应用3个等级的量表评估肌群进行分离性运动控制能力。

（2）评估肌肉张力的程度和类型：重要的是评价治疗性干预措施的有效性，以指导确定治疗方案，并衡量患者痉挛程度进展情况。

（3）静态的肌肉和关节挛缩程度：不同观察者之间对被动关节角度测量存在差异很常见。

这些错误的发生主要是由于应用不同的牵伸程度来测量被动关节运动范围。

非麻醉的患者很难区分静态畸形（关节挛缩）和动态畸形（肌肉抽搐）。在全身麻醉下动态挛缩消失。动态挛缩需要降低肌肉张力，而静态挛缩需要延长肌腱。区分痉挛的双关节和单关节肌肉是重要的；Silfverskiold 试验（图 9-6）可评估腓肠肌挛缩和比目鱼肌挛缩之间的区别。膝关节屈曲时踝关节背屈角度增加提示腓肠肌挛缩（双关节肌肉）。假如无论是屈膝还是伸膝时，踝背屈角度都相同，则提示比目鱼肌挛缩。

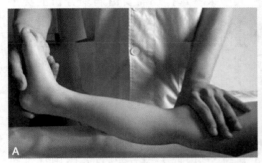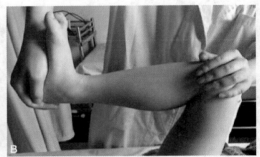

图 9-6　Silfverskiold 试验
A. 评估伸膝踝背屈；B. 屈膝 90°踝背屈。如腓肠肌挛缩则伸膝时出现足下垂挛缩，而屈膝时踝背屈角度明显改善

Duncan-Ely 试验（图 9-7）可区分单关节的股骨肌和双关节的股直肌挛缩。髋关节屈曲时引起膝关节屈曲提示腹直肌的挛缩。

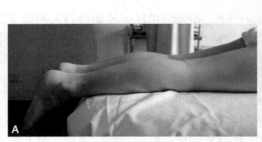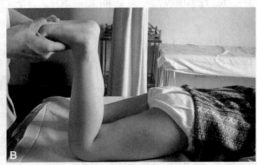

图 9-7　Duncan-Ely 试验
A. 患者俯卧位时被动屈膝；B. 屈髋（髋关节抬离床面）则提示股直肌紧张

髋关节：屈肌紧张（即髂腰肌）由托马斯试验测试。内收肌紧张通过在屈曲和伸展运动时外展髋关节（去分离双关节的股薄肌紧张度）。

膝关节：重要的是区分膝关节挛缩和腘绳肌紧张。膝关节挛缩：在髋关节伸展位（以放松腘绳肌）和踝关节跖屈位（以放松腓肠肌）时膝关节伸展不足。腘绳肌挛缩：髋关节屈曲 90°时膝关节伸展受限（腘角）（图 9-8）。

3. 运动学数据　描述身体的运动，不考虑引起运动的力（实际运动的产生）。正

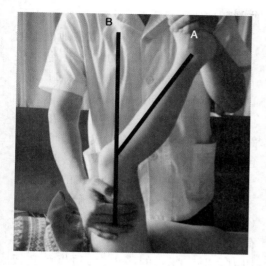

图9-8 腘角

评价腘绳肌紧张度:患者仰卧位,检查者屈曲其髋关节至直立位并伸膝至最大角度。胫骨和直立位的角度就是腘角

常步态中髋关节、膝关节和踝关节的运动学请参阅(图9-9)。

因为行走是一种运动模式,所以对患者问题的诊断有赖于对每个关节运动的准确描述。传统的方法是通过仔细观察患者的步态来得出恰当的结论。尽管采用系统观察方法得到的结果大都比较一致,但仍然存在细节上的不一致。在运动时,两侧肢体各个关节一系列的改变是非同步的,数据往往令人迷惑,难以全部理解。这个局限性有可能导致不成熟的结论。改进的方法就是用可靠的仪器来进行量化的记录,避免主观观察的不确定性。这样,快速和精细的运动都能捕捉到。将患者的运动模式记录打印出来,以此作为解释诸如EMG、步幅和力等其他信息的参考基础。

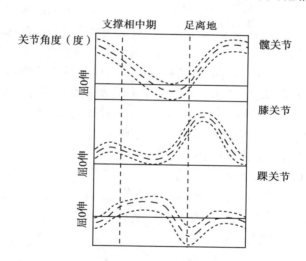

图9-9 正常步态的运动学

与此同时,还能提供计算关节力矩和力的必要数据。

当然,运动的测量要比观察困难得多。当关节运动时,不仅在矢状面形成主要的弧线,在冠状面和水平面也存在精细的动作。对行走障碍而言,矢状面里的异常往往是最明显的,在临床上考虑得最多。这带来两个问题。第一,进行必要测量的技术挑战。第二,矢状面之外的运动对矢状面内运动的影响效果。例如,如果肢体已经显著旋转的话,从一侧观察就会因为透视造成的缩小而低估屈曲的程度。这个现象可以很容易从图9-10所示的两幅图看出来,其中一幅是当肢体平行于矢状面时屈曲的膝关节,另一幅则是同一个肢体内旋后屈曲的膝关节。当肢体平行于观察者时(即平行于矢状面),膝关节屈曲角度看上去为60°。当肢体内旋后,膝关节的屈曲角度看上去减少了。如果这是一个侧视相机记录的儿童行走状态,那么检查者就会觉得在摆动相中

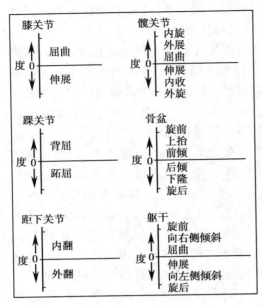

图 9-10 基准标度

以曲线来表示各个关节运动时的方向。"0"代替了运动的中立位置。纵轴表示运动的幅度。箭头表示沿各个方向的数值增大。横轴表示步态周期的时间

膝关节屈曲不足。

4. 动力学数据 通过嵌在地面上的测力台测得产生运动的力和力矩,包括关节内力矩和地面反作用力。图 9-11 为垂直、左右、前后方向的地反力。

地反力的测量是通过设置在行走路线中心的测力台来完成的。测力台包含一个悬挂在压电或应变传感器之上的刚性平台。对于压电式的测力台系统,每个支撑角处均有 3 个互为直角(正交)的传感器,可直接测量垂直载荷,以及前后和内外两个方向的水平剪切力。对应变式的测力台,顶板和底板之间有 4 个载荷传感器,作用在顶板上的力通过载荷传感器传递到底板上,即可被测得。

为获得准确的数据,很关键的一点是被测的足要完整地接触测力台,而另一足则不能碰到测力台。这通常意味着需要多做几次测试,直至接触测力台的方式是适当的。尽管目前各种尺寸的测力台很多,但标准的商用测力台(大约 40cm×60cm)已将行走测试时的误差降至最低。同时采用 2~4 块测力台提供了更大的行走自由度,还可同时捕捉双侧的运动。这是目前的主流方式,但测力台加上电子设备的成本也相应地倍增了。

当身体的质量通过支撑足前进时,采集步态周期各个阶段的地反力,就为确定控制肌肉的力和施加于关节的线性应变提供了基本信息。在步行时与临床有关的地反力特征包括垂直载荷,水平剪切力,矢量方向,以及压力中心。当步速改变时,垂直力的大小也随之变化。慢速行走时,垂直加速度减小峰值的高度和谷值的深度相应减小。常规的低速缓慢步行(60m/min)产生一个和体重相等的平台期。病理情况下,肢体负载速度受限,也会减小垂直地反力的峰值。相反,很快的步速导致更高的峰值和更低的谷值。跑步时的峰值可达体重的 2.5 倍。因此,肢体负载速度是峰值载荷的决定因素,而这个速度受步速的影响。

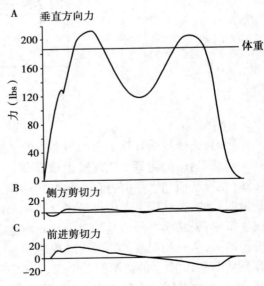

图 9-11 支撑相时正常地反力模式
A. 垂直方向;B. 侧方剪切力(内-外侧);
C. 前行剪切力(前-后或 AP)

病理情况也影响着垂直地反力的形态。相比于对照组,在相同的步速下,髋关节骨性关节炎患者的垂直地反力的峰值会减小,垂直负载的速度也降低了。疼痛,骨性关节炎人群最常见的症状,可能是引起这种地反力形态的原因之一。另外,诸如快速抬手等保护机制可能导致最高峰值不超过体重。因此,当病症严重时,垂直载荷不是一个可信的临床评价指标。步速和单下肢支撑时间是更好的功能评价指标。

5. 肌电图数据 由表面肌电图或针极肌电图(fine wire)获得在步行过程中肌肉的活动和时相等数据。对肌力的时程和(或)强度的恰当解读可以有效判别肌肉活动在功能上的效力。肌电图检查解决临床上的许多问题。如肌肉从什么时候开始收缩?肌肉收缩的强度怎么样?不同肌肉活动之间如何比较?神经控制的特征是什么?其中,需要注意动态肌电图并不是肌力检测的直接指标。

在步态中,肌肉活动的时程可以用 3 个不同的参考尺度来表示。步态周期百分比是其中最简单的方法,但是指定的百分比结果不具有功能性的意义。与功能显著性的相关性最小的是支撑相和摆动相启动或停止的时间。这种技术的优点是简便,只要获得初始着地和足离地时的信号就可以。以 8 个步态周期作为 EMG 时间间期的参考基础,获得的肌肉活动数据最具有功能性意义。

单块肌肉的 EMG 波幅的差异代表收缩程度不同,出现额外的运动单位是因为需要更多的肌肉力量。在收缩时,我们可以看到 EMG 变得更密集、更高(图 9-12)。在量化评估中则被转换为更大的数值。

6. 足底压力数据 由足底压力步道获得步行过程中足底各部位压力分布、时相变化及身体重心在足部移动轨迹等。

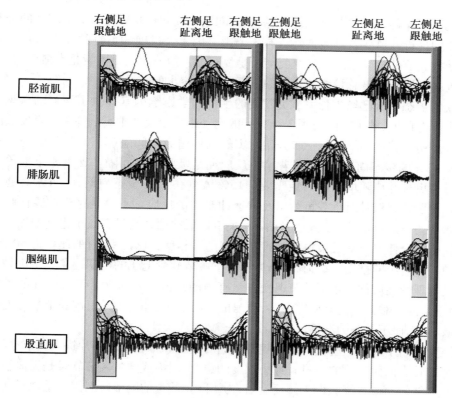

图 9-12 步行中的表面肌电图

当体重落在支撑足上时,产生的压力作用在足底组织上。将力除以接触面积就得到了压力(力每单位面积)。这在临床上非常有用。

为确定足各结构所受的压力,必须找到一种方法来采集离散解剖区域的压力。目前采用的方法有两种:分段测力台和带传感器阵列的鞋垫。

最简单的分段"测力台"表面有许多小突起,当涂上油墨时,可印在覆于其上的纸上。油墨的深浅和面积就能表示相对压力大小,可用于静态测试。尽管数据是定性的,仍提供了一种低成本的临床检测手段来根据足底压力形态判断身体负载和足解剖结构的关系。

测压步道集成了一组传感器。每个传感器记录一个独立的垂直力,就得到足底的压力分布(传感器测得的力除以其面积)。将这些传感器和计算机技术相结合,可分别用于明显的足部区域,如足跟、足弓内侧和足弓外侧、每个跖骨头、足趾。

7. 氧代谢数据　通过携带氧代谢检测装置监测运动过程中的能量消耗(正常步态是低能耗省力运动)。通过上述数据的综合分析,确定引起异常步态的特定因素,这对临床医生在骨科患者的临床诊断、治疗决策制订以及临床效果评价和后续康复目标建立等方面发挥着无可替代的关键作用。

第四节　常见异常步态

一、骨关节炎

在矫形外科,骨关节炎是最常见的临床问题。其病理是覆盖在关节表面的透明软骨普遍的进行性退变。已经被确认有 3 个影响因素。过度的重复的冲击力是主要原因。受损关节软骨受限的自我修复能力是复杂的。第三个关键因素是寿命延长,生存时间提高和影响因素总量增加之间的关系成为最突出的部分。

仪器步态分析已经为骨关节炎发展的生物力学影响因素提供了深刻的认识。在每一个步态周期,膝关节经历了 3 个独特的运动组合以及严重影响膝关节炎发展的承重过程。初始着地提供了每一步开始时突然的冲击力的间隔(50% ~100% 身体重量在 1% ~2% 的步态周期)。紧接着承重反应期是吸收震荡间隔。支撑相末期单下肢承重时相更长并伴随增加的力矩需要(115% 体重在 15% 步态周期)。有学者通过动物实验辨别关节软骨对承载负荷以及快速冲击力的反应。不论是完全伸膝还是伸膝和屈膝交替下过重负载地站立一个小时,关节内低摩擦系数只有最小程度增加。关节固定保持完全伸展位对关节没有损害是相似的。相反,进行一小时的速率为 60 次/分钟的额外而短小的推动力载荷,冲击力产生了关节软骨退化的早期迹象。不论是化学的还是物理的性质都显示了关节退变。强有力的冲击力是使软骨下骨变硬的关键因素,而不是静态载荷。已有研究证实,重复的、高强度的冲击力是引起关节软骨退变的主要破坏力,而不是静力载荷。

退变开始于表层的磨损。这是随着直立的裂隙和释放组织碎片进入关节空间,暴露不平的骨表面而进展的。只有最小程度的愈合,因为成熟的关节软骨是无血管的并且没有自然的反馈系统。由于修复受限,为了防止严重的畸形发展需要重视早期临床评估。目的是在初始着地时避免增大的冲击力。

摆动是最小负荷承载的运动时段。在以完美步速行走时膝关节屈曲和伸展是被动的过程。这种低-受力运动可以促进无血管关节软骨的营养灌注。膝内翻是一种自我保护畸形,继发于膝内侧关节表面进行性的骨丢失。髁的大小不同(内侧大于外侧)使承载重量不等,但内侧髁还是易受到过量承载的影响。当骨磨损发生时,关节表面出现向内侧倾斜。膝内翻畸形患者的步态分析显示膝骨关节炎与增加的胫骨内收力矩有关。

进而发生的下肢力线结构排列不齐,不仅使致畸力的严重程度增加,而且强加给支撑肌群更多的需求。这导致关节受压更高,从而增加对关节软骨压迫。

当站立时,双侧膝关节屈曲并内翻。这些是膝关节退行性相关的骨关节炎最常见的畸形。在支撑相,过度的膝关节屈曲增加了股四头肌的活动以维持稳定,并对关节产生更高的压力。为了减轻对股四头肌的需求和与之相关的关节力,矢状面向量分析发现这个患者利用躯干前倾将身体向量的位置正好落在膝关节轴的前方(图9-13A)。这个姿势是一种高耗能的妥协,因为过度屈曲的踝关节和髋关节需要保持平衡。相应地,伸肌群(比目鱼肌,腓肠肌和臀大肌)已经增加负载,而这将减低患者步行的持久性。内翻成角是继发于进行性骨丢失的自我保护畸形。在压力最大区域骨丢失量最多(即内侧髁)。冠状面向量分析显示了一个过度的内侧力矩(图9-13B),为了获得平滑的关节表面,需要采取双侧膝关节截骨术来矫正内翻畸形或者全膝置换术。

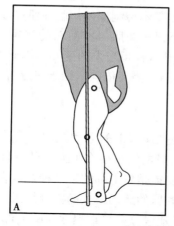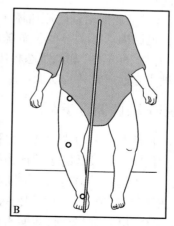

图9-13 退行性关节炎引起的膝关节畸形
A. 退行性关节炎引起膝关节畸形。躯干前倾使向量移动至屈曲的膝关节前方,以减少对股四头肌需求;B. 明显内侧向量的内翻(过分内收)

二、中风

在过去,当患者因为中风残疾时典型的步行是使用前足,因为踝关节固定在足下垂(过度跖屈)位置。引起的原因是伸肌痉挛,跖屈挛缩,背屈肌无力或混合因素。现在人们认为,足下垂姿势是由于中风后坐在椅子和躺在床上康复时让足悬垂造成的。今天,中风康复后主要的步态损害表现为过度踝背屈持续直至跖屈肌重新获得足够的肌力控制。支撑相膝关节屈曲是常见的。

控制肢体前进的要求开始于单下肢支撑。当对侧足从地面抬起时身体向量开始前移到踝关节轴。在支撑相中期显著的步态异常是膝关节控制不足,基本损害被证明为踝跖屈肌活动不足。徒手肌力评价和肌电证实了比目鱼肌活动减少。最小程度的丧失是快速步行者在支撑相末期没有足跟抬起。步行时他的肌电表现为比目鱼肌活动减低,与胫骨前进减少以及摆动前期蹬离力矩有关。结果是步长减少步速减低。

摆动相中期踝关节背屈是胫前肌产生的简单运动。这个肌肉能够被选择性控制激活或者作为原始屈肌协同运动的一部分。然而如果没有趾长伸肌或第三腓骨肌的作用,足将处于内翻位。Twitchell 发现屈肌协同运动是最初急性休克后恢复的第一个自主功能,然而在摆动相踝关节背屈不足是一个常见结果,可以在这个研究中的约半数的试验对象中发现踝关节背屈不足。

三、痉挛性脑瘫

双瘫、四肢瘫或者原为截瘫的痉挛性瘫痪患儿有两种特征性的步态模式:蹲伏步态(屈膝步态)和膝反张。蹲伏步态(屈膝步态)是痉挛性脑瘫患儿最常见异常步态。

表现为典型的与蹲伏相关的步态模式,包括双侧髋关节和膝关节过度屈曲,过度踝关节跖屈,以及骨盆前倾。即使在支撑相中期身体结构处于垂直排列方向上也无法纠正基本的步态异常,虽然在支撑相中期时异常偏差程度减低。在摆动前期,当身体重量前移越过足趾滚轴时距下关节内翻。在摆动相,髋、膝关节过分屈曲有助于足下垂的足抬离地面。这种困境显示了踝关节控制并不是患者屈肌模式的一部分。

过度的髋、膝关节屈肌活动的原始模式是基本控制偏差。腘绳肌过度活动或挛缩是比较明确的常见原因。踝关节的位置随小腿三头肌肌肉活动的严重程度而不同。然而,每一个患者与"标准的"屈膝步态相比显示着相当大的变异。因此,这些屈膝步态的患者需要被小心地研究并且功能性诊断通常需要依赖三维步态分析来完成。

四、脊髓损伤:膝僵直步态

脊髓损伤的特性有 3 种功能类型。损伤平面以上的运动控制正常。这就提供患者最大程度的代偿能力。较低的运动神经缺损发生在损伤平面。弛缓性瘫痪发生在这些节段之间。位于远端的损伤,运动控制受损是更上部的运动神经损害。当前的功能代表了个体在痉挛、选择性运动控制损害和原始运动模式的混合结果。而脊髓损伤倾向于双侧的,两侧功能均受累时,能够明显地区分其严重程度和所包含的神经束。

运动分析显示主要的功能异常偏差涉及膝关节和踝关节。承重反应期没有正常的踝关节跖屈。从足初始着地时的中立位,在体重承重时踝关节迅速背屈,直至支撑相末期的 15°峰值。摆动相早期和中期维持轻度踝关节过分背屈(10°)。然后在摆动相末期踝关节下落至中立位。

膝关节的运动依赖于踝关节运动。在支撑相初始着地时,膝关节保持伸展位置(5°屈曲)直至摆动前期。在双支撑相膝关节开始屈曲,在摆动相早期达到膝关节屈曲 20°。在摆动相早期进一步屈曲至最小幅度(5°额外的运动)。在摆动相中期开始,膝关节伸展至 5°屈曲的最终位置。

在步态周期全程大腿遵循着正常的模式,但在支撑相骨盆呈过度前倾。在初始着地时髋关节屈曲受限(20°)。从这一点开始,关节进行性伸展在足趾提前离地时快速达到轻微过伸(5°)。

目测步态分析结合全面细致的临床检查,为明确步态异常偏差以及引起的原因提供了坚实的基础。当损害复杂时,仪器步态分析提供精确的数据用来指导手术和非手术疗法干预。

学习小结

1. 学习内容

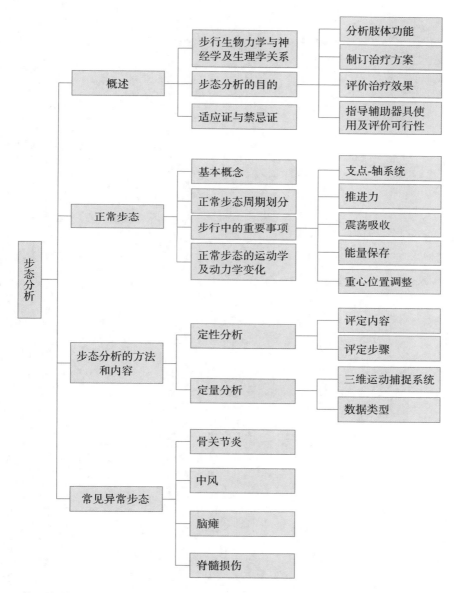

2. 学习方法

本章主要通过学习步态分析的基础理论,包括定义,术语,分期及其任务,进一步了解步态周期各个阶段所代表的功能意义,能够初步掌握观察性步态分析的评定方法,并对三维步态分析有初步的了解。

(姜淑云)

复习思考题

1. 人类步行的前提条件是什么？为什么？
2. 为什么要做步态分析？
3. 步行中的 4 个支点轴(rocker)的意义是什么？

第十章

骨骼肌肉系统损伤评定

学习目的

通过学习本章节,掌握骨骼肌肉系统损伤的基本评定方法,为骨科和运动损伤等专科康复治疗的学习奠定基础。

学习要点

掌握骨骼肌肉系统损伤的基本评定原则和方法,熟悉各关节功能障碍的评定内容及其特殊检查的目的、方法、结果、原因;熟悉不同功能障碍评定要点和适用范围,了解骨骼肌肉常见量表的评定内容及评定方法。

第一节 概　　述

骨骼肌肉康复评定是在临床检查的基础上,对骨骼肌肉系统存在功能障碍的患者的现存功能状态和潜在功能水平进行定量和定性的检查,并对结果进行分析,使用适宜的方法有效而准确评定功能障碍的类型、性质、部位、范围、严重程度,并借以制订适合的康复治疗计划、评定治疗效果以及康复结局评价。

骨骼肌肉康复评定重要性主要体现在,通过评定可以使康复治疗师全面、系统、准确地掌握患者的当前病情和功能变化,了解患者的功能障碍水平,以便结合患者的个性化需求,制订比较全面、合理、有效的康复治疗方案,指导康复临床工作,评价康复疗效和结局,提高康复治疗质量;同时使患者对自身疾病及活动能力有更深刻的了解,帮助患者设定合适的自我训练目标,决定自我训练的方式和方法,从而提高患者对治疗效果的信心和积极,促使其更加主动地参与康复治疗。

骨骼肌肉康复评定的主要基本内容主要分为临床检查和功能评定两部分,临床检查是对骨骼肌肉疾病功能障碍进行综合的检查,包括病史采集,一般检查,特殊检查和辅助检查,这是康复治疗的基础,并为康复治疗提供基本保障;功能评定是对患者骨骼肌肉局部或整体功能的评定,主要包括,肌力、肌张力、关节活动范围、平衡和协调功能、步态功能、感觉功能、心理功能、日常生活能力、社会参与能力的评定,功能评定是临床检查的延续和深入,是康复治疗取得良好预期的前提。

第二节　骨骼肌肉系统临床检查

骨骼肌肉系统的临床检查是康复治疗的基础,主要通过对患者病史的询问,力学的检查,辅助检查等进行损伤的定性、定量、定位分析,寻找病因、了解病损性质、部位、范围、程度和病理过程,并对疾病作出正确的临床诊断。只有在正确的临床诊断基础上,才能进一步进行正确的功能评定和康复治疗。

一、脊柱区检查

(一)脊柱弯曲检查

正常人直立时,脊柱从侧面(矢状面)观察有四个生理弯曲,从上到下分别是:颈段稍向前凸,胸段稍向后凸,腰椎明显向前凸,骶椎则明显向后凸。检查时让患者取中立站位或坐位,从后面观察脊柱有无侧弯。轻度侧弯时需借助触诊确定,检查方法是检查者用示、中指和环指沿脊椎的棘突以适当的压力往下滑压,滑压后在皮肤上出现一条红色充血痕,以此痕迹的连续走向观察脊柱有无侧弯。正常人脊柱无侧弯。除以上方法检查外还应侧面观察脊柱各部形态,了解有无前后突出畸形。

脊柱区常见病理性变形主要有:

1. 颈椎变形　颈部检查需观察自然姿势有无异常,患者正常站立位时有无侧偏、前屈、过度后伸和僵硬感。颈椎部侧偏多见于先天性斜颈,可见患者头向一侧倾斜,患侧胸锁乳突肌隆起。

2. 脊柱后凸(驼背)　脊柱过度后凸多发生于胸椎段。过度后凸时可见前胸凹陷,头颈部前倾。脊柱后凸的原因较多,表现不完全相同,常见病因如下。

(1)佝偻病:多在儿童期发病,坐位时胸段呈明显均匀性向后弯曲,仰卧位时弯曲可消失。

(2)结核病:多在青少年时期发病,病变常在胸椎下段及腰段。由于椎体被破坏、压缩,棘突明显向后凸出,形成特征性的成角畸形。常伴有全身其他脏器的结核病变史,如肺结核等。

(3)强直性脊柱炎:多见于成年人,脊柱胸段成弧形(或弓形)后凸,常有脊柱强直性固定,仰卧位时亦不能伸直。

(4)脊椎退行性变:多见于老年人,椎间盘退行性萎缩,骨质退行性变,胸腰椎后凸曲线增大,造成胸椎明显后凸,形成驼背。

(5)其他:如外伤所致脊椎压缩性骨折,造成脊柱后凸,可发生于任何年龄;青少年胸段下部均匀性后凸,见于脊椎骨软骨炎。

3. 脊柱前凸　脊柱过度向前凸出性弯曲,称为脊柱前凸。多发生在腰椎部位,患者腹部明显向前突出,臀部明显向后突出,多见于晚期妊娠、大量腹水、腹腔巨大肿瘤、第5腰椎向前滑脱、水平骶椎、髋关节结核及先天性髋关节后脱位等所致。

4. 脊柱侧凸　脊柱向左或向右偏离后正中线称为脊柱侧凸。侧凸严重时可出现肩部及骨盆畸形。根据侧凸发生部位不同,分为胸段侧凸、腰段侧凸及胸腰段联合侧凸;并根据侧凸的性状分为姿势性和器质性两种。

(1)姿势性侧凸:与姿势有关而无脊柱结构性异常。姿势性侧凸早期脊柱的弯曲度多不固定,改变体位可纠正侧凸,如平卧位或向前弯腰时脊柱侧凸可消失。姿势性侧凸的原因有:①儿童发育期坐、立姿势不良;②代偿性侧凸可因一侧下肢明显短于另一侧所致;③坐骨神经性侧凸,多因椎间盘突出,患者改变体位,放松对神经根压迫的一种保护性措施,突出的椎间盘位于神经根外侧,腰椎突向患侧;位于神经根内侧,腰椎突向健侧;④脊髓灰质炎后遗症等。

（2）器质性侧凸:与姿势无关而存在脊柱结构性异常,其特点是改变体位也不能使侧凸得到纠正。其病因有先天性脊柱发育不全、肌肉麻痹、营养不良、慢性胸膜肥厚、胸膜粘连及肩部或胸廓的畸形等。

（二）脊柱活动度检查

1. 正常活动度　正常人脊柱有一定活动度,但各部位活动范围明显不同。颈椎段和腰椎段的活动范围最大;胸椎段活动范围最小;骶椎和尾椎已融合成骨块状,几乎无活动性。检查脊柱的活动度时,应让患者做前屈、后伸、侧弯、旋转等动作,以观察脊柱的活动情况及有无变形。已有脊柱外伤可疑骨折或关节脱位时,应避免脊柱活动,以防止损伤脊髓。活动度检查内容和方法参考本书第四章。

2. 活动受限　检查脊柱颈段活动度时,检查者首先固定患者肩部,嘱患者分别做前屈后仰、侧弯及左右旋转。颈部及软组织有病变时,活动常不能达正常范围,否则有明显疼痛感,严重时出现僵直。

脊柱颈椎段活动受限常见于:①颈部肌纤维组织炎及韧带受损;②颈椎病;③结核或肿瘤浸润;④颈椎外伤、骨折或关节脱位。

脊柱腰椎段活动受限常见于:①腰部肌纤维组织炎及韧带受损;②腰椎椎管狭窄;③椎间盘突出;④腰椎结核或肿瘤;⑤腰椎骨折或脱位。

（三）脊柱压痛与叩击痛

1. 压痛　脊柱压痛的检查方法是嘱患者取端坐位,身体稍向前倾。检查者以右手拇指从枕骨粗隆开始自上而下逐个按压脊椎棘突及椎旁肌肉,正常情况下每个棘突及椎旁肌均无压痛,如有压痛,提示压痛部位可能有病变。颈旁组织的压痛也提示在相应部位存在病变可能,如落枕时斜方肌中点处有压痛;颈肋综合征及前斜角肌综合征时,压痛点在锁骨上窝和颈外侧三角区内,颈部肌纤维组织炎时压痛点在颈肩部,范围比较广泛。胸腰椎病变如结核、椎间盘突出及外伤或骨折,均在相应脊椎棘突有压痛,若椎旁肌肉有压痛,常为腰背肌纤维炎或劳损。

2. 叩击痛　常用的脊柱叩击方法有两种。

（1）直接叩击法:多用于检查胸椎与腰椎,检查者用中指或叩诊锤垂直叩击各椎体的棘突,观察患者是否存在疼痛。颈椎疾病,特别是颈椎骨关节损伤一般不用此法检查。

（2）间接叩击法:嘱患者取坐位,医师将左手掌置于其头部,右手半握拳以小鱼际肌部位叩击左手背,了解患者脊柱各部位有无疼痛。叩击痛的部位多为病变部位,如有颈椎病或颈椎间盘脱出症,间接叩诊时可出现上肢的放射性疼痛。疼痛常见于脊柱结核、脊椎骨折及椎间盘突出等损伤。

（四）脊柱区的特殊检查试验

1. Jackson 压头试验　患者端坐位,检查者双手重叠放于其头顶部,向下加压:患者出现颈痛或上肢放射痛即为阳性。多见于颈椎病及颈椎间盘突出症。

2. 前屈旋颈试验(Fenz 征)　患者头颈部前屈,并左右旋转,如果颈椎处感觉疼痛,则属阳性,多提示颈椎小关节的退行改变。

3. 颈静脉加压试验(压颈试验,Naffziger 试验)　患者仰卧,检查者以双手指按压患者两侧颈静脉,如颈部及上肢疼痛加重,为根性颈椎病,因脑脊液回流不畅致蛛网膜下腔压力增高所致。此试验也常用于下肢坐骨神经痛患者的检查,颈部加压时若下肢症状加重,则提示其坐骨神经痛症状源于腰椎管内病变,即根性疼痛。

4. 旋颈试验　患者取坐位,头略后仰,并自动向左、右做旋颈动作。如患者出现头昏、头痛、视力模糊症状,提示椎动脉型颈椎病。因转动头部时椎动脉受到扭曲,加重了椎-基底动脉供血不足,头部停止转动,症状亦随即消失。

5. 摇摆试验　患者平卧,屈膝、髋,双手抱于膝前。检查者手扶患者双膝,左右摇摆,如腰部疼痛为阳性。多见于腰骶部病变。

6. 拾物试验　将一物品放在地上,嘱患者拾起。腰椎正常者可两膝伸直,腰部自然弯曲,俯身将物品拾起。如患者先以一手扶膝蹲下,腰部挺直地用手接近物品,此即为拾物试验阳性。多见于腰椎病变如腰椎间盘脱出,腰肌外伤及炎症。

7. 直腿抬高试验(Lasegue 征)　患者双下肢伸直仰卧,检查者一手扶住患者膝部使其膝关节伸直,另一手握住踝部并徐徐将之抬高,直至患者产生下肢放射痛为止,记录下此时下肢与床面的角度,即为直腿抬高角度。正常人一般可达 $80°$ 左右,且无放射痛。若抬高不足 $70°$,且伴有下肢后侧的放射痛,则为阳性。在此基础上可以进行直腿抬高加强试验,即检查者将患者下肢抬高到最大限度后,放下约 $10°$,在患者不注意时,突然将足背屈,若能引起下肢放射痛即为阳性,多见于腰椎间盘突出症,也可见于单纯性坐骨神经痛。

8. 屈颈试验(Linder 征)　患者仰卧,也可取端坐或直立位,检查者一手置于患者胸前,另一手置于枕后,缓慢、用力的上抬其头部,使颈前屈,若出现下肢放射痛,则为阳性。见于腰椎间盘突出症的"根肩型"患者。病因多是屈颈时,硬脊膜上移,脊神经根被动牵扯,加重了突出的椎间盘对神经根的压迫,因而出现下肢的放射痛。

9. 股神经牵拉试验　患者俯卧,髋、膝关节完全伸直。检查者将一侧下肢抬起,使髋关节过伸,如大腿前方出现放射痛为阳性。可见于高位腰椎间盘突出症($L_{2~3}$ 或 $L_{3~4}$)患者。其机制是上述动作加剧了股神经本身及组成股神经的 $L_{2~4}$ 神经根的紧张度,加重了对受累神经根的压迫。

（五）颈椎和腰椎功能评定量表

在临床上主要是颈椎功能障碍指数(the neck disability index,NDI)和 Oswestry 腰痛功能障碍指数(Oswestry low back pain index,ODI),均为患者自评的问卷调查表,内容包括疼痛和相关症状及对日常生活活动能力的影响,该量表临床使用范围较广,具有良好的效度和信度。

二、上肢区检查

上肢长度可用目测,嘱被检者双上肢向前手掌并拢比较其长度,也可用带尺测量肩峰至桡骨茎突或中指指尖的距离为全上肢长度。上臂长度则从肩峰至尺骨鹰嘴的距离。前臂长度测量是从鹰嘴突至尺骨茎突的距离。双上肢长度正常情况下等长,长度不一见于先天性短肢畸形,骨折重叠和关节脱位等,如肩关节脱位时,患侧上臂长于健侧,肱骨颈骨折患侧短于健侧。

（一）肩关节

1. 形态　被检者自然端坐,充分暴露肩部,检查者观察双肩姿势外形有无倾斜。正常双肩对称,双肩呈弧形,如肩关节弧形轮廓消失肩峰突出,呈"方肩",见于肩关节脱位或三角肌萎缩;两侧肩关节一高一低,颈短耸肩,见于先天性肩胛高耸症及脊柱侧弯;远端下垂,使该侧肩下垂,肩部突出畸形如戴肩章状,见于外伤性肩锁关节脱位,锁骨外端过度上翘所致。

2. 运动　患者自主运动,观察有无活动受限,或检查者固定肩胛骨,另一手持前臂进行多个方向的活动。正常情况下,肩关节活动范围外展可达 90°,内收 45°,前屈 90°,后伸 35°旋转 45°。肩关节周围炎时,关节各方向的活动均受限,称冻结肩。冈上肌腱炎时肩关节外展达 60°范围时感疼痛,超过 120°时则消失。肩关节外展开始即痛,但仍可外展,见于肩关节炎;轻微外展即感疼痛见于肱骨或锁骨骨折;肩肱关节或肩锁骨关节脱位搭肩试验常为阳性(Dugas 征)阳性。做法是嘱患者用患侧手掌平放于对侧肩关节前方,如不能搭上而前臂不能自然贴紧胸壁,提示肩关节脱位。

3. 触诊　肩关节周围不同部位的触诊压痛点,可作为鉴别诊断依据,如肱骨结节间的压痛见于肱二头肌长头腱鞘炎,肱骨大结节压痛可见于冈上肌腱损伤。肩峰下内方有触痛,可见于肩峰下滑囊炎。

4. 功能评定　包括关节功能、日常生活能力及社会参与程度的评定,功能评定需借助国际通用的评定量表来完成。目前评价肩关节功能的 DASH 是使用最为广泛的量表之一,适用人群范围较广,效度及敏感度较高。

（二）肘关节

1. 形态　正常肘关节双侧对称、伸直时肘关节轻度外翻,称提携角,生理范围约 5°~15°。检查时嘱患者伸直两上肢,手掌向前,左右对比。此角>15°为肘外翻;<0°为肘内翻。肘部骨折,脱位可引起肘关节外形改变,如髁上骨折时,可见肘窝上方突出,为肱骨下端向前移位所致;桡骨头脱位时,肘窝外下方向桡侧突出;肘关节后脱位时,鹰嘴向肘后方突出,Hüter 线,及 Hüter 三角(肘关节伸时,肱骨内外上髁及尺骨鹰嘴形成的连线,和屈肘时形成的三角)解剖关系改变。检查肘关节时应注意双侧及肘窝部是否饱满、肿胀。肘关节积液和滑膜增生常出现肿胀。

2. 活动度　正常情况下,肘关节活动范围屈曲 0°~135°,过伸展−10°,旋前(手背向上转动)0°~80,旋后(手背向下转动)0°~90°。活动范围受限多由于局部创伤,患肢长时间固定等导致的关节粘连,挛缩,僵硬等原因,是骨折后期常见的并发症。

3. 触诊　检查者重点观察肘关节周围皮肤温度,有无肿块,肱动脉搏动,桡骨小头是否压痛,滑车淋巴结是否肿大。

4. 功能评估　目前尚缺乏一种有效、可靠、被广泛接受和认可的肘关节功能评估方法。文献报道中相对具有代表性的两类评价标准是:改良 An 和 Mayo 肘关节功能评分标准,以及 HSS 肘关节功能评定系统。

（三）腕关节及手部

1. 外形　手的功能位置为腕背伸 30°并稍偏尺侧,拇指于外展时掌屈曲位,其余各指稍屈曲,呈环握姿势。手的自然休息姿势呈半握拳状,腕关节稍背伸约 20°,向尺侧倾斜约 10°,拇指尖靠近示指关节的桡侧,其余四指呈半屈曲状,屈曲程度由示指向小指逐渐增大,且各指尖均指向舟骨结节处。

2. 局部肿胀与隆起 腕关节肿胀可因外伤、关节炎、关节结核而肿胀,腕关节背侧或旁侧局部隆起见于腱鞘囊肿,腕背侧肿胀见于腕肌腱腱鞘炎或软组织损伤。下尺桡关节半脱位可使尺骨小头向腕背侧隆起。手指关节出现梭形肿胀见于类风湿关节炎,骨性关节炎也出现指关节梭形肿胀,但有特征性的 Heberden 结节。如单个指关节出现梭形肿胀,可能为指骨结核或内生软骨瘤,手指侧副韧带损伤可使指间关节侧方肿胀。

3. 畸形 腕部手掌的神经、血管、肌腱及骨骼的损伤或先天性因素及外伤等均可引起畸形,常见的有:

（1）腕垂症:桡神经损伤所致。

（2）猿掌:正中神经损伤。

（3）爪形手:手指呈鸟爪样,见于尺神经损伤,进行性肌萎缩;脊髓空洞症和麻风等。

（4）餐叉样畸形:见于 Colles 骨折。

（5）杵状指(趾):手指或足趾末端增生、肥厚、增宽、增厚,指甲从根部到末端拱形隆起呈杵状。其发生机制可能与肢体末端慢性缺氧、代谢障碍及中毒性损害有关,缺氧时末端肢体毛细血管增生扩张,因血流丰富造成软组织增生,末端膨大。该体征常见于:①呼吸系统疾病,如慢性肺脓肿、支气管扩张和支气管肺癌;②某些心血管疾病,如发绀型先天性心脏病,亚急性感染性心内膜炎;③营养障碍性疾病,如肝硬化。

（6）匙状甲:又称反甲,特点为指甲中央凹陷,边缘翘起,指甲变薄,表面粗糙有条纹。常见于缺铁性贫血和高原疾病,偶见于风湿热及甲癣。

4. 活动度检查内容和方法参考本书第四章。

5. PRWE 评分(Patient-related wrist Evaluation) 是问卷式评分方法,广泛应用于腕关节的功能评估。新加坡国立大学医院康复部对 PRWE 进行了汉化以及信度和效度的研究,结果表明中文版 PRWE 具有良好的重测信度和内部一致性,可以作为桡骨远端骨折华人患者的主观功能评定量表。

三、下肢区检查

下肢区包括臀、大腿、膝、小腿、踝和足。检查下肢时应充分暴露以上部位,特别注意双侧对比,先做一般外形检查,如双下肢长度是否一致,可用尺测量或双侧对比,一侧肢体缩短见于先天性短肢畸形,骨折或关节脱位。并观察双下肢外形是否对称,有无静脉曲张和肿胀。一侧肢体肿胀见于深层静脉血栓形成;肿胀并有皮肤灼热、发红肿胀,见于蜂窝织炎或血管炎。并观察双下肢皮肤有无出血点,皮肤溃疡及色素沉着,下肢慢性溃疡时常有皮肤色素沉着。然后做下肢各关节的检查。

（一）髋关节

1. 步态 髋关节部位出现异常或病损,往往体现在异常步态表现,根据不同步态表现形式和特征,有助于提高临床检查准确性。常见异常步态主要有:臀大肌(髋伸肌)步态(gluteus maximus gait)、臀中肌步态(gluteus medius gait)、股四头肌步态(quadriceps gait)、跨越步态(steppage or footdrop gait)、减痛步态(antalgic gait)、帕金森步态(Parkinson gait)、偏瘫步态(hemiplegic gat)、剪刀步态(scissors gait)、痉挛性截瘫步态(spastic paraplegic gait)、小脑共济失调步态(cerebellar ataxic gait)、短腿步态(short leg gait)等。具体内容详见第九章"步态分析"部分。

2. 畸形　患者取仰卧位,双下肢伸直,使病侧髂前上棘连线与躯干正中线保持垂直,腰部放松,腰椎放平贴于床面观察关节是否存在以下畸形情况:

(1)内收畸形:正常时双下肢可伸直并拢,如一侧下肢超越躯干中线向对侧偏移,而且不能外展为内收畸形。

(2)外展畸形:下肢离开中线,向外侧偏移,不能内收,称外展畸形。

(3)旋转畸形仰卧位时,正常髌骨及蹞趾指向上方,若向内外侧偏斜,为髋关节内外旋畸形。

如存在上述畸形情况,则多为髋关节脱位,股骨干及股骨头骨折错位。

3. 肿胀及皮肤皱褶　腹股沟异常饱满,提示髋关节肿胀;髋关节病变时臀肌萎缩;臀部皱褶不对称,提示一侧髋关节脱位。注意髋关节周围皮肤有无肿块、窦道及瘢痕,髋关节结核时常有以上改变。

4. 压痛　髋关节位置深,只能触诊其体表位置。腹股沟韧带中点后下1cm,再向外1cm,触及此处有无压痛及波动感,髋关节有积液时有波动感,如此处硬韧饱满时,可能为髋关节前脱位,若该处空虚,可能为后脱位。

5. 活动度　检查内容和方法参考本书第四章。

6. 功能评估　髋关节功能评估的量表可采用 Harris 髋关节评分量表(Harris hip score)进行。该量表从疼痛、关节畸形、关节功能和关节活动度四个维度对髋关节功能进行评估,是目前用于评价全髋关节置换术(THA)效果研究中使用最多的评估量表,但不适合在病房、门诊或社区常规使用。

(二)膝关节

1. 外观

(1)膝外翻:患者暴露双膝关节,站立位及平卧位进行检查,直立时双腿并拢,两侧股骨内髁及胫骨内踝可同时接触,如两踝间距离增宽,小腿向外偏斜,双下肢呈 X 状,称"X 形腿",多由于先天遗传,后天营养不良,幼儿时期坐、走姿势不正确所引起的,造成股骨内收、内旋和胫骨外展、外旋所形成。

(2)膝内翻:患者暴露双膝关节,站立位及平卧位进行检查,直立时双腿并拢,患者两侧股骨内髁间距增大,小腿向内偏斜,膝关节向内形成角度,双下肢形成 O 状,称"O 形腿"。膝关节内外侧副韧带是膝关节内外侧角度的稳定结构,当外侧副韧带松弛的情况下,内侧副韧带偏大的力量就会牵拉小腿胫骨向内侧旋转,形成膝内翻,以维生素 D 缺乏性佝偻病为多。

(3)膝反张:膝关节过度后伸形成向前的反屈状,称膝反屈畸形,见于小儿麻痹后遗症、膝关节结核。

(4)肿胀:膝关节匀称性胀大,双侧膝眼消失并突出,见于膝关节积液。髌骨上方明显隆起见于髌上囊内积液;髌骨前面明显隆起见于髌前滑囊炎;膝关节呈梭形膨大,见于膝关节结核;关节间隙附近有突出物常为半月板囊肿。检查关节肿胀的同时应注意关节周围皮肤有无发红、灼热及窦道形成。

(5)肌萎缩　膝关节病变时,因疼痛影响步行,常导致相关肌肉的失用性萎缩,常见为股四头肌及内侧肌萎缩。

2. 压痛　膝关节发炎时,双膝眼处压痛;髌骨软骨炎时髌骨两侧有压痛;膝关节间隙压痛提示半月板损伤;侧副韧带损伤,压痛点多在韧带上下两端的附着处,胫骨结节骨骺炎时,压痛点位于髌韧带在胫骨的止点处。

3. 肿块　对膝关节周围的肿块,应注意大小、硬度、活动度、有无压痛及波动感。髌骨前方肿块,并可触及囊性感,见于髌前滑囊炎,膝关节间隙处可触及肿块,且伸膝时明显,屈膝后消失,见于半月板囊肿;胫前上端或股骨下端有局限性隆起,无压痛,多为骨软骨瘤;腘窝处出现肿块,有囊状感,多为腘窝囊肿,如伴有与动脉同步的搏动,见于动脉瘤。

4. 摩擦感　医师一手置于患膝前方,另一手握住患者小腿做膝关节的伸屈动作,如膝部有摩擦感,提示膝关节面不光滑,见于炎症后遗症及创伤性关节炎。

5. 活动度　膝关节屈曲 $0°\sim135°$,伸 $0°$,内外旋在屈膝 $90°$ 时,内旋 $0°\sim10°$,外旋 $0°\sim20°$。

6. 特殊临床检查

（1）浮髌试验:患者取平卧位,下肢伸直放松,医师一手虎口卡于患膝髌骨上极,并加压压迫髌上囊,使关节液集中于髌骨底面,另一手示指垂直按压髌骨并迅速抬起时髌骨与关节面有碰触感,松手时髌骨浮起,即为浮髌试验阳性,提示有中等量以上关节积液(50ml)。

（2）拇指指甲滑动试验:医师以拇指指甲背面沿髌骨表面自上而下滑动,如有明显疼痛,可能为髌骨骨折。

（3）侧方加压试验:患者取仰卧位,膝关节伸直,检查者一手握住踝关节向外侧推抬,另一手置于膝关节外上方向内侧推压,使内侧副韧带紧张度增加,如膝关节内侧疼痛为阳性,提示内侧副韧带损伤,如向相反方向加压,外侧膝关节疼痛,提示外侧副韧带损伤。

（4）抽屉试验:患者端坐或仰卧,屈膝 $90°$,检查者双手握住小腿上段,将其向后推压,如果胫骨能向后推动则为此试验阳性,多为后交叉韧带断裂;再将小腿上段向前牵拉,如果胫骨能向前拉动也为此试验阳性,多为前交叉韧带断裂。

7. 功能评定　2000 IKDC 膝关节功能主观评价表是目前临床使用较为广泛的膝关节功能评定量表,在美国骨科学会运动医学委员会的修改完善后,成为一个关节特异性而不是疾病及健康状态特异性的工具,可针对膝关节的症状、功能和体育活动适应能力等进行评估。

（三）踝关节与足

踝关节与足部检查一般让患者取站立或坐位时进行,特殊检查时需患者步行,从步态观察是否正常。

1. 肿胀

（1）匀称性肿胀:正常踝关节两侧可见内外踝轮廓,跟腱两侧各有一凹陷区,踝关节背伸时,可见伸肌腱在皮下走行,踝关节肿胀时以上结构消失,见于踝关节扭伤、结核、化脓性关节炎及类风湿关节炎。

（2）局限性肿胀:足背或内、外踝下方局限肿胀见于腱鞘炎或腱鞘囊肿;跟骨结节处肿胀见于跟腱周围炎,第二、三跖趾关节背侧或跖骨局限性肿胀,可能为跖骨头无菌性坏死或骨折引起,足趾皮肤温度变冷、肿胀,皮肤呈乌黑色见于缺血性坏死。

2. 局限性隆起 足背部骨性隆起可见于外伤,骨质增生或先天性异常,内外踝明显突出,见于胫腓关节分离,内外踝骨折;踝关节前方隆起,见于距骨头骨质增生。

3. 畸形 足部常见畸形有如下几种:

(1)扁平足:足纵弓塌陷,足跟外翻,前半足外展,形成足旋前畸形,横弓塌陷,前足增宽,足底前部形成胼胝。

(2)高弓足:足纵弓高起,横弓下陷,足背隆起,足趾分开。

(3)马蹄足:踝关节跖屈,前半足着地,常因跟腱挛缩或腓总神经麻痹引起。

(4)跟足畸形:小腿三头肌麻痹,足不能跖屈,伸肌牵拉使踝关节背伸,形成跟足畸形,行走和站立时足跟着地。

(5)内翻足:跟骨内旋,前足内收,足纵弓高度增加,站立时足不能踏平,外侧着地,常见于小儿麻痹后遗症、成人偏瘫等。

(6)外翻足:跟骨外旋,前足外展,足纵弓塌陷,舟骨突出,扁平状,跟腱延长线落在跟骨内侧,见于胫后肌麻痹。

4. 压痛 内外踝骨折,跟骨骨折,韧带损伤局部均可出现压痛,第二、三跖骨头处压痛,见于跖骨头无菌性坏死;第二、三跖骨干压痛,见于疲劳骨折;跟腱压痛,见于跟腱腱鞘炎;足跟内侧压痛,见于跟骨骨刺或跖筋膜炎。

5. 其他 踝足部触诊应注意跟腱张力,足底内侧跖筋膜有无挛缩,足背动脉搏动有无减弱。方法是医师将示、中和环指末节指腹并拢,放置于足背 1~2 趾长伸肌腱间触及有无搏动感。

6. 活动度 活动度检查内容和方法参考本书第四章。

四、常用专项检查方法

1. 肱二头肌长头腱腱鞘炎

(1)Yergason 征:又称肱二头肌抗阻力试验,嘱患者屈曲肘关节,前臂外旋(旋后)或让患者抗阻力地屈肘及前臂旋后,若二头肌腱结节间沟处疼痛为阳性,说明有二头肌长头腱鞘炎。

(2)梳头试验(梳头的动作):肩关节前屈、外展和外旋的综合动作。若做此动作时出现疼痛和运动受限或不能运动,说明肩关节有疾患。如冻结肩的早期、肱二头肌长头腱鞘炎、韧带撕裂、关节囊粘连、三角肌下滑囊炎、上臂丛神经麻痹、腋神经麻痹等。

2. 肱骨外上髁炎(网球肘)

(1)Mills 征:患者将肘伸直一腕部屈曲,同时将前臂旋前,如果肱骨外上髁部感到疼痛即为阳性,对诊断肱骨外上髁炎有意义。

(2)伸肌紧张试验(Cozen 试验):患者屈腕、屈指,检查者将手压于各指的背侧作对抗,再嘱患者抗阻力伸指及伸腕关节,如出现肱骨外上髁疼痛即为阳性,多见于肱骨外上髁炎。

3. 肱骨内上髁炎 屈肌紧张试验让患者握住检查者的手指(示指至小指),强力伸腕握拳,检查者手指与患者握力对抗,如出现内上髁部疼痛即为阳性,多见于肱骨内上髁炎。

4. 腕管综合征

(1)屈腕试验:将腕掌屈,同时压迫正中神经 1~2 分钟,若手掌侧麻木感加重,疼痛加剧并放射示指、中指，即为试验阳性，提示有腕管综合征。

（2）神经干叩击试验：又称 Tinel 征。检查者轻叩或压迫患者腕部掌侧的腕横韧带近侧缘中点，若出现患侧手指刺激及麻木异常感觉加剧时，即为试验阳性，提示有腕管综合征。

（3）举手试验：患者仰卧，将患肢伸直高举，若出现上述两项表现，即为试验阳性，提示有腕管综合征。

（4）中指试验：嘱患者肘、腕及指间关节伸直，掌心向下。令其中指的掌指关节做背伸活动，检查者施以阻力。若在肘屈纹以下两横指处（即桡侧腕短伸肌的内侧缘处）有疼痛，则为阳性，提示为腕管综合征。

5. 桡骨茎突部狭窄性腱鞘炎 芬克尔斯坦（Finkelstein）征又称握拳尺偏试验。先将拇指屈曲，然后握拳将拇指握于掌心，同时将腕向尺侧倾斜，引起桡骨茎突部锐痛，提示桡骨茎突部狭窄性腱鞘。

6. 下肢短缩试验 又称艾利斯（Allis）征，检查时患者取仰卧位，屈膝屈髋，两足平行放于床面，双足跟放齐后观察，正常者两膝顶点应该在同一水平，若一侧膝比另一侧低时即为阳性，多见于股骨干或胫腓骨骨折的重叠移位、股骨颈骨折、粗隆间骨折向上移位、髋关节后脱位等疾病，股骨、胫骨短缩时，此征也为阳性，此时要用其他方法测量股骨、胫骨长度以鉴别。

7. 大腿滚动试验 又称高芬（Gauvain）征，检查时患者取仰卧位，双下肢自然伸直，检查者用手掌轻搓大腿，使大腿来回滚动，若系该髋关节疾患并引起髋周围肌肉痉挛，运动受限，疼痛，可见到该侧腹肌收缩，则为阳性。临床上常见于髋关节脱位、股骨颈骨折、股骨粗隆间骨折、髋关节炎症、结核等。

8. 推拉试验 又称望远镜征、都普顿（Dupuytren）征、巴洛夫（Barlove）试验，检查时患者取仰卧位，检查者一手固定骨盆，另一手握住患肢大腿或环抱患肢膝下，使髋关节、膝关节稍屈曲，沿股骨干长轴，用手上下推动股骨，反复数次，若有股骨上下移动之感即为阳性，临床上多见于小儿先天性髋关节脱位、股骨颈骨折未愈合等。

9. "4"字试验（Patrick sign） 又称 Fabere 试验，患者仰卧位，一侧髋膝关节屈曲，髋关节外展、外旋，小腿内收、外旋，将足外踝放在对侧大腿之上，两腿相交成"4"字形，检查者一手固定骨盆，一手在屈曲膝关节内侧向下压。如髋关节出现疼痛，而膝部不能接触床面，即为阳性。表示该侧髋关节有病变。做此试验时，必须先确定骶髂关节是否正常，如有病变亦为阳性。

10. 髋关节屈曲畸形 又称 Thomas 征，为区别髋关节屈曲畸形是由于髂腰肌挛缩还是由于髂胫束挛缩的方法。检查步骤与托马斯征基本相同，当托马斯征出现阳性体征时，保持健侧膝髋极度屈曲体位，将患肢外展，当患肢外展到一定角度髋关节屈曲畸形消失，患侧髋关节可以伸直即为阳性，提示患侧髋关节屈曲畸形是由于髂胫束挛缩引起。

11. 奥托兰尼（Ortolani）试验 用于新生儿先天性髋脱位的早期诊断，通过触诊的脱位感、复位感及脆响等，判断髋关节有无松弛或半脱位引起的异常活动。检查时，患婴仰卧，屈髋屈膝各 90°，检查者手掌扶患侧膝及大腿，拇指向外后推并用掌心由膝部沿股骨纵轴加压，同时大腿轻度内收，如有先天性髋脱位则股骨头向后脱出而伴有弹响；此时外展大腿并用中指向前顶压大粗隆，股骨头则复位，当股骨头滑过髋臼后缘时又可听到脆响，即为奥托兰尼征阳性。

12. 屈膝屈髋外展试验　正常新生儿或 2～9 个月的婴儿双髋、膝各屈曲 90°后，外展双髋可达 70°～90°，若不能达到，应疑有先天性髋脱位。

13. 奥伯(Ober)试验　又称髂胫束挛缩试验。检查时患者取侧卧位，健肢在下并屈髋屈膝，减少腰椎前凸，检查者立于患者背后，一手固定骨盆，另一手握住患肢踝部，并将膝屈曲 90°，而后将髋外展后伸，再放松握踝的手，正常时应落在健腿之后方，若落在健腿之前方(即髋关节表现为屈曲)或保持上举外展的姿势即为阳性，提示髂胫束挛缩或阔筋膜张肌挛缩。

14. 髋关节屈曲挛缩试验　托马斯(Thomas)征：检查时嘱患者取仰卧位，腰部放平紧贴于床面，尽量屈曲健侧髋关节使大腿贴近腹壁，然后再令患者将患肢伸直，若患肢不能伸直而呈屈曲状态为阳性，提示该髋关节有屈曲挛缩畸形或髂腰肌痉挛，而患肢与床面所形成的角度即屈曲畸形的角度，临床上常见于类风湿关节炎、股骨头缺血性坏死、髋关节结核、髋关节骨关节炎等。

15. 股四头肌抗阻试验　患者仰卧或端坐，膝关节伸直，检查者将患侧髌骨向远侧推挤，让患者进行股四头肌收缩动作，如出现剧痛则为试验阳性，提示该侧髌骨患有髌骨软骨软化症。

16. 半蹲试验　患者屈膝 90°呈半蹲位，然后将健侧下肢提起，如果患侧膝关节出现疼痛，不能继续维持半蹲位，则为此试验阳性，多为髌骨软骨软化症。

17. 半月板损伤的体征

(1) 蹲走试验：让患者蹲下并行走，或左或右不断变换方向，如果因为疼痛不能充分屈曲膝关节，蹲走时出现响声及膝关节疼痛为阳性，多为半月板后角损伤。

(2) Trimbell-Fisher 试验：患者屈膝仰卧，检查者一手以拇指紧压于患侧膝关节间隙处触诊，另一手握住患侧小腿做内旋和外旋活动，若拇指触及活动性物体，且能在胫骨髁上滑动即为阳性，提示为半月板损伤。

(3) Fouche 试验：患者屈髋、屈膝仰卧，检查者一手握住患侧踝部转动小腿，如果出现疼痛为阳性，多为半月板损伤。向内旋转试验阳性时，多为内侧半月板损伤；向外旋转试验阳性时，多为外侧半月板损伤。

(4) Kellogg-Speed 征：是专门检查半月板前角损伤的一种方法。检查者一手握住患侧小腿对膝关节进行被动的伸直与屈曲活动；另一手拇指尖在内侧或外侧半月板的前角处触诊按压，若触及局限的压痛点，则多为内侧或外侧半月板前角损伤。

(5) 回旋挤压试验(McMurray 征)：患者仰卧，检查者一手按住完全屈曲的患侧膝关节进行触诊，另一手握住同侧踝关节，使足跟紧靠臀部，在将小腿极度外旋外展的同时，逐渐伸直膝关节，若出现弹响或疼痛即为阳性，多为内侧半月板破裂。在将小腿极度内旋内收的同时，逐渐伸直膝关节，若出现弹响或疼痛也为阳性，此时多为外侧半月板破裂。

(6) 膝关节过伸试验：检查者一手握住小腿，一手按压髌骨使膝关节过伸，如果出现疼痛即为此征阳性，多为半月板前角损伤，也可见于关节游离体卡夹于关节内。

(7) 膝关节过屈试验：患者仰卧，检查者一手握住患侧小腿，尽量使足跟紧靠臀部以尽量屈曲膝关节，如果出现疼痛即为此征阳性，多见于半月板后角损伤。

(8) 研磨(Apley)试验：患者俯卧、屈膝 90°，检查者一手握住患足，边用力向下加压，边转动足跟及小腿，使膝关节产生研磨，出现疼痛即为阳性，多见于半月板损伤。

笔记

（9）半月板重力试验：让患者患侧卧位，臀部垫高，使下肢离开床面，让患者自己做膝关节的屈伸运动。这时由于肢体重力的作用，内侧关节间隙加大，外侧关节间隙缩小，此时如果出现疼痛或响声则为阳性，提示多为盘状软骨损伤。

（10）第一 Steinmann 征：在不同角度屈曲膝关节并向内或向外旋转小腿时，如果出现疼痛即为此征阳性，可根据疼痛部位确定半月板损伤部位。

（11）第二 Steinmann 征：在伸膝时，膝关节间隙前方有压痛，并随着膝关节的屈曲而压痛点向后移动，多提示有半月板前角损伤。

（12）Turner 征：由于内侧半月板损伤刺激隐神经的髌下支，在膝关节内下方产生皮肤感觉过敏区或痛觉减退。

（13）Caklin 征：伸膝关节收缩股四头肌时，可见股内侧肌萎缩及肌肉松弛，多见于半月板损伤后，患肢跛行导致的股四头肌萎缩。

18. 膝关节韧带损伤的体征

（1）抽屉试验：患者端坐或仰卧，屈膝 90°，检查者双手握住小腿上段，将其向后推压，如果胫骨能向后推动则为此试验阳性，多为后交叉韧带断裂；再将小腿上段向前牵拉，如果胫骨能向前拉动也为此试验阳性，多为前交叉韧带断裂。

（2）Laehman 试验：患者仰卧位，屈膝 20°～30°，检查者一手握住股骨下端，另一手握住胫骨上端做方向相反的前后推动，如果前交叉韧带有缺陷可出现胫骨过度地向前异常活动（注意与健侧对比），正常的髌韧带向下凹陷的形态消失而变成向前突出。胫骨前移可分为三级，Ⅰ级前移小于 5mm；Ⅱ级移动 5～10mm；Ⅲ级移动大于 10mm。

（3）侧方应力试验：先将膝关节完全伸直位，然后屈曲至 30°位，分别做膝关节的被动外翻和内翻检查，与健侧对比。若超出正常外翻或内翻范围，则为阳性。外翻应力试验阳性者为内侧直向不稳定，反之则称外侧直向不稳定。

（4）膝内侧副韧带牵拉试验：患者膝关节伸直，检查者一手置于膝关节外侧，将膝关节向内侧推压，一手握住同侧下肢踝关节向外侧牵拉。如果膝关节内侧疼痛，则为此征阳性，提示多有膝内侧副韧带损伤。

（5）膝外侧副韧带牵拉试验：患者膝关节伸直，检查者一手置于膝关节内侧，将膝关节向外侧推压，一手握住同侧下肢踝关节向内侧牵拉。如果膝关节外侧疼痛，则为此征阳性，提示多有膝外侧副韧带损伤。当膝外侧半月板损伤时多合并有膝外侧副韧带损伤，应进行此项检查予以证实。

（6）轴移试验：患者仰卧，膝关节伸直，检查者一手握住患侧足部轻微内旋，另一手置于患侧膝关节外侧，使膝关节在轻度外翻力作用下逐渐屈曲。若在屈曲大约 30°时，出现胫骨的突然向后移位（即胫骨由向前的半脱位状态突然复位）称之为阳性，提示前交叉韧带损伤。

（7）旋转试验：将膝关节分别置于 90°、45° 和 0°位，做内、外旋活动，与健侧对比。如果一侧旋转范围增加，并非旋转不稳定，而仅表明韧带的断裂或松弛。

五、注意事项

1. 充分重视临床检查与功能评定在骨骼肌肉系统损伤康复治疗工作的首要地位，全面、系统、准确地掌握患者的当前病情和功能变化，了解患者的功能障碍水平，以便结合患者的个性化需求，制订比较全面、合理、有效的康复治疗方案，指导康复临床工作,评价康复疗效和结局,提高康复治疗质量。

2. 对被评定的部位和关节,应熟悉解剖关系和生理功能,每一项评定要有明确的目的,有助于提高诊断和鉴别诊断的准确性。完整的评定过程应参照"视诊-触诊-叩诊-听诊-特殊检查(特殊试验)-功能评估"顺序进行,特别是要结合个体化的病情,各种检查方法在不同需求上应各有所侧重。

3. 在对关节进行功能评定时,应该注意身体姿势及关节体位,还需要在关节不同运动体位下进行评定,特别注意"对比"原则,即健侧与患侧对比,健康者与患者对比,有助于诊断准确性。

4. 由于神经和肌腱的相互作用,以及牛顿力学经典定律在力的传导和相互作用效果,骨骼与肌肉之间往往存在连续性损伤,出现跨关节或多关节损伤。因此,当有症状的关节和部位未发现肯定的阳性体征时,不要忽略对邻近关节和部位的评定。

5. 重视 ICF 理论框架在骨骼肌肉系统评定中的指导作用,不仅仅局限于功能障碍的评定,还需对日常生活能力和社会参与程度进行评价,以及环境因素和个人因素对患者功能障碍的影响,特别是不同生活和工作环境下患者功能表现的差异性。

学习小结

1. 学习内容

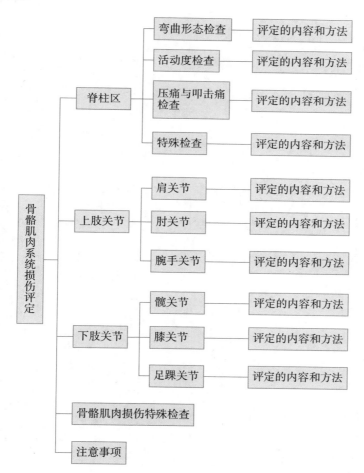

2. 学习方法

本章节在掌握骨骼肌肉系统损伤的基本评定原则和方法基础上，需要较多的实践操作练习，熟悉各关节功能障碍的评定内容及其特殊检查的目的、方法、结果、原因，要注意不同功能障碍评定技术的要点和适用范围，必要时需配合常见量表进行评定。

（李　翔）

复习思考题

如何提高对患者骨骼肌肉系统功能障碍评定的准确性？

笔记

第十一章

运动控制障碍的评定

学习目的

通过学习本章节,了解运动控制基本原理和发生运动控制障碍的基本原因,为制订相应治疗方案提供理论支持。

学习要点

了解运动控制的反射-等级理论;理解造成运动控制障碍的原因;熟悉运动控制障碍相关评定方法。

运动控制障碍是神经系统损伤或肌肉骨骼系统损伤引起的姿势控制与运动功能障碍,评定包括所有与运动功能有关的内容:关节的灵活性与稳定性、肌张力、反射、肌力、运动模式、协调性、平衡、步态等。本章所讨论的运动控制障碍局限于中枢神经系统损伤后所表现出的躯体运动功能障碍以及相关知识。

第一节 运动控制的模型与理论

运动控制是用于描述管理姿势与运动功能的术语。运动控制伴随运动学习以及生长发育的成熟过程而逐渐建立,并逐渐形成相对稳定的功能。正常的运动控制能够限制身体的自由度,同时使身体产生一个平滑高效和协调的运动。

运动控制的模型与理论

运动控制的理论主要用于阐述运动是怎样被控制的,是关于控制运动的一组抽象的概念,是一系列人体内部组织、器官、系统间相互联系的陈述,用来描述不可被观察到的结构或者过程,并将它们相互联系起来,以及同不可观察的事物联系起来。临床的康复治疗实践反映的运动控制的理论或基本观点,治疗师的行动是基于运动控制理论的假设。

运动控制理论是临床实践的理论基础的一部分,这些理论提供:

1. 解释行为的理论框架 理论能够帮助治疗师解释他们所面对的患者异常的动作行为,以及使治疗师理解到产生这种异常行为的某些可能的原因。

2. 指导临床操作 运动控制理论为治疗师提供了具有可行性的操作指导,这些用来提高神经功能障碍患者的运动控制的临床治疗方法是基于对正常运动的理解基

笔记

础上,同时也是建立在对异常运动的理解基础上。

3. 新的运动观点 理论是动态的,随着新的证据不断被发现,其内容也在不断改变,以反映和理论相关的更多的新的认识。不断改变和扩充的运动控制理论,拓展了临床实践的可能性,与检查和治疗相关的新的理论不断发展,以此来反映与运动的性质和成因相关的新的认知。

4. 检查和治疗有效的假设 理论产生可进行验证的假说,通过验证假说所得到的结果反过来验证该理论是否有效,这种方法在临床治疗师的实践中同样存在。在治疗过程中,治疗师将验证各种运动控制的假说,并对其有效性加以检验,从而保留得到肯定结果的假说,淘汰符合否定结果的假说。

（一）运动控制的反射理论

反射是指在中枢神经系统的参与下,机体对外界刺激即感觉输入所作出的规律性的或较为固定的反应。神经生理学家 Charles Sherrington 在 1906 年完成《神经系统的整合行为》一书,其中的经典实验研究工作为运动控制的反射模型提供了坚实的基础。他通过刺激去大脑皮质动物的特定感觉感受器诱发出各种固定或刻板的运动,从而证实了反射模型的存在。该模型的核心思想是:反射是运动的基本单位,人体运动是各种反射的总和或整合的结果。Sherrington 试图将复杂的运动行为用简单的反射或反射行为加以解释,强调运动的外周型中枢控制即依赖感觉输入来控制运动的反应。

反射理论是最为经典的运动控制理论,也是被广泛接受的理论指导,其影响力一直存在,但是不可否认的是,运动控制的反射理论同样存在许多局限性:首先,如果自发和自主的动作被认为是属于行为的类别的话,反射则不能被认为是行为的最基本单位,因为反射必须是由外界的因素引发;其次,运动控制的反射理论不能充分的解释和预测缺少感觉刺激的动作,而在动物实验中却发现,在缺少感觉输入的情况下,动物能够以一种相对协调的方式进行运动;第三,该理论没有解释快速运动,例如动作速度达到足够快以至于不允许前一动作的感觉反馈来激励下一个动作;第四,反射能够创造出符合行为的概念不能解释根据不同的环境和下级命令单一刺激能导致多样的反应,也无法对环境和刺激下运动的结果作出合理的预测。

根据反射理论提出的感觉运动疗法假设在人体动作时,感觉的输入能够控制运动的输出。这种感觉运动输入-输出的关系与治疗技术相结合,运用特定的感觉刺激输入来诱发和控制特定的运动输出,例如在治疗师通过推、拉或破坏位于平衡板上或治疗球上的患者身体的平衡来诱发平衡反应就是运用感觉输入诱发运动输出。

（二）运动控制的等级模型

神经学家 Hughlings Jackson 最早提出运动控制的等级模型。在这个模型中,大脑被认为有高级、中级和低级水平的控制,通过自上而下的中枢性方式控制运动,即大脑皮质、脑干和脊髓按照高、中、低水平由上一级水平对下一级水平依次进行控制。运动控制的等级模型被定义为从上往下的组织控制,每一个上级组织影响并控制下级组织,这是一个严格的垂直等级体系,控制线相互并不交叉,也不会有从下往上的逆向控制。现代的实验研究已经对等级模型提出了修正,不再强调高级中心总是处在控制地位,而是根据任务和环境的不同,每一级神经系统都能作用于其他的等级,不管其是高等级还是低等级。

运动控制的反射等级理论假设较高级水平的反射抑制较低级水平的反射。这一假设在调整反应、整合张力性反射的研究结果中得到证实,如非对称性紧张性颈反射随着颈部调整反应的成熟而被抑制。原始反射的存在将不但阻碍调整反应和平衡反应的发育,也干扰正常运动的发育和成熟。中枢神经系统损伤患者也可重新出现这些刻板的运动,这一现象被认为是组织和控制反射的较高级系统受到破坏进而导致对原始反射系统失控。

运动控制的反射等级理论是在大量动物实验的基础上提出的,人体仅在部分反射中得到证实。尽管如此,反射等级模型目前仍然是神经发育疗法的重要理论基础。并且许多目前流行的治疗理论,如 Brunnstrom、Bobath 等,也是用反射/等级理论来描述运动皮质损伤后的动作紊乱。

（三）闭环与开环控制模型

1. 闭环控制模型　闭环控制模型的原理是系统被控制量(输出量)直接或间接地与控制作用之间存在负反馈机制。为了实现闭环控制,必须对输出量进行测量,并将测量的结果反馈到输入端,与输入量相减得到偏差,再由偏差产生直接控制作用消除偏差。闭环控制系统是一个伺服系统,即通过对输出反应结果的精确跟踪与监测,将动作、状态或信息调整到最精确、最准确的水平。

人体是一个具有负反馈的闭环控制系统。人体的闭环系统将感觉信息作为反馈用以提高运动的效率和准确性。因此,闭环控制系统强调外周感觉反馈。当人伸手去拿东西的时候,眼睛便是感受传感器,视觉信息被不断地反馈到大脑皮质(控制器),人体系统通过不断的修正最后拿到所要取的物品。在人体的闭环控制系统中,所有激活反应的结果都要反馈到执行控制器。在此环路中,神经元以环状联系方式组织并相互影响,为进一步激活生理活动提供反馈信息。在学习和掌握新的运动技能或任务的过程中多采用闭环控制模式进行学习。

闭环控制模型的观点主张运动的学习者在控制、调节和产生行为的过程中扮演主动和主要的角色,而环境或治疗师并不是促使产生运动的关键因素。按照闭环控制的观点,患者在治疗过程中积极主动地参与治疗活动并鼓励患者在不同的环境下体验和训练随意运动。治疗师提醒患者注意运动的"感觉"时,实际上是在鼓励患者利用外周感觉反馈以获得更好的随意控制。

2. 开环控制模型　开环控制系统是指被控对象的输出(被控制量)对控制器的输出没有影响。在这种控制系统中,不依赖于将被控制量送回控制器,因而不形成任何闭环回路。在人体的运动控制中也引入了开环模型的概念,该模型系统中的运动命令包括所有与产生运动有关的必要信息,神经元以链条的方式在一个方向上进行单向联系。若盲人取物,看不见所要拿的物品,视觉不能提供反馈信息,没有了反馈回路也就成为一个开环控制系统。因此开环控制系统不依赖感觉反馈指导运动,而是按照已预先编制的固定运动模式进行,由于不利用反馈信息且不需要跟踪错误,因此各种运动参数在运动中不发生调整性变化。开环控制模型见于已熟练掌握的技巧(能)运动、预见性姿势调整和快速运动中。在快速运动(如棒球手击球或弹钢琴)中,由于速度太快而没有时间利用感觉反馈信息对运动输出进行监测、调整和修正。开环控制模型在概念上与等级模型一致。

一般来说,开环控制系统的控制精度和抑制干扰的性能较差,而且对系统参数的变动很敏感。因此，一般仅用于可以不考虑外界影响，或惯性小，或精度要求不高的一些场合。闭环控制的优点是充分发挥了反馈的重要作用，排除了难以预料或不确定的因素，使校正行动更准确，更有力。但它缺乏开环控制的那种预防性。如在控制过程中造成不利的后果才采取纠正措施。因此，一般广泛应用于对外界环境要求比较高、高精度场合。人体大多数功能性活动任务通过开环和闭环运动模式相结合来实现。在分工上，开环控制系统用于产生运动，闭环控制系统则对运动进行调节。但是，这些信息加工的模型仅仅能部分描述和解释人体运动行为，并未完全反映感觉和运动系统多方面相互影响的复杂性。无论经典理论还是信息加工理论都不能解释、说明正常运动的变化性。

（四）模式发生器理论

该理论的核心思想是，模式发生器将多组肌群以一定的时空关系组织在一起合作产生一种特定的运动。肌群的这种合作被称为协同，多组肌群在功能上相互配合所产生的协调运动称为协同运动。在正常的运动中，选择不同的协同模式并将其组织在一起从而产生协调的运动，例如行走时的步态就是多组肌群以一定的时空关系组织在一起所产生的运动。平衡状态受到干扰时，踝调节和髋调节相关肌群会自动开启，从而协调且高效地进行平衡调整。这种预先组织好的肌肉活动模式使运动控制程序得以简化。中枢神经系统损伤时，协同的组织受到破坏，当选择性运动控制出现障碍或完全消失时，肢体的运动以整体模式出现，原始反射、异常协同模式出现。肢体运动完全受控于上述病理运动模式中。遵循这一观点，治疗师在康复治疗中所采取的治疗方针是努力诱发正常模式所需要的肌群活动，抑制不必要的肌肉活动。

（五）多系统控制模型

多系统控制模型认为运动控制是一个动态、多系统分配控制的模式，而不是一个单向等级控制模式的观点，特别是引入环境因素后，强调个体与其所在环境之间相互作用的密切关系。多系统控制模型的理论表明运动行为不只是自身内部系统的相互作用的结果，而是个体多个系统与特定任务和环境条件相互作用的结果，环境因素有可能造成运动控制结果的多样性。

常见的几种关于多系统分配的运动控制理论。

1. 系统理论　俄罗斯科学家 Nicolai Bernstein 从机械系统的角度提出了环境与个人特性在运动行为中的重要性。他认为，将整个个体看成一个有质量的机械系统，容易受到外力（如重力）和内力的影响，包括惯性和运动依赖的力。他指出，相同的中枢命令可能由于外力和初始情况的差异，从而导致产生巨大差别的动作，同样的原因，不同的命令也可能产生相同的动作。他提出整合动作的控制很可能是通过分配给许多相互作用的系统共同协助这种形式来完成动作的，从而产生了运动控制的分配模型概念。

某一特定肌肉在运动中的作用取决于运用该肌肉（动作发生）时的状态或环境。从运动学角度分析，肌肉的作用与当时肢体的位置和肢体运动的速度密切相关。例如，胸大肌具有屈或伸肩关节的功能，是屈还是伸，取决于上肢的起始位置。快速内收肩关节时背阔肌收缩，慢速内收肩关节时背阔肌并不收缩，而是三角肌发生离心性收缩，因此肌肉的作用取决于肌肉在完成任务中扮演的角色。从力学角度分析，有许多肌肉以外的力量如重力或惯性决定肌肉收缩的程度，如肌肉抗重力收缩所付出的力要大于去除重力收缩所需要的力。生理学因素也影响肌肉的收缩状态。当较高级中枢下传某一肌肉收缩的指令时,低、中级中枢通过接受外周感觉反馈来修正该指令。因此,该指令对肌肉的影响将取决于当时的背景环境和低、中级中枢的影响程度,高级中枢或指令与肌肉之间并没有一对一的关系。

同时该模型认为,协同肌在解决自由的问题上发挥了重要的作用,通过限定特定的肌肉使他们作为一个整体的工作,尽管协同肌不多,但是他们制造了几乎所有动作种类。假如我们将全套的动作看成是由许多单词组成的句子,那么某一肌肉就像是单词中的字母,协同肌则是字母组成的单词,而形成的动作就是一个完整的句子。

治疗有中枢系统缺陷的患者时,治疗师必须仔细检查病损对骨骼肌肉系统带来的影响,以及神经系统运动控制的总体损伤情况,系统理论提出检查和治疗不仅要关注个体内的损伤对运动控制的影响,还要关注多系统间损伤的相互作用效应。

2. 动态系统理论 动态系统理论来源于对动力学(即系统中的各个部分如何在一起工作)的研究。动态系统理论回答两个基本问题:①多个无序的部分如何形成为有组织的模式;②系统如何随时间发生变化。首先,该系统理论的基本观点是"自我组织"。这一观点认为,当一个系统的各个部分集合在一起时,是以一个有序的模式加以表现的。特定环境下的特定任务通过一个稳定的运动模式来完成,从人体工效学的角度而言,它是一个达到功能目标的最佳模式。针对某项具体的动作,人们可以有许多选择来完成,但耗能最少、效率最高的运动模式是首选的模式。其次,动态系统理论阐明:自我组织系统的行为是一个非线性行为,自我组织系统的这种非线性特性可用数学参数来表达,即当系统中的某一个参数被改变并达到一定程度而具有重要意义时便形成不同的行为模式。这个参数被称为控制参数。控制参数是一个在整体系统中调节行为改变的变量,假如控制参数是速度的话,当动作的速度达到了一个阈值或超过该阈值,就会发生动作行为的性质变化,也就会引起一种行为模式到另外一种新的行为模式的改变,例如行走的动作中如果以速度作为控制参数进行评定的话,当移动的速度超越某个阈值使得双足同时离开了地面,则此时的运动状态就从行走变成了跑步。

动态系统理论的一个重要的意义,是提出了动作有突发性这一特点。治疗师对人体的物理或者动作特点了解的越多,就越能够利用这些特性来帮助患者重新获得运动控制。例如速度对于动态的动作来说是一个重要的作用因素,通常出于安全考虑,患者被要求用较慢的速度来活动,并且考虑到速度和身体的物理特性,这种方法经常被用在防止摔倒的训练中。

（六）神经系统的运动控制

1. 运动神经元和运动单位脊髓 是实现躯体反射的最基本中枢。脊髓腹(前)角存在有大量的运动神经元,分为 α、γ、β 三种,由一个 α 运动神经元及其所支配的全部肌纤维所组成的功能单位,称为运动单位(motor unit)。小运动单位利于做精细运动,大运动单位利于产生巨大的肌张力。不同运动单位的肌纤维是交叉分布的,有利于产生均匀的肌张力。

2. 脊髓反射与姿势调节 中枢神经系统通过调节骨骼肌的紧张度或产生相应的运动,以保持或改正身体在空间的姿势,这种反射活动称为姿势反射。在脊髓水平完成的姿势反射有屈肌反射、牵张反射、节间反射等。

笔记

（1）屈肌反射（flexor reflex，对侧伸肌反射）：机体皮肤受到伤害性刺激的同时，在同侧肢体的出现屈肌收缩和伸肌舒张，形成肢体屈曲的动作，称为屈肌反射。当刺激量超过某一强度阈值时，同侧肢体屈曲反射的同时，还出现对侧肢体伸直的反射活动，称为对侧伸肌反射。对侧伸肌反射属于姿势反射，可在一侧肢体屈曲时起到支持体重及维持姿势的重要作用。

（2）牵张反射（stretch reflex）：牵张反射有两种类型，即腱反射和肌紧张。肌紧张（muscle tonus）是指缓慢持续牵拉肌腱时引起的牵张反射，表现为受牵拉的肌肉发生轻度、持续、交替和不易疲劳的紧张性收缩，以阻止其被拉长，肌紧张是保持身体平衡和维持姿势最基本的反射活动，也是进行各种复杂运动的基础。腱反射（tendon reflex）是指快速牵拉肌腱时引起的牵张反射，也叫位相性牵张反射如膝反射。

（3）节间反射（intersegmental reflex）：节间反射是指脊髓某些节段神经元发出的轴突与邻近上下节段的神经元发生联系，通过上下节段之间神经元的协同活动所进行的一种反射活动。

脑干的运动控制表现主要有：

（1）脑干对肌紧张的调节：脑干网状结构根据作用效果可以分为易化区和抑制区，对肌紧张的调节具有完全相反的两种方式。刺激易化区时可以增强肌紧张和肌运动。可能的机制为通过兴奋网状脊髓束，兴奋脊髓的 α-运动神经元和 γ-运动神经元。刺激抑制区时可以抑制肌紧张和肌运动。可能的机制为无内源性活动，依赖高级中枢的活动。

（2）脑干对姿势的调节：由脑干整合而完成的姿势反射有状态反射、翻正反射、直线和旋转加速度反射等。状态反射是指头部在空间的位置发生改变以及头部与躯干的相对位置改变时，反射性地改变躯体肌肉的紧张状况。包括迷路紧张反射和颈紧张反射，迷路紧张反射指内耳迷路的椭圆囊和球囊的传入冲动对躯体伸肌紧张性的调节反射。颈紧张反射是颈部扭曲时颈部脊椎关节韧带和肌肉本体感受器的传入冲动引起的四肢肌肉紧张性反射，反射中枢在颈部脊髓，表现为当头向一侧扭转时，下颌所指一侧的伸肌紧张性加强；头后仰时，则上肢伸肌紧张性加强，下肢伸肌紧张性降低；头前俯时，上肢屈肌紧张性加强，下肢屈肌紧张性降低。

3. 大脑皮质的运动调节功能　人的大脑皮质运动区主要位于中央前回和运动前区。大脑皮质运动区的定位具有以下特征：①交叉支配；②具有精细的功能定位，功能代表区大小与运动精细复杂程度有关；③从运动区定位的分布看，总体安排是倒置的，但在头面部代表区内部的排列却是正立的。

4. 基底神经节的运动调节功能　基底神经节包括尾（状）核、壳核、苍白球、丘脑底核、黑质和红核。尾核、壳核和苍白球统称纹状体；其中苍白球是较古老的部分，称为旧纹状体，而尾核和壳核则进化较新，称为新纹状体。基底神经节有重要的运动调节功能，它与随意运动的稳定、肌紧张的控制、本体感觉传入冲动信息的处理有关。临床上基底神经节损害的主要表现可分为两类疾病：一类是具有运动过多而肌紧张不全性疾病，如舞蹈病与手足徐动症等；另一类是具有运动过少而肌紧张过强性疾病，如震颤麻痹（帕金森病）。临床病理的研究指出，舞蹈病与手足徐动症的病变主要位于纹状体，而震颤麻痹的病变主要位于黑质。

5. 小脑的运动调节功能　小脑是躯体运动的重要调节中枢。它的主要功能是配合脑干网状结构调节肌紧张与身体姿势;加速与旋转运动时,保持身体姿势平衡;协助大脑调节骨骼肌随意运动的准确性和协调性。因此,小脑对躯体运动起着重要调节作用。

第二节　中枢神经系统损伤引起的运动控制障碍

中枢神经系统损伤后引起的与运动控制相关的障碍反映在多方面,如异常肌张力、异常肢体运动模式、不对称性姿势、躯干控制障碍、平衡功能下降、运动的协调下降以及功能性活动能力丧失如独立地翻身、坐起、行走、穿衣及洗澡等。

异常的运动模式即联带运动,为异常的协同运动模式,是不同的肌群以错误的时空关系被组织在一起的结果,并因此导致分离运动消失,即不能随意、独立地进行单关节运动,代之以肢体刻板的整体运动。偏瘫患者进行肩关节运动时同时出现屈肘;行走中向前迈步时下肢僵硬地伸膝的状态,都说明了中枢神经系统由于损伤而不能选择适当的肌群参与特定运动的特征。运动功能的刻板程度越大,获得复杂的粗大或精细运动的协调性和速度的可能性越小。对异常运动模式阐述较多,影响较大的理论主要有 Brunnstrom 理论和 Bobath 理论,也是目前临床治疗中较为主要的技术指导理论和方法。

一、Brunnstrom 理论

20 世纪 70 年代初,瑞典治疗师 Signe Brunnstrom 提出了对于中枢性瘫痪的本质的认识。他认为在正常运动发育过程中,脊髓和脑干水平的反射因受到较高位中枢的抑制而不被表现。脊髓和脑干水平的反射和肢体的整体运动模式是正常发育过程中早期的必然阶段。脑卒中发生后,患者出现发育"倒退",上述原始发射和肢体整体运动模式由于脑损伤导致脱抑制而被释放出来。因此,Brunnstrom 理论认为脊髓及脑干水平的原始反射和异常的运动模式都是偏瘫患者恢复正常的随意运动以前必须经过的阶段,是偏瘫患者运动功能恢复的"正常"必然过程。脑卒中后随意运动的恢复遵循从整体、刻板的屈肌或伸肌运动模式到两种运动模式相组合,最终出现随意的分离运动的规律。Brunnstrom 理论由此而提出了在脑卒中后恢复的初期阶段可利用各种原始反射和运动模式诱发出联带运动,进而促进随意运动恢复的观点。当患者可以随意地进行刻板的、整个肢体屈肌或伸肌的运动(屈肌或伸肌联带运动)后,再从这种固定的运动模式中脱离出来,直至恢复正常、随意的分离运动。

二、Bobath 理论

Bobath 治疗理论是由英国物理治疗师 Berta Bobath 根据长期的临床经验创立的,由 Berta Bobath 的丈夫 Karel Bobath 给予理论基础的补充。从 20 世纪 40 年代起,Berta Bobath 将她的方法应用在临床偏瘫患者运动功能的康复训练中,取得了较好的效果。自 70 年代起,Berta Bobath 开始著书教学,在世界各地成立 Bobath 中心,使得 Bobath 技术广为流传,是偏瘫运动功能康复技术中心最为普及的治疗技术之一。1984 年,在伦敦 Bobath 中心召开了成人中枢神经疾患 Bobath 治疗指导会议,在此次会议上,指导者们将该组织命名为"国际 Bobath 治疗指导者协会(IBITA)"。它最初源于 Berta 与 Karel Bobath 的临床经验以及当时的运动控制理论模型。这种整体性治疗技术经历了 50 多年的发展,今天已经以新的运动控制和运动学习理论为指导。它的理论框架随着运动科学知识的更新而不断丰富、发展。2005 年,IBITA 进一步将定义简化为"Bobath 理论是针对中枢神经系统(CNS)损伤引起的功能、运动和姿势控制障碍的患者进行个案评价与治疗的一种问题解决办法。治疗中通过治疗师与患者之间的沟通互动,以促进技术使身体功能得到进一步改善"。Bobath 技术在全世界广泛使用,得到了大量的临床案例验证,其自身的理论观点和技术要点也在不断更新和发展。

Bobath 理论认为,正常人的各种动作都是在相反神经支配下,在中枢神经调节下同时发生对动作肌的兴奋与拮抗肌的抑制,高级中枢不是对伸肌、屈肌分别发出刺激,而是在脊髓与骨骼肌之间借助于肌梭进行微妙的姿势调节。例如伸肌肌梭传入纤维进入脊髓后,直接兴奋伸肌的运动神经元,同时又发出侧支兴奋一个抑制性神经元,抑制屈肌的运动神经元,使伸肌收缩,屈肌舒张,这种抑制就是相反神经支配。由于这种相反神经支配,主动肌与拮抗肌才能保持人的正常运动功能协调,脑瘫就是相反神经支配障碍,痉挛型脑瘫是相反神经支配过剩,手足徐动型脑瘫是相反神经支配过少。通过相反神经支配,一方面起到促进的作用,另一方面又起到抑制的作用,当肌肉收缩的时候,对拮抗肌给予突触抑制,使拮抗肌弛缓,这样双重性地、交替地调节着骨骼肌收缩,具有重要的意义。

用这种抑制机制分析脑瘫患者的异常运动行为,当患者肌张力增高时,利用相反神经支配,相反抑制的方法抑制拮抗肌,如屈曲姿势利用伸肌群,伸展姿势利用屈肌群,Bobath 称此为反射性抑制姿势,使紧张的肌肉放松,使松弛的肌肉恢复紧张,使肌肉系统的功能发挥最佳的状态。反射性抑制姿势的意义就是把由于紧张性姿势反射固定下来的异常姿势,通过突触促通与突触抑制的互相作用,从神经末梢给予无任何损伤的相反神经支配的刺激,使 α 与 γ 神经系统的冲动发射状态恢复正常,尽最大的可能向中枢传送正常的感觉刺激,在高级中枢形成新的抑制。同时,Bobath 强调,治疗时要根据每个患者的不同情况区别对待,选择适当的反射性抑制姿势,选择不同的刺激及适当的力量向中枢传导。实践证明,只靠反射性抑制姿势是不够的,必须在反射性抑制的同时促通正常姿势,这样才能向中枢神经传导适当的刺激。

正常人的运动发育功能需经过以下两个过程,首先是逐渐建立高度复杂且过程完整的正常姿势反射功能,一般多指对人类姿势运动具有重要作用的立直反射与平衡反射功能。其次是新生儿反射,即原始反射及原始动作逐渐消失逐渐被抑制,多指原始反射,如拥抱反射,非对称性紧张性颈反射,新生儿阳性支持反射等,逐渐被抑制而消失。以上两方面的发育与脑组织的成熟有密切关系,随着脑组织的成熟,大脑皮质从固有感受器、视觉感受器等外界的各种刺激中,反复学习,反复体验,最后完成运动姿势,经过大脑调节支配,形成随意动作规范的正常的运动姿势,即随意运动就是在运动感觉的传导路中产生形成的。但是脑瘫患者,因为这些传导通路发生障碍,不能进行正常的传导,从外界来的刺激,只能在损伤部位以下的低级中枢进行传导,Bobath 称此为短路。由于形成短路,因而得不到高级中枢的调节和抑制,形成脑瘫的异常姿势与异常运动,这就是短路循环。例如 Bobath 认为重度痉挛型脑瘫患者,下肢因为伸肌群痉挛而出现髋关节内收、内旋、踝关节跖屈成尖足状态;由于屈肌群痉挛而出现髋关节屈曲、膝关节屈曲等典型的固定姿势。如果这种固定的异常姿势,在低级中枢形成短路,从大脑皮质来的正常运动姿势冲动则无法传递下去,这就是在运动传导路中,由于短路循环,异常的神经传导路固定下来形成异常姿势的缘故。因此有短路循环就不可能形成正常的姿势,即使有其他的运动姿势冲动,也被限制在异常的短路中循环,使异常姿势更加严重。

基于上述理论基础,Bobath 提出:为了纠正这种异常运动姿势,必须关闭(切断)这种异常运动的短路循环,激活开放正常运动的神经传导路,前者为抑制异常姿势反射,后者为促通正常姿势反射。对婴幼儿的脑瘫,只要关闭异常姿势运动的短路循环,就有可能自然赋活在种系发生中早就存在的正常运动姿势,所以 Bobath 强调早期治疗脑瘫。从以上观点出发,对上述重度痉挛型脑瘫纠正异常姿势时,对伸肌群痉挛,要采取使髋关节屈曲,膝关节屈曲;对屈肌痉挛,要采取外展、外旋髋关节,背屈踝关节,这就是反射性抑制姿势。这样赋活开放了原来就存在的正常运动感觉刺激传导路,起到了促通的作用,并切断了从神经末梢来的刺激在低级中枢形成短路循环。用这种手段关闭短路,开放向高级中枢的正常传导路,促通高级中枢的运动姿势,Bobath 将此称为控制短路。治疗过程中还要通过空间的增强、时间的加强和渐增强,来扩大和巩固已出现的正常反射。

三、评定目的

中枢神经系统损伤的躯体功能评定有别于肌肉骨骼系统损伤的评定。物理治疗师通过功能评定期望确定以下问题,为制订康复治疗计划提供依据:

1. 肢体运动功能水平所处的阶段。
2. 原始反射对于中枢神经系统损伤患者运动功能的影响。
3. 肌张力异常是否存在及其分布。
4. 有无异常运动模式。
5. 有无功能性活动的关键成分的缺失、过多或时空错误。
6. 患者功能性活动能力的水平。

通过评定运动控制方面的功能状况,也为作业治疗师制订康复训练方案提出依据,包括从作业疗法的角度提出个性化的治疗性作业活动设计提高和改善患者的功能;设计、制作和使用辅助具以帮助患者完成功能性任务,改造环境以减小异常运动控制对日常生活活动所造成的影响。

第三节 运动控制障碍评定的内容与方法

根据对偏瘫肢体功能障碍认识的不同,中枢神经系统损伤后的运动控制障碍评定分为两大类,即以神经发育疗法观点为基础的评定和以运动再学习理论为基础的评定。前者包括对肌张力、运动模式、发育性反射等的评定;后者主要是以任务为中心的功能活动分析。

一、基于神经发育疗法观点的评定

中枢神经系统损伤后的运动控制障碍表现在其恢复过程中的不同阶段有着不同的表现。因此,评定的内容应根据患者所处阶段进行选择。按照 Brunnstrom 的观点,脑卒中后偏瘫肢体的功能大都遵循一个大致相同的发展和恢复过程,并将其分为弛缓、痉挛、联带运动、部分分离运动、分离运动和正常六个阶段。Bobath 将其分为弛缓、痉挛和相对恢复三个阶段。他们虽然在如何使患者从弛缓期恢复到正常持有不同观

笔记

点,但一致认为偏瘫患者都经历弛缓(肌张力下降)、痉挛(肌张力增高)、异常的运动模式和分离运动恢复等过程。这个恢复过程因人而异,恢复进程或快或慢,也可能停止在某一阶段不再进展。基于对脑卒中患者肢体偏瘫的恢复过程的上述认识,临床中做如下内容的评定(表11-1)。

表 11-1　Brunnstrom 脑卒中肢位功能恢复阶段

阶段	特征	上肢	手	下肢
I	急性期发作后,患侧肢体失去控制,运动功能完全丧失,称为弛缓阶段	无任何运动	无任何运动	无任何运动
II	随着病情的控制,患肢开始出现运动,而这种运动伴随着痉挛、联合反应和联带运动的特点,被称为痉挛阶段	仅出现协同运动的模式	仅有极细微的屈曲	仅有极少的随意运动
III	痉挛进一步加重,患肢可以完成随意运动,但由始至终贯穿着联带运动的特点,因联带运动达到高峰,故此阶段称为联带运动阶段	可随意发起协同运动	可做钩状抓握,但不能伸指	在坐和站位上,有髋、膝、踝的协同性屈曲
IV	痉挛程度开始减轻,运动模式开始脱离联带运动的控制,出现了部分分离运动的组合,被称为部分分离运动阶段	出现脱离协同运动的活动:①肩0°,肘屈90°,前臂可旋前旋后;②在肘伸直的情况下肩可前屈90°;③手背可触及腰骶部	能侧捏及伸开拇指,手指有半随意的小范围的伸展	在坐位上,可屈膝90°以上,可使足后滑到椅子下方。在足跟不离地的情况下能背屈踝
V	运动逐渐失去联带运动的控制,出现了难度较大的分离运动的组合,被称为分离运动阶段	出现相对独立于协同运动的活动:1.肘伸直的肩可外展90° 2.在肘伸直,肩前屈30°~90°的情况下,前臂可旋前旋后 3.肘伸直、前臂中立位,臂可上举过头	可做球状和圆柱状抓握,手指可集团伸展,但不能单独伸展	健腿站,患腿可先屈膝后伸髋;在伸直膝的情况下,可背屈踝,可将踵放在向前迈一小步的位置上
VI	由于痉挛的消失,各关节均可完成随意的运动,协调性与速度均接近正常,被称为正常阶段	运动协调近于正常,手指指鼻无明显辨距不良,但速度比健侧慢(≤5秒)	所有抓握均能完成,但速度和准确性比健侧差	在站立位可使髋外展到超出抬起该侧骨盆所能达到的范围;在坐位上,在伸直膝的情况下可内外旋下肢,合并足的内外翻

（一）肌张力

肌张力消失表现为发病后立即出现的弛缓性瘫痪,一般持续时间较短,可持续几个小时、几天或几周。此后绝大多数患者会出现痉挛。痉挛主要发生在抗重力肌群,即上肢为屈肌型痉挛,下肢为伸肌型痉挛(表11-2)。由于伸、屈肌,旋前、旋后肌肌张力分布异常,致使偏瘫患者出现痉挛性的姿势模式。上肢:肩胛带向后、下,肩关节内收内旋,肘关节屈曲,前臂旋前,腕关节掌屈尺偏,手指屈曲;下肢:骨盆后撤,髋关节内收、内旋,膝关节伸展,踝关节跖屈内翻,足趾屈曲。检查者可根据肌张力异常分布的特点进行检查。具体相关检查内容和方法详见本书第六章。

表11-2　典型肢体痉挛模式

部位	表现模式
头部	旋转并向患侧屈曲面向健侧
上肢	上肢肩胛骨回缩,肩带下降,肩关节内收、内旋
肘关节	屈曲伴前臂旋后(可有旋前)
腕关节	屈曲并向尺侧偏斜
手指	屈曲内收
躯干	患侧骨盆旋后上提
髋关节	伸展、内收、内旋
膝关节	伸展
足	跖屈、内翻、足趾屈曲、内收

（二）反射

反射变化在脑卒中恢复过程中的不同阶段而不同。卒中早期,偏瘫侧肢体肌张力低下,反射消失;恢复中期,痉挛和联带运动(病理性协同运动)出现并逐渐达到高峰,深反射由消失转为亢进;病理反射(Babinski征)阳性;原始反射即张力性反射模式出现,包括对称性紧张性颈反射、非对称性紧张性颈反射、对称性紧张性迷路反射、紧张性腰反射、阳性支持反射以及联合反应。较高级水平的各种平衡反应如调整反应、平衡反应以及保护性伸展反应常受到损害或消失。治疗师应着重评定原始反射和各种平衡反应。具体评定方法参见本书第七章相关内容。

（三）联合反应

偏瘫患者的联合反应是指当身体某一部位进行抗阻力运动或主动用力时,患侧肢体所产生的异常的自主性反应,是丧失随意运动控制的肌群出现的一种张力性姿势反射。联合反应见于脑卒中早期患者,常以固定的模式出现:一般来说,联合反应诱发出对侧上肢相同运动方向的运动如屈曲诱发屈曲,伸展诱发伸展;而诱发出对侧下肢相反方向的运动如一侧下肢伸展诱发出对侧下肢屈曲。联合反应还有一些特殊的反应形式。例如,偏瘫上肢上抬可诱发出手指的伸展和外展,这一反应被称为Souques现象;健侧上肢或下肢内收或外展抗阻力运动诱发出对侧肢体的相同反应,被称为Raimiste现象;屈曲偏瘫上肢可诱发出偏瘫下肢屈曲,被称为单侧肢体联带运动(表11-3)。

表 11-3 联合反应

类型	表现
1. 对称性联合反应	（1）上肢（对称性）健肢屈曲→患肢屈曲,健肢伸展→患肢伸展 （2）下肢（对称性）健肢内收内旋→患肢内收内旋,健肢外展外旋→患肢外展外旋 （3）下肢（相反性）健肢屈曲→患肢伸展,健肢伸展→患肢屈曲
2. 同侧性联合反应	上肢屈曲→下肢屈曲 下肢伸展→上肢伸展

（四）共同运动模式

正常时多种肌肉活动模式是以固定的时空关系与力量和谐地在一起工作,使得两个或两个以上的关节通过这种高度组织的协同性肌肉活动被联系在一起并产生协调的功能运动。共同运动(synergy movement,SM)又称连带运动,是脊髓水平的原始运动,表现为当患者在完成某项关节活动时,可引发该肢体其他关节肌肉同时进行粗大、僵硬的运动。这些运动是定型的,虽然由意志诱发但不随意志改变的一种固定的运动模式,即屈肌共同运动和伸肌共同运动模式。因此,共同运动可称为"半随意运动"。例如在同一时间点,偏瘫患者欲抬上臂或欲用手触摸嘴时,均会出现同侧上肢的屈肌共同运动模式(肩胛骨上提、后缩,肩关节外展、外旋,肘关节屈曲,前臂旋后,腕关节屈曲,拇指屈曲内收,指关节屈曲)中相同的某一关节运动或几个关节运动的组合(表11-4和表11-5)。

表 11-4 上肢共同运动模式

上肢部位	屈肌共同运动	伸肌共同运动
肩胛骨	上提、后缩	前伸
肩关节	外展、外旋	内旋、内收
肘关节	屈曲	伸展
前臂	旋后	旋前
腕关节	屈曲	伸展
指关节	屈曲	伸展
拇指	屈曲内收	伸展

表 11-5 下肢共同运动模式

下肢部位	屈肌共同运动	伸肌共同运动
骨盆	上提	
髋关节	屈曲、外展、外旋	伸展、内收、内旋
膝关节	屈曲	伸展
踝关节	背伸、内收	跖屈、内翻
趾关节	背伸	跖屈

共同运动是脊髓水平的原始粗大运动,是脊髓中支配屈肌的神经元和支配伸肌的神经元之间的交互抑制关系失衡的表现。正常的选择性肌肉活动是受本体感受性反馈调节的运动皮质控制的运动。婴儿出生时,机体处在中枢神经系统中较低级中枢的控制下,因此,婴儿的活动与正常成人不同,有许多多余的动作。但是,这种低级中枢的控制是不随意性反射活动和姿势的基础。由于低级中枢的成熟和整合促进了较高级中枢的发展。而高级中枢对运动的控制主要是抑制性调节。因此,在中枢神经系统高级中枢的控制下,粗大运动被整合成为有目的的定向运动。由于较高级中枢受损,低级运动中枢失去了高级中枢的抑制作用,使受其控制的反射释放出来,引起行为活动的异常,多表现为肌张力增高,甚至痉挛,在进行任何活动时都不能选择性地控制所需的肌群,而是以一种固定的模式(即共同运动模式)来运动。偏瘫患者的共同运动模式包括屈肌共同运动模式和伸肌共同运动模式,且这两种共同运动模式在上、下肢均可发生。

（五）平衡与协调功能障碍

小脑、基底节损伤或本体感觉丧失均可引起运动的平衡与协调功能障碍。有关功能具体评定方法请参考本书第八章。

（六）运动计划功能障碍

在运动控制过程中,人脑左半球主要负责运动顺序编排,右半球主管维持姿势与运动。因此,左脑损伤(右侧偏瘫)后患者会表现出启动运动和执行运动顺序发生困难,可能需要花较长的时间学习一个新任务,常发生定位错误,运动速度变缓。此外,左脑损伤的患者也可以出现失用症表现,包括意念性失用和意念运动性失用。右脑损伤(左侧偏瘫)后患者表现出不能持续一个运动和保持一种姿势。有关运动计划功能障碍的评定方法参考本书第十六章。

（七）功能性活动障碍

运动控制功能的障碍会直接体现在功能性活动的执行与理解困难方面,不论是物理治疗师还是作业治疗师都应该对患者的翻身、坐起、转移、站起及行走等功能性活动水平有足够的认识。由于许多日常生活技能是在姿势调整和适应的基础上完成的(如穿袜子、进出浴盆、参加各种体育活动等),因此对姿势适应障碍的识别与治疗就成为作业疗法治疗脑卒中患者的重要组成部分。偏瘫患者双侧整合和自主姿势控制功能的下降致使患者必须付出较多的努力来维持直立姿势,因而无法将注意力放在目的性作业或任务的完成上。当进行具有挑战性的活动时,偏瘫患者常常倒退或滞留在发育水平较低的代偿策略中以维持姿势的稳定。

二、以任务为中心的功能性活动分析

该法由 Carr 和 Shepherd 提出,是运动再学习方案(motor relearning program,MRP)疗法的组成部分。包括对患者日常生活中七种功能性作业活动(上肢功能、口面部功能、床边坐起、坐位平衡、站起和坐下、站立平衡、行走)情况进行详细的分析。该评定法是建立在理解和掌握正常功能及必需的基本运动成分的基础上,对患者功能进行的分析。通过对特定活动的观察与比较,分析患者功能活动的障碍点。在采用该方法分析每一项功能活动时检查者都须注意观察以下问题:

1. **缺失的基本成分** 指完成特定活动所必需的基本成分,如站起时骨盆前倾和髋关节屈曲成分缺失。

2. 错误的肌肉活动顺序。

3. 缺失的特定肌肉活动。

4. 出现过度或不必要的肌肉活动。

5. 代偿运动行为。

针对不同的功能活动特征,Carr 和 Shepherd 提出了一系列患者可能存在的常见问题和各种代偿行为。分析的另一个重点在于寻找和确定患者形成代偿行为的原因。检查者要区分原发问题和继发问题。原发问题是阻碍运动的原因,继发问题则是可直接观察到的运动功能障碍。Carr 和 Shepherd 将定性分析与定量分析相结合,在观察分析功能活动的基础上,提出了相应的运动评定量表(Motor assessment scale,MAS)。该表由 8 个功能活动项目和一个肌张力的评定构成。8 个功能活动项目包括:从仰卧位到侧卧位、从仰卧位到床边坐、坐位平衡、从坐到站、行走、上肢功能、手运动、手的高级活动即精细活动。评定采用等级量表法即每一个功能活动从 0 分～6 分,共分为 7个等级,6 分为功能的最佳状态。

第四节　结果记录与分析

一、结果记录

对于中枢神经系统损伤后的运动控制障碍的评定以定性评定为主。因此,无论观察原始反射、异常运动模式还是进行功能活动的分析,都要对所见的异常做详尽的描述记录。为了使检查具有系统性,临床中也可以依据一定的评定表进行检查,如 Bobath 运动模式质量的评定表。为了跟踪治疗效果或从事科研,可采用量表进行评定如 Fugl-Meyer、上田敏、MAS 运动功能评定量表等。

二、结果分析

运动控制理论是指导运动障碍患者康复评定与治疗的指南。选择不同的评定内容与方法是基于不同的运动控制模型与理论,基于对神经系统发育和损伤后恢复过程的不同认识。不同的评定方法也将指导制订不同的治疗计划。神经促通技术均以运动控制的等级模式理论为基础,即大脑皮质运动功能障碍导致较原始的脑干和脊髓反射脱抑制而释放,脑卒中后主要的神经运动方面的后果是痉挛和张力性原始反射占优势。因此,治疗目标及治疗计划的制订均以降低肌张力、减少异常的原始反射活动和抑制异常的运动模式为主要目的。

运动再学习疗法(MRP)以运动生物力学和运动行为学为基础。功能评定以观察日常生活中最基本的功能活动的基本成分为主要内容,在观察、比较、分析中确定缺失的成分、各成分之间错误的时间顺序、缺失的肌肉活动、过度或不必要的肌肉活动以及代偿行为等。一旦确定哪些运动成分缺失、哪些成分过度或运动顺序发生错误,治疗主要集中在训练和练习丧失的成分,抑制过度的肌肉活动或运动成分上。与传统的神经生理学疗法评定比较,这种以任务为中心的功能性活动分析能够提供更多关于运动控制问题的更有价值的信息。而传统的评定方法通常是让患者在一个固定体位进行检查,如在仰卧位检查肌张力、肌力、反射、感觉、肢体运动功能等,而这些检查结果常与运动行为表现脱节。临床中常常出现这样的尴尬局面:偏瘫患者经过一段时间的康复训练后,再评定结果显示肢体功能水平改善,然而实际功能活动能力却未见任何提高。因此,这些检查结果并不能反映和说明实际的功能活动水平。

学习小结

1. 学习内容

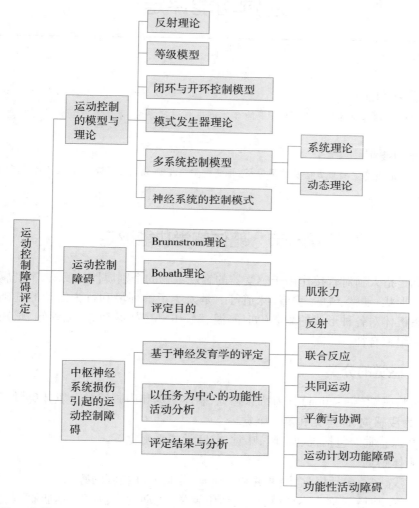

2. 学习方法

在理解运动控制相关模型和原理的基础上,熟悉运动控制障碍发生的机制;熟悉中枢神经系统损伤引起的运动控制障碍机制,掌握相应的运动控制障碍评定方法和内容。

(李　翔)

复习思考题

学习运动控制理论的目的是什么?

第十二章

感觉功能评定

学习目的

通过学习各种深浅感觉、疼痛觉的各项检查与评定方法，了解感觉功能评定的意义与作用。

学习要点

各种深浅感觉检查方法及结果分析；疼痛视觉模拟评分法以及简式 McGill 疼痛问卷的使用方法。

第一节　躯体感觉功能评定

感觉是指人脑对直接作用于感受器的客观事物的个别属性的反映，个别属性有大小、颜色、形状、硬度、气味、声音、味道等。是人类了解环境和行为活动的基础。感觉障碍是指机体对各种形式的刺激（如痛、温、触、压、位置、振动等）无感知、感知减退或异常的一组综合征。

一、感觉的分类

通常将感觉(sensation)分为特殊感觉、躯体感觉和内脏感觉。躯体感觉又称一般感觉，分为浅感觉、深感觉和复合感觉。

1. 特殊感觉　包括视、听、嗅、味觉、前庭觉或平衡觉等。

2. 躯体感觉

（1）浅感觉：包括痛觉、温度觉和触压觉，是皮肤和黏膜的感觉。

（2）深感觉：又称为本体感觉，包括位置觉、运动觉、震动觉，是肌腱、肌肉、骨膜和关节的感觉。

（3）复合感觉：包括实体觉、皮肤定位觉、两点辨别觉、图形觉、重量觉等。它是大脑顶叶皮质对深浅等各种感觉进行分析比较和综合而形成的。

3. 内脏感觉　指除嗅觉、味觉以外的全部心、血管、腺体和内脏的感觉，如胃肠饱胀感、饥饿感、胸部憋闷感等。

二、感觉的传导通路

各种感觉的传导途径是经分布在躯干、四肢表浅皮肤或深在肌肉、关节的感受器

256

接收外界刺激后,将所产生的神经冲动经由外周神经、脊髓、脑干、间脑传导到大脑皮质相应功能区的过程,经由三级神经元传递完成。其中第二级神经元发出的神经纤维交叉到对侧,然后上行至中枢。所以感觉中枢对外周感受器的支配是对侧性的。

1. 浅感觉传导通路 浅部感觉传导通路传导皮肤及黏膜的痛、温觉和粗略触觉冲动,浅感觉感受器多比较表浅,位于皮肤内。可分为躯体四肢和头面部两条传导通路。它由三级神经元组成:

(1) 躯干和四肢浅感觉传导通路:第一级神经元是脊神经节细胞,周围突构成脊神经的感觉纤维,分布于躯干和四肢皮肤内浅部的痛、温和粗触觉感受器,中枢突组成脊神经的后根,进入脊髓背外侧束上行1~2个脊髓节段,止于后角灰质。第二级神经元是脊髓后角,它们的轴突经白质前连合交叉至对侧腹外侧索,痛温觉纤维形成脊髓丘脑侧束,粗触觉纤维形成脊髓丘脑前束,共同形成脊髓丘脑束上行止于背侧丘脑的腹后外侧核(第三级神经元)。此处发出第三级纤维经内囊后脚和辐射冠终止于大脑半球的次级躯体感觉区,一些纤维可止于初级躯体感觉区中央后回中、上部和中央旁小叶后部相应的躯干和四肢皮质感觉投射区(图12-1)。

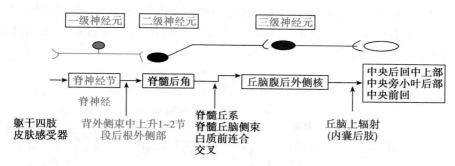

图12-1 躯干四肢浅感觉传导

损伤后的表现:若在脊髓损伤脊髓丘脑束,对侧伤面1~2节段以下痛、温觉消失;若在脊髓以上损伤此通路,浅感觉障碍涉及整个对侧躯干和四肢。

(2) 头面部浅感觉传导通路:第一级神经元是三叉神经节细胞,其周围突分布于头面部皮肤包括眼球以及眶、鼻腔、鼻窦和口腔黏膜浅部的感受器。中枢突经三叉神经根进入脑桥后即分成升支和降支,升支传导触压觉止于三叉神经脑桥核(第二级神经元),降支组成三叉神经脊束,主要传导痛温觉,止于三叉神经脊束核(第二级神经元)。此处发出的第二级纤维交叉到对侧组成三叉丘系上行,止于背侧丘脑的腹后内侧核(第三级神经元),自此核发出的第三级纤维经内囊后脚投射到中央后回下部(图12-2)。

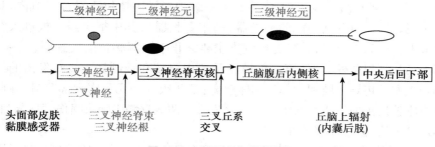

图12-2 头面部浅感觉传导

损伤后的表现：若在脑桥及以上部位损伤三叉丘系，对侧头面部痛、温觉和触觉障碍；若损伤三叉神经脊束，则同侧颜面部痛觉消失。

2. 深感觉（本体感觉）传导通路

（1）躯干和四肢意识性深感觉（本体感觉）和精细触觉传导通路：第一级神经元是脊神经节细胞，周围突组成脊神经的感觉纤维，分布于躯干、四肢的肌肉、肌腱、骨膜和关节等深部感受器（游离神经末梢、肌梭、腱索等）和精细触觉感受器（触觉小体）；中枢突经后根的内侧部进入同侧脊髓后索。在胸中部 T_5 以上后索分为内侧的薄束和外侧的楔束。来自尾、骶、腰、下部胸节组成薄束。来自上部胸节和颈节的纤维组成楔束。此两束上升终于延髓的薄束核和楔束核（第二级神经元）。来自骶部的纤维终于薄束核的内侧部，来自颈节的纤维终于楔束核的外侧部。自薄束核和楔束核发出的二级神经纤维在中央管的腹侧交叉到对侧，上行形成内侧丘系，内侧丘系位于锥体束的背侧，进入腹后外侧核（第三级神经元），从此处发出第三级神经纤维，经内囊后脚主要投射到中央后回和中央旁小叶及中央前回。在皮质上的定位是传导上肢和躯干的信息分别在中央后回的中部和上部，而下肢的在中央旁小叶的后部。传导精细触压觉和运动感觉冲动又可到顶叶联合皮质，通过顶叶皮质的整合，成为两点辨别觉和实体感觉。这一途径受损后，出现两点辨别觉、实体感觉消失、运动觉消失，肌张力减退，形成感觉性运动失调（图12-3）。

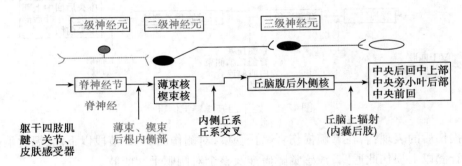

图12-3　躯干四肢意识性深感觉传导

损伤后的表现：薄束（传导躯干下部及来自下肢的信息）、楔束（传导躯干上部及来自上肢的信息）受损，不能确定同侧各关节的位置状态和运动方向及出现两点辨别觉、实体感觉、震动觉丧失等，可出现闭目站立时身体倾斜、摇晃，易跌倒。若在脑干以上损伤内侧丘系，则功能障碍在对侧。

（2）非意识性本体感觉传导路：为深部感觉至小脑的传入途径，由二级神经元构成。躯干（除颈部外）和下肢的本体感觉第一级神经元胞体位于脊神经节内，其周围突分布于肌、腱、关节等处的深部感受器（高尔基腱器），其中枢突经后根进入脊髓的后索分成上行支和下行支，其终支或侧支主要终止于同侧胸核的大细胞（$C_8 \sim L_3$）和腰骶膨大第Ⅴ～Ⅶ层外侧部（第二级神经元），由胸核和腰骶膨大2级发出的纤维进入旧小脑皮质。传导上肢和颈部的本体感觉：第2级神经元颈膨大部第Ⅵ、Ⅶ层和延髓的楔束副核发出的第2级纤维进入小脑皮质。两侧脊髓小脑束损伤，可引起肌张力减退和运动失调，但本体感觉并未丧失。

3. 平衡觉传导通路第一级神经元为位于前庭神经节内的双级细胞，其周围突分布于内耳三个半规管壶腹内的壶腹嵴及前庭内的椭圆囊斑和球囊斑,中枢突组成前庭神经,与蜗神经一起进入延髓,第二级神经元位于延髓与脑桥的前庭神经核和小脑皮质(主要是绒球小结叶)。二级纤维在内侧纵束沿脑干上升、下降。其上升纤维支配眼外肌运动核,下降纤维可发出侧支至网状结构,经网状结构中转可达脑神经内脏运动核,特别是舌咽神经和迷走神经核团。而前庭外侧核发出前庭脊髓束下降进入脊髓。通过内侧纵束,前庭的冲动参与眼球的协调运动。通过前庭脊髓束和网状脊髓束易化或抑制脊髓运动神经元的活动,而使头、颈和躯干的动作得以协调。前庭皮质中枢尚不明确,由于刺激人的皮质特别是颞叶能引起主观眩晕感觉,因此前庭皮质中枢被认为在颞叶。

三、体表感觉的节段分布

在种系和个体发育过程中,一般感觉纤维在脊髓中仍保留节段性纤维支配。每个脊神经及其周围突支配的皮肤区域称为一个皮节,其中枢突组成后根进入脊髓后终止后角细胞,组成一个神经节段支配相应的皮节。这种节段性分布在体表排列规律、整齐,躯干部最明显(表12-1)。

表 12-1　脊神经节段性感觉支配与检查部位

节段性感觉支配	检查部位	节段性感觉支配	检查部位
C_2	枕外隆凸	T_8	第八肋间
C_3	锁骨上窝	T_9	第九肋间
C_4	肩锁关节的顶部	T_{10}	第十肋间(脐水平)
C_5	肘前窝的桡侧面	T_{11}	第十一肋间
C_6	拇指	T_{12}	腹股沟韧带中部
C_7	中指	L_1	T_{12} 与 L_2 之间上 1/3 处
C_8	小指	L_2	大腿前中部
T_1	肘前窝的尺侧面	L_3	股骨内上髁
T_2	腋窝	L_4	内踝
T_3	第三肋间	L_5	足背第三跖趾关节
T_4	第四肋间(乳头线)	S_1	足跟外侧
T_5	第五肋间	S_2	(腘)窝中点
T_6	第六肋间(剑突水平)	S_3	坐骨结节
T_7	第七肋间	$S_{4\sim5}$	肛门周围

根据这种规律的分布特点,有助于脊神经和脊髓损伤的定位诊断。

需要注意的是:神经根在到达神经丛和周围神经以后,产生了神经纤维的重新分配和组合,一个周围神经可有来自多个神经节段的感觉纤维,这样就造成了皮肤感觉的脊髓节段与周围神经分布的不同,这是临床鉴别两者的一个重要依据(图12-4)。

笔记

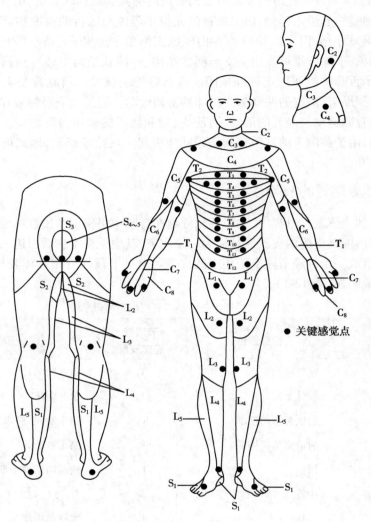

图 12-4　体表感觉的节段性支配

四、感觉障碍分类

感觉障碍是指在反映刺激物个别属性的过程中出现困难和异常的现象,感觉神经传导通路上任何一个环节出现问题都可导致感觉障碍,依其病变的性质可分为以下两类。

1. 抑制性症状　感觉的传导途径被破坏或其功能受到抑制,使感受器发出的冲动全部或部分不能传达到皮质感觉中枢,出现感觉减退或感觉缺失。前者是指感觉刺激阈升高,较强的刺激才能感知的现象。后者是指意识清楚状态下对刺激无法感知,有痛觉缺失、温度觉缺失、触觉缺失和深感觉缺失等。同一部位各种感觉均缺失,称为完全性感觉缺失;在同一部位只有某种感觉障碍,而其他感觉存在,称为分离性感觉障碍,如浅感觉分离、深感觉分离等。

2. 刺激性症状　感觉传导途径受到刺激或兴奋性增高所表现出的感觉敏感现

象。临床上可表现为以下症状:

(1) 感觉过敏:感觉刺激阈降低,轻微的刺激引起强烈反应,系由检查时的刺激和传导途径上兴奋性病变所产生的刺激的总和引起。如痛觉过敏即对痛的敏感性增强,一个轻微的痛刺激即可引起较强的痛觉体验。

(2) 感觉倒错:对刺激的认识倒错,如触觉刺激却诱发疼痛感觉,将冷觉刺激误认为热觉刺激等。

(3) 感觉过度:由于刺激阈增高与反应时间延长,在刺激后,需经历潜伏期,感到强烈的、定位不明确的不适感觉,并感到刺激向周围扩散,持续一段时间。常见于灼性神经痛,带状疱疹疼痛等。

(4) 感觉异常:没有明显的外界刺激而自发产生的不正常的感觉,如麻木感、蚁行感、触电感、针刺感、束带感等,通常与神经分布的方向有关。

(5) 疼痛:接受和传导感觉的结构受到刺激而达到一定的强度,或对痛觉正常传导起抑制作用的某些结构受到损害时,都能发生疼痛。常见的疼痛有:局部痛、放射痛、扩散痛、牵涉痛等。

1) 局部痛:疼痛的部位即是病变所在处。例如神经炎所致的局部神经痛。

2) 放射痛:神经干、神经根受到刺激时,疼痛不仅发生于刺激的局部,而且扩散到远离刺激点、受累感觉神经支配区。例如腰椎间盘突出压迫所致的下肢放射痛。

3) 扩散性痛:疼痛向邻近部位扩展,即由一个神经分支扩展到其他分支支配区,例如手指远端挫伤,疼痛可扩散整个上肢。

4) 牵涉性痛:牵涉痛实质上是一种特殊的扩散性疼痛。是由于内脏和皮肤的传入纤维都止于脊髓后角神经元,所以内脏有疾病时,在患病内脏的疼痛冲动可扩散到相应脊髓节段所支配的皮肤分布区,出现感觉过敏、压痛点或疼痛。例如肝胆疾患时常在右肩部感到疼痛,心绞痛时引起左胸和左上肢内侧痛。

五、神经系统不同部位损害对感觉的影响

感觉传导途径中神经系统不同部位的损害,引起感觉障碍的临床表现不同,这对感觉评定有着重要的意义。临床常见的感觉障碍类型如下:

1. 末梢型 主要表现为四肢远端对称性感觉障碍,越向远端感觉障碍越重,呈手套、袜子样分布,周围神经末梢受损所致。常见于多发性神经炎。

2. 神经干型 某一神经干受损时,其支配区域皮肤的各种感觉均有障碍。中心部可为感觉缺失,周围可为感觉减退。并常伴有疼痛及感觉异常,该神经所支配的肌肉出现萎缩和瘫痪及自主神经功能障碍。常见于臀上皮神经炎等。

3. 神经丛型 颈、臂、腰、骶丛的神经丛受损时,该神经丛所分布的各神经干感觉支配区的各种感觉障碍,区域比神经干型大。例如腰骶丛神经受损时,则整个下肢的各种感觉发生障碍。

4. 后根型 其一脊神经后根或后根神经节受损时,节段性带状分布的各种感觉障碍,并伴有相应神经根放射性疼痛。常见于颈、腰椎间盘突出所致的神经根受压。

5. 后角型 由于痛觉和温度觉的感觉神经纤维进入脊髓后角,后角损害时可出现分离性感觉障碍,即同侧的节段性分布痛温觉障碍而深感觉保留,如脊髓空洞症。

6. 脊髓半切型 脊髓半侧损害时,损伤平面对侧1~2节段以下皮肤痛、温度觉

障碍,损伤平面以下同侧深感觉、精细触觉障碍,称为脊髓半切综合征(Brown-Sequard综合征)。

7. **脊髓横断型**　脊髓感觉传导束受损如横贯性损害时,因损害了上升的脊髓丘脑束和后索,产生受损节段平面以下的所有感觉缺失或减退。

8. **脑干损害**　脑干发生病变,所有感觉形式都有不同程度的影响。延髓外侧病变时,仅损伤脊髓丘脑束和三叉神经脊髓束核,可引起病变对侧颈以下半身和同侧面部痛、温度觉缺失,为交叉性感觉障碍。延髓旁正中部位病变时,仅损害内侧丘系,可引起病变对侧深感觉障碍和感觉性共济失调。脑桥上部、中脑的脊髓丘脑束、内侧丘系以及脑神经的感觉纤维聚集在一起,受损害时可产生对侧偏身包括面部各种深、浅感觉障碍。但是一般都有病变同侧的运动神经障碍,由此可与大脑半球病变引起的偏身感觉障碍区别。

9. **丘脑损害**　为感觉神经传导的三级神经元所在之处,受损害时产生病变对侧偏身浅、深感觉缺失或减退,并常伴有自发性疼痛或感觉过度。丘脑型偏身感觉缺失一般上肢比下肢重、远端比近端重。

10. **内囊损害**　内囊受损害时,产生对侧偏身感觉缺失或减退(包括面部),肢体远端感觉障碍较近端重,常伴有偏瘫和偏盲,称为"三偏征"。

11. **大脑皮质损害**　大脑皮质的感觉中枢位于中央后回、中央旁小叶和部分中央前回。由于感觉中枢的范围较广,因此皮质感觉区的局部损伤影响身体对侧限定区域肢体的某一部分(面部、上肢或下肢),出现深感觉和复合感觉障碍,而浅感觉正常或轻度障碍。杰克逊癫痫(皮质性癫痫)就是出于皮质感觉中枢的刺激病灶,引起病灶对侧相应区域发生感觉异常、并向邻近各区扩散的结果。皮质感觉忽略是由于对侧顶叶病变造成的,同时刺激健患侧,患者只能感知健侧肢体刺激。同时刺激患侧面部和手部,只能感知面部刺激。

六、躯体感觉的检查和评定

1. 检查目的

(1) 在感觉反馈减少的情况下,判定其对运动和功能活动的影响。

(2) 帮助选择适当的辅助用具和指导正确的使用以保证安全,例如感觉减退或丧失的区域,在使用夹板时,很容易忽视所受压力的感觉。

(3) 为指导康复治疗提供依据:如对感觉过敏的患者,可提供脱敏的治疗方案;对感觉障碍的患者要用安全的措施防止并发症的出现,如烧伤和压疮。

2. 感觉功能评定设备:①大头钉若干个(一端尖,一端钝);②两支测试管及试管架;③一些棉花、纸巾或软刷;④4～5件常见物:钥匙、钱币、铅笔、汤勺等;⑤感觉丧失测量器或心电图测径器头、纸夹和尺子;⑥一套形状、大小相同,重量不同的物件;⑦几块不同质地的布;⑧音叉(128/256Hz)。

3. 检查方法　无论是检查浅感觉、深感觉,还是复合感觉,都应弄清以下几方面情况:①受影响的感觉类型;②所涉及的肢体部位;③感觉受损的范围;④所受影响的程度。

(1) 轻触觉:患者闭眼,检查者用棉花或软毛笔对其体表不同部位皮肤依次轻刷,请患者回答有无一种轻痒感觉。

注意事项:检查两侧对称部位进行比较;刺激的动作应轻柔,不应过频。检查四肢时的刺激方向应与四肢长轴平行,检查胸腹部的刺激方向应与肋骨平行。检查顺序通常是面部、颈部、上肢、躯干和下肢。

(2) 针刺痛觉:患者闭眼,检查者用大头针尖端轻刺患者检查部位的皮肤,请患者指出具体感受及部位。不时用大头针钝端轻触皮肤以判断有无患者的主观误导。若要区别病变不同的部位,则需指出疼痛的程度差异。对痛觉减退的患者要从有障碍部位向正常部位检查,对痛觉过敏的患者则要从正常部位向有障碍部位检查,这样便于确定病变的范围。

注意事项:大头针勿重复使用;注意两侧对称部位进行对比;施予针刺觉测试时所提供的压力需快速、短暂;施予压力的力度需使皮肤产生凹陷,但勿穿刺皮肤。

(3) 压力觉:患者闭眼,检查者用拇指或指尖用力挤压肌肉或肌腱,请患者回答有无感觉。对瘫痪的患者压觉检查常从有障碍部位开始直到正常部位。

(4) 温度觉:患者闭眼,检查者用两支分别盛有冷水(5~10℃)、热水(40~45℃)的试管,交替刺激皮肤,请患者说出"冷"、"热"感觉。试管与皮肤的接触时间为2~3秒,并注意检查部位要对称。

注意事项:试管外需保持干燥;温度需保持在上述范围内,以避免引发疼痛反应。选用的试管管径要小,管底与皮肤接触的面积不宜过大。

(5) 位置觉:患者闭眼,检查者将患者某部位肢体移动并固定在某位置,嘱患者说出肢体位置或用另一侧肢体模仿相同位置。

注意事项:受试者需处在放松状态。测试者应以指尖抓握受试者的骨突处,避免与受试肢体有过多的接触面积,提供过多的触觉信息。

(6) 运动觉:患者闭眼,检查者被动活动患者的肢体或关节,上下移动5°左右,嘱者说出肢体运动的方向。用拇指和示指轻握患者手指或脚趾两侧做轻微的被动屈伸,若感觉不明显可加大活动幅度或再试较大关节。

注意事项:受试者需处在放松状态;测试者应以指尖抓握受试者的骨突处,避免与受试肢体有过多的接触面积,提供过多的触觉信息。

(7) 震动觉:患者闭眼,检查者将每秒震动128Hz或256Hz的音叉放置患者身体的骨突部,如胸骨、肩峰、鹰嘴、腓骨小头、桡骨小头、棘突、髂前上棘、内、外踝等,询问患者有无震动感和持续时间。也可利用音叉的开和关,来测试患者感觉到震动与否。

注意事项:受试者需穿戴耳机,以避免听觉输入影响测试结果;测试顺序由肢体远端开始,再渐进至近端位置。检查时应注意身体上、下、左、右对比。

(8) 实体觉:患者闭眼,检查者用一些日常的大小不同和形状的物品(如钥匙、硬币、笔、手表)放置于患者手中抚摸,请患者辨认物体及大小。

(9) 皮肤定位觉:患者闭眼,检查者用棉签或手轻触患者一处皮肤,请患者用手指出被触及的部位。正常误差手部小于3.5mm,躯干部小于1cm。

(10) 两点辨别觉:患者闭眼,检查者用触觉测量器或双脚规,以两点的形式放在要进行检查的皮肤上,而且两点的压力均等,移动两点间距离,询问患者有无两点感觉直至不能区分两点刺激时,为测出两点间最小的距离。人体的不同部位,对两点分辨的敏感度不同,正常参考值:指尖为3~6mm;手掌、足底约为15~20mm;手背、足背约为30mm;胫骨前缘为40mm;背部为40~50mm。

（11）图形觉：患者闭眼，检查者用笔或手指在患者皮肤上画图形或数字、简单汉字等，请患者说出所画内容。

（12）重量觉：患者闭眼，检查者将大小、形状相同但重量不同的物品置于患者手上，请患者辨识轻重。

（13）材质觉：患者闭眼，检查者将材质不同的物品（皮革、羊毛、丝绸等）置于患者手上，请患者分辨。

触觉正常而两点分辨觉障碍见于额叶疾患；图形觉障碍见于脑皮质病变；实体觉障碍提示丘脑水平以上的病变。脑卒中后偏瘫和神经炎患者常有复合感觉障碍。

4. 检查步骤　感觉检查需要良好的测试技巧，这对于保证检查的可靠性至关重要。

（1）向患者说明检查目的、方法和要求以取得患者充分配合。

（2）一般先检查健侧，建立患者自身的正常标准。

（3）通常请患者闭目或遮蔽双眼。

（4）观察患者反应，患者不能口头表达时，可让其在另一侧进行模仿。

（5）先检查浅感觉，然后检查深感觉和皮质感觉。

（6）根据感觉神经和它们所支配和分布的皮区去检查。所给的刺激以不规则的方法由远而近。

（7）先检查整个部位，如果一旦找到缺乏感觉的部位，就要仔细找出那个部位的范围。

（8）记录检查结果在感觉评定表中，或在节段性感觉支配的皮肤分布图中表示。可用不同颜色的铅笔来描述不同类型的感觉，如触觉用黑色，痛觉用蓝色，温度觉用红色，用虚线、实线、点线和曲线分别表示感觉缺失、感觉减退、感觉过敏和感觉异常。

5. 适应证和禁忌证

（1）适应证：①神经系统损伤：包括中枢神经系统损伤和周围神经系统损伤的病症，如脑卒中、颅脑损伤、脊髓损伤、臂丛神经麻痹等。②外伤：如严重的切割伤、烧伤等。③缺血或营养代谢障碍：如糖尿病、血栓闭塞性脉管炎等。

（2）禁忌证：有意识障碍者。

七、神经损伤后的感觉评定

周围神经损伤后感觉障碍包括主观感觉障碍和客观感觉障碍。一般情况下，患者的主观感觉障碍比客观感觉障碍多而且明显，在神经恢复过程中，患者感到的灼痛、感觉过敏往往难以忍受。

主观感觉障碍：是在没有任何外界刺激的情况下出现的感觉障碍，包括：①感觉异常：如局部麻木、冷热感、潮湿感、震动感，以麻木感多见；②自发疼痛：是周围神经损伤后最突出的症状之一，随损伤的程度、部位、性质的不同，疼痛的性质、发生时间、程度也千差万别，常见的有刺痛、跳痛、刀割痛、牵拉痛、灼痛、胀痛、触痛、撕裂痛、酸痛、钝痛等，同时伴有一些情感症状；③幻痛：周围神经损失伴有肢体缺损或截肢者有时出现幻肢痛。

客观感觉障碍：包括：①感觉丧失：深浅感觉、复合觉、实体觉丧失；②感觉减退；③感觉过敏：即感觉阈值降低，小刺激出现强反应，以痛觉过敏最多见，其次是温度觉过敏;④感觉过度:少见;⑤感觉倒错:如将热误认为冷,也较少见。

不同感觉神经有其特定的支配区,但有交叉支配现象。神经受损后,感觉消失区往往较实际支配区小,且边缘有一感觉减退区。临床常用的感觉功能的测定,除了上述评定方法,还可用轻触-深压觉检查和周围神经损伤后感觉功能恢复评定。轻触-深压觉检查常用 Semmes-Weistein 单丝检查法检查精细触觉。

1. Semmes-Weinstein 单丝检查(图12-5) 简称 SW 法,是一种精细的触觉检查,可检查轻触觉和压力觉,并客观地将触觉障碍分为 5 级,以评定触觉的障碍程度和在康复中的变化,多用于手功能评定及糖尿病周围神经病变筛查。

（1）检查工具:单丝为粗细不同的 20 支笔直的尼龙丝,一端游离,另一端装在手持塑料棒的一端上,丝与棒成直角,丝的规格有 1.65、2.36、2.44、2.83、3.22、3.61、3.84、4.08、4.17、

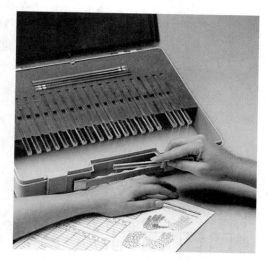

图 12-5　Semmes-Weinstein 单丝检查

4.31、4.56、4.74、4.93、5.07、5.18、5.46、5.86、5.88、6.45、6.65 共 20 种。

（2）测量方法:遮蔽患者双眼,检查时从值最小的单丝开始试验,使单丝垂直作用在患者检查的皮肤上,不能打滑。均匀用力,使纤维变弯曲即可。预先与患者约定,当患者有触感时即应告知检查者。用 1.65~4.08 号丝时,每号进行 3 次,施加在皮肤上 1~1.5 秒,提起 1~1.5 秒为一次。当单丝已弯曲而患者仍无感觉时,换较大的一号再试,直到连续两次丝刚弯曲患者即有感觉时为止,记下该号码,然后查表核对结果。用 4.17~6.65 号丝时,仅需做一次。

（3）临床意义:对于 Semmes-Weinstein 单丝法临床意义见表12-2。触觉阈值正常者轻触觉和深压觉保留在正常范围内。轻触觉减退患者仍可用手进行操作,温度觉正常,实体觉接近正常,患者可能并未意识到存在感觉缺失。保护性感觉减弱患者用手操纵物品困难,物品容易从手中掉落,痛温觉正常。保护性感觉消失提示患者手功能基本丧失,温度觉减退或消失,但保留针刺觉和深压觉;外伤的危险增加。

表 12-2　Semmes-Weinstein 单丝法临床意义

单丝编号	直径（mm）	平均力（g）	颜色	意义
2.83	0.127	0.076	绿	正常
3.61	0.178	0.209	蓝	轻触觉减退
4.31	0.305	2.35	紫	保护性感觉减弱
4.56	0.356	4.55	红	保护性感觉消失
6.65	10.143	235.61	红	所有感觉均消失

2. 周围神经损伤后感觉功能恢复评定　对感觉功能的恢复情况,英国医学研究院神经外伤学会也将其分为六级(表12-3)。

笔记

表 12-3 周围神经损伤后的感觉功能恢复等级

恢复等级	评定标准
0 级(S0)	感觉无恢复
1 级(S1)	支配区皮肤深感觉恢复
2 级(S2)	支配区浅感觉和触觉部分恢复
3 级(S3)	皮肤痛觉和触觉恢复,且感觉过敏消失
4 级(S4)	感觉达到 S_3 水平外,二点辨别觉部分恢复
5 级(S5)	完全恢复

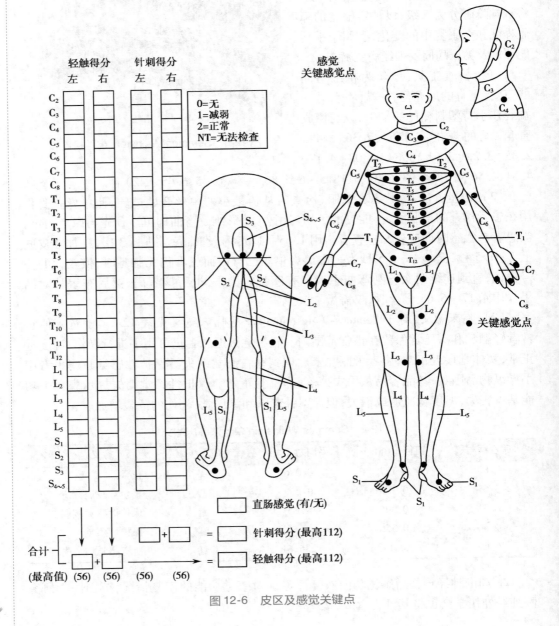

图 12-6 皮区及感觉关键点

3. 脊髓损伤感觉平面的评定 保持正常感觉(痛、温、轻触觉)的最低脊髓节段称为感觉平面(sensory level,SL),感觉平面左右可以不同。这种节段性分布在胸段最为明显,感觉水平依据对感觉关键点的检查来确定。根据美国脊髓损伤学会(ASIA)1992 年制订的脊髓损伤评定标准:感觉检查必查部分是身体两侧各自的 28 对皮区关键点(表 12-1、图 12-6)。如 T_2 相当于胸骨角平面,T_4 相当于乳头平面,T_6 相当下剑突平面,T_8 相当于肋弓平面,T_{10} 相当于脐平面,T_{12} 相当于耻骨联合与脐连线中点平面。上下肢的节段性感觉分布比较复杂。

每个关键点要检查两种感觉,即针刺觉和轻触觉,并按三个等级分别进行感觉评分(sensory score):0＝缺失;1＝障碍(部分障碍或感觉改变,包括感觉过敏);2＝正常;NT＝无法检查(因患者昏迷等原因)。针刺觉检查常用一次性安全针。轻触觉检查用棉花。在针刺觉检查时,不能区别钝性和锐性刺激的感觉应评为 0 级。正常者两侧感觉总记分为 224 分。

第二节 疼痛的评定

疼痛是一种令人不快的感受和情绪上的体验,伴随着现有的或潜在的组织损伤。1995 年,美国疼痛学会主席 James Campbell 提出正式将疼痛列为第五大生命体征。

国际疼痛研究学会对于疼痛定义:疼痛是一种与实际的或者潜在的组织损伤,或者与这种损伤的描述有关的一种令人不愉快的感觉和情感体验。或用这类组织损伤的词汇来描述的自觉症状;对于无交流能力的个体,决不能否认其存在痛体验、需要进行适当缓解疼痛治疗的可能性。可见,疼痛对人的身心健康的危害是巨大的,它可能以疾病的形式出现,也可能以疾病的症状形式出现,也可能提示进一步的损害即将发生。而造成疼痛的原因,有可能是生理的、或病理的、或情绪的、或社会的等。因此,2008 年世界疼痛日主题提出:"消除疼痛是基本人权。"对疼痛的处理,就必须采取综合而全面的措施,才有可能获得满意的效果。

一、疼痛的分类

疼痛的分类较为复杂,一般可以根据疼痛发生的部位、性质、病因、发作频率及持续时间等进行分类。

(一)根据 ICF 国际功能、残疾和健康分类

ICF 中痛觉(编码 b280)的定义是指对预示身体某处受到潜在或实际损害而感到不舒服的感觉。包括:在身体一处或多处的全身性或局部性疼痛、皮肤疼痛、刺痛、灼痛、钝痛、疼痛;如肌疼、痛觉缺失和痛觉过敏的损伤。共分为 8 大类:

1. 全身性疼痛(b2800) 对预示身体某处结构受到潜在或实际损害而感到扩散或遍及全身不舒服的感觉。

2. 身体单一部位疼痛(编码 b2801) 对预示身体某处结构受到潜在或实际损害而感到身体一处或多处不舒服的感觉。具体可分为头和颈部疼痛、胸部疼痛、胃和腹部疼痛、背部疼痛、上肢疼痛、下肢疼痛、关节疼痛、其他特指的身体单一部位疼痛及身体单一部位疼痛(未特指)。

3. 身体多部位疼痛(编码 b2802) 对预示位于身体某些部位的结构受到潜在或

实际损害而感到不舒服的感觉。

4. 生皮节段辐射状疼痛(编码 b2803) 生皮节辐射状疼痛对预示位于身体由相同神经根支配的皮肤区域的某些结构受到潜在或实际损害而感到不舒服的感觉。

5. 节段或区域上辐射状疼痛(编码 b2804) 节段或区域上辐射状疼痛对预示位于身体不同部位非由相同神经根支配的皮肤区域的某些结构受到潜在或实际损害而感到不舒服的感觉。

6. 其他特指或未特指的痛觉(编码 b2805)。

7. 其他特指的感觉功能和疼痛(编码 b2806)。

8. 感觉功能和疼痛未特指其他特指的身体单一部位疼痛等(编码 b2807)。

(二)根据疼痛来源分类

1. 躯体性疼痛

(1)表浅疼痛

1)痛源:来自皮肤或皮下组织。

2)特点:此位置富含疼痛感受器,疼痛范围明确、固定,并持续时间短;如纸刀划伤、撕裂伤等所致。

(2)深部疼痛

1)痛源来自韧带、肌腱、骨骼、血管及神经。

2)特点:这些部位的疼痛感受器含量不足,疼痛呈钝痛、定位相对不明确,持续时间较长,如关节扭伤、骨折等所致。

2. 内脏性疼痛

(1)痛源主要来自内脏器官。

(2)特点:疼痛感受器相对不足区域产生钝痛,定位较差,持续时间长短不等,通常比躯体性疼痛持续时间长;疼痛通常由牵拉、炎症及缺血因素引起;身体的某一部位的疾病常可引起另一部位或区域的疼痛,也称为牵涉痛;如心肌缺血、胆囊炎。

3. 神经源性疼痛

(1)痛源:来自周围或中枢神经系统的某一或某些部分的损伤。

(2)特点:通常为无伤害性感受,疼痛在神经损伤愈合后可持续、并加强数周或数月。神经源性疼痛也常见痛觉异常:疼痛可由非正常的疼痛刺激引起,如触觉。常规治疗无效。神经干、神经根受到刺激时,疼痛不仅发生于刺激的局部,而且扩散到远离刺激点、受累感觉神经支配区。例如:腰椎间盘突出压迫所致的下肢放射痛。

(三)根据疼痛持续时间分类

1. 急性疼痛 由于疾病、损伤的自限性结果或及时有效的治疗,疼痛及其伴随症状在短时间内消失者。这类疼痛通常有明确的伤害性刺激如疾病或损伤过程,性质常为锐痛。时间标准通常为 1 个月以内。

2. 亚急性疼痛 介于急性和慢性疼痛之间,约为 3 个月。亚急性疼痛在病因和感受伤害性机制方面类似于急性疼痛,因此,也被视为急性疼痛治愈的最后机会。

3. 慢性疼痛 通常指疾病痊愈后继续存在的持续性疼痛,其性质常为钝痛,部位往往不明确。时间标准通常为 6 个月以上。

4. 再发性急性疼痛 疼痛在间隔一段时间后再次复发。在数月或数年中数次有限发作,是一种不连续急性发作再现的疼痛模式。其机制是在慢性疼痛病理基础上,外周组织病理急性发作而产生的疼痛。如头痛、关节疾病等的疼痛即是典型的再发性急性疼痛。

急性疼痛常是一个疾病的症状,而慢性疼痛本身就是一种疾病。慢性疼痛除疼痛以外,通常伴发有多种功能障碍,患者表现为多种失能,如姿势不良、运动控制不良、自主功能不良等,同时这些躯体症状还带来内疚、自卑等负性的自我感受及焦虑、抑郁等情绪障碍。急性疼痛处理不及时或不正确,也可转变为慢性疼痛。因此,临床越来越重视解决疼痛问题。

二、疼痛的评定方法

疼痛的评定是康复医学的一个重要课题。根据康复评定确定障碍性质与程度是制订康复措施与方案的依据,判明康复治疗效果的指标。但疼痛是主观性的感受,是人体对致痛因素(伤害性刺激)的反应,是一种复杂的人体现象。涉及病理、生理、心理、文化修养、生活环境等诸多因素。

评定前需与患者充分沟通,向患者解释疼痛评估表述方法和使用方法及疼痛评定的意义,并采取相应措施以消除或减轻疼痛,以求得患者的配合,利于评估控制疼痛的效果。

注意事项:评定应在疼痛较稳定状态下进行,即不要在疼痛剧烈时进行;注意选择合适的评定场所和环境,温度适宜,不过冷或过热;尽量避免第三者干扰;询问患者感受,注意不要使用诱导性语言。

疼痛的评定方法多种多样,具体的操作、适用人群也不尽相同。测量疼痛的方法总的来说包括四种:一般检查法、自述评估法、行为测评法和生理生化测评法。自述评估法仍然是临床工作中疼痛评定的首选方法。

（一）一般检查

1. 了解病史　了解病史是疼痛评价的重要组成部分,可以掌握患者疼痛的原因、诱因、部位、性质、程度、持续时间、缓解因素等信息,还可以获得患者的情绪和心理状态等资料。

（1）疼痛的发生和发展情况:主要是让患者按着一定的时间顺序叙述发病的整个过程,如疼痛发生的时间,如何发展的,是比较稳定还是逐渐加重等。

（2）疼痛的性质、特点:在描述疼痛性质时,允许患者用自己的语言,然后根据患者的描述再给出规范的词汇和术语。疼痛性质的描述有助于疼痛的分类,因此非常重要。了解病史时还应注意询问疼痛的严重程度,应尽量使用等级词汇进行说明。疼痛的部位与病变有一定的相关性,在描述疼痛部位时应使用人体轮廓图,在图上表明疼痛的部位与范围,并注意有无放射痛以及放射的范围。

（3）疼痛与时间的关系:疼痛的时间因素可以为临床提供有价值的依据,所以应仔细询问疼痛在时间方面的规律。例如:肩周炎患者有无夜间痛,头痛患者傍晚有无症状加重等。

（4）疼痛减轻或加重的因素:在询问病史时,要注意哪些因素可以加重疼痛,哪些因素可以减轻疼痛。例如休息还是活动后加重或减轻,这些因素都可能对评定有帮助。

（5）有无伴随的症状:疼痛的伴随症状常常可以提示疼痛的原因和性质,为评定提供依据。

（6）接受治疗的情况：对于疼痛发生后接受哪些治疗以及治疗效果的询问，对疼痛治疗方案的选择有重要的参考价值。

2. 观察 在接诊过程中详细地观察患者的表情、发音、姿势、步态、行为表现以及某些特定的保护姿势等，为评定提供有意义的信息。

3. 查体 主要为神经、肌肉和关节功能检查，以明确导致疼痛的病变部位及病理所在。具体检查内容可以根据病史确定。

4. 功能评定和心理评定 选择性地对由于疼痛所导致的功能障碍和心理障碍状况进行量化评定，特别是慢性疼痛时。必要时参考其他心理方面的量表等。

5. 其他检查 为了更全面地对疼痛作出全面、系统的评定还可选择进行 X 线、CT、MRI 等影像学检查，类风湿因子、血沉、抗核抗体等实验室检查以及肌电图、心电图等电生理检查。

（二）常用的自述评估法

1. 视觉模拟评分法（Visual Analogue Scale，VAS） 也称直观类比标度法，是临床最常用的疼痛评估工具。VAS 通常采用 10cm 长的直线段，两端分别标示为"无痛"（0）和"最严重的疼痛"（10），患者根据自己所感受的疼痛程度，在直线上标记某点，代表当时疼痛程度的部位；疼痛评估时用直尺量出疼痛强度数值即为疼痛强度评分（图 12-7）。

VAS 无痛 |—|—|—|—|—|—|—|—|—|—| 最剧烈的痛

图 12-7 视觉模拟评分法

2. 数字分级评分法（Numeric Rating Scale，NRS） 此法是由 0～10 共 11 个数字组成，要求患者用 0～10 这 11 个数字描述疼痛强度，数字越大疼痛程度越来越严重，此法类似于 VAS 法。NRS 具有较高信度与效度，易于记录，适用于文化程度相对较高的患者。但 NRS 的刻度较为抽象，在临床工作中向患者解释 NRS 的使用方法比较困难，故不适合文化程度低或文盲患者（图 12-8）。

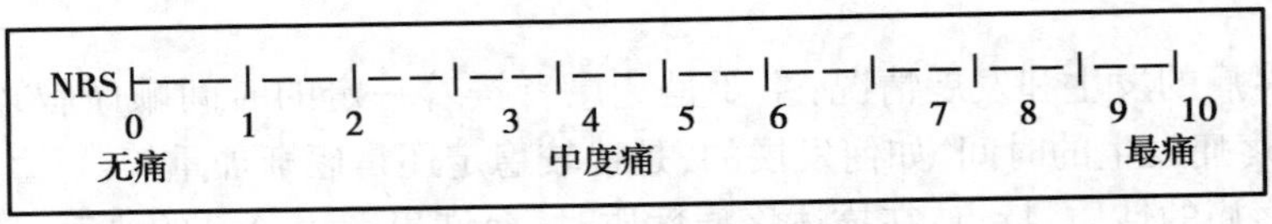

```
NRS |—|—|—|—|—|—|—|—|—|—|
    0   1   2   3   4   5   6   7   8   9  10
   无痛          中度痛              最痛
```

图 12-8 疼痛数字评分法

3. 面部表情量表法（Facial pain scale，FRS） 该方法 1990 年开始用于临床评估，是用小儿易于理解的 6 种面部表情从微笑、悲伤至痛苦得哭泣的图画来表达疼痛程度。疼痛评估时要求患者选择一张最能表达其疼痛的脸谱（图 12-9）。这种评估方法

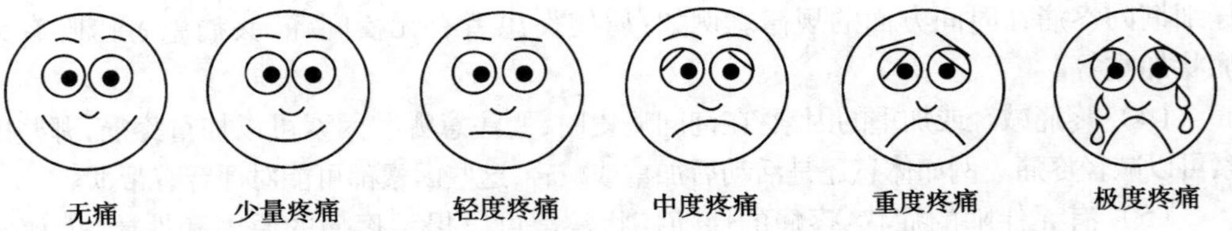

无痛　　　少量疼痛　　　轻度疼痛　　　中度疼痛　　　重度疼痛　　　极度疼痛

图 12-9 面部表情量表法（FRS）

简单、直观、形象易于掌握,不需要任何附加设备,特别适用于急性疼痛者、老人、小儿、文化程度较低者、表达能力丧失者及认知功能障碍者。

4. 口述分级评分法(Verbal Rating Scale,VRS) 五点口述分级评分(VRS-5)是加拿大 McGill 疼痛调查表的一部分,是根据疼痛对生活质量的影响程度而对疼痛的程度作出了具体的分级,每个分级都有对疼痛的描述,客观地反映了患者疼痛的程度,也易于被医务人员和患者理解。具体分为 0 级、1 级、2 级、3 级、4 级、5 级(表 12-4)。该方法的词语易于理解,可随时口头表达,沟通方便,满足患者的心理需求,但是受主观因素影响大,也不适合语言表达障碍的患者。

表 12-4 口述分级评分(VRS-5)

0 级	1 级	2 级	3 级	4 级	5 级
无痛	轻度疼痛	中度疼痛	重度疼痛	剧烈疼痛	无法忍受
	能忍受,能正常生活睡眠	适当影响睡眠,需止痛药	影响睡眠,需用麻醉止痛药	影响睡眠较重,伴有其他症状	严重影响睡眠,伴有其他症状

5. 压力测痛 找准痛点,将压力测痛仪探头对准疼痛区域加压,观察受试者的反应,根据压力的强度和患者的反应程度来判断疼痛的程度。压力的强度可以用压力测痛计来检测,给予一定量的压力直至受试者出现疼痛反应和不可耐受的疼痛时,测定的量值分别为痛阈和耐痛阈。此法适用于肌肉骨骼系统的疼痛评定。禁用于伴末梢神经炎的糖尿病患者、因凝血系统疾病易发生出血倾向的患者。

6. 45 区体表面积评分法 45 区体表面积评分法是将人体表面分成 45 个区域并编号,让患者用不同的颜色将疼痛的部位在相应的区域上标明的评定方法(图 12-10)。主

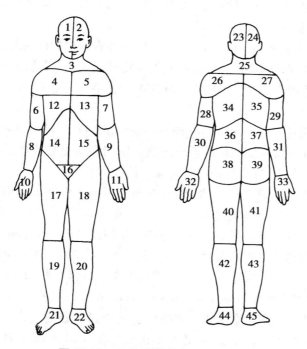

图 12-10 45 区疼痛体表面积评分法

要用于评定疼痛的部位、程度及范围。该法适用于疼痛范围相对较广的疼痛患者如颈痛、腰痛及肌筋膜痛等。

　　评分标准:用不同的颜色或符号表示不同的疼痛强度:无色、黄色、红色和黑色(或—、○、□、△)分别表示无痛、轻度疼痛、中度疼痛、重度疼痛。每一个区域无论大小均定为1分,即使只涂盖一个区域一小部分也评为1分,未涂部分计0分,总评分反映疼痛区域的数目。最后计算患者疼痛占体表面积的百分比(表12-5)。

表12-5　疼痛区域体表面积百分比

疼痛区号	各占体表面积百分比（%）
5,26,27	0.50
4,5,16	1.00
3,8,9,10,11,30,31,32,33	1.50
1,2,21,22,23,24,44,45	1.75
6,7,12,13,28,29,36,37	2.00
38,39	2.50
14,15	3.00
19,20,42,43	3.50
34,35	4.00
17,18,40,41	4.75

　　例如:某位患者用红色笔涂盖了36和37区。说明患者双侧腰部中度疼痛,疼痛评分为2分,疼痛范围为4%体表面积。

　　7. 疼痛问卷表(pain questionnaires)　疼痛问卷表是根据疼痛的生理感受、情感因素和认识成分等多方面因素设计而成的问卷式疼痛评定法,因此能较准确地评价疼痛的强度与性质。适用于对疼痛特性进行评定的评定者和存在疼痛心理问题者。常用的有:

　　(1) McGill 问卷表(McGill pain questionnaire,MPQ):1971 年 Melzack 和 Torgerson 首先建立一种详细说明疼痛性质的评价方法。该问卷从感觉特性、情感特性、评价词和其他相关信息等共 20 项描述语进行疼痛评估。

　　(2) 简化的 McGill 疼痛问卷表(Short-from of McGill pain questionnaire,SF-MPQ): SF-MPQ 是在 MPQ 基础上简化而来。由 11 个感觉类和 4 个情感类对疼痛的描述词以及疼痛强度和疼痛视觉模拟评定组成。现有疼痛强度(present pain intensity,PPI)评定时根据患者主观感受在相应分值上作记号。最后对 PRI、VAS、PPI 进行总评,分数越高疼痛越严重。该问卷操作简捷,结果敏感可靠。内容见表12-6。

　　(3) 简明疼痛问卷表(brief pain questionnaire,BPQ):又称简明疼痛调查表(brief pain inventory,BPI):是将感觉、情感、和评价这三个因素分别量化。此表包括了有关疼痛原因、疼痛性质、对生活的影响、疼痛的部位等描述词,以及上述 NRS(0～10 级)描述疼痛程度,从多方面进行评价。BPQ 也是一种快速多维的测痛与评价方法。

表 12-6　简式 McGill 疼痛问卷

1. 疼痛分级指数的评定（PRI）

疼痛性质	疼痛程度			
A 感觉项	无	轻	中	重
跳痛	0	1	2	3
刺痛	0	1	2	3
刀割痛	0	1	2	3
锐痛	0	1	2	3
痉挛牵扯痛	0	1	2	3
绞痛	0	1	2	3
热灼痛	0	1	2	3
持续固定痛	0	1	2	3
胀痛	0	1	2	3
触痛	0	1	2	3
撕裂痛	0	1	2	3
B 情感项				
软弱无力	0	1	2	3
厌烦	0	1	2	3
害怕	0	1	2	3
受罪、惩罚感	0	1	2	3

感觉项总分_____　情感项总分_____

2. 视觉模拟定级（visual analogous scale，VAS）评定法
无痛（0mm）---------------------剧痛（100mm）

3. 现有痛强度（present pain intensity，PPI）评定

0——无痛	1——轻度不适	2——不适
3——难受	4——可怕的痛	5——极为痛苦

（三）疼痛行为测定法

由于疼痛对人体的生理和心理都造成一定的影响,所以疼痛患者经常表现出一些行为和举止的改变,主要有以下几个方面:①反射性痛行为:如惊恐、呻吟、叹气;②自发反应:为了躲避或减轻疼痛而产生的主动行为,如跛行、抚摸疼痛部位、护卫身体某些部位或区域,或将身体固定于某种特殊姿势等;③功能限制和功能障碍:如静止不动、过多的躺卧等被动行为。④患者服药的态度和频率。⑤希望引起别人注意的举动。⑥睡眠习惯的改变。

疼痛行为的测量,用来评估与疼痛过程相伴的客观行为。尤其适用于婴儿、

缺乏语言表达能力的儿童,以及语言表达能力差的成年人或意识模糊、不能进行有目的交流的患者。也适用于疼痛与药物用量之间关系,尤为癌性疼痛患者镇痛治疗时。在这些情况下,行为测定可提供重要信息。常用的行为测定法有:

1. 六点行为评分法(BRS-6,behavioral rating scale)　将疼痛分为六级,每级一分。从无疼痛(0分)到剧烈疼痛(5分)。其特点是将行为改变列入评分范围。

0分:无疼痛。

1分:有痛,但易被忽视。

2分:有痛,无法忽视,但不影响日常生活。

3分:有痛,无法忽视,干扰注意力。

4分:有痛,无法忽视,所有日常活动均受影响,但能完成基本生理需求如进食等。

5分:存在剧烈疼痛,无法忽视,需要休息或卧床休息。

2. 疼痛日记评分法(pain diary scale,PDS)　疼痛日记评分法也是临床上常用的测定疼痛的方法。由患者、患者亲属或护士记录每天各时间段(每4小时或2小时,1小时或0.5小时)与疼痛有关的活动,其活动方式为坐位、行走、卧位。在疼痛日记表内注明某时间段内某种活动方式,使用的药物名称和剂量。疼痛强度用0～10的数字量级来表示,睡眠过程按无疼痛记分(0分),适用于需连续记录疼痛相关结果范围:疼痛持续时间、发作频率、严重程度、疼痛对日常生活影响和药物用法等,还具有便于发现患者的行为与疼痛,疼痛与药物用量之间的关系等特点。所以特别适用于癌性疼痛患者的镇痛治疗。不宜过度频繁使用,避免患者发生过度焦虑和丧失自控能力。

（四）生理生化测定法

疼痛常常伴有显著的生理变化,尤其是在损伤或伤害性刺激是急性的时候。疼痛的生理相关性可用来阐明产生疼痛的机制。临床疼痛评价还可以通过生理测定法或生化测定法间接评价疼痛。

疼痛时常测定的生理相关指标是心率、血压、皮肤的电活动、肌电图和皮质诱发电位。尽管疼痛发作和这些生理变化最初有高度相关,但许多指标随疼痛的持续而恢复。生化测定法是通过测定神经内分泌的变化,如血浆皮质醇含量,血浆和脑脊液 β-内啡肽变化等作为疼痛评估的辅助方法。慢性疼痛患者的皮质醇升高,血浆及脑脊液中的 β-内啡肽降低。急性疼痛时,β-内啡肽升高。这类评价方法的特点是这些反应对疼痛本身不是特异的,通常的激动和应激状态时也会出现。

疼痛评估是疼痛治疗的第一步,准确及时的疼痛评估可以给临床治疗提供必要的指导和帮助,是疼痛治疗必不可少的一步。减轻缓解疼痛可以帮助患者提高生活质量,重获生命的意义和战胜疾病的信心。

学习小结

1. 学习内容

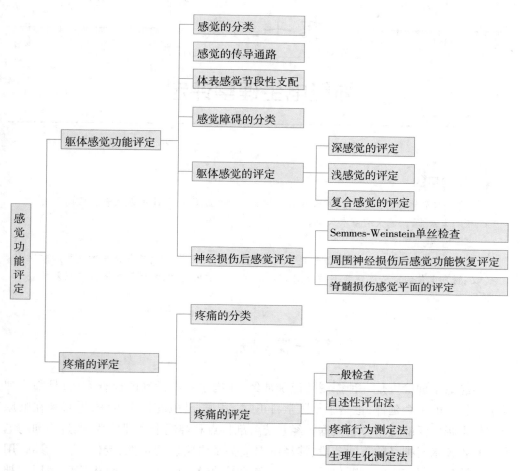

2. 学习方法

本章主要是躯体感觉和疼痛的评定,除掌握通用的常规检查方法,应注意结合临床,对比记忆,重点掌握脊髓损伤的感觉平面的确定法、周围神经支配的感觉区域、简式 McGill 疼痛问卷。

(陆　健)

复习思考题

1. 躯体感觉功能评定的内容有哪些?
2. 举例说明感觉功能对躯体运动功能的影响。

笔记

第十三章

神经电生理学评定

学习目的

通过本章学习,对肌电图、神经传导速度、诱发电位、F 波及 H 反射及表面肌电图的定义、检测方法、临床意义有基本认识。

学习要点

临床肌电图检查的目的、正常肌电图及异常肌电图的表现;神经传导速度的分类和临床意义;诱发电位的定义及分类;F 波及 H 发射的定义和临床意义;表面肌电图的特点及检查目的。

第一节 概　　述

神经电生理检查是一种探测并记录神经、肌肉生物电活动的检查方法,是临床神经系统检查的一个延伸,也是康复医学科可靠、客观、灵敏的评定方法,近年来在临床得到越来越广泛的应用。它根据神经系统解剖特点和神经电生理特性,通过不同的电生理检查技术对神经的不同节段、神经肌肉接头及肌肉进行定性、定位、定量诊断,用以指导治疗、评价疗效、判断预后。因此,在学习神经电生理之前,首先应掌握周围神经和肌肉的解剖和生理。

一、神经肌肉电生理特性

从电生理角度来说,人体内各种信息传递都是通过动作电位的传导来实现的。对于运动神经来说,动作电位的产生是由于刺激在运动神经纤维产生的冲动,经过神经肌肉接头到达肌肉,从而产生肌肉复合动作电位;对于感觉神经来说,刺激在感觉神经纤维产生的冲动,沿着神经干向中枢传导;而肌电图分析的是静息状态或随意收缩时骨骼肌的电生理特征。

(一) 神经纤维兴奋与冲动的传导

神经纤维最基本的特性是兴奋性和传导性。神经纤维的兴奋以细胞的生物电变化为基础,在兴奋的部位,细胞膜外出现 100mV 左右的电位降低。神经纤维的兴奋不会停留在局部,而要沿神经纤维向前传导,这种在神经纤维上向前传导的兴奋波称为神经冲动。动作电位就是正在传导着的兴奋(冲动)所表现出来的生物电变化。

（二）静息跨膜电位

静息电位就是当神经纤维处于安静状态时,存在于细胞内外的电位差。当神经元、肌细胞等活体组织细胞处于静息状态下时,由于细胞膜内外细胞液中离子浓度分布的不同,导致细胞膜外是正电位,细胞膜内是负电位,这种"内负外正"的电位差叫做静息电位。这种细胞膜内外的电位差稳定于静息电位的状态,叫做极化状态。静息电位的产生有两个重要的条件:一是细胞膜两侧离子的不平衡分布,二是静息时细胞膜对离子通透性的不同。人体不同组织结构细胞的静息跨膜电位不同,人类骨骼肌的静息跨膜电位是-90mV。在正常情况下,细胞膜内外离子流入和流出量基本相等,维持一种电平衡,而这种平衡的维持,需要有钠钾泵存在,所以静息电位,又称为钾离子的电-化学平衡电位。

（三）动作电位

动作电位是指可兴奋细胞在静息电位的基础上,受到一个适当的刺激后,产生的可扩布的电位变化过程。神经系统的各种信息,是通过动作电位传导。在静息期,钾离子可以自由通过细胞膜,钠离子则不能。当细胞受到刺激时,细胞膜就发生去极化,导致钠离子通道打开,钠离子大量流入细胞内,当钠离子去极化达到临界水平即阈值时,就会产生一个动作电位。随后,钾离子通透性增加,而钠离子通透性则逐渐降低,使动作电位突然下降到静息水平,使膜超极化,随后再缓慢回到静息电位水平,完成一个复极化周期,这就形成了动作电位产生的生理基础。轴索处产生的动作电位,沿着轴索向两端扩散,在有髓神经纤维上,动作电位在郎飞结之间呈跳跃式传播,而在无髓神经纤维上,则是缓慢持续向外扩散。

细胞的动作电位具有以下的共同特征:①具有"全或无"特性。即动作电位要么不产生,要产生就是最大幅度。②可以进行"不衰减"传导。动作电位产生后不会局限于受刺激的部位,而是迅速沿细胞膜向周围扩散,直至整个细胞依次产生相同的电位变化,在此传导过程中,动作电位的波形和幅度始终保持不变。③具有不应期。细胞发生一次兴奋后,其兴奋性会出现一系列变化,包括绝对不应期、相对不应期、超长期和低常期。

（四）容积传导

无论肌电图或神经传导检查,其电极所记录到的电位都是细胞内电位经过细胞外体液和周围组织传导而来的,这种传导方式叫容积传导,容积传导又根据其电位发生源与记录电极之间的距离远近分为近场电位和远场电位,神经传导和肌电图都属于近场电位,诱发电位记录的则是远场电位。在神经电生理检查中,通常将向上的波称为负相波;向下的波称为正相波。当容积传导的这种近场电位接近,通过并且离开记录电极下面时,就会产生一个典型的三相波,多数感觉神经或混合神经电位都具有这种典型三相波;当容积传导的这种近场电位位于记录电极下面时,就会出现一个负相在先,正相在后的典型双相波,这也是常规运动神经传导中记录到的典型波形(图13-1)。

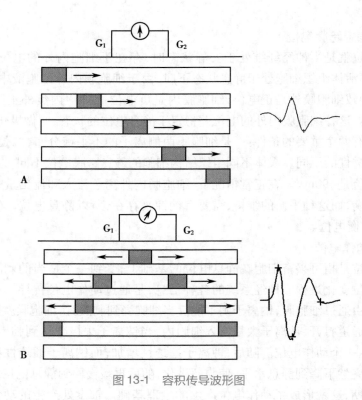

图 13-1　容积传导波形图

二、仪器与设备

肌电图诱发电位检查仪的主要组成部分包括电极、放大器、显示器、扬声器、记录器、刺激器以及存储各种数据的部件。肌电图电极分为针电极和表面电极两类,是收集电信号的部分。针电极又分有同心圆针电极、双极同心圆针电极、单极针电极等,临床上最常用的是同心圆针电极,它主要记录电极周围有限范围内的运动单位电位的总和;表面电极记录到电极下较大范围内电活动的总和,常用于神经传导测定、诱发电位的检查、表面肌电图等。

三、电生理检查的基本要求

通常在进行检查以前,肌电图医师必须充分了解患者病史,进行有针对性的神经系统体格检查,以便对患者诊断有一个大概估计。

神经电生理检查实验室要求噪声低,光线柔和,安静舒适,不要让患者产生恐惧感。房间要远离电源,肌电图机器电源插头最好用单一的,不和其他机器插在一起。检查之前要向患者解释该检查的过程、目的,有无疼痛,需要患者做哪些配合。检查时,要求患者要充分放松,体位舒适,充分暴露所要检查的肢体。另外,室温最好保持在 28～30℃,而患者的肢体温度最好在 32℃以上,避免因情绪、体温等因素对检查结果的准确性造成影响。

第二节 肌 电 图

肌电图又称针电极肌电图,简称肌电图(electromyography,EMG),是指以同心圆针插入肌肉中收集针电极附近一组肌纤维的动作电位,它可以对肌细胞在各种功能状态下的生物电活动进行检测分析,包括在插入过程中、肌肉处于静息状态下和肌肉做不同程度随意收缩时的电活动,从而对神经肌肉作出定性、定位的诊断及评定。

一、肌电图检查的基本原理

1. 肌电图是显示肌肉活动时的电位　肌电图是测定下运动单位的电生理状态,它的基础是一条肌纤维的电兴奋。但在临床检查中,所记录的不仅是一条肌纤维的电兴奋,而是一个乃至数个亚运动单位的数条或数十条肌纤维的电激动。由于运动单位与记录针尖的距离不同,在不同的肌肉部位测到的运动单位动作电位是不同的。用同心圆针极记录的肌肉动作电位,是通过容积导体在细胞外记录到的一个正相起始的三相电位,这是冲动接近、到达以及离去记录电极时形成的。肌电图检查可以探测肌肉静止时、自发性电活动及随意收缩时运动单位动作单位的变化。

2. 周围神经的正常电生理　下运动单位包括脊髓前角细胞、周围神经根、神经丛、神经干、神经支、神经肌肉接头以及受其支配的肌纤维,它是肌肉功能的生物学单位。不同肌肉包含的运动单位数目不一。下运动单位的任何部分都有电兴奋性,但神经与肌肉的电兴奋性不同。神经的兴奋可以向近心端和远心端双向扩布。无髓鞘的自主神经纤维传导速度为每秒若干米,有髓鞘的躯体感觉和躯体运动神经纤维兴奋传导是沿神经髓鞘的郎飞结进行跳跃式传导,传导速度为 $50\sim80\text{m/s}$。肌纤维的电兴奋性都由神经肌肉接头向两端扩布,传导速度为每秒若干米。大脑发出运动指令,经过脊髓前角细胞或脑干运动核产生兴奋,经周围神经传导至神经肌肉接头,再下达到肌肉产生运动。

3. 周围神经损伤的病理和电生理　常见的周围神经病变有神经失用、节段性脱髓鞘、神经离断、轴索离断四种。神经失用仅为暂时性功能丧失,而没有任何解剖学变化,预后良好。节段性脱髓鞘是髓鞘发生溶解破坏而轴突相对完整的病变。神经离断是指轴索与髓鞘同时离断,预后差。轴索离断是指轴索变性而髓鞘的完整性保存,预后较好。神经损伤后即有损伤部位的传导功能丧失,但远端未变性部分仍保持正常兴奋性和传导性。故在神经损伤后的极早期,各电生理检查方法均难以作出准确诊断。神经再生的早期由于轴索与髓鞘功能均不正常,兴奋性和传导性均很差,神经传导速度慢、波幅低。失神经支配肌纤维由于受到其他再生神经纤维侧芽支配,新的运动单位范围扩大,兴奋电位的振幅和时限增加。

二、临床肌电图检查的目的与注意事项

(一)肌电图检查的目的

1. 确定神经系统有无损伤及损伤的部位　鉴别肌肉病变是神经源性损害还是肌源性损害。肌电图是鉴别神经或肌肉疾病最灵敏的检查办法,一块肌肉中有5%以上的纤维失神经支配就可以被检测出。

2. 判断神经源性损害的部位(前角、根、丛、干、末梢)　根据不同肌肉神经支配异常情况,可以对神经源性损害进行进一步定位诊断。

3. 作为神经的再生与否的指标　周围神经损伤后,证明神经再生的运动单位电位的恢复可早于临床恢复3~6个月。一个月前为完全失神经征,目前测到有新生电位,说明有神经再生。

4. 提供肌强直及分类的诊断和鉴别诊断依据。

（二）肌电图检查的注意事项

1. 认真询问病史,确定肌电图检查的目的,并避免漏查某些肌肉。

2. 针电极肌电图是一种有创检查,检查前要与患者协商好,以取得患者的配合;且肌电图检查后不宜在同一部位进行肌肉活检。

3. 检查血肌酶谱应在肌电图测定之前进行,因为肌电图检查可致部分血肌酶谱升高。

4. 易患反复性系统性感染者、有出血倾向者禁止进行肌电图检查。

5. 肌电图仪器需放置于屏蔽室,保持温度适宜、空气干燥。

6. 结合临床和肌电图检查的结果全面分析做出正确诊断。

三、检查方法

1. 根据研究目标设置好各种检查的相关参数,一般扫描速度在2~20ms/cm之间选择,灵敏度在$50\mu V/cm$~$5.0mV/cm$之间选择,频带在10Hz~10kHz之间选择。

2. 让患者处于安静舒适的状态和体位,充分解释检查过程,以取得患者的配合。并保持室温及被测肢体温度适中。并且注意保护患者的隐私。

3. 针电极、检测部位皮肤进行常规消毒。

4. 做针极肌电图检查时,对于每一块需要检查的肌肉,都按照以下四个步骤来观察:①插入电活动:将针电极插入肌肉时所引起的电位变化;②放松时:观察肌肉在完全放松时是否有异常自发电活动;③轻微收缩时:观察运动单位时限、波幅、位相和发放频率;④大力收缩时:观察运动单位电位募集类型。

四、正常肌电图

（一）插入电位

记录针电极插入肌肉或在肌肉内移动时,因针的机械刺激,导致的肌纤维去极化,所引起的短促电活动,即为插入电位。表现为暴发性成组出现的重复发放的高频棘波,持续时间<0.3秒。正常插入活动的特征是其持续时间不超过针移动时间(图13-2)。插入电位过多或过少均为异常。

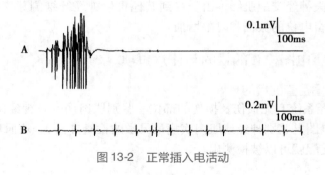

图13-2　正常插入电活动

（二）自发电位

正常情况下,肌肉在完全松弛时,肌纤维是没有收缩的,肌电图记录不到电活动而表现为一条直线,称为电静息(图 13-3)。肌肉完全放松状态下所出现的自发电活动,叫做自发电位。除了当针电极插到正常肌肉的终板区时发生的自发电位即终板电位之外,几乎所有自发电位均为异常电活动。终板区通常在肌肉的肌腹部位,当针电极的针尖刺激到终板区神经末梢时,会出现低波幅终板噪声和高波幅终板棘波。两者常同时出现,也可单独出现,此时患者可感到疼痛,轻退针时即可消失。

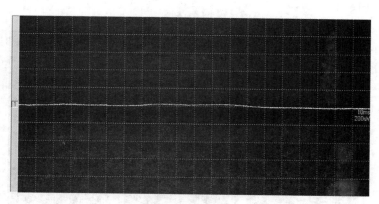

图 13-3 电静息

1. 终板噪声 是一种反复出现的低波幅单相负性电位,波幅 $10 \sim 50\mu V$,频率 $20 \sim 40Hz$(图 13-4),在扩音器上可以听到海啸样的声音。它代表着从细胞外记录到的终板电位。

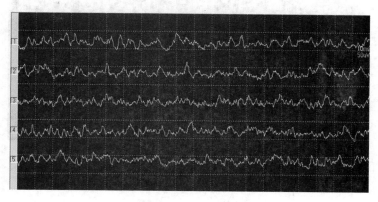

图 13-4 终板噪声

2. 终板棘波 间歇性出现,典型波形是先有负向波后有正向波的双向波,波幅 $100 \sim 200\mu V$,频率 $5 \sim 50Hz$(图 13-5),其声音就像在油锅里加水的声音。

（三）运动单位电位

肌肉轻微收缩时可记录到运动单位电位(图 13-6A),它是肌肉收缩的基本单位,是指单个运动神经元单次发放冲动所引起的其轴索所支配的全部肌纤维同步收缩。一个运动单位是由一个运动神经元及其所发出的神经纤维、神经肌肉接头和肌纤维组成。不同运动单位可记录到的运动单位电位波形不尽相同,运动单位电位的分析主要有三个参数:时限、波幅、位相(图 13-6B)。此外,还有稳定性和发放频率。

时限:是电位变化从偏离基线到恢复至基线的持续时间。它反映了一个运动单位里不同肌纤维同步兴奋的程度。时限一般在 5 ~ 15 毫秒之间(图 13-6C)。

波幅:代表肌纤维兴奋时所产生的动作电位幅度的总和。即最大负峰和最大正峰之间的电位差(无论是否过零线,每次电位转向称为峰;基线以上为负,以下为正)。正常运动单位动作电位的波幅是 300 ~ 2000μV。不同肌肉及不同个体差异较大,常需两侧对照(图 13-6C)。

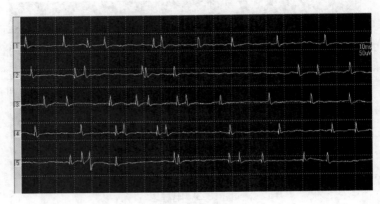

图 13-5　终板棘波

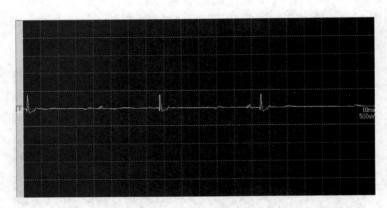

图 13-6A　轻收缩时 运动单位电位

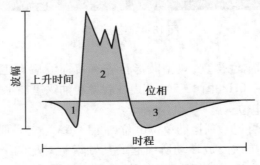

图 13-6B　单个运动单位电位图

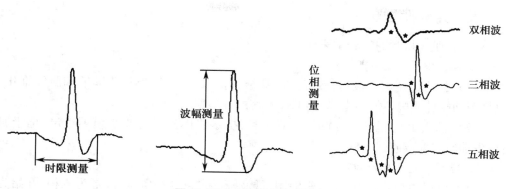

图 13-6C　运动单位电位分析

相位：是检测运动单位不同肌纤维放电的同步性。电位从离开基线到再次回至基线为一相。正常运动单位动作电位多为四相或三相，如果多于四相，称之为多相电位。正常的肌肉中多相电位在 5% ~15% 之间（图 13-6C）。

上升时间：是指从起始正峰至随之而来的大的负峰之间的时间间隔，也称为"时滞"。代表记录针尖与发放冲动的运动单位的距离。正常时应小于 500 微秒，最好在 100 ~200 微秒之间。

（四）运动单位电位募集和发放类型

正常肌肉最大用力收缩时的募集电位，运动单位动作电位彼此互相重叠，不能分辨基线，这种重叠波形称为"干扰相"。干扰相是健康肌肉最大用力收缩时的特征性表现，证明能够募集足够多的运动单位。当收缩力量减少时，除了看到电位外也可以看到少量的基线，称为"混合相"。如果力量更少，募集的运动单位更少了，则显示为基线明显而仅有数个电位，称为"单纯相"（图 13-7）。

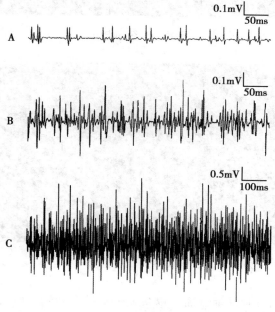

图 13-7　正常人不同程度用力时运动单位募集现象

283

五、异常肌电图

（一）肌肉松弛时的异常表现

1. 插入电位的异常

（1）插入电位减少或消失：提示肌纤维数量减少，见于严重肌萎缩和肌纤维化。也见于功能性肌肉不能兴奋，如周期性瘫痪的麻痹期。

（2）插入电位延长：持续时间>0.3秒，提示肌肉易激惹或肌膜不稳定，见于肌炎、失神经支配或肌强直病。

2. 异常的自发电活动

（1）纤颤电位：纤颤电位是短时限、低波幅的自发性小电位，波形为双相，开始为正相，随后一个负相。时限范围为1～5毫秒，波幅为20～200μV。正常肌肉偶尔也可出现，但如果在同一块肌肉出现两处以上时应考虑为病理性的，见于神经源性损害、多发性肌炎、高钾或低钾等（图13-8）。

（2）正锐波：呈锯齿样，时限比纤颤电位长，波幅、频率与插入性正锐波相似。它的临床意义同纤颤电位（图13-9）。

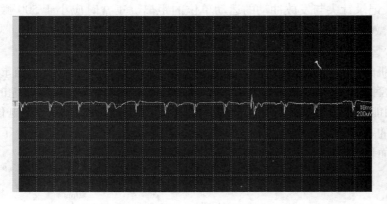

图13-8　纤颤电位

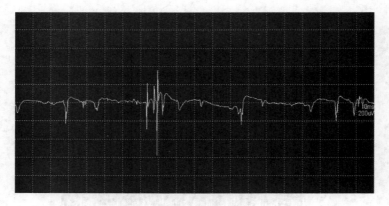

图13-9　正锐波

（3）肌纤维颤搐：肌纤维颤搐是以0.1～10秒的间隔、规律性的暴发发放，伴有2～10个棘波的发放、频率为30～40次/秒的电活动，在临床上可以看见皮肤下面的肌肉蠕动。这种肌纤维颤搐多见于面部神经痉挛症、多发性硬化、吉兰-巴雷综合征等（图 13-10）。

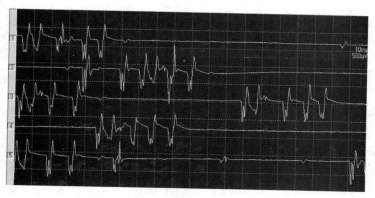

图 13-10　肌纤维颤搐

（4）复杂重复放电：又称肌强直样放电，是一组失神经肌纤维的循环放电。表现为突发突止，波幅在 $50\mu V \sim 1mV$，时限为 50～100 毫秒，并伴有"青蛙样"或"机关枪样"噪音。见于一部分肌病（如进行性肌营养不良、多发性肌炎）以及多种慢性失神经状态（如运动神经元病、神经根病等）（图 13-11）。

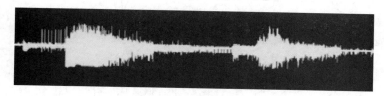

图 13-11　复杂重复放电

（二）肌肉收缩时的异常表现

1. 运动单位动作电位的异常表现

（1）波幅和时限的异常：①运动单位动作电位的波幅和时限减小又称小电位，是肌源性损害表现，如进行性肌营养不良、肌炎、神经肌肉接头病的晚期等。这些患者一般都有运动单位的部分肌纤维丧失或功能异常（图 13-12B）。②运动单位动作电位的波幅和时限的增大又称巨大电位，提示神经源性损害，其中包括运动神经元病、脊髓灰质炎、脊髓空洞症以及周围神经病等。它是由运动单位范围增大所致，由于轴索的芽生，使更多以前失神经的肌纤维加入到这个运动单位中来（图 13-12A）。

（2）多相波增多：按波形特点可分为：①短棘波多相电位，时限少于 3 毫秒，波幅小于 $300\mu V$，见于肌源性损害及神经再生早期，又称新生电位（图 13-12C）；②群多相，位相多，波幅高，时限可达 30 毫秒，又称复合电位，意义与巨大电位相同（图 13-12D）。

2. 干扰相的变化　健康肌肉在最大用力随意收缩时，肌电图表现为"干扰相"（图 13-13C）。神经源性疾病时由于影响了肌肉的神经供应，肌肉最大用力收缩时没有足够的健全的运动单位参与活动，表现为干扰相减少，也称"混合相"。完全性失神经支配的肌肉在最大用力收缩时，仍不能引出动作电位，称为"病理电静息"（图 13-13A）。

肌肉病变时，由于神经元没有变性，当最大用力收缩时，仍可呈干扰相，但与正常干扰相相比，波幅低平，称为"病理干扰相"（图 13-13B）。

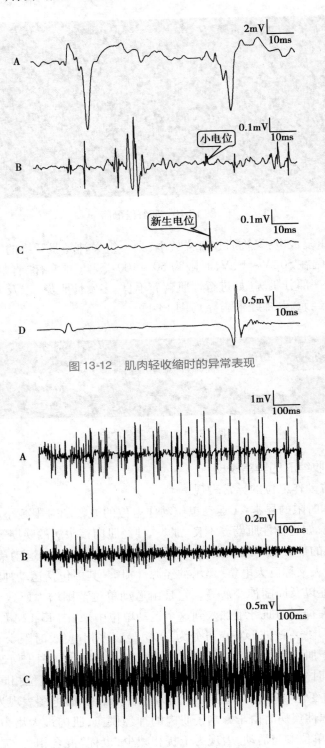

图 13-12　肌肉轻收缩时的异常表现

图 13-13　肌肉大力收缩时的异常募集表现

第三节 神经传导速度

神经细胞受到电刺激后能产生兴奋性及传导性,该传导性具有方向性的特征。神经传导速度测定是用一定参数的电脉冲刺激运动或感觉神经,记录肌肉或神经的激发电位从而得出冲动在某一段神经上的传导速度,是周围神经系统病变的常用检查。

一、神经传导速度测定的基本方法

(一)刺激方法

一般采用表面电极,正极与负极相距 2~3cm。电流在正负极之间流动时,负极下的负电荷使神经去极化,正极则使神经超极化。在两极都置于神经干上用电刺激时,应使负极更接近要刺激的神经,以免正极阻滞神经冲动扩展。测量距离时应测量负极到记录点的距离。刺激电流输出一般为方波脉冲,时限在 0.05~1.0 毫秒之间。对于正常神经而言,表面刺激方波的时限 0.1 毫秒、电压 100~300V 或电流 5~40mA 的强度,就可以引起神经兴奋。对于病变神经而言,由于其兴奋性降低,有时最大输出量要到 400~500V 或 60~70mA。最大刺激的强度在不同个体、不同神经而有所不同。

神经传导测定必须注意控制刺激伪差的产生。良好的刺激隔离器以及恰当的电极间距可以减少过多的刺激伪差。此外,应使用砂纸打磨皮肤,用酒精棉球擦拭皮肤后再涂抹导电膏,有助于减小皮肤电阻。

(二)电位的记录

一般用皮肤电极就可清楚地记录到肌肉动作电位。对明显萎缩的肌肉,选用针电极可避免邻近肌肉收缩的影响。在有严重损害的时候,用近神经的针电极记录到的电位更清晰准确。也可应用环状电极逆向收集纯感觉的神经动作电位。肌肉动作电位的波幅可反映放电运动单位的数量。为了减少信号变形,常使信噪比为 10 000:1 左右,带通频率为 2Hz~10kHz。

(三)神经传导测定的正常值

神经传导受到很多因素的影响,如:肌电图仪的放大倍数、扫描速度的选择、测量距离的准确性、环境温度、患者年龄等,所以各实验室都应建立自己的正常值范围。

二、运动神经传导速度测定

运动神经传导速度测定原理为测定在电刺激运动神经纤维时所获得的肌肉动作电位。通过对运动神经传导速度的研究可以评估运动神经轴索、神经和肌肉接头以及肌肉的功能状态,并为进一步做临床肌电图检查提供准确的信息。

(一)检测方法

运动神经传导速度检查必须检查两次,即"两点刺激法",即先后刺激神经的近、远端。测定时,将记录电极置于该神经远端支配肌用于记录激发电位,先在近端用 0.1~0.5 毫秒的方波刺激神经干,引起肌电位后再不断加大刺激强度,直至激发电位的波幅不再升高,记录下该波的形态、波幅、宽度及潜伏期,然后再将刺激电极移到远端刺激点,以同样方法记录下新的激发电位。测定两个刺激点的距离,为准确起见,两个刺激点间的距离不能少于10cm,但两刺激点间距离也不宜过宽,否则就会使正常区域的传导掩盖了局部病损的异常（图13-14）。

运动神经传导速度（m/s）＝两个刺激点的距离（mm）/两个刺激点刺激潜伏期之差（ms）。

以正中神经为例：记录电极为拇短展肌，在正中神经腕部刺激的激发电位潜伏期是3.5毫秒，在肘部刺激的激发电位潜伏期是7.5毫秒，测出两刺激点距离为240mm，则正中神经腕-肘的运动神经传导速度为240/（7.5－3.5）＝60m/s（图13-15）。

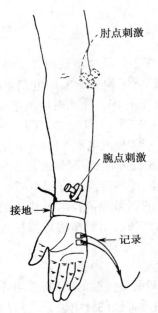

图13-14　运动神经传导速度测定电极放置位置示意图

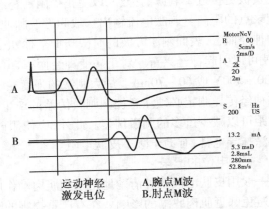

图13-15　运动神经传导速度测定的波形

（二）检查结果分析

运动神经传导速度测定常用于神经脱髓鞘和轴索损害的检查，两者常可重叠发生，传导速度测定的异常表现分为以下三种：

1. 潜伏期正常或接近正常但波幅明显下降　见于损害早期，如部分神经损伤所致的神经失用或轴索断伤早期。但在远端轴索变性之前仍不能鉴别神经失用与轴索断伤。此外，正常人的波幅变异很大，轻度波幅下降易被忽略。

2. 神经传导速度减慢而波幅相对正常　提示有大多数神经纤维节段性脱髓鞘改变。髓鞘损害的传导速度减慢又分快纤维与慢纤维病变。慢纤维病变时可能速度减慢不明显，而反应波的时限延长或相数增多，同时波幅减低。快纤维病变时可引起传导速度减慢或潜伏期延长。

3. 没有任何神经兴奋的反应　说明绝大多数神经纤维都不能通过病灶进行传导。此时应注意鉴别是神经失用还是神经完全断伤，连续追踪测定有助于鉴别。神经失用的肌肉动作电位波幅呈现逐渐提高的趋势。

三、感觉神经传导速度测定

感觉神经传导速度测定原理为测定电刺激感觉神经纤维的末梢或神经干时所获

得的神经诱发电位。它研究的是后根神经节和其后周围神经的功能状态。

（一）检测方法

感觉神经传导速度测定有逆向法与顺向法两种。顺向法是在指（趾）端给予刺激，在近段相应的神经干记录。逆向法是刺激感觉或混合神经干，在相应的指端或皮肤区域记录感觉电位。无论顺向或逆向法，在非神经干处用表面电极记录或刺激，而在神经干处表面电极或针电极均可使用。两种方法的临床意义相同，但逆向法记录的波形大而清晰，临床比较常用（图13-16）。

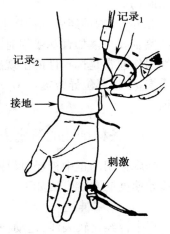

图 13-16 感觉神经传导速度测定电极放置位置示意图

检测时以感觉阈以上运动阈以下的强度刺激，以免近端刺激（逆向法）引起运动。感觉神经激发电位很小，要通过叠加、平均技术才能显示出来，然后记下它的形态、波幅、宽度和潜伏期，再做计算。与运动传导不同，感觉兴奋的传导没有神经肌肉接头的传递和肌肉内传递的问题，因此只需检测一次，感觉神经的传导速度可以直接用潜伏期除以刺激点到记录点的距离计算出来。

感觉神经传导速度（m/s）＝刺激与记录点间的距离（mm）/诱发电位的潜伏期（ms）。以正中神经为例：示指刺激，腕部正中神经记录到诱发电位的潜伏期为2.6毫秒，测量刺激点与记录点间的距离为130mm，则正中神经示指至腕的感觉神经传导速度为130/2.6＝50m/s（图13-17）。

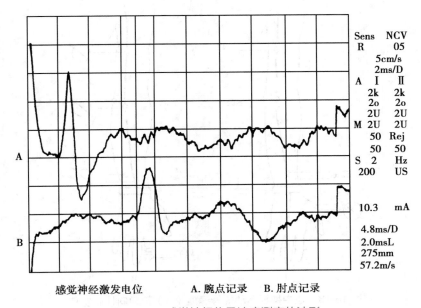

感觉神经激发电位　　A.腕点记录　　B.肘点记录

图 13-17 感觉神经传导速度测定的波形

（二）检测结果分析

上述运动传导的三种测定结果表现也适用于感觉神经传导速度。传导速度减慢而波幅相对正常,提示有节段性脱髓鞘发生;波幅明显下降而潜伏期接近正常,提示有轴索断伤。

此外,周围神经感觉动作电位的正常与否也可作为神经根、神经丛和周围神经受损的鉴别要点。如臂丛受损时,感觉神经传导速度检查可见全部手指都出现异常,而根性损伤通常是选择性的出现感觉神经传导速度异常,拇指部位异常提示 C_6 脊髓节段受损,中指部位异常提示 C_7 脊髓节段受损,环指、小指部位异常提示 C_8 脊髓节段受损。

四、各种神经的测定方法

临床常用的正中神经、尺神经、桡神经、胫后神经、腓神经、腓肠神经等的运动和感觉传导速度的测定方法如下:

（一）正中神经

正中神经比较表浅,运动神经传导测定时,在 Erb 点(即锁骨上窝处锁骨中点向上 1cm 处)、腋下、肘关节及腕点刺激,在大鱼际肌上记录,接地电极置于腕部;顺向法感觉神经传导测定时,刺激点用指环电极于拇指、示指或中指刺激,用表面电极或针电极于腕、肘或腋部记录(图 13-18)。正中神经传导障碍多见于腕管综合征。

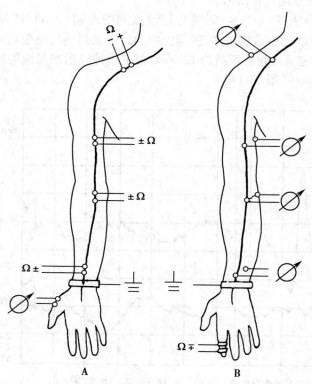

图 13-18　正中神经运动传导速度（A）和顺向性感觉传导速度（B）时的刺激点和记录点

（二）尺神经

尺神经位置也较浅表,尤其肘段更明显,运动神经传导测定时,在 Erb 点、腋下、肘上及腕点刺激,在小指外展肌上记录,接地电极置于腕部;顺向法感觉神经传导测定时,刺激点用指环电极于小指上刺激,在尺神经干各点(即运动传导测定的刺激点)上记录(图 13-19)。尺神经损害多见于腕管综合征,还常见于尺神经传导延时。

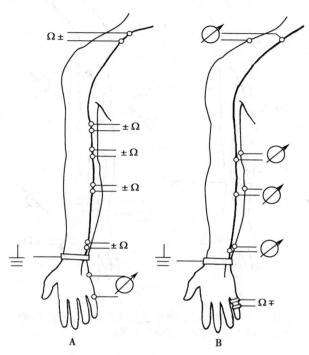

图 13-19　尺神经运动传导速度(A)和顺向性感觉传导速度(B)时的刺激点和记录点

（三）桡神经

桡神经较深,不如正中神经、尺神经容易刺激,运动神经传导测定时,可在 Erb 点、腋部肱二头肌与肱三头肌内侧头之间、肘部肱桡肌与肱二头肌肌腱之间肱骨外上髁上 6cm 处、尺侧腕伸肌和小指伸肌之间尺骨茎突上 8～10cm 处进行刺激,在指总伸肌或示指伸肌上用针电极记录,接地电极置于腕部;顺向法感觉神经传导测定时,用指环电极于拇指根部刺激,用针电极于腕、肘、腋部进行记录(图 13-20)。桡神经损害多见于该神经在肱骨桡神经沟处受压,也常见于旋后肌综合征。

（四）胫神经

运动神经传导测定时,在腘窝和内踝两处刺激,在拇展肌和小趾展肌上记录,接地电极置于踝下;顺向法感觉神经传导测定时,用指环电极于拇趾或小趾上刺激,在内踝处和膝部收集激发电位,但膝部记录到的是混合神经的传导结果(图 13-21)。胫神经损害见于踝管综合征,此外,胫神经传导测定还可辅助鉴别足下垂原因。

（五）腓神经

腓神经运动神经传导测定时,用表面电极在踝部、腓骨小头后方与上方刺激,如果怀疑病变位于腓骨小头,还应该在腓骨小头远端及腘窝处刺激,在趾短伸肌上记录,接地电极置于踝下;顺向法感觉神经传导测定时,用表面电极于踝部刺激,用针电极在腓骨小头下、腓骨小头上记录(图 13-22)。

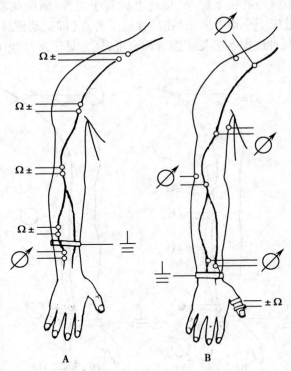

图 13-20 桡神经运动传导速度（A）和顺向性感觉
传导速度（B）时的刺激点和记录点

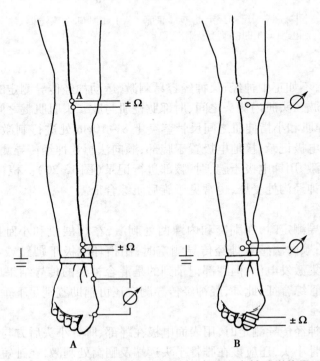

图 13-21 胫神经运动传导速度（A）和顺向性感觉传导
速度（B）时的刺激点和记录点

笔记

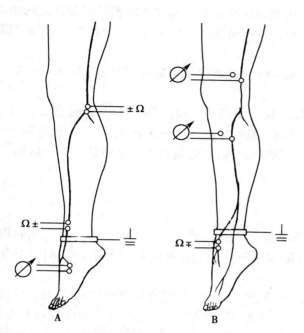

图 13-22　腓神经运动传导速度（A）和顺向性感觉传导速度（B）时的刺激点和记录点

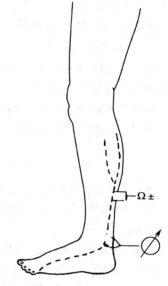

图 13-23　腓肠神经逆向性感觉传导速度的刺激点和记录点

（六）腓肠神经

腓肠神经属感觉神经,顺向法感觉神经传导测定时,刺激电极置于外踝下,记录电极置于小腿中、下 1/3 中线偏外侧（图 13-23）。腓肠神经传导速度是周围神经最为灵敏的测定,并与离体的神经传导测定以及神经活检的神经病理结果甚为一致。这种神经测定可以反映 S_1 或 S_2 神经的情况。

第四节　F 波与 H 反射

常规的神经传导速度主要是研究相对远端的神经节段,而对于神经近端的功能,则需要进行一些特殊的检查,包括 F 波、H 放射等。这些检查弥补了远端运动神经传导测定的不足,已成为广泛运用的测定方法。

一、F 波

用超强刺激作用于神经,产生冲动将沿神经干作双向传导,其中向远端传导引起肌肉反应而产生的动作电位为 M 波;而向近端传导的神经冲动沿神经轴索逆向传至神经细胞,使该神经细胞兴奋后又再次发出冲动沿神经轴索向远端传导,从而引起肌肉又产生一个激发电位,即 F 波。F 波是同一个运动神经元的回返兴奋,出现的时间比 M 波晚。

1. 检测方法　患者仰卧位,放松,刺激电极于腕、踝、膝,近端置阴极,远端置阳极。记录电极置于刺激电极的肌肉远端,一般是手、足、小腿的靶肌肉肌腹或运动点。刺激强度为 30 ~ 50mV,频率低于 0.5Hz,带宽 2 ~ 1000Hz,增益 100 ~ 500μV,使 F 波的波幅达 20μV 以上,采用 10~20 次刺激的平均值。通过测定刺激点至脊髓的距离和 F 波潜伏时与 M 波潜伏时之差,可以计算出神经在近体端的传导速度,尤其能判断脊髓前角细胞传导有无异常。

其计算公式是:F 波传导速度(m/s)= 刺激点至 C_7(或 L_1)棘突距离(mm)×2/(F 波潜伏时–M 波潜伏时–1)ms

2. 检测结果分析　F 波潜伏期延长见于近端外周神经病变,如急性多发性神经根病和慢性脱髓鞘病变,指标敏感性高且最为稳定。此外,F 波振幅、F/M 比值和 F 波发生频率均降低见于上运动神经元瘫痪的软瘫肢体,而痉挛性瘫痪的肢体则增加,并有 F 波潜伏期和 F 波时间延长。

二、H 反射

H 反射是以运动阈下的强度刺激混合神经干,产生神经冲动经传入神经至后根,进入脊髓至前角,引起前角细胞兴奋,又将冲动经运动神经元向下传至靶肌肉而引起的动作电位。

1. 检测方法　患者仰卧位,放松,下肢 H 反射的刺激电极置于腘窝,近端置阴极,远端置阳极,记录电极置于比目鱼肌。上肢 H 反射的记录电极置于肱骨内髁和桡骨茎突近 1/3 和远 2/3 交界处,在肘窝经皮刺激正中神经。刺激脉冲为 0.5~1.0 毫秒,频率 0.2Hz,先用亚极量强度,再增加到超极量强度,然后降低刺激强度至 M 波消失,但 H 波仍然存在,以作鉴别。H 波的振幅可以大于先前发生的 M 波。H 反射的计算公式同 F 波。

2. 检测结果分析　H 反射的临床意义是提供被测神经传入与传出通路的传导信息,并反映出相应脊髓节段的功能。H 发射消失是吉兰-巴雷综合征早期的特征,也可见于糖尿病周围神经病。中枢神经损伤后 H 反射的变化反映了脊髓中枢的功能状态及皮质中枢对脊髓中枢的抑制作用,如脊髓损伤休克期后,H 反射先于腱反射而恢复。此外,观察 H/M 比值,可以了解神经元池兴奋性,用于评估痉挛程度。

第五节　诱发电位

诱发电位指对神经系统某一特定部位(包括从感受器到大脑皮质)给予特定刺激,或使大脑对刺激的信息进行加工,在该系统和大脑的相应部位产生可以检出的、与刺激有相对固定时间间隔和特定相位的生物电反应。各种诱发电位都有特定的神经解剖传输通路,并有其空间、时间和相位特征,临床上常根据诱发电位评价感觉和运动通路的功能状态及大脑高级功能(如认知功能)。

一、分类

诱发电位可分为刺激相关电位和事件相关电位两大类。刺激相关电位是外源性的,与感觉或运动功能有关,事件相关电位是内源性的,与认知功能有关。前者分为视觉诱发电位、听觉诱发电位、躯体感觉诱发电位和运动诱发电位;后者根据与认知过程的关系可分为以下四类:①与启动方式有关的:如 P300(P3)、N400(N4)等;②与选择性注意和潜在性注意(即不注意)有关的:如加工负波、非匹配负波等;③与准备状态和期待有关的：如运动相关电位等；④与信息冲突有关的：如大脑信息冲突负波N270等。

诱发电位的记录电极放置参照"国际标准化 128 导脑电图电极放置"的习惯用法，如 Cz″、Oz 等，但通常不需人工安放电极，而是用不同型号的特制电极帽进行记录。各种诱发电位波普遍采用字母加数字的规则命名，如 P100 代表该波对于规定的参考电极值为正向，正常的潜伏期平均在 100ms 左右。

二、躯体感觉诱发电位

躯体感觉诱发电位是指刺激躯体神经时在中枢记录的神经电位，通常是指从头顶记录到的头皮躯体感觉诱发电位，也包括从脊髓记录的躯体感觉诱发电位。其解剖通路是后索-内侧丘系通路。传入神经属直径粗大、有髓鞘的Ⅰa类感觉纤维，进入脊髓后主要由后索（楔束或薄束）上传，在延髓后索核换元，途经脑干的内侧丘系和丘脑腹后核到达大脑皮质主感觉区。

（一）检测方法

在腕部的尺神经或正中神经、踝部的胫神经或腓神经用表面电极给予刺激，为了特殊目的也可用上述神经的其他部位或其他神经。上肢记录部位是 Erb 点、C_7 棘突及头部相应的感觉区；下肢的记录部位是腘窝点、T_{12} 及头部相应的感觉区。刺激强度一般用感觉阈上、运动阈下。刺激波宽 0.1 ～ 1 毫秒，频率 0.5 ～ 1Hz，要观察 100 毫秒以上的慢成分则用每 1 ～ 3 秒 1 次。波形命名为极性+潜伏时（波峰向下为 P，向上为 N）。

（二）波形及正常值

躯体感觉诱发电位的基本波形如下：刺激正中神经时，可以记录到的主要电位有 N9、N13、N20（图 13-24A）；刺激胫神经时，可以记录到的主要电位有 N50、P60、P40（图 13-24B）。正常值范围通常在均值+2.5 ～ 3SD 以内。

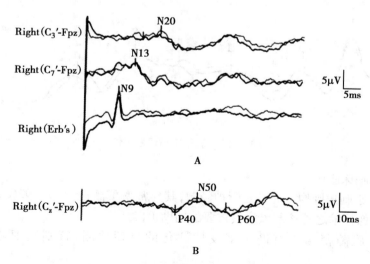

图 13-24　躯体感觉诱发电位
A. 右上肢正中神经 SLSEP 波形图；B. 右下肢胫神经 SLSEP 皮层电位图

（三）临床应用

1. 周围神经病变　①臂丛神经损伤的鉴别诊断，协助判断损伤部位是在节前或节后;②协助颈或腰骶神经病的诊断;③间接测算病损周围神经的感觉传导速度。

2. 脊髓病变　可辅助判断脊髓外伤的损伤程度、范围和预后。

3. 脑干、丘脑和大脑半球病变　取决于病损部位及是否累及该通路。

4. 中枢脱髓鞘病(多发性硬化)　躯体感觉诱发电位异常率超过 70%,且下肢体感通路异常率比上肢更高。

5. 可对昏迷预后进行评估及诊断脑死亡。

6. 可作为脊柱、脊髓及颅后窝手术中的监护。

三、脑干听觉诱发电位

脑干听觉诱发电位是利用短声刺激双耳,在头颅表面记录到的声刺激后最早反应的 10ms 以内的一系列生物电反应波。脑干听觉诱发电位主要反映从听神经到脑干的听觉通道功能。

（一）检测方法

使用耳机给予短声或高频短声阈上刺激(50～60 分贝),单侧给声,对侧加白噪音掩盖。刺激声相位交替,刺激间隔时间为 75 毫秒,同侧或对侧记录。神经兴奋到达脑干后均为双侧传导。分析时间 20 毫秒,滤波带通 80～3000Hz,平均叠加 1000 次。左侧于 A1～Cz 记录,右侧于 A2～Cz 记录。

（二）波形及正常值

脑干听觉诱发电位依次以罗马数字 I～Ⅶ命名,其中以 I、Ⅲ、Ⅴ波最为明显,出现率为 100%。I、Ⅲ、Ⅴ波的神经发生源一般认为分别是听神经、脑桥下段、脑桥上段或中脑下段。各波潜伏时的正常范围在均值+3SD 以内,Ⅴ波的波幅最高,Ⅴ/I 波幅比值>0.5。正常人的脑干听觉诱发电位如图 13-25 所示。

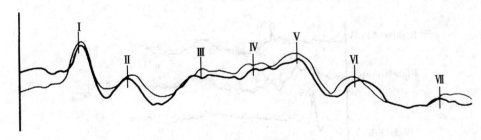

图 13-25　脑干听觉诱发电位

（三）临床应用

1. 脑桥小脑角肿瘤　尤其是听神经瘤,其异常率可高达 75%～92%,是除 CT 及 MRI 神经影像技术之外诊断该病最重要的辅助手段。

2. 中枢脱髓鞘病　有助于多发性硬化的早期诊断,特别是亚临床病灶的检出。

3. 脑干血管病　脑干听觉诱发电位可动态观察脑干受累情况,有助于疗效及预后的判断。

4. 是客观电反应测听方法,应用于临床听力学。

5. 有助于颅脑外伤的预后,有助于脑死亡的诊断。还可用于颅后窝手术监护。

四、视觉诱发电位

视觉诱发电位是用光刺激,在枕部记录的皮质电位。视觉诱发电位的传导径路为视网膜经视神经到外侧膝状体到枕叶视皮质。临床广为应用的是"棋盘格模式翻转视觉诱发电位",其波形成分简单,易于分析。记录到的分析成分 P100(P100 代表视野中心 3 度视锥细胞的电活动,源于枕叶视觉皮质)变异小、稳定可靠。

（一）检测方法

通常在光线较暗的条件下检测,用显示屏上的黑白或彩色棋盘格翻转作为刺激,可以是双眼刺激,也可以是单眼刺激或 1/2 视野刺激。左右眼分别检测,非检眼用深色厚眼垫遮盖。在枕骨粗隆上 5cm 的中线 OZ 和此点向左右旁开 5cm 分别为 O1、O2 处用表面电极记录,记录随棋盘格翻转而发生的电位变化。刺激频率为 2Hz,分析时间 300 毫秒,叠加 200 次。

（二）波形及正常值

视觉诱发电位检查的基本波形较简单,有 N75、P100、N145,其中 P100 潜伏时最稳定而且波幅最高(图 13-26)。

因此,视觉诱发电位的主要参数是 P100 的潜伏时、波幅和左右眼侧间差值。

P100 潜伏时的正常值通常为均值 + 3SD 以内,波幅正常值约 10μV,两眼差值不大于 50%。

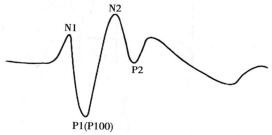

图 13-26　视觉诱发电位的基本波形图

（三）临床应用

1. P100 潜伏时延长达 35 ~ 45 毫秒或更多,提示视觉传导径路的脱髓鞘变化,见于多发性硬化和视神经炎等疾病。

2. 波幅下降或波形畸变,潜伏时略延长,提示轴索变性,多为颅内肿瘤、脊髓小脑变性、Huntington 舞蹈病等所致。

3. P100 潜伏时延长、波幅降低,提示病变既有轴索变性又有脱髓鞘或角膜不透明、视网膜病变等视敏感度降低和注视不良的疾病。

五、运动诱发电位

运动诱发电位是指应用电或磁刺激皮质运动区或脊髓,产生兴奋,通过下行传导径路,使脊髓前角细胞或周围神经运动纤维兴奋,在相应肌肉表面记录到的电位。运动诱发电位评定的是神经系统运动传导-锥体束的功能状态。根据刺激不同分为经颅电刺激和经颅磁刺激两种,前者需要较高的电压,患者难以接受,临床应用受到限制;后者安全、无疼痛、重复性好,且操作简单,是临床常用的一项神经电生理学检查方法。

（一）检测方法

上肢磁刺激部位为大脑皮质相应运动区、C_7 棘突、Erb 点,常用的记录部位为拇短展肌;下肢磁刺激部位为大脑皮质运动区及 L_4,常用的记录部位为胫前肌。采用的磁刺激器为圆形刺激线圈,外径 14cm,中心磁场 2.5Tesla。皮质刺激强度为最大输出的

80% ~90%,神经根刺激强度为 70% ~80% 。一般在肌肉放松状态下记录,上肢分析时间为 50 毫秒,下肢分析时间为 100 毫秒,带通 2Hz ~10kHz。重复 5 ~10 次,取波幅最大、潜伏期最短的运动诱发电位进行分析。癫痫及脑出血患者慎用磁刺激。

（二）波形及正常值

运动诱发电位的起始潜伏时和波幅是主要的两项测量指标(图 13-27)。刺激颈或腰部的电位潜伏时粗略反映上、下肢运动神经的周围传导功能。此外,中枢运动传导时也是运动诱发电位检查的一个重要诊断参数,代表上、下肢皮质脊髓束(锥体束)的传导时间。各段潜伏时及中枢运动传导时的正常值范围是均值+2.5SD。波幅的变异较大,通常需进行双侧比较。

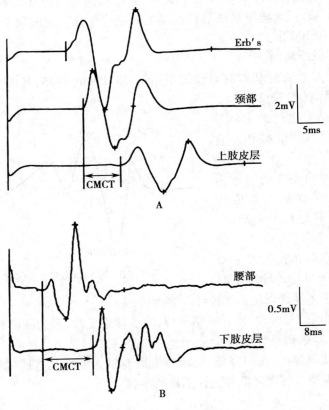

图 13-27　磁刺激运动诱发电位

锥体束的中枢运动传导时 = 刺激大脑皮质的反应潜伏时(头部刺激引出)-周围性运动诱发电位潜伏时(刺激颈部或腰部引出)

（三）临床应用

1. 运动诱发电位潜伏期延长、波幅降低和时程增宽、锥体束的中枢运动传导时间延长,见于脑卒中患者,且运动诱发电位的异常程度和脑受损轻重呈正相关。此外,运动诱发电位异常与脑损伤的部位关系密切,皮质病变严重时,运动诱发电位可消失;而皮质下病变时,运动诱发电位表现为延迟。

2. 运动诱发电位的潜伏期缩短、时程增宽、波幅增高,提示脊髓或皮质运动神经元兴奋性增加,见于帕金森病等。

3. 可客观评估脊髓型颈椎病的锥体束损害程度及其运动功能。

六、事件相关电位

事件相关电位是通过平均叠加技术从头颅表面记录到的人对某客体进行认知加工时的大脑电位,它包括 N1、P2、N2、P3(P300)、P4、N400 等成分(图 13-28),与人的认知有关。目前研究得最多,使用最广的是 P300。

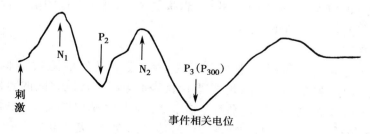

图 13-28　事件相关电位

（一）检测方法

用声、光、电、机械刺激,刺激数不少于两个,组成刺激序列(OB 刺激序列)。刺激分为靶刺激和非靶刺激,两者随机排列,靶刺激在刺激总数中≤30%。检测时要求患者对靶刺激作计数或按键反应。记录电极置于 Cz 点,FPz 接地,参考电极为耳垂。分析时间 1000~1200 毫秒,滤波带通 0.01~100Hz,平均叠加 20~50 次。

（二）波形及正常值

P300 潜伏时一般在 300 毫秒左右,正向。延长超过正常人的 2 倍标准差为异常。其他波形如 N1、P2、N2、P4、N400 均变异较大。

（三）临床应用

1. 潜伏时延长提示大脑对靶刺激的辨认速度与决定过程缓慢,见于脑卒中、颅脑损伤、痴呆、帕金森病、脑肿瘤、代谢性脑病等。

2. 波幅下降提示大脑对信息接收与反应的量相应减少。上述各脑损害的疾病均可发生。

第六节　表面肌电图

表面肌电图(surface electromyography,sEMG),也称运动肌电图或动态肌电图,是肌电图(Electromyography,EMG)的一个分支领域,其对应的另一领域为针电极肌电图。sEMG 形成于 20 世纪 20 年代,通过使用表面电极在静止状态或运动过程中持续记录肌肉活动的肌电动态变化。sEMG 作为一种客观反映神经肌肉系统生物电活动的检测手段和方法,其最大的特点在于非损伤性、多靶点检测,以及肌电信号特征变化与内在病理生理改变的一致性。这些特性,也决定了该技术广泛应用于康复医学、临床医学、体育科学、人机工程等领域。同时,sEMG 也是临床上一种较好的生物反馈治疗技术。

一、表面肌电图仪的工作原理

（一）表面电极下肌电信号的传导

表面肌电图设备是一种非侵入的实时测量肌肉表层电生理活动的仪器,表面肌电信号是一种非常微弱的信号,信号的幅度从几个微伏到几个毫伏之间变化,sEMG 信号的形成是众多运动单位的生物电活动在时间和空间上的总和。靠近皮肤表面的运动单位由于最靠近记录电极,故 sEMG 信号较强,远离皮肤的运动单位因离记录电极远,电极记录到的 sEMG 信号较弱。此外,脂肪层越厚,抵达电极的信号量则越小;电极处的皮褶越厚则 sEMG 的波幅越小。

（二）阻抗

阻抗为电流通过物质时所遇到的阻力。一般电极处的阻抗需低于 5000 ～ 10 000Ω 才可得到清晰的信号。因此,需要保持表面电极与皮肤之间的阻抗尽可能的低,且使两个记录电极之间的阻抗平衡。临床上常采用酒精棉球擦拭皮肤以降低阻抗并使用一些电解质媒介(如含盐的或增加信号传导的物质)提高电极表面和皮肤表面之间的导电性。

（三）差分放大器和共模抑制

肌肉的活动电位通过电极-皮肤界面后,则将进一步进入差分放大器和共模抑制过程。在放大过程中,信号被增大(称为增益),增益量决定了视觉显示时信号的大小。在差分放大过程中,需要 3 个电极(2 个记录电极,1 个参考电极),记录电极置于肌肉,而参考电极则与身体某处良好接触即可。共模抑制比说明信号与共模的电位之间差分放大的有效程度。共模抑制比越高,则性能越好,一般其值应为 90 ～140dB。

（四）肌电信号的滤波

肌电信号经差分放大器"增益"后,进入的下一个程序为滤波。肌电信号的滤波由"计数刻痕滤波器"和"波段通过滤波器"完成。计数刻痕滤波器可消除记录环境中共模抑制所不能去除的 60Hz 电磁噪音;波段通过滤波器的通频带高于 20Hz,低于300Hz,它的作用是仅允许通过某一频率范围的、需要进一步量化和显示的肌电信号。

（五）频率谱分析

肌电信号与光相似,为一频率谱。抵达差分放大器的 sEMG 信号包含的是许多运动单位释放电位的总和,即放大器上所获得的往往为合成信号,sEMG 仪通过"快速傅立叶转换系统",将其分解成不同的频率成分,并显示其频率范围。频率谱分析对判断肌肉疲劳有重要作用,疲劳肌肉的频率谱的变化特征为:较高频率减小而较低频率增大。

（六）表面肌电图的视觉显示

sEMG 信号被放大、滤波后,下一步进入视觉显示和量化表达。sEMG 视觉显示的方法有 4 种基本类型:原始 sEMG、处理过的 sEMG、频率谱分析和概率波幅直方图。

原始 sEMG 显示是未经处理的、峰值至峰值的示波显示形式,是最简单的显示形式(图 13-29)。对原始的 sEMG 采用一定的方法对信号进行全波整流并使其变得平滑,从而降低肌电活动信号的变异,使肌电信号平滑、流畅而容易理解,这种图形为处理过的 sEMG(图 13-30)。

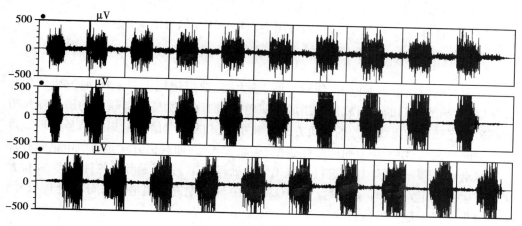

图 13-29　原始 sEMG

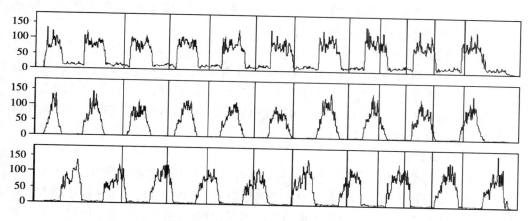

图 13-30　处理过的 sEMG

（七）表面肌电图信号的量化

通过量化处理,可将肌电信号以数量的形式予以表达。常用的 sEMG 信号量化方法为:峰值至峰值、积分平均值和平方根等。

峰值至峰值:用于原始 sEMG 记录,表达的是从迹线始端到末端的测量值,即其宽度。

积分平均值(μV/sec):用于处理后的 sEMG 信号,表达的是在某一时间单位内整流后 sEMG 的简单数学平均值。原始 sEMG 数据的加、减符号被忽略,以绝对值的形式将给定时间段内的各值相加,除以观察值的数目。

平方根:是通过将数据平方后相加,除以测定数目总和,最后开平方根后的值。由于积分平均时有删除效应,因此这一量化方法较积分平均值更为常用,且平方根的变形程度较低。

（八）表面肌电图的听觉显示

一些 sEMG 仪具有听觉显示的功能,有些甚至可听到原始 sEMG 信号。原始信号声类似白噪音;当沾染了60Hz干扰时,可听到明显的"嘀嘀声"。sEMG波幅越高,则音高越高。音调常与阈值有关,阈值可用于确定sEMG信号的高低。

二、表面肌电图仪的组成

表面肌电图仪由表面电极、传输导线、放大器、数据记忆卡、2~16通道肌电信号处理器、电脑及专门的分析软件等组成。肌电测量有两种方式,即联机的即时测量方式和采用记忆卡的无线遥控的脱机方式。联机方式的肌电信号采集与信号处理及屏幕显示同步进行、便于调节肌肉收缩强度、运动方式等;而脱机方式是将肌电信号存储在记忆卡中,再转移到计算机进行肌电信号的处理加工,受测者可在各种姿势、体位及运动中接受测定,不受环境限制。sEMG系统中具有先进的肌电信号分析处理软件,可对采集的肌电信号进行自动分析。

三、表面肌电图的检测方法

不同的sEMG仪的具体操作有所不同,应按照sEMG仪器的随机说明书进行操作。进行sEMG检测的主要步骤包括以下方面:

（一）选择检测肌肉

当测定单一肌肉活动时,表面电极应尽可能置于肌腹并尽量靠近,以免邻近肌肉的溢流活动。由于功能性运动通常由肌群所完成,一般选择肌群中有代表性的肌肉或原动肌。若肌群中肌肉的相互位置较近,如指屈肌,电极可置于整个肌群,并以肌群活动的综合模式解释结果。

（二）放置电极

采用砂纸打磨皮肤角质层,并用酒精棉球擦拭皮肤,以降低皮肤阻抗。

一般应将电极置于神经分布区域中心与肌腱之间的中点,也可通过触诊的方法将表面电极置于肌腹。在需要更换表面电极的重复检查时,需使用标记法以确保两次放置电极的位置相同。

电极中心之间的间距为2~10mm。体积小的肌肉使用小的电极,且电极间的间隔距离宜小。地线电极应靠近记录电极,且为身体的同侧。

（三）选择滤波器

根据检查目的及检查部位,选择相应的滤波器。例如:20~300Hz的滤波器可较准确地显示sEMG信号,并对肌肉疲劳敏感;面部sEMG记录时,应选择25~500Hz波段通过滤波器,因为面部肌肉容易发散频率达500Hz的信号;对躯干肌肉检查时,使用100~500Hz滤波器以有效地消除心率伪差;当噪音和伪差成为信号难以解释的问题或无法消除时,可使用100~200Hz的窄波段通过滤波器。

（四）降低噪音和伪差

噪音和伪差是指包含在sEMG信号内、操作者不需要的任何成分。

1. 心电图伪差　是肌电图最常见的噪音源,在任何靠近躯干的部位均可被清晰地拾取,最常见于身体左侧,使用100~200Hz波段通过滤波器可使其最小化。

2. 运动伪差　运动伪差为电极在表面皮肤周围滑动,产生自身电位差所致。因此,良好地固定电极可以降低运动伪差。

3. 呼吸伪差　是另一常见的生物学伪差,常见于颈部和躯干上部,呼吸辅助肌更多见。

4. 60Hz 电流产生的噪音　包括 60Hz 的灯具、办公电器、sEMG 仪配备的计算机等的电流。降低 60Hz 噪音的方法包括使用特殊的计数刻痕滤波器、尽可能缩短导线长度、应用屏蔽导线、将计算机等设备远离患者。

5. 电台频率　来自于区域性电台,可通过改变记录环境予以解决。

（五）操作的标准化

由于诸多个体差异因素的存在,如年龄、肌纤维类型、皮下脂肪厚度、肌肉静息长度、肌肉收缩速度和方式等,因此若要进行个体间、肌肉间的 sEMG 信号比较分析就必须进行标准化。包括操作的标准化和分析的标准化,两者是密不可分的,操作的标准化是分析标准化的基础。例如在使用三维动作解析系统、等速肌力测试仪等仪器的同步使用表面肌电图,将会使结果更具有可比性。

（六）注意事项

1. 不同 sEMG 仪,操作程序不尽相同,应按照随机说明书进行操作。

2. 装有心脏起搏器等植入性医疗仪器者禁用 sEMG。

四、表面肌电图的分析及相关指标

（一）原始 sEMG 信号

原始 sEMG 信号是未经处理的和叠加的运动单位活动电位被放大后的视觉显示形式。其特点是波幅在正、负极间振荡,且密集程度和高度随时间而变化。原始 sEMG 的测量单位是峰-峰电位（单位:mV）,可反映曲线的密集程度。曲线的密集程度在一定程度上可反映收缩的幅度或力量,密集程度越高、sEMG 信号越强,则收缩越强。

原始 sEMG 信号对波幅的细微变化难以辨别,但更容易发现各种伪差形式和某些异常的肌电信号,并可直观显示肌电活动的起始和结束的关系,而不必考虑波幅。

（二）处理过的 sEMG 信号

处理过的 sEMG 信号最为常用,其波幅是由所选择的频谱区域内所有数据点的平均值计算所得。这样,就可用于不同患者、不同肌肉或不同测试时间之间的比较。具体可分为如下几大类分析内容:信号或运动单位形态分析;平行多通道分析（即可同时进行左右侧同名肌测试或原动肌、拮抗肌对比）;伸展、屈曲等特定运动过程中肌肉或肌群时间差的分析;在频率域或时间域中进行频率构成分析;肌肉向心收缩/离心收缩相的波幅分析等。

（三）频率谱分析

通过频率变化的特点可确定疲劳和神经肌肉系统的异常。有关疲劳（或耐力测试）的指标包括:

1. 中位频率　将所统计的频谱区域分为 1/2 时的频率。

2. 平均能量频率　是一个表示时间功能的指标,即平均频率被有关频率资料除

笔记

权的指标,是反映局部疲劳的较好指标。

3. 零线相交率　即信号上升或下降通过零线的比率。

4. 负向斜率　以上 3 个参数的变化率。

（四）波幅概率分布

波幅概率分布函数是相对较新的 sEMG 信号图形显示和分析技术。把波幅显示于 X 轴上,Y 轴上为给定波幅范围所用时间的百分比。当直方图显示高值时,给定波幅的时程就大,如此可显示肌电图平方根的概率。这种分析方法在放松训练中有意义,在临床上还可观察工作期间间歇休息的发生率。

（五）分析的标准化

分析的标准化具体可有如下三种形式,每种方法均采用与波幅有关的定标,以计算其他活动与定标间的百分比。

1. 最大自主等长收缩　这是最常用的方法,要求患者进行 3 次 6 秒的被测定肌群最大自主等长收缩,记录 6 秒收缩中间 2 秒的肌电信号,取 3 次测定的平均值作为定标,然后,其他的记录值均与其相比,并以百分数表达。

2. 将记录到的收缩作为动态自主收缩环的函数　当应用峰值作为评定单一肌肉的参数时,可测定同一运动中相应的其他肌肉的平均值作为定标点。一般以自主收缩的百分比作为指标。这一分析方法在测定步态运动中某些肌肉活动时常用,不仅可比较步态周期中不同肌肉的活动模式,而且可测定每一块肌肉的最小值（静息时）及募集、退募集的速率。

3. 动态运动中左右同名肌群不对称百分比　计算公式为:不对称% =（高峰值-低峰值)/高峰值,一般40% ~50% 有较大的特异性。

五、表面肌电图在康复医学中的运用

（一）用于观察不同肌肉收缩时的生理变化

肢体做等长收缩时,sEMG 可敏感地反映肌张力的变化,尤其在痉挛时出现明显异常。而在不可控制速度的等张收缩时,sEMG 不能直接反映肌肉张力。

（二）间接评定肌力

虽然,sEMG 与肌肉力量之间有十分密切的关系,但 sEMG 不能直接地作为评定肌力的指标。这是由于不同的肌肉长度、不同的收缩速度及不同收缩形式都会影响sEMG 波幅大小,同时 sEMG 记录的是单个肌肉的肌电活动。而肌力是原动肌、拮抗肌和协同肌等相互作用的力,因此,sEMG 只能间接评定肌力。

（三）量化评定肌肉疲劳程度

当肌肉重复收缩而产生疲劳时可出现运动单位的同步性、慢/快肌纤维的募集顺序改变、代谢状况改变（包括能量产生形式的改变、H^+ 浓度增加等）。此时,sEMG 信号的频率也会出现相应改变。因此,应用 sEMG 信号可以进行疲劳测定。

（四）协助完成其他康复评定

1. 徒手肌力评定　在徒手肌力评定时,sEMG 可帮助确定所评定的肌肉周围的肌肉是否处于静息状态,以避免协同肌替代原动肌。

2. 肌张力评定 正常的静息肌张力是指肌肉由于肌纤维的弹性和黏弹性成分导致的静息张力,同时也反映肌肉对收缩的反射应答或准备状态。根据这一定义,在肌肉保持肌张力的状态下,由于肌张力不是运动单位活动的功能,因此不应存在可测定的 sEMG 活动。

3. 平衡功能评定 sEMG 可用于评定坐位或站立时下肢诸肌群开始活动的波幅和时长,以反映平衡反应模式。正常人在坐位或站立位时下肢肌群的活动最小。

4. 步态分析 使用 sEMG 仪配合能同步记录运动迹线的仪器,如足踏开关、三维数字化系统等,则可测定步行过程中的肌肉活动,以提供有价值的信息。

5. 疼痛(扳机点)评定 正常肌肉在运动前处于静息状态,在运动过程中 sEMG 活动适当增高并变密,运动后 sEMG 活动水平仍保留较大的密集程度,且包含头发样成分。而存在扳机点的肌梭失调,sEMG 则不易回到运动前基线水平且缺乏头发样成分,表现为肌肉运动后的应激性。

6. 受损肌肉的功能评定 通过测定损害肌肉的中位频率转变可对受损肌肉的功能情况进行评定。若频率的降低见于运动的初始,且在力量输出无降低的情况下频率随之突然低平,则表明受损的肌肉可能停止参与运动,而由其他肌肉替代产生力量。

(五)指导或评价康复训练

1. 判断被动运动时的放松程度 正常人被动牵张放松的肌肉时,无论运动速度大小均不会引出可察觉的 sEMG 活动。患者若在被动运动时无 sEMG 活动,则表明患者处于自主的放松状态。

2. 帮助加强平衡训练 在坐位或站立时对患者下肢诸肌群进行 sEMG 检查,与正常人平衡时 sEMG 的表现模式进行对比,并对特定肌群进行促进或抑制训练,以加强平衡能力。

3. 观察运动治疗模式的效果 应用 sEMG 可观察各种运动治疗模式的效果。尤其是在训练模式(共收缩或交互抑制等)不能用肉眼直接观察时,客观的 sEMG 信号是特别有用的评定工具。

4. 帮助调整运动控制 使用 sEMG 可以检测到训练溢流(被训练的肌肉收缩时,在未训练的肌肉上也记录到 sEMG 活动)。这种在 sEMG 上可观察到的同侧或对侧肌肉或躯干部位肌肉的溢流活动甚至发生在没有明显运动时。痉挛者更容易发生训练溢流,外加阻力时尤为明显。

六、表面肌电图的优缺点

sEMG 的优点是无痛、无创并且安全,让临床医师可以同时对多个肌群进行功能状态的进行动态的量化检查,并指导患者进行神经、肌肉功能训练;缺点是不能记录 10～12mm 以下的深部肌群的电活动,且不能确保所记录的仅仅是电极下肌肉的电活动。此外,所观察到的不是单个的运动单位电位,故对小肌肉无法准确分析。

学习小结

1. 学习内容

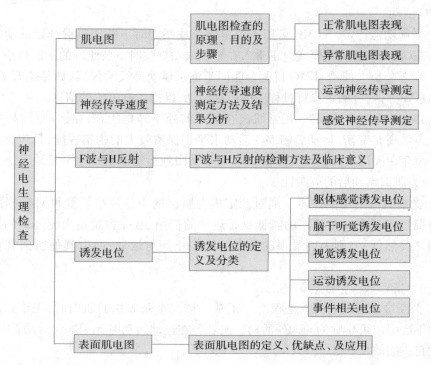

2. 学习方法

通过本章学习应掌握肌电图检查的目的、神经传导速度检查的目的;熟悉正常肌电图及异常肌电图的表现、神经传导速度的分类、诱发电位的定义及分类;了解肌电图检查的原理、方法和注意事项;了解各神经传导速度的测定方法;了解 F 波及 H 发射的检测方法和临床意义;了解各类诱发电位的检测方法和临床意义;了解表面肌电图的特点及检查目的。

（何　曼）

复习思考题

1. 肌电图的检查步骤是怎样的?
2. 表面肌电图在康复医学的应用有哪些?

第十四章

心肺功能评定

心肺功能评定不仅对于慢性心肺疾病患者的诊断、康复治疗及预后非常重要,而且也是其他许多残疾患者康复评估的重要内容,如脊髓损伤、胸腹部手术后、严重的脊柱畸形、运动神经元病、肌病等都会不同程度地影响心肺功能,在康复医疗中应引起重视。

第一节　心脏功能评定

心功能的评定可以借助于各种各样的可靠性和重复性好的技术来协助完成。除了胸片、心电图、超声心动图、心导管插入术和磁共振成像等以外,康复科常用的心脏功能评定方法还包括对体力活动的主观感觉分级(如心功能分级、自觉用力程度分级),6分钟行走试验,心脏负荷试验,其中心脏负荷试验中最常用的是递增负荷运动试验。

一、纽约心脏病学会心功能分级

对心脏功能进行初步评定时,常应用纽约心脏病学会心功能分级方法(表 14-1)。该法由患者根据自身感受到的心悸、呼吸困难、乏力等主观症状的轻重进行评定分级,虽然评定结果有时存在一定差异,但简便易行,因此被广泛接受。

表 14-1　纽约心脏病学会心功能分级方法

级别	表现	代谢当量（METs）
Ⅰ级	体力活动不受限,一般的体力活动不引起过度的乏力、心悸、气促和心绞痛	≥7
Ⅱ级	轻度体力活动受限,一般的体力活动即可引起心悸、气促等症状	5~7
Ⅲ级	体力活动明显受限,休息时尚正常,低于日常活动量也可引起心悸、气促	2~5
Ⅳ级	体力活动完全丧失,休息时仍有心悸、气促	<2

笔记

二、6 分钟行走试验

要求患者在 6 分钟时间里尽可能行走,测定其步行的距离。测试前先让患者熟悉测试方法,然后在安静的长约 20 ~ 30m 的走廊上用尽可能快的速度来回行走,必要时可自行调整步速,最后测量 6 分钟行走的距离,一般需重复进行多次。试验中若出现头晕、心绞痛、气短等不适应立即终止试验。患者行走的距离越长,其体力活动能力越好。6 分钟步行试验主要用于体能无法进行活动平板或踏车试验的患者。

由于日常体力活动的强度小于最大运动量,通过 6 分钟步行试验测定亚极量的运动能力,可为评定患者心脏储备功能,评价药物治疗和康复治疗的疗效提供有用的信息,是一种简便、易行、安全有效的方法。6 分钟步行试验的结果可以独立地预测心衰致残率和病死率。判断标准见表 14-2。

表 14-2 六分钟步行试验判断心衰程度

6 分钟内步行距离	心衰程度
<150m	严重心衰
150 ~ 425m	中度心衰
426 ~ 550m	轻度心衰

三、递增负荷运动试验

递增负荷运动试验(graded exercise testing,GXT)包括心电图负荷试验和气体代谢分析两部分。心电图运动负荷试验是通过一定量的运动增加心脏负荷,观察心电图变化,对已知或怀疑患有心血管疾病,尤其是冠状动脉粥样硬化性心脏病(冠心病)进行临床评估的方法。气体代谢分析则是通过检查机体对于递增负荷运动的反应,评价受试者的动态心肺功能水平及机体对运动的耐受力。

由于有氧运动所需能量的产生过程需要氧的参与,而氧的传输过程需要在中枢神经系统调节下使心脏和肺脏协调地工作,即所谓运动心肺偶联才能完成。因此一个人运动能力的大小取决于运动心肺偶联中的每一个环节,即呼吸系统功能、心血管系统功能以及所参与运动的肌肉的状态,任何一个环节的异常均会导致供氧和二氧化碳排出障碍。

递增负荷运动试验是通过观察受试者运动时的各种反应(呼吸、血压、心率、心电图、气体代谢、临床症状与体征等),来判断其心、肺、骨骼肌等的储备功能(实际负荷能力)和机体对运动的实际耐受能力,因此在心脏和呼吸康复中的应用愈来愈受到重视。

(一)递增运动负荷试验的目的

1. 为制订运动处方提供依据 通过了解受试者可耐受的运动负荷,可判断其心功能,指导日常生活活动和工作强度,并制订运动处方,以确保康复训练的有效性和安全性。

2. 冠心病的早期诊断 运动中根据患者心电图的变化可早期诊断冠心病,有较高的灵敏性和特异性。

3. 判定冠状动脉病变的严重程度及预后　运动中发生心肌缺血的运动负荷越低、心肌耗氧水平越低(即心率、血压越低)、ST 段下移的程度越大,冠心病的严重程度就越重,预后也越差。

4. 发现潜在的心律失常和鉴别良性及器质性心律失常　如运动诱发或加剧的心律失常则提示为器质性心脏病,应该避免运动或调整运动量;如运动使心律失常减轻、甚至消失多提示为良性心律失常,日常生活活动和运动不必限制。

5. 确定患者进行运动的危险性　低水平运动试验中诱发心肌缺血、心绞痛、严重心律失常、心力衰竭症状等,均提示患者进行运动的危险性大。

6. 评定运动锻炼和康复治疗的效果　重复进行运动试验,可根据其对运动耐受程度的变化,评定运动锻炼和康复治疗的效果。

7. 其他　肺部疾病的评价,鉴别呼吸困难或胸闷的性质,非手术的风险评估等。

（二）递增负荷运动试验的种类

1. 按所用设备分类

（1）活动平板试验:活动平板(Treadmill)试验又称固定跑台试验,其是让受检者按预先设计的运动方案,在能自动调节坡度和速度的活动平板上,随着活动平板坡度和速度(运动强度)的提高进行走-跑的运动,以逐渐增加心脏负荷,最后达到预期的运动目标。

活动平板试验较适用于年纪较轻、身体较好的患者,常用于心脏疾病的检查;也可用于安装下肢假肢的患者,从能量代谢的角度判断假肢的安装是否合适。对于偏瘫患者,仅适用于步行能力接近正常者,有明显步行障碍、平衡功能障碍者不宜采用该试验。

（2）功率自行车试验:通过机械或电动的方式逐步增加蹬车的阻力,从而增加受检者的运动负荷。功能自行车试验常用于研究呼吸心理学、心脏和呼吸系统的健康状况及心脏疾病的康复,健康正常人、运动员及有运动试验适应证的患者均适用。

（3）手摇功率计试验:手摇功率计试验采用上肢 CYBEX 仪,试验原理与功率自行车试验相似,仅将下肢动作改为上肢动作。适用于下肢功能障碍者,如脊髓损伤所致的双下肢截瘫患者。

2. 按终止试验的运动强度分类

（1）极量运动试验:极量运动试验可按性别和年龄推算的预计最大心率(220-年龄)作为终止试验的标准。适用于运动员及健康的青年人,以测定个体最大做功能力、最大心率和最大摄氧量。

（2）亚(次)极量运动试验:运动至心率达到亚极量心率,即按年龄预计最大心率(220-年龄)的85%或达到参照值(195-年龄)时结束试验。此试验可用于测定非心脏病患者的心功能和体力活动能力。

（3）症状限制运动试验:运动进行至出现必须停止运动的指征(症状、体征、心率、血压或心电图改变等)为止。症状限制性运动试验是临床上最常用的方法,用于冠心病的诊断,评定正常人和病情稳定的心脏病患者的心功能和体力活动能力,为制订运动处方提供依据。

停止运动的指征包括:①出现呼吸急促或困难、胸闷、胸痛、心绞痛、极度疲劳、下肢痉挛、严重跛行、身体摇晃、步态不稳、头晕、耳鸣、恶心、意识模糊、面部有痛苦表情、面色苍白、发绀、出冷汗等症状和体征;②运动负荷增加时收缩压不升高反而下降,低于安静时收缩压 1.33kPa 以上(>10mmHg);运动负荷增加时收缩压上升,超过 29.33~33.33kPa(>220~250mmHg);运动负荷增加时舒张压上升,超过 14.7~16.0kPa(>110~120mmHg);或舒张压上升,超过安静时 2.00~2.67kPa(>15~20mmHg);③运动负荷不变或增加时,心率不增加,甚至下降超过 10 次/分;④心电图显示 S-T 段下降或上升≥1mm;出现严重心律失常,如异位心动过速、频发、多源或成对出现的期前收缩、室性期前收缩的发生过早提前,落至前一个心动周期的 T 波上(R-ON-T)、房颤、房扑、室扑、室颤、二度以上房室传导阻滞或窦房阻滞、完全性束支传导阻滞等;⑤患者要求停止运动。

(4) 低水平运动试验:运动至特定的、低水平的靶心率、血压和运动强度为止。即运动中最高心率达到 130~140 次/分,或与安静时比增加 20 次/分;最高血压达 160mmHg,或与安静时比增加 20~40mmHg;运动强度达 3~4METs 作为终止试验的标准。此法目的在于检测从事轻度活动及日常生活活动的耐受能力。低水平运动试验是临床上常用的方法,适用于急性心肌梗死后或心脏术后早期康复病例,以及其他病情较重者,作为出院评价、决定运动处方、预告危险及用药的参考。

(三) 运动试验方案

根据受试者的个体情况及试验目的不同,选择不同的方案。运动试验的起始负荷必须低于受试者的最大承受能力,方案难易适度,每级运动负荷最好持续 2~3 分钟,运动试验总时间在 8~12 分钟为宜。

1. 平板运动试验方案 根据运动负荷量的递增方式(变速变斜率、恒速变斜率、恒斜率变速等)不同,设计了不同的试验方案,如 Bruce 方案、Naughton 方案、Balke 方案等。

(1) Bruce 方案:Bruce 方案是通过同时增加速度和坡度来增加负荷,因此易于达到预定心率,且最高级别负荷量最大,一般人均不会超过其最大级别。但其缺点是运动负荷增加不规则,起始负荷较大(4~5METs),运动增量较大,老年人和体力差者往往不能耐受第一级负荷或负荷增量,难以完成试验;每级之间运动负荷增量较大,不易精确确定缺血阈值;此外,在走-跑速度临界时,受试者往往难以控制自己的节奏,心电图记录质量也难以得到保证。对于老年人和冠心病患者,可采用改良 Bruce 方案(表 14-3)。

表 14-3　活动平板改良 Bruce 方案

分级	速度(km/h)	坡度(%)	运动时间(min)	代谢当量(METs)
0	2.7	0	3	2
1/2	2.7	5	3	3.5
1	2.7	10	3	5
2	4.0	12	3	7
3	5.5	14	3	10
4	6.8	16	3	13
5	8.0	18	3	16
6	8.9	20	3	19
7	9.7	22	3	22

（2）Balke 方案（表 14-4）:Balke 方案是运动速度保持不变,仅依靠增加坡度来增加运动负荷,其速度固定在 3.2mph(5.47km/h)。因运动负荷递增较均匀、缓慢,受试者比较容易适应。本方案适用于心肌梗死后的早期、心力衰竭或体力活动能力较差的患者检查。

表 14-4　Balke 方案

级别	速度（mph）	坡度（%）	持续时间（min）	耗氧量 ml/（kg·min）	METs
1	3.2	2.5	2	15.1	4.3
2	3.2	5.0	2	19.0	5.4
3	3.2	7.5	2	22.4	6.4
4	3.2	10.0	2	26.0	7.4
5	3.2	12.5	2	29.7	8.5
6	3.2	15.0	2	33.3	9.5
7	3.2	17.5	2	36.7	10.5

（3）Naughton 方案（表 14-5）:Naughton 方案的运动起始负荷低,每级运动时间为 2 分钟,耗氧能增加 1METs。因总做功量较小,对健康人或可疑冠心病患者显得运动量较轻,需较长时间才能达到预期心率,但重病患者较易耐受,也能较精确地判定缺血阈值。

表 14-5　活动平板 Naughton 方案

速度（km/h）	坡度（%）	代谢当量（METs）
1.609	0	1.6
3.218	0	2
4.827	3.5	3
3.218	7.0	4
3.218	10.5	5
3.218	14.0	6
3.318	17.5	7

2. 功率自行车运动试验方案（表 14-6）　最常用的是 WHO 推荐方案。每级 3 分钟,蹬车的速度一般选择 50～60 周/分。

3. 手摇功率计试验方案　根据患者情况选择不变的手摇速度,一般可选择 40～70 转/分。运动起始负荷一般为 12.5W,每级负荷增量为 12.5W,每级持续时间为 2 分钟,直至疲劳终止。

表 14-6　WHO 推荐踏车运动试验方案

分级	运动负荷（kg·m/min）		运动时间（min）
	男	女	
1	300	200	3
2	600	200	3
3	900	600	3
4	1200	800	3
5	1500	1000	3
6	1800	1200	3
7	2100	1400	3

（四）运动试验的操作步骤

运动试验前应禁食和禁烟 3 小时，12 小时内需避免剧烈体力活动等。尽可能地在试验前停用可能影响试验结果的药物，但应注意 β 受体阻滞剂骤停后的反弹现象。运动试验操作的具体步骤：

1. 试验开始前

（1）测基础心率和血压，并检查 12 导联心电图和 3 通道监测导联心电图。

（2）测量体位应与试验体位一致；测量血压时为了避免干扰，被测手臂应暂时离开车把或扶手；为了减少运动时的干扰、避免伪差，12 导联心电图的肢体导联均移至胸部，并避开肌肉和关节活动部位。放置电极之前，应仔细用酒精擦拭局部皮肤以减少皮肤和电极界面之间的电阻，减少干扰。

（3）应配备除颤器和必要的抢救药品，及时发现心血管异常并处理心脏骤停、严重心律失常和心肌梗死等严重并发症。

（4）连接监测导联后做过度通气试验，方法是大口呼吸 30 秒或 1 分钟后立即描记监测导联心电图，出现 ST 段下移为阳性，但没有病理意义，提示运动中诱发的 ST 段改变不一定是心肌缺血的结果。

2. 试验过程中　在试验中应密切观察和详细记录心率、血压、心电图及受试者的各种症状和体征。每级运动结束前 30 秒测量并记录血压，试验过程中除用心电示波器连续监测心电图变化外，每级运动结束前 15 秒记录心电图。如果没有终止试验的指征，在被试者同意继续增加运动强度的前提下，将负荷加大至下一级，直至到达运动终点。如出现终止试验的指征，应及时终止试验；达到预定的运动终点时，应逐渐降低跑台或功率自行车速度，被试者继续行走或蹬车。异常情况常常会发生在运动终止后的恢复过程中，因此，终止运动后，要于坐位或卧位描记即刻（30秒以内）、2 分钟、4 分钟、6 分钟的心电图并同时测量血压。以后每 5 分钟测定一次，直至各项指标接近试验前的水平，或患者的症状，或其他严重异常表现消失为止。

3. 试验终止后 达到运动终点会出现终止试验的指征而终止试验后,于坐位或卧位监测受检者即刻(30秒以内)、2分钟、4分钟、6分钟的心电图和血压,之后每5分钟测量一次,直至受检者各项指标接近试验前的水平或受检者的症状和其他严重表现消失为止。

（五）运动试验的终止标准

极量运动试验的终点为达到生理极限或预计最大心率;亚极量运动试验的终点为达到亚极量心率;症状限制运动试验的终点为出现必须停止运动的指征;低水平运动试验的终点为达到特定的靶心率、血压和运动强度。

（六）运动试验的监测指标及意义

1. 心电图 ST 段改变

（1）在排除了心室肥大、药物、束支阻滞或其他器质性心脏病的情况下,ST段下移出现在胸前导联最有意义,尤其 V5 导联是诊断冠心病的可靠导联,Ⅱ导联较易出现假阳性,诊断价值有限。

（2）一般认为下斜型、水平型和上斜型 ST 段阳性标准分别为 J 点后 60mm 处下移≥1mm、≥1.5mm 及≥2mm。ST 段改变持续时间长,涉及导联多及伴有血压下降是反映病变严重的可靠指标。

（3）运动诱发心律失常:运动试验可出现频发、多源、连发性期前收缩或阵发性室速伴缺血型 ST 段改变者则提示有多支冠脉病变,发生猝死的危险性大,但若不伴缺血型 ST 段改变者则不能作为判断预后不良的独立指标。

2. 心率与血压

（1）心率:在一定的运动强度范围内(80% ~ 90% VO$_2$max 以下),心率的升高与运动负荷及耗氧量的增加大致呈线性关系。预计最大心率与实测最大心率之差称为心率储备(heart rate reserve, HRR),正常人的心率储备<15 次/分,当该数值>15 次/分时提示每搏心输出量下降。

（2）血压:正常情况下,运动时的收缩压随运动负荷的增加而逐步升高,舒张压基本保持不变或轻度下降。运动负荷每分钟每公斤体重增加 1ml 耗氧量时,血压应增加 0.2 ~ 0.5kPa,或运动负荷每增加 1METs,收缩压增高 0.67 ~ 1.60kPa（5 ~ 12mmHg）。

3. 气体代谢分析指标

（1）最大摄氧量(maximal oxygen uptake, VO$_2$max):最大摄氧量又称最大耗氧量、最大吸氧量或最大有氧能力,是指运动强度达到最大时机体所摄取并供组织细胞消耗的最大氧量,是综合反映心肺功能状况和最大有氧运动能力的最好生理指标。正常人最大摄氧量取决于心排出量和动静脉氧分压差,即 VO$_2$max = 心排出量×(动脉氧分压-静脉氧分压),受心肺功能、血管功能、血液携氧能力和肌肉细胞有氧代谢能力的影响,如果氧的摄入、弥散、运输和利用能力的下降则最大摄氧量降低,反之则提高。

正常人在进行递增负荷运动试验过程中,摄氧量随着运动强度的增加而增加,当运动达到一定时刻,摄氧量出现一个平台,这时即使再增加运动负荷,摄氧量也不增加,此时的摄氧量峰值称为最大摄氧量。因此,最大摄氧量反映了机体利用氧的最大上限,是最大有氧能力的有效指标;它反映了机体氧运输系统(包括肺、心脏、血管以及血红蛋白)以及肌肉细胞有氧代谢是否正常。任何一个环节的功能障碍如心脏疾患、肺部疾患、贫血及肌病均可使氧的输送或利用发生障碍。最大摄氧量是综合反映动态的心肺功能和体力活动能力的最佳指标。在心脏康复中,常采用最大摄氧量的百分比来表示运动强度。大于正常人预计值的84%为正常。

有锻炼习惯的正常人的最大摄氧量的参考值见下表(表 14-7)。最大摄氧量可作为确定运动强度的参考指标,与运动强度的对应关系(表 14-8)。也可根据运动时的心率推测该运动强度相当的最大摄氧量的百分比,即 $VO_2max \% =$(实测心率-安静心率)/(最大心率-安静心率)×% 。

表 14-7　正常人的最大摄氧量

年龄(岁)	最大摄氧量	
	L/min(男性/女性)	ml/(kg·min)(男性/女性)
20~29	3.10~3.69/2.00~2.49	44~51/35~43
30~39	2.80~3.39/1.90~2.39	40~47/34~41
40~49	2.50~3.09/1.80~2.29	36~43/32~40
50~59	2.20~2.79/1.60~2.09	32~39/29~36

表 14-8　不同运动强度指标的对应关系

VO_2max(%)	最大心率(%)	自觉疲劳分级(RPE)	强度分类
<20%	<35%	<10	很轻松
20%~39%	35%~54%	10~11	轻松
40%~59%	55%~69%	12~13	稍费力
60%~84%	70%~89%	14~16	费力
>85%	>90%	17~18	很费力
100%	100%	19	最费力

(2)代谢当量(metabolic equivalent,MET):代谢当量是一个表示相对能量代谢水平和运动情况的概念。健康成年人坐位安静状态下耗氧量为 3.5ml/(kg·min),将此定为 1MET,根据其他活动时的耗氧量/(kg·min)可推算出其相应的 METs 值。尽管不同个体在从事相同的活动时其实际的耗氧量可能不同,但不同的人在从事相同的活动时其 METs 值基本相等。故 METs 值可用于表示运动强度、制订个体化运动处方、指导日常生活和职业活动、判定最大运动能力和心功能水平等。可参考表 14-9 中各种体力活动的 METs 值指导患者的各种活动和康复训练。

笔记

314

表 14-9 主要日常生活、职业及娱乐活动的代谢当量

项目	活动	METs	活动	METs
生活活动	修面、站立	1.0	步行 1.6km/h	1.5~2.0
	坐椅、坐床	1.2	步行 2.4km/h	2.0~2.5
	坐位自己进食	1.4~1.5	散步 4.0km/h	3.0
	上下床	1.65	步行 5.0km/h	3.4
	洗手、穿衣、坐床边	2.0	步行 6.5km/h	5.6
	挂衣	2.4	步行 8.0km/h	6.7
	穿脱衣	2.5~3.5	下楼	5.2
	备饭	3.0	上楼	9.0
	擦窗	3.4	骑车(慢速)	3.5
	站立热水沐浴	3.5	骑车(中速)	5.7
	坐厕	3.6	慢跑 9.7km/h	10.2
	铺床	3.9	园艺工作	5.6
	床上用便盆	4.0	劈木	6.7
	扫地	4.5	拖地	7.7
	擦地(跪姿)	5.3		
职业活动	秘书、缝纫(坐)	1.6	机器组装、砖瓦工、焊接工	3.4
	织毛线	1.5~2.0	油漆、轻木工活	4.5
	写作(坐)	2.0	挖坑	7.8
	开车	2.8		
娱乐活动	打牌	1.5~2.0	长笛	2.0
	桌球、手风琴	2.3	弹钢琴	2.5
	小提琴	2.6	交谊舞(慢)、排球	2.9
	击鼓	3.8	游泳(慢)、乒乓球	4.5
	羽毛球、交谊舞(快)	5.5	网球、有氧舞蹈	6.0
	游泳(快)	7.0	跳绳	12.0

（3）无氧阈（Anaerobic Threshold,AT）:无氧阈是指人体在逐级递增负荷运动中,有氧代谢已不能满足运动肌肉的能量需求,开始大量动用无氧代谢供能的临界点。此时,血乳酸含量、肺通气量、二氧化碳排出量急剧增加。无氧阈是测定有氧代谢能力的重要指标,无氧阈值越高,机体的有氧供能能力越强。无氧阈相当于一般人心率在140~150 次/分或最大摄氧量的 50%~60% 时的运动强度。无氧阈测定通常采用有创的乳酸无氧阈(乳酸阈)和无创的通气无氧阈(通气阈)测定法。

（4）氧脉搏（O_2Pulse）:氧摄取量和心率之比值称为氧脉搏,其代表体内氧运输效率,即每次心搏所能输送的氧量,在一定意义上反映了每搏心排出量的大小,氧脉搏减小表明心脏储备功能下降,心排出量的增加主要靠心率代偿。

笔记

（5）氧通气当量（VE/VO$_2$）：氧通气当量又称氧通气比量，是指消耗 1L 摄氧量所需要的通气量，是确定无氧阈的最敏感指标。

（七）运动试验的禁忌证

1. 绝对禁忌证　①急性心肌梗死（2 天内）；②未控制的不稳定型心绞痛；③引起症状和血流动力学障碍的未控制的心律失常；④严重主动脉瓣狭窄；⑤未控制的症状明显的心力衰竭；⑥急性肺动脉栓塞和肺梗死；⑦急性心肌炎或心包炎；⑧急性主动脉夹层。

2. 相对禁忌证　①左右冠状动脉主干狭窄和同等病变；②中度瓣膜狭窄性心脏病；③明显的心动过速或过缓；④肥厚型心肌病或其他原因所致的流出道梗阻性病变；⑤电解质紊乱；⑥高度房室传导阻滞及高度窦房传导阻滞；⑦严重动脉压升高；⑧精神障碍或肢体活动障碍，不能配合进行运动。

第二节　呼吸功能评定

呼吸的生理功能是进行气体交换，从外环境中摄取氧，并排出二氧化碳。肺循环和肺泡之间的气体交换称为外呼吸，其包括肺与外环境之间进行气体交换的通气功能和肺泡内的气体与肺毛细血管之间进行气体交换的换气功能。体循环和组织细胞之间的气体交换称为内呼吸。细胞代谢所需的氧和所产生的二氧化碳靠心脏的驱动、经血管由血液携带在体循环毛细血管和肺循环毛细血管之间运输。

呼吸功能检查一般包括通气功能检查，呼吸力学检查和小气道功能检查等。它目前不仅用于康复治疗中，并且也用职业评定中。在进行上述检查中必须考虑两个重要影响因素。精神因素：呼吸功能检查需要患者高度配合，往往由于合作程度的好坏，明显影响检测结果。因此，必须重复多次进行，取其比较恒定的值。并且一般均以±20% 为其正常范围。呼吸系统状态：在不同的呼吸系统状态，呼吸功能改变也较明显，例如一次是在呼吸道炎症情况下，一次是在消除呼吸道炎症后的情况下进行，则两次结果往往有较大差别。此时不能认为是呼吸功能的改善。这仅仅是炎症对呼吸功能影响的消除结果。又如一次在排痰前进行，一次则在排痰后进行，则其结果也只能说明是痰液影响的消除。因此，必须注意前后动态检查中基本条件的一致性。

一、呼吸困难分级

伯格测量表改良版（Borg 评分）是通过 0～10 分渐进描述呼吸困难强度的量表。要求受试者对呼吸不适的总体感觉分级，0 分代表完全没有感觉，而 10 分代表想象得到的最严重感觉（表 14-10）。

二、肺容积测定

肺容积是指安静状态下，测定一次呼吸所出现的容积变化，其组成包括八项，其中潮气量、补吸气量、补呼气量和残气量称为基础肺容积；深吸气量、功能残气量、肺活量和肺总量称为基础肺活量。除残气量和肺总量需先测定功能残气量后求得外，其余指标均可用肺量计直接测定。

表 14-10　气短指数（伯格测量表改良版）

指数	表 现	
0	完全没有气短	
0.5	非常、非常轻微（刚发觉）	
1	非常轻微	
2	轻微	
3	中度	适宜运动训练
4	有点严重	适宜运动训练
5	严重	
6	严重	
7	非常严重	
8	非常严重	
9	非常、非常严重（几乎最大极限）	
10	最大极限	

注:患者指引。这是一个询问您气短程度的测量表。0 分代表呼吸时完全没有气短（呼吸困难）的感觉。随着分数增加,气短（呼吸困难）程度上升。10 分代表呼吸时气短程度达至最大极限。那么,现在您觉得呼吸属于哪种情况?

健康成人的肺活量,因性别、年龄、体型和运动锻炼的情况不同而有较大差异。一般男性高于女性,身材高大、体型肥胖者高于身材较矮、体型瘦小者;运动锻炼可使肺活量增加;成年人随年龄增加,肺活量逐渐减少。

1. 潮气量（TC）　为 1 次平静呼吸,进出肺内的气量。正常成人约 500ml。

2. 深吸气量（IC）　为平静呼气末尽力吸气所吸入的最大气量,即潮气量加补吸气量。正常男性约 2600ml,女性约 1900ml。

3. 补呼气量（ERV）　为平静呼气末再用力呼气所呼出的气量。正常男性约 910ml,女性约 560ml。

4. 肺活量（VC）　肺活量为潮气量、补吸气量和补呼气量之和。有两种测定方法:

（1）一期肺活量:为深吸气末尽力呼出的全部气量。正常男性约 3470ml,女性约 2440ml。

（2）分期肺活量:在慢性阻塞性肺疾病患者中,做一期肺活量测定时,常由于胸膜腔内压增高使小气道陷闭,致肺泡呼气不尽而使 ERV 减少,故欲准确测定,应测分期肺活量,即将相隔若干次平静呼吸所分别测得的深吸气量加补呼气量即是。

5. 用力肺活量（FVC）　又称时间肺活量,是深吸气后以最大用力、最快速度所能呼出的气量。正常人 FVC 约等于 VC,有通气阻塞时 FVC>VC。根据用力呼气肺活量描记曲线可计算出第 1、2、3 秒所呼出的气量及其各占 FVC 的百分率。正常值分别为 83%、96%、99%,正常人在 3 秒内可将肺活量几乎全部呼出。在阻塞性通气障碍者,其每秒呼出气量及其占 FVC 百分率减少;在限制性通气障碍者,其百分率增加。临床也常采用 1 秒率,即第 1 秒末所呼出的气体量占用力肺活量的百分比 FEV1% 作为判定指标,其正常值应大于 80%。(即 FEV1%)

6. 功能残气量(FRC)及残气量(RV) 功能残气量及残气量分别是平静呼气后和最大深呼气后残留于肺内的气量。正常 FRC 在男性约 2270±809ml,女性约 1858±552ml;RV 在男性约 1380±631ml,女性约 1301±486ml。增加见于肺气肿,减少见于弥漫性肺间质纤维化等病。

三、运动试验

递增负荷运动试验除可获得心功能指标外,通过测定气流及呼气中 O_2 和 CO_2 的含量,还可获得以下重要指标:

(一)通气功能指标

通气功能是指在单位时间内随呼吸运动进出肺的气量和流速,又称动态肺容积。凡能影响呼吸频率和呼吸幅度的生理、病理因素,均可影响通气量。

1. 每分钟通气量(VE) 是指每分钟出入肺的气量,等于潮气量×呼吸频率/分。正常男性每分钟静息通气量约 6663±200ml,女性约 4217±160ml。

2. 最大通气量(MVV) 是以最快呼吸频率和最大呼吸幅度呼吸 1 分钟的通气量。实际测定时,测定时间一般取 15 秒,将测得通气量乘 4 即为 MVV。正常男性约 104±2.71L,女性约 82.5±2.17L,实测值占预计值的百分比低于 70% 为异常。其是临床上常用的通气功能障碍判定指标,受呼吸肌肌力和体力强弱,以及胸廓、气道及肺组织的病变的影响。判定通气功能储备能力多以通气储量百分比表示,正常值应大于 95%,低于 86% 提示通气功能储备不佳。其可用于胸部手术前肺功能评价及职业病劳动能力鉴定等。

3. 肺泡通气量(VA) 是指单位时间每分钟进入呼吸性细支气管及肺泡的气量,只有这部分气量才能参与气体交换。正常人潮气量为 500ml,其中在呼吸性细支气管以上气道中的气量不参与气体交换,称解剖无效腔即死腔气,约 150ml。进入肺泡中气体,若无相应肺泡毛细血管血流与其进行气体交换,也会产生死腔效应,称为肺泡死腔,其与解剖死腔合称生理无效腔。呼吸越浅,无效腔占潮气量的比率越大,故浅快呼吸的通气效率较深慢呼吸差。临床上主要根据 VC 或 MVV 实测值占预计值的百分比和 FEV1% 判断肺功能情况和通气功能障碍类型(表 14-11、表 14-12)。

表 14-11 肺功能不全分级

	(VC 或 MVV)实/预%	FEV1%
基本正常	>80	>70
轻度减退	80~71	70~61
显著减退	70~51	60~41
严重减退	50~21	≤40
呼吸衰竭	≤20	

表14-12 肺通气功能障碍分型

		阻塞性	限制性	混合性
肺容量	肺活量	正常或减少	明显减少	减少
	功能残气量	明显增加	明显减少	不一定
	肺总容量	正常或增加	明显减少	不一定
	残气量/肺总容量	增加	不一定	不一定
肺通气量	用力肺活量	正常或减少	明显减少	明显减少
	第一秒用力呼气量	明显减少	减少	明显减少
	第一秒用力呼气率	明显减少	正常或增加	正常或减少
	最大通气量	明显减少	减少	明显减少
	最大呼气中期流速	明显减少	减少	明显减少
	气速指数	<1	>1	不一定

（二）气体代谢指标

运动气体代谢测定是通过呼吸气分析，推算体内气体代谢情况的一种检测方法，因为无创、可反复、动态观察，在康复医学功能评定中应用价值较大。

1. 呼吸商（RQ） 为每分钟二氧化碳排出量（VCO_2）与每分钟耗氧量（VO_2）之比，其反映体内能量产生的来源（有氧供能或无氧供能）和酸碱平衡状况，有氧供能为主转为无氧供能为主时及代谢性酸中毒时 RQ 明显增高。

2. 呼吸储备（BR） 为最大通气量与最大运动通气量差（MVV-VEmax）的绝对值或以最大运动通气量占最大通气量的百分比表示。正常呼吸储备功能值>15L/min。阻塞性肺疾患患者的 BR 减小。

3. 氧通气当量（EqO_2）及二氧化碳通气当量（$EqCO_2$） EqO_2 为 VE 与 VO_2 的比值，正常值为 22～27；$EqCO_2$ 为 VE 与 VCO_2 的比值，正常值为 26～30。两者可间接反映通气/血流比值和死腔/潮气量比值。

四、动脉血气分析

呼吸运动的生理意义在于气体交换，在高效、顺利地进行肺通气的前提下，保证静脉血的动脉化，保持肺泡气动脉血氧分压和二氧化碳分压的相对稳定。血气分析是对呼吸生理功能的综合评定。因静脉血的气体随身体各组织成分、代谢率、血流灌注量的不同有所不同，全身动脉血的气体及其他成分都相同，故多以动脉血为分析对象评定肺功能。动脉血气分析的基本方法是抽取动脉血，测定血液中的气体分压及其含量，并以此推算全身的气体代谢和酸碱平衡状况。动脉血气分析常用指标及其临床意义见表14-13。

表 14-13 动脉血气分析常用指标及其临床意义

指标	含义	正常参考值	临床意义
pH	体液内氢离子浓度的负对数	7.35 ~ 7.45	反映体液总酸度,受呼吸和代谢双重因素影响
$PaCO_2$	血浆中物理溶解的 CO_2 分子所产生的压力	35 ~ 45mmHg	基本上反映肺泡中 CO_2 情况,是酸碱平衡呼吸因素的唯一指标,反映呼吸性酸碱平衡的重要指标;增多表示通气不足,为呼吸性酸中毒;降低表示过度换气,为呼气性碱中毒
PaO_2	血浆中物理溶解的 O_2 分子所产生的压力	80 ~ 100mmHg	正常值随着年龄增加而下降
SaO_2	单位血红蛋白的含氧百分数	97%	当 $PaO_2 < 60mmHg$,血红蛋白氧解离曲线处于陡直段时,SaO_2 才反映出缺氧状态
HCO_3^-	即实际碳酸氢盐,是指隔绝空气的血液标本在试验条件下所测得的血浆 HCO_3^- 值	22 ~ 27mmol/L,平均值 24mmol/L	反映酸碱平衡代谢因素的指标。在代偿性呼吸性酸中毒时,HCO_3^- 继发性升高
碱剩余	表示血浆碱储量增加或减少的量	±3mmol/L	反映酸碱平衡代谢性因素的指标。正值时表示缓冲碱增加;负值时表示缓冲碱减少或缺失

动脉血气分析虽然可以测定人体气体代谢,但由于此方法只能反映采血瞬间的情况、不能做运动试验及长时间观察,动脉血气分析为创伤性检查,若行多次重复检查不宜被患者接受,因此在康复功能评定中受到一定的限制。

学习小结

1. 学习内容

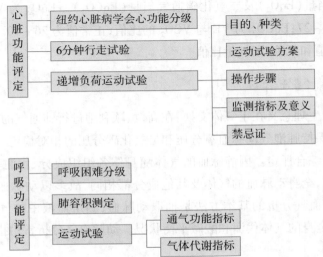

2. 学习方法

本章学习要结合心脏和呼吸系统解剖和功能来理解。对于心脏功能评定,要注意递增负荷运动试验的常用试验方案、实施步骤、注意事项,结合实验课程,加深感性认识,提高实践能力。呼吸功能评定要对肺容积、肺通气等基本概念通过测评和分析充分理解,以更好地认识肺容积、通气功能、气体代谢各项指标的含义和临床意义。

（夏　青）

复习思考题

患者,男,62 岁,慢性阻塞性肺疾病,请说明该患者递增负荷运动试验的目的,试验方案,试验操作的具体要求。

第十五章

言语-语言功能和吞咽功能的评定

学习目的

通过本章学习,对言语-语言功能障碍和吞咽功能障碍产生的机制、临床表现、分类、主要评定方法等有全面的认识,为今后语言治疗学主干课程的学习奠定良好的基础。

学习要点

言语与语言、失语症的概念、言语障碍的类型、语言障碍的原因、常用的言语语言障碍筛选方法、失语症的主要症状、失语症的分类、标准化失语诊断测验;构音障碍的概念、Frenchay评定法;吞咽过程分期及吞咽障碍评定的主要方法。

第一节 言语-语言功能概述

语言是人类最重要的交际工具和人类独有的复杂认知功能之一,是智能的最基本特性和思维成熟发展的特征。人类运用语言来描述和表达他们的思想,人类相互间的活动和经验也同样融于语言中。语言是人格的基础,可以表现出人们的内在类型及精神境界。

一、言语与语言

言语(speech)和语言(language)都是人类进行交流的工具,两者既有联系又有区别。两者的发展均与听觉器官、发音器官和大脑功能的完善相关,其中某项功能的异常均可出现不同程度的言语及语言功能障碍。区别言语与语言的目的是为了更好地理解各种交流障碍和准确地制订出治疗方案。

(一)言语

言语(speech)通常是指口语的能力,也就是说话及表达的能力,是人类交流最基本的部分,是人类运用语言材料和语法规律以表达思想、感情和影响他人的工具。其形成主要是由肺部喷出气体,经气管进入声道,通过呼吸、发声、共振、构音及韵律形成声音,实现交流的运动活动和实际过程。言语的产生有赖于相关的神经和肌肉的参与活动。当这些神经和(或)肌肉发生病变时,就会产生言语障碍,表现为说话费力或发音不清。言语障碍可表现在发音、言语连接、言语流畅及言语速度以及词义表达等方面。

(二)语言

语言(language)是人类最重要的交际工具和认知功能之一,是人类社会中约定俗成的符号系统,它是以字形和语音为要素,以词汇为基本单位,以语法结构为规律组成的体系。语言活动包括口语表达、口语理解、阅读理解和书写表达四种形式。形成语言能力的关键是大脑的语言中枢。

二、言语-语言障碍的主要分类

（一）失语症

失语症是言语获得后的障碍,是指意识清楚的情况下,由于优势半球的语言中枢病变导致的语言表达或理解障碍,常表现为发音和构音正常但不能言语,肢体运动功能正常但不能书写,视力正常但不能阅读,听力正常但不能理解言语,即听、说、读、写、计算等方面的障碍。临床常见于脑梗死、脑出血、颅脑损伤等疾病,尤其是左侧大脑半球的损伤。

（二）构音障碍

构音障碍是指由于神经系统损害(中枢或周围神经或两者同时损伤)导致与言语有关肌肉的麻痹或运动不协调而引起的言语障碍。分运动性构音障碍、器质性构音障碍、功能性构音障碍。

1. 运动性构音障碍　指神经肌肉病变引起构音器官的运动障碍,出现发声和构音不清等症状。常见于脑血管疾病、颅脑损伤、脑瘫、多发性硬化等疾病中。

2. 器质性构音障碍　指构音器官异常导致的构音障碍,如腭裂。

3. 功能性构音障碍　指在不存在任何运动障碍、听觉障碍和形态异常的情况下,部分发音不清晰。多见于学龄前儿童及癔病的患者。

（三）语言发育迟缓

语言发育迟缓指儿童在发育过程中其言语发育落后于实际年龄的状态。常见于大脑功能不全发育、自闭症及脑瘫的患者。

（四）口吃

口吃是指言语的流畅性受到障碍,儿童在言语发育过程中的口吃由遗传、周围语言环境的影响及心理障碍等因素导致。

（五）听力障碍所致的言语障碍

听力障碍所致的言语障碍首先需要分清是在获得言语能力之前还是之后出现的听力障碍。儿童一般在七岁左右言语发育完成,称之为获得言语。获得言语之后的听力障碍所致的言语障碍的处理只需听力补偿即可;获得言语之前,特别是在婴幼儿时期的中度以上的听力障碍所致的言语障碍,除了进行听力补偿外,还需进行听觉言语康复训练,否则其获得言语会很困难。

（六）发声障碍

发声障碍是指发声(嗓音)的异常,也包括发声时伴有疼痛等不舒适状态。发声障碍多是由于呼吸及喉头调节存在器质或功能异常引起,多见于声带、喉头的炎症、新生物等疾病。发声障碍按照其临床表现又分为音质异常(嘶哑声、气息声或鼻音过重等)、音量异常(过大或过小)、音调异常(过高、过低、突变)。

三、评定目的

由于各种原因导致患者出现语言交流障碍时,应进行言语-语言功能评定,评定的

323

主要目的包括：

1. 了解患者有无言语-语言功能障碍,判断其性质、类型、程度以及可能的原因。
2. 确定患者是否需要进行言语治疗,为选择有效的治疗方案提供客观依据。
3. 检验言语治疗的效果,为制订进一步治疗计划提供依据。
4. 预测患者言语-语言功能恢复的可能性。

四、注意事项

1. 评定对象　严重的意识障碍、痴呆、情绪不稳定等无法合作者不宜进行言语-语言功能评定。

2. 评定场所　选择合适的评定场所,环境应保持安静、简洁、明亮。评定过程中应保持安静,尽量避免干扰。

3. 评定用具　评定前应做好评定用具的准备工作,如图片、录音机、计时器、评定用表等,评定开始后应尽量减少患者视野范围内的不必要物品。

4. 评定氛围　评定时要保持气氛融洽,注意观察患者的情况(是否合作、疲劳等)。测验应从易到难,评定者要态度和蔼、耐心,不可对患者指责、抱怨。

5. 评定方法　最好采用"一对一"评定方式,采取正确的提示方法,评定中不要随意打断或纠正患者,注意记录患者的各种反应(如表情、手势语、书面语等)。测验中最好录音,有利于评定者判断其失语的程度和性质。

6. 评定时间　评定在 1~1.5 小时内完成。若患者感觉疲劳或明显不配合,可分次完成检查,最好选择患者头脑较为清醒时检查。

7. 评定要求　当患者不能作出答案时,评定者可做示范,但不能记分,只有在无任何帮助的情况下回答正确,才能得分;测验得分时,当患者很明显不能进一步得分时,应停止测验;与患者言语一致的发音笨拙不扣分,但不能有言语错乱,在每个项目中测验三次失败后可中断测验。

第二节　失语症的评定

失语症(aphasia)是指由于大脑半球损伤而导致已经获得的语言能力丧失或受损,表现为语言表达和理解能力的障碍,并非发音器官功能障碍所致。具体而言,是通过口语或书面语言或手势语来表达思想、感情、意思和需要的交流能力,即听、说、读、写能力的缺陷。

一、失语症的主要语言症状

(一)口语表达障碍

指患者很难用准确的语言表达自己的意思,或者语速很慢,甚至完全说不出。表达障碍还可以表现为语量较多、滔滔不绝,或反复重复同样的单词或短语,可以部分理解别人的话,但不能表达。

1. 发音障碍　又称皮质性构音障碍或言语失用,表现为咬字不清、说话含糊或发单音有困难。通常指的是运动性失语,与周围神经肌肉结构损害时的构音障碍不同,发音错误往往多变,发音障碍多由于言语失用(apraxia of speech)所致;而构音障碍是由于与言语产生有关的神经、肌肉的病变所致。言语失用与构音障碍的鉴别（表 15-1）。

表 15-1　言语失用与构音障碍的鉴别

	言语失用	构音障碍
发声、构音肌肉麻痹	无	有
构音错误的种类		
歪曲	无	有
置换	有	无
省略	无	有
添加	有	无
构音错误的稳定性	不稳定	稳定
共鸣障碍	无	有
发音摸索动作	有	无
启动困难、延迟、反复	有	无
病变部位	双侧皮质下损伤均可	多为优势半球 Broca 区周围

2. 说话费力　说话费力（laborious speech）与发音障碍有关，表现为说话不流畅、缓慢，并伴有全身用力、叹气及附加表情或手势，能理解别人的语言。

3. 错语　包括语音错语、词意错语和新语。语音错语是音素之间的置换，如将"香蕉"（jiao）说成"香茅"（mao）。词意错语是词与词之间的置换，如将"西瓜"说成"皮球"。新词是用无意义的词或新创造的词代替说不出的词，如将"喝水"说成"跳被"。

4. 杂乱语　杂乱语（jargon）是指说出流利但不能被人理解的言语。在表达时，大量错语混有新词，缺乏实质词。它的主要特征是词间无联系，缺乏意义，以致说出的话难以让人理解。

5. 找词困难　找词困难（word finding problem）是指患者在谈话中，找不到恰当的词表达自己的意思，多见于名词、动词和形容词，表现为谈话出现停顿、语句中断或重复结尾词、介词及其他功能词等。

6. 刻板语言　刻板语言（verbal stereotype）是固定、重复、非随意表达的惰性言语。多见于重症患者，表现为患者只能说几个固定的词或短语，可以是刻板单音，如"哒"、"哒"，也可以是刻板单词，如"人啊"、"人啊"。

7. 持续症　持续症（perseveration）是指在正确反应后，当刺激已改变时仍以原来的反应来回答。如在看图描述或命名时，已更换了图片，患者仍不停地说前图的内容。

8. 模仿语言　模仿语言（echolalia）表现为患者强制性地复述他人的话。多数有模仿语言的患者还存在语言补完现象，如检查者说"1、2"，患者会说"3、4、5……"

9. 语法错误　有两种，一种是失语法，另一种是语法错乱。失语法是指患者说出的话只是名词和动词的罗列，其中缺乏语法结构，不能完整地表达其意思，类似于电报文体，也称电报式言语。语法错乱是指患者说出的句子中有实意词和虚词，但用词错

325

误,结构及关系紊乱。

10. 言语的流利性与非流利性　根据患者谈话的特点,可将失语症的口语分为流利型和非流利型,在失语症的诊断上有鉴别意义。北京大学第一医院神经心理研究室的汉语失语成套测验(aphasia battery of Chinese,ABC)的言语的流利性与非流利性改变(表15-2)。

表15-2　汉语失语症口语的流利性特点

口语特征	1分	2分	3分
语量	<50字/分	51~99字/分	>100字/分
语调	不正常	不完全正常	正常
发音	构音困难	不完全正常	正常
短语长短	短(1~2字电报式)	部分短语	正常(每句4个字以上)
用力程度	明显费力	中度费力	不费力
强迫言语	无	有强迫倾向	有
用词	有实质词	实质词少	缺少实质词,说话空洞
语法	无	有部分语法	有语法
错语	无	偶有	常有

注:患者上述9项之和:9~13分为非流利型;14~20分为中间型;21~27分为流利型

11. 复述困难　指患者不能正确地复述检查者说出的词或句子。

（二）听觉理解障碍

是指患者理解能力降低或丧失,表现为听不懂但可以流利地说话;或者患者能正确朗读或书写,却不能理解文字或手势的意思。根据失语症的类型和程度的不同,表现出对字词、短句和文章的理解障碍。

1. 语音辨认障碍　患者听力正常,能像正常人一样听到声音,但对所听到的声音不能辨认。典型者称为纯词聋。

2. 语义理解障碍　患者能正确辨认语音,但由于存在音义连续的中断,导致部分或全部不能理解词义。

（三）阅读障碍

是指因大脑病变导致阅读能力受损,也称失读症。阅读包括朗读和文字的理解,两者可出现分离现象。

1. 形、音、义失读　患者不能正确朗读和理解文字。表现为词与图的匹配错误,或者完全不能将词与图或实物配对。

2. 形、音失读　患者不能正确朗读文字,但理解其意义。表现为可以将字词与图或实物配对。

3. 形、义失读　患者虽能正确朗读文字,但却不理解其意义。

（四）书写障碍

书写(writing)比其他语言功能更加复杂,它不仅涉及语言本身,还有视觉、听觉、运动觉、视空间功能和运动功能等的参与。所以在遇到患者书写障碍时,首先要判断是否属于失语性质。失语症的书写障碍常有以下几种表现形式:

1. 书写不能　完全性书写障碍,只能简单地划一、两画,构不成字形,也不能抄写。

2. 构字障碍　写出的字有笔画错误。包括笔画的增添或缺少,或者写出的字笔画全错。

3. 镜像书写　书写时笔画正确,但方向相反,如镜中反映的字。见于右侧偏瘫用左手写字的患者。

4. 书写过多　书写中混杂一些无关的字、词或造句。

5. 惰性书写　写出一个字词后,再让患者写其他字词时,仍不停地写前面的字词。

6. 象形书写　不能写字,只能用图表示。

7. 语法错误　书写句子时出现语法错误。

二、失语症的分类

失语症的分类方法有很多种。国际上广泛运用的 Benson 失语症分类法是近代失语分类代表之一。波士顿失语症诊断分类是目前英语国家普遍采用的失语分类方法。我国常采用改良波士顿失语症诊断分类。北京大学医学部的王新德、高素荣等参照 Benson 失语症分类法并结合我国的实际情况,制订了汉语失语症主要类型(表 15-3)。

表 15-3　汉语失语症分类

Broca 失语	Broca aphasia, BA
Wernicke 失语	Wernicke aphasia, WA
传导性失语	Conductive aphasia, CA
完全性失语	global aphasia, GA
纯词聋	pure word deafness
纯词哑	pure word dumbness
经皮质运动性失语	transcortical motor aphasia, TCMA
经皮质感觉性失语	transcortical sensory aphasia, TCSA
经皮质混合性失语	mixed transcortical aphasia, MTCA
命名性失语	anomic aphasia, AA
皮质下失语	subcortical aphasia, SCA
失读症	alexia
失写症	agraphia

1. 外侧裂周失语综合征　包括:①Broca 失语;②Wernicke 失语;③传导性失语。

2. 分水岭区失语综合征　又称皮质性失语。包括:①经皮质运动性失语;②经皮质感觉性失语;③经皮质混合性失语。

3. 完全性失语　病灶在优势侧额、顶、颞大病灶。

4. 命名性失语　病灶在优势侧顶、枕、颞结合区。

5. 皮质下失语　病灶局限于丘脑等皮质下部位的失语综合征。包括:①丘脑性失语；②基底节性失语。

有研究表明，较为局限的皮质语言中枢损伤多表现为典型的失语症状；广泛皮质损伤及皮质下损伤常表现为非典型的失语症状。据此，有人提出典型失语和非典型失语的分类方法。典型失语主要指皮质性失语，包括非流畅性失语的 Broca 失语、经皮质运动性失语、完全性失语；流畅性失语的 Wernicke 失语、传导性失语、经皮质感觉性失语、命名性失语。非典型失语则主要包括皮质下失语、交叉性失语、小儿失语。

三、各类失语症的特点

失语症是由于脑损伤而引起的言语感知、辨认、理解、接受、组织和运用的某一或某几方面的障碍。表现为自发语、听理解、复述、命名、阅读、书写六个基本方面。

（一）外侧裂周失语综合征

外侧裂周失语综合征是病灶位于大脑外侧裂周围的一组失语综合征。

1. Broca 失语　又称运动性失语。主要表现为表达障碍明显于理解障碍。自发语言呈非流利性，话少，复述及阅读困难，语言呈电报文样，甚至无言状态。病变部位在优势半球额下回后部的 Broca 区。

2. Wernicke 失语　又称感觉性失语。主要表现为理解障碍明显于表达障碍。患者无构音障碍，自发言语呈流利性，但不知说什么，有时表现为答非所问，话多，有较多的错语或不易于被别人理解的新语，理解、命名、阅读及书写均较困难。病变部位在优势半球颞上回后部的 Wernicke 区。

3. 传导性失语　主要表现为复述不成比例的受损。口语表达倾向流畅性，发音清晰、语调正常，能自发说出有完整意义的短语或短句和语法结构正常的句子。病变部位在优势半球弓状束及缘上回。

（二）分水岭区失语综合征

分水岭区失语综合征是病灶位于分水岭区的一组失语综合征。

1. 经皮质运动性失语　患者口语表达为非流畅性，说话费力、发声和语调障碍比 Broca 失语轻。听理解和文字语言理解尚可。复述较好，朗读和命名有轻度障碍，书写障碍较重。病变部位在优势半球 Broca 区的前上部。

2. 经皮质感觉性失语　患者口语表达为流畅性，有错语。听理解和阅读理解障碍比 Wernicke 失语者轻些。复述较好，但有模仿语言。命名有严重障碍，书写不正常。病变部位在优势半球颞顶分水岭区。

3. 经皮质混合性失语　又称言语区孤立。主要表现为除复述相对保留外，其他语言功能均明显受损。口语表达为非流畅性，自发言语少，甚至为刻板语言；有部分或全部模仿语言，部分患者还有补完现象。听理解、命名、阅读、书写均严重障碍或完全不能。病变部位在优势半球分水岭区大片病灶。

（三）完全性失语

完全性失语是最严重的失语类型。表现为听、说、读、写所有语言功能均有明显障碍。自发言语极少，口语表达仅限于刻板言语。听理解、命名、复述、阅读、书写均严重障碍。病变部位在优势半球大范围病灶。

（四）命名性失语

命名性失语，又称失名词性失语和健忘性失语（amnesia）。主要表现为命名障碍。

口语表达为流畅性,但有找词和命名困难,呈现迂回现象,说话内容空洞。患者的命名障碍大多可接受选词提示。听理解、复述、阅读、书写均较好。病灶多在优势半球颞顶枕结合区。

(五)皮质下失语

皮质下失语在症状表现上常不典型,所以有学者又称其为非典型失语。

1. **丘脑性失语**　表现为自发语语量少、音量小、声调低,发声尚清晰,找词困难,可伴有错语、杂乱语、有模仿语言及语言持续现象。复述相对较好,能复述单词或短语,但句子越长复述能力越差。存在命名障碍,列名、词命名障碍严重,颜色、反应命名较好。能理解简单的句子,对复杂的句子理解差。朗读较好,但对文字理解差。有不同程度的书写障碍。

2. **基底节性失语**　表现为病变部位靠前时自发语倾向于非流畅性;靠后时倾向于流畅性,有发音障碍、错语。复述和阅读相对较好,命名和书写有明显障碍。

上述各类失语症的特点见表15-4。

表15-4　主要类型汉语失语症的病灶和特点

失语症类型	病灶部位	口语		听理解	复述	命名	阅读		书写
		流利性	信息量				朗读	理解	
Broca 失语(BA)	左额下回后部	<13,非	1~2	+~++	+++	+++	++++~++		+++
Wernicke 失语(WA)	左颞上回后部	>21,流	1~2~	+++	+++	+++	+++++		+++
传导性失语(CA)	左弓状束及缘上回	20±,流	3~4	+	++~	++	+++		++
经皮质运动性失语(TCMA)	左 Broca 区前上部	14±,4非或中间			+++ ~+	+	+-~+		+++
经皮质感觉性失语(TCSA)	左颞顶分水岭区	>21,流	3±	++	+	++	+~+++~++		++~+++
混合性经皮质失语(MTCA)	左分水岭区大灶	<13,非	1~2	+++	+	+++	+++++		+++
完全性失语(GA)	左额顶颞叶大灶	刻板、0~1非~13		+++	+++	+++	++++++		+++
命名性失语(AA)	左颞顶枕结合区	>21,流	3~4	+	+	++~+++	-~+-~+		+
皮质下失语(SCA)	丘脑或基底节、内囊	14~16,4±,中间		+~++	+	++	++		++

注:非—非流畅型;中间—中间型;流—流畅型。——正常;+—轻度障碍;++—中度障碍;+++—重度障碍。

四、失语症的评定

目前,虽然国际上还没有统一的失语症检查法,但对失语症患者语言功能的评定基本上都是从听、说、读、写四个方面进行检测。听觉理解主要包括对听到的字、词、句的理解和执行口头命令等。口语表达主要包括自发言语、复述、命名等。阅读理解主要包括朗读、对看到的字、词、句的理解和执行书面命令等。书写主要包括抄写、描写、听写等。

（一）国外常用的失语症评定方法

国外常用的是波士顿诊断性失语试验（Boston diagnostic aphasia examination，BDAE）和西方失语成套测验（the western aphasia battery，WAB）。另外还有标记测验（the token test）、日本标准失语症检查（standard language test of aphasia，SLTA）等。

（二）我国常用的失语症评定方法

目前，国内比较常用的是中国康复研究中心失语症检查法（Chinese rehabilitation research center aphasic examination，CRRCAE）和汉语失语症成套测验（aphasia battey of Chinese，ABC）。另外还有波士顿诊断性失语症检查汉语版（Boston Diagnostic Aphasia Examination-Chinese Version）、北京医院汉语失语症检查（Chinese aphasia examination scale）、武汉大学汉语语法量表（Chinese Agrammatism Battery，CAB）、双语失语检查法（Bilingnal aphasia）等。

1. 中国康复研究中心失语症检查（CRRCAE）　又称汉语标准失语症检查。CRRCAE 是中国康复研究中心听力语言科李胜利等于 1990 年编制完成。该量表主要借鉴日本标准失语症检查量表（SLTA）的设计理论和框架，结合汉语语言特点和文化背景重新编写检查用语、绘制检查用图。CRRCAE 包括两部分内容：第一部分包括患者的一般情况、利手、疾病诊断等，并通过让患者回答 12 个问题了解其一般言语状况；第二部分包含 9 个大项目，30 个分测验。具体评定内容：①听理解（名词的理解、动词的理解、句子的理解、执行口头命令）；②复述（名词、动词、句子）；③说（命名、动作说明、画面说明、漫画说明、水果举例）；④出声读（名词、动词、句子）；⑤阅读（名词的理解、动词的理解、句子的理解、执行文字命令）；⑥抄写（名词、动词、句子）；⑦描写（命名书写、动作描写、画面描写、漫画说明）；⑧听写（名词、动词、句子）；⑨计算（加法、减法、乘法、除法）。CRRCAE 在大多数项目中采用了 6 等级评分标准，通过患者各项目正答数连线可得到患者语言功能测试曲线。CRRCAE 对患者的反应时间和提示方法都有比较严格的要求，并设定了终止标准。该检查适用于我国不同地区的成人汉语失语症患者的诊断和治疗评估，临床使用较广泛。

2. 汉语失语症成套测验（ABC）　是由北京大学医学部神经心理研究室王新德、高素荣等于 1988 年参考波士顿诊断性失语检查（BDAE）和西方失语成套测验（WAB），并结合汉语的特点和临床经验，经探索、修改而制订的。该测验按照规范化要求制订了统一的指导语、评分标准、图片和文字卡片、失语症分类标准。为了减少文化水平的差异，该测验测试语句大多比较简单。ABC 由两部分组成，第一部分包括被检查者的一般情况、利手、病情、神经系统检查等；第二部分包括 9 个大项目的评定。具体评定内容：①谈话（问答、系列语言）；②理解（是/否问题、听辨认、执行口头指令）；③复述（词复述、句复述）；④命名（词命名、颜色命名、反应命名）；⑤阅读（视-读、听字-辨认、字-画匹配、读指令并执行、读句选答案填空）；⑥书写（写姓名与地址、抄写、系列书写、听写、看图写字、写病情）；⑦结构与视空间（照画图、摆方块）；⑧运用（面部、上肢、复杂动作）；⑨计算（加法、减法、乘法、除法）。ABC 可鉴别失语症与非失语症；对脑血管病语言正常者，也可查出某些语言功能的轻度缺陷，通过 ABC 不同亚项测试可做出失语症分类诊断。

3. 波士顿诊断性失语检查汉语版　简称 BDAE 汉语版。由河北省人民医院康复中心在引进原版检查技术的基础上,结合我国实际情况进行修订而成。BDAE 汉语版在不改变测验难度的前提下,对原版中不符合我国社会文化背景的图片、听理解测验、言语表达测验、阅读理解测验、书写测验等均进行了更换或修改。

对于失语症的研究,目前除了传统的神经心理学方法外,还出现了脑功能成像技术(PET、fMRI、MEG 等)、事件相关电位、脑功能成像和事件相关电位的联合应用等方法,为认识语言认知的脑内机制提供了一种比较客观、直接的途径,是方法学上的重大进展。

（三）失语症的评定

根据标准化失语诊断测验的各项指标的得分及表现特征,结合头颅 CT 病灶部位,对失语症作出诊断。以具代表性的 WAB 检查法为例:

1. 评定方法的原则　①进行各分测验的检查;②根据结果求出失语商(aphasia quotient,AQ),判断患者有无失语;③根据提出的鉴别流程,根据流畅度、听理解和复述好坏 3 个特点,判定为何种失语。

2. 各分测验的检查方法　WAB 包含自发言语、理解、复述和命名 4 个分测验,满分 420 分。

（1）自发言语(spontaneous speech):分信息量和流畅度两个方面。满分为 20 分。

（2）理解的检查(auditory verbal comprehension):包括是非题、听词辨认和相继指令 3 个亚项。满分为 200 分。

（3）复述的检查:让患者复述检查者说出的词或句子,若患者要求或没听清楚,每项可重复一次。满分为 100 分。

（4）命名的检查:包括物体命名、自发命名、完成句子和反应性命名四个亚项。满分为 100 分。

3. 确定有无失语　根据各分测验得分结果计算失语商(表 15-5)。

表 15-5　失语商（AQ）的求法和意义

项目	折算	评分
1. 自发言语		
（1）信息量		10
（2）流畅度、文法完整性和错语		10
2. 理解		
（1）是否题	60	
（2）听词辨认	60	
（3）相继指令	+80	
	200÷20 =	10
3. 复述	100÷10 =	10
4. 命名		
（1）物体命名	60	
（2）自发命名	20	
（3）完成句子	10	
（4）反应性命名	+10	
	100÷10 =	10
		共 50

AQ 的计算:AQ=右相评分之和×2=50×2=100

AQ 的意义:AQ 在 98.4～99.6 之间为正常;AQ 在 93.8 以上和 98.4 以下时,可能为弥漫性脑损伤、皮质下损伤;AQ<93.8 可评为失语

4. 确定失语的类型 根据语言的流畅度、理解力、复述及命名评分特点,将失语归属相应的类型(表 15-6)。

表 15-6 WAB 法确定失语症类型的评分特点

失语类型	流畅	理解	复述	命名
Broca 失语	0 ~ 4	4 ~ 10	0 ~ 7.9	0 ~ 8
Wernicke 失语	5 ~ 10	0 ~ 6.9	0 ~ 7.9	0 ~ 9
传导性失语	5 ~ 10	7 ~ 10	0 ~ 6.9	0 ~ 9
完全性失语	0 ~ 4	0 ~ 3.9	0 ~ 4.9	0 ~ 6
经皮质运动性失语	0 ~ 4	4 ~ 10	8 ~ 10	0 ~ 8
经皮质感觉性失语	5 ~ 10	0 ~ 6.9	8 ~ 10	0 ~ 9
经皮质混合性失语	0 ~ 4	0 ~ 3.9	5 ~ 10	0 ~ 6
命名性失语	5 ~ 10	7 ~ 10	7 ~ 10	0 ~ 9

注:评分值由各项目所得粗分折算获得。

(四)失语症严重程度的评定

目前,国际上多采用 BDAE 中的失语症严重程度分级标准来评定(表 15-7)。

表 15-7 BDAE 失语症严重程度分级标准

0 级:无有意义的言语或听理解能力

1 级:言语交流中有不连续的言语表达,但大部分需要听着去推测、询问或猜测;可交流的信息范围有限,听者在言语交流中感到困难

2 级:在听者的帮助下,可以进行熟悉话题的交谈,但对陌生话题常常不能表达出自己的思想,使患者与检查者都感到言语交流有困难

3 级:在仅需少量帮助下或无帮助下,患者可以讨论几乎所有的日常问题,但由于言语和(或)理解能力的减弱,使某些谈话出现困难或不大可能

4 级:言语流利,可观察到有理解障碍,但思想和言语表达尚无明显限制

5 级:有极少可分辨得出的言语障碍,患者主观上可能有点困难,但听者不一定能明显觉察到

(五)失语症主要类型的鉴别诊断

对于 8 种主要类型的失语症的鉴别诊断(图 15-1)。根据患者自发性言语、口语听理解和复述检查对 8 种常见的失语症鉴别清楚,即判定为何种失语。

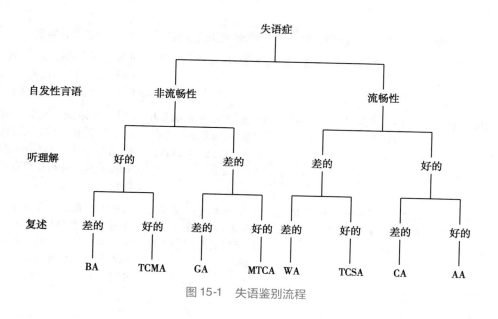

图 15-1　失语鉴别流程

第三节　构音障碍的评定

　　构音障碍指由于神经系统损害导致与言语有关肌肉的麻痹或运动不协调而引起的言语障碍。构音肌肉本身有萎缩、纤颤或协调不良;呼吸、语声、共振、发音和韵律等多种言语基本过程均可受累。患者通常听理解正常并能正确选择词汇和按语法排列,而表现为发音和言语不清,重者甚至不能闭合嘴唇、完全不能讲话或丧失发声能力。

一、构音障碍的类型

　　构音障碍主要分为三大类:运动性构音障碍、器质性构音障碍、功能性构音障碍(表 15-8)。

表 15-8　构音障碍的常见病因及言语特征

类型	常见病因	神经肌肉病变表现	言语异常特征
弛缓型	球麻痹(低位脑干卒中、脑干型小儿麻痹症、延髓空洞症)、重症肌无力、面神经麻痹	弛缓型瘫痪、肌肉萎缩、舌肌震颤	呼吸音、鼻音过重,辅音不准,单音调音量降低,气体由鼻孔逸出而语句短促
痉挛型	痉挛型脑卒中、假性球麻痹(脑炎、外伤、肿瘤)	痉挛型瘫痪、运动缓慢、活动范围受限	辅音不准、单音调,刺耳音、紧张窒息样声音、鼻音过重,偶尔音调中断,言语缓慢无力、音调低、语句短
共济失调型	脑卒中、肿瘤、外伤、共济失调型脑性瘫痪、感染、中毒	运动不协调、肌张力低下、运动缓慢	不规则的言语中断,音调和响度辅音不规则、不正确,发元音变调,刺耳音,音节重音相同,音节与字间隔延长

类型	常见病因	神经肌肉病变表现	言语异常特征
运动过弱型	Pakinson病、药物中毒	运动缓慢、活动范围受限	单音调,重音减弱,辅音不准,不适当的沉默寡言,刺耳音、呼吸音、语音短促,速率缓慢
运动过强型	舞蹈症、肌阵挛、手足徐动	快速不自主运动、肌张力异常、扭转或扭曲运动、肌张力亢进、运动缓慢、不自主运动	语音不准、拖长,说话时快时慢,刺耳音;辅音不准、元音延长,变调,刺耳音,语音不规则中断,音量变化过度和声音终止
混合型(痉挛型与弛缓型,痉挛型、弛缓型与共济失调型)	肌萎缩性侧索硬化症、多发性硬化	无力、运动缓慢、活动范围受限;无力、肌张力增高、反射亢进、假性球麻痹症	速率缓慢,低音调,紧张窒息音,鼻音过重,气体由鼻孔逸出;音量控制障碍,刺耳音,鼻音过重,适当的音调和呼吸音,重音改变

(一)运动性构音障碍

运动性构音障碍是由于神经病变,导致言语肌肌力下降、肌张力异常或运动不协调等,引起的言语障碍。其病理基础为运动障碍。运动性构音障碍可以单独发生,也可以与其他语言障碍并存。根据神经解剖和言语声学特点,运动性构音障碍可以分为痉挛型、弛缓型、失调型、运动过弱型、运动过强型和混合型六类。

(二)功能性构音障碍

功能性构音障碍患者的错误构音呈固定状态,但构音器官无形态异常及运动功能异常,找不到构音障碍的病因,听力在正常水平。功能性构音障碍的原因尚不清楚,可能与语音的听觉接受、辨别、认知、获得构音动作的技能因素等有关,大多可通过构音训练完全恢复正常。

(三)器质性构音障碍

器质性构音障碍是由于发音器官结构异常所致,常见病因包括先天性唇腭裂、先天性面裂、巨舌症、神经疾患所致的构音器官麻痹、齿列咬合异常、外伤、先天性腭咽闭合不全等。器质性构音障碍的代表是腭裂。

二、构音障碍的评定

构音障碍的评价国内外至今尚未统一。主要从主观和客观两个方面反映构音障碍的特点。主要检查方法有描记法、可理解度分析法、构音器官功能性评价、音标法、应用仪器检查法、语言障碍诊疗仪等。对构音障碍的客观研究手段包括光纤维腭咽喉内镜检查法、电视荧光放射照相术、气体动力学检查法、喉动态描记仪、舌压力传感器、舌运动描记器、电腭动描记器、唇二维运动学分系法等,这些仪器主要针对构音器官运动。仪器检查能够更客观、更精确地揭示构音器官的病理和功能状态。国内用于构音障碍的功能性评价主要有两种:河北省人民医院康复中心修改的 Frenchay 构音障碍评定法和中国康复研究中心构音障碍检查法。

（一）改良的 Frenchay 构音障碍评定法

河北省人民医院康复中心张清丽、汪洁等依据汉语的特点，对 Frenchay 构音障碍评定方法进行了增补和修改。该评定方法在构音器官功能检测方面分级较细，评分方便，能为诊断分型以及疗效判定提供量化的客观依据，亦可适用于科研统计。在临床中应用广泛。

该测验包括 8 个大项，29 个分项目。具体内容包括：①反射（咳嗽、吞咽、流涎）；②呼吸（静止状态、言语时）；③唇的运动（静止状态、唇角外展、闭唇鼓腮、交替动作、言语时）；④颌的位置（静止状态、言语时）；⑤软腭运动（反流、抬高、言语时）；⑥喉的运动（发音时间、音高、音量、言语）；⑦舌的运动（静止状态、伸舌、上下运动、两侧运动、交替发音、言语时）；⑧言语（读字、读句子、会话、速度）。改良的 Frenchay 构音障碍评定法有详细的评定标准。每个分项目均根据障碍严重程度由轻到重分为 a ~ e 5 个级别，a 级为正常，e 级为最严重的障碍。将每一分项目的评定结果标示在一总结表上，就可清晰地看出患者存在哪些构音障碍及受损程度。另外根据 29 个分项目中评定为 a 级的项目数与总项目数（29）的比值，还可以评定构音障碍的损伤程度（表 15-9）。

表 15-9 构音障碍的损伤程度

评定指标	损伤程度				
	正常	轻度障碍	中度障碍	重度障碍	极重度障碍
A 级项目数/总项数	28 ~ 29/29	27 ~ 18/29	17 ~ 14/29	13 ~ 7/29	6 ~ 0/29

（二）中国康复研究中心构音障碍评价法

是中国康复研究中心李胜利等与日本专家参照日本构音障碍检测法结合中国汉语普通话特点编制而成。主要评定有无构音障碍、构音障碍的种类和程度，推断原发疾病及其损伤程度，包括构音器官及构音检查两部分。该评定方法评价较为全面详细，易于发现患者的错误发音和错误方式，便于确定构音障碍的类型，能够为康复治疗提供明确的指导。但缺乏量化评分，不利于定量化统计分析。

1. 构音器官检查

（1）检查目的：通过对构音器官的形态及粗大运动的观察，推断构音器官是否存在器质性异常和运动障碍。

（2）检查范围：呼吸情况、喉、面部、口部肌肉、硬腭、腭咽机制、舌、下颌和反射等。

（3）用具：压舌板、手电筒、长棉棒、指套、秒表、叩诊锤、鼻镜等。

（4）方法：首先观察安静状态下构音器官的状态，然后由检查者发出指令或者示范运动，让患者来模仿。

1）部位：构音器官的哪一部位存在运动障碍；

2）形态：构音器官的形态是否异常及有无异常运动；

3）构音障碍的程度；

4）性质：是中枢性、周围性，还是失调性等；

5）运动速度；

6）运动范围；

7）运动的力：确定肌力是否正常；

8）运动的精巧性、准确性和圆滑性：通过运动的协调性和连续运动能力来判断。

2. 构音检查是以普通话语音为标准音，结合构音类似运动，对患者的各个言语水平及其异常进行系统的评定以发现异常构音。此检查对指导训练、训练后的再评定和制订下一步的治疗方案具有重要意义。

（1）房间及设施要求：房间内应安静，光线要充足，通风良好，室内备有两把无扶手椅和一张训练台。检查者与患者隔着训练台相对而坐，也可以让患者坐在台子的正面，检查者在侧面，椅子的高度应使检查者与患者视线处于同一水平。

（2）检查用具：检查单词用的图卡 50 张（内容为生活中常见的单词或词组）、记录表、压舌板、卫生纸、消毒纱布、吸管、录音机。

（3）检查范围和方法：包括会话、单词检查、音节复述检查、文章水平检查、构音类似运动检查。

（4）结果分析：将单词、音节、文章、构音运动检查发现的异常分别记录，并对错音、错音条件、错误方式、一贯性、错法、被刺激性、构音类似运动、错误类型加以分析。

第四节　吞咽障碍的评定

《ICF 国际功能、残疾和健康分类》中吞咽（swallowing）是指通过口腔、咽和食管把食物和饮料以适宜的频率和速度送入胃中的功能。吞咽是人类最复杂的行为之一，需要有良好的口腔、咽和食管功能的协调。吞咽障碍（dysphagia）是由于下颌、双唇、舌、软腭、咽喉、食管上括约肌或食管功能受损，不能安全有效地把食物和水输送到胃内的过程，包括口、咽或食管的吞咽困难。广义的吞咽障碍概念应包含认知精神心理等方面的问题引起的行为和行动异常导致的吞咽和进食问题，即摄食吞咽障碍。

一、吞咽过程

根据食物通过的部位一般可分为口腔准备期、口腔期、咽期和食管期（图 15-2）。

（一）口腔准备期（preparatory phase）

是指摄入食物到完成咀嚼的过程，发生于口腔。主要是将食物置于口腔内，并在适量唾液的帮助下，由唇、齿、舌、颊将食物磨碎形成食团为止的过程。此期所需时间与食物种类、进食量、进食习惯、情绪等因素有关。

（二）口腔期（oral phase）

指从舌将食团推至口咽部以触发吞咽反射的过程。此期唇紧闭，舌上举，口腔内压上升，食团从舌尖沿硬腭被推送至舌根，触发吞咽反射。此期需时约 1 秒。

（三）咽期（pharyngeal phase）

指食团进入口咽并向下传送，直至进入食管入口的过程。此期需时约 1 秒，是吞咽的最关键时期，呼吸道必须闭合以防止食物进入呼吸系统，如果没有完好的喉保护机制，此期最容易发生误吸。

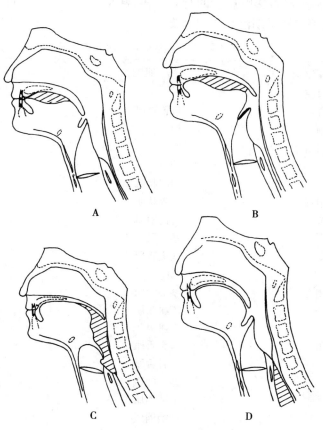

图 15-2　吞咽过程
A. 制备期；B. 口腔期；C. 咽期；D. 食管期

（四）食管期（esophageal phase）

指食团由食管入口下行进入胃的过程。此期食管平滑肌和横纹肌收缩产生蠕动波推动食团或液体从食管入口移行到贲门。此期是食物通过时间最长的一期，需时约 8～20 秒。

二、参与吞咽过程的肌肉和神经

吞咽是食物经咀嚼而形成的食团由口腔经咽及食管入胃的整个过程，吞咽不是一个单纯的随意运动，而是一种复杂的反射活动。这一活动涉及大量的肌肉以及支配这些肌肉的神经，见表 15-10。

三、吞咽障碍的评定

吞咽障碍为症状诊断，非疾病诊断。多种疾病状态下都可出现吞咽障碍。吞咽障碍是脑卒中常见的并发症之一。据文献报道，脑卒中后吞咽障碍发生率在 22%～65%，甚至更高。其他如颅脑损伤（外伤、缺氧）、鼻咽癌放疗术后、脑干脑炎（手足口病等）、肌萎缩性侧索硬化、帕金森病、多发性硬化、各种肌病、恶性肿瘤（头部、颈部、肺）等疾病也常并发吞咽障碍。吞咽障碍可以导致脱水、饥饿，吸入性肺炎（可反复发生)或气道梗阻等,严重影响患者的身心健康,甚至危及生命。因此强调吞咽障碍的早期诊断、早期评定和早期治疗非常重要。

表 15-10　参与吞咽过程的肌肉和神经

功能	肌肉	神经
制备期及口腔期		
唇闭合	口轮匝肌	VII
颊控制	颊肌	VII
垂直咀嚼	颞肌	V
	咬肌	V
	内翼状肌	V
水平咀嚼	外翼状肌	V
舌混合	舌内附肌	VII
	颏舌肌	VII
	茎突舌肌	VII
咽期		
舌腭闭合	茎突舌肌	VII
帆闭合	腭帆张肌	V
	腭帆提肌	IX、X
咽压迫	茎突舌肌	XII
	舌骨舌肌	XII
	茎突咽肌	IX、X
	上咽缩肌	IX、X
	中咽缩肌	IX、X
	下咽缩肌	IX、X
会厌倾斜	杓会厌肌	IX、X
喉向上移位	甲状舌骨肌	XII
	舌骨舌肌	XII
	茎突舌骨肌	VII
	二腹肌后腹	VII
喉向前移位	颏舌肌	XII
	颏舌骨肌	$C_{1\sim3}$
声门闭合	环杓肌	IX、X
气流停止	肋间肌(抑制)	$T_{1\sim12}$
	膈肌(抑制)	C_3、C_4
咽食管松弛	环咽肌(抑制)	IX、X
食管期		
食管收缩	横纹肌纤维	X
	平滑肌纤维	X

（一）评定目的

1. 筛查是否存在吞咽障碍。

2. 明确吞咽障碍的病因。

3. 判断吞咽障碍的程度。

4. 制订康复目标和提出合适的康复治疗方案,评估预后。

（二）吞咽障碍的评定方法

吞咽障碍的评定可分为吞咽前评定和吞咽功能评定。

1. 吞咽前评定　吞咽前评定主要包括症状、病史、一般情况检查和吞咽肌及相关结构检查四部分。

（1）症状:吞咽障碍的临床表现和并发症是多方面的,不仅可表现明显的进食问题,也可表现为一些非特异性症状和体征。

1）常见的临床表现:①流涎,低头明显;饮水呛咳,吞咽时或吞咽后咳嗽;②进食时发生哽噎,有食物粘着于咽喉内的感觉,窒息;③吞咽后口腔食物残留,在吞咽时可能会有疼痛症状;④频发的清嗓动作,进食费力、进食量减少、进食时间延长;⑤有口、鼻反流,进食后呕吐;⑥说话声音沙哑、变湿;⑦反复发热、肺部感染;⑧隐性误吸。

2）吞咽障碍并发症:①误吸;②营养低下;③心理与社会交往障碍。

（2）病史:主要包括现病史、既往史、个人史、家族史。

1）现病史:应详细询问是否有引起患者吞咽障碍的诱因,吞咽障碍的症状（营养摄取的方式（表 15-11）、是否存在咀嚼困难、进食呛咳、进食内容的变化、进食时间延长、进食需要他人辅助、吞咽时梗阻感、咽喉部及胸部的疼痛等）,吞咽障碍持续的时间、频度以及加重和缓解因素,伴随症状（是否存在流口水、口腔异味、声音嘶哑、咳嗽、痰的性状及量的变化、呼吸困难、反复肺部感染、呃逆、反酸、体重下降等）。

表 15-11　营养摄取的方式及表现

方式	表　现
全部经口腔	全部营养、热量及药物均经口腔摄入,患者可独立进食或由他人辅助
部分经口腔	为保证摄入足够的营养及热量以及安全服用药物,须采用非经口途径,患者可独立进食或由他人辅助
治疗性进食	基本营养、热量摄取及服用药物须采用非经口途径,经口腔进食受限且仅用于治疗
非经口腔途径	基本营养、热量摄取及服用药物须采用非经口途径

2）既往史:是否存在脑卒中、帕金森病、脑外伤、重症肌无力、脑瘫等神经系统疾病;是否存在面颈胸部畸形、骨折、头颈胸部肿瘤、炎症、手术史;有无精神病病史及用药史;有无可引起吞咽障碍的药物用药史等。

3）个人史:了解患者的饮食习惯、生活环境、职业等。

4）家族史:是否存在精神病、肌营养不良、痴呆等遗传病病史。

（3）一般情况检查:吞咽障碍患者的一般情况检查主要包括精神状况、认知功能检查、进食体位、呼吸功能检查、营养状况和感觉检查。

1）精神状况和认知功能检查:意识是否清晰,检查是否配合,是否存在人格障碍,记忆力、注意力、执行命令的能力等是否存在障碍等。

2）进食体位:进食的最佳体位是端坐位,躯干处于正中位,髋、膝关节屈曲呈90°,双足平放于支撑面上。如果患者出现进食体位的改变,应详细记录。并且检查患者是否存在骨骼畸形、姿势异常,以及关节活动范围、肌力、肌张力、颈及肢体协调性的变化。

3）呼吸功能检查：应对患者的呼吸模式，节律、频率、深度，耗氧量进行评定。咳嗽、呼吸暂停、间歇性喘息、心动过缓均提示有误吸的可能。吸痰、气管造口术、人工呼吸机均可影响吞咽功能。

4）营养状况：患者全身的营养情况，主要检查是否有明显的肌肉萎缩。

5）感觉检查：嗅觉、味觉、触觉是吞咽前评定的重要组成部分。应对患者的嗅觉、味觉和口腔内外皮肤黏膜的痛觉、温度觉、触觉进行检查。

病史和一般情况检查的目的是评价吞咽机制的成分，是归纳吞咽障碍性质和程度的特征，评价患者补偿方法的能力，并确定是否需要进一步检查。

（4）吞咽肌及相关结构检查

1）吞咽肌功能的检查：表15-10中已经列出参与吞咽过程的肌肉及其功能。在吞咽障碍患者的吞咽肌功能的检查中，主要检查面部表情肌、下颌、唇、舌、软腭、咽和食管的运动以及牙齿情况。食管的运动可以通过测压和运动中X线透视、内镜检查等手段进行评价。牙齿的检查需要通过专科检查，主要检查是否存在牙龈肿胀、牙齿脱落、牙咬合不正等。其他吞咽肌功能的检查可参照构音障碍中的相关检查进行。

2）控制吞咽的脑神经评定：由表15-10可以看出，吞咽功能与脑神经中的三叉神经、面神经、舌咽神经、迷走神经和舌下神经的关系最为密切，所以要进行这些脑神经的评定。

三叉神经的运动纤维支配颞肌、咬肌、翼内肌和翼外肌，主司咀嚼和张口运动。评定时首先观察两侧颞肌和咬肌是否对称、有无萎缩。然后嘱患者做咀嚼动作，检查者双手触摸颞肌或咬肌，评价其收缩力，并左右对比。翼状肌的主要功能是将下颌推向前、向下，故一侧三叉神经麻痹可出现同侧咀嚼肌肌力下降或瘫痪，合并张口时下颌向患侧偏斜。同时注意检查面部有无感觉异常，以确定感觉障碍的分区。

面神经的运动纤维支配面部表情肌，同时面神经还管理舌前2/3的味觉和唾液分泌。面神经的运动功能检查首先是观察患者面部两侧的额纹、眼裂和鼻唇沟是否对称。再嘱患者做皱眉、闭眼、睁眼、鼓腮、龇牙等动作，观察是否能完成、是否对称。一侧周围性面神经损害，表现为患侧所有面部表情肌瘫痪。一侧中枢性损害，只表现为病灶对侧眼裂以下面部表情肌瘫痪。味觉的评定方法是：准备适合浓度的醋酸、奎宁、糖、盐溶液以及分别写有酸、苦、甜、咸的四张纸。味觉评定时，嘱患者伸舌，检查者用棉签分别蘸取上述四种溶液中的一种涂抹于患者舌前部的一侧，然后让患者指认四张纸中相对应的一张。为防止舌的运动所致的溶液流到舌的对侧和后部，应禁止患者在测试中说话。舌两侧要分别检查并比较，每测试完一种溶液后要嘱患者用清水漱口。面神经损害时，舌前2/3味觉丧失。

舌咽和迷走神经有共同的神经核、走行和分布特点，从表15-10可以看出它们共同支配软腭、咽、喉和食管上部的横纹肌运动，完成吞咽动作。同时还管理咽、喉、食管等的黏膜感觉。舌咽神经还管理舌后1/3的味觉。由于舌咽和迷走神经在解剖和生理上的密切关系，通常同时进行检查。舌咽和迷走神经的运动功能检查首先询问患者有无进食呛咳、吞咽梗阻感、声音嘶哑等症状。再嘱患者张口发"啊"音，观察双侧软腭的位置是否对称，悬雍垂是否居中。一侧舌咽、迷走神经损伤时，可见瘫痪侧软腭弓位置较低，发音时患侧软腭上抬无力、悬雍垂偏向健侧。感觉功能的检查方法是：用棉签或压舌板轻触两侧软腭和咽后壁，检查一般感觉。舌后 1/3 味觉评定方法同面神经的味觉评定法。舌咽和迷走神经损伤时软腭和咽后壁的感觉丧失，舌后 1/3 处黏膜的感觉和味觉丧失。咽反射的评定方法：嘱患者张口发“啊”音，用棉签或压舌板轻触患者两侧咽后壁黏膜引起作呕及软腭上抬动作。舌咽和迷走神经周围性病变时，患者咽反射减弱或消失。

舌下神经支配舌肌运动。中枢性舌下神经麻痹时伸舌偏向瘫痪侧。周围性舌下神经病变时表现为同侧舌肌瘫痪并伴有舌肌萎缩。一侧舌下神经病变时，患侧舌肌瘫痪，伸舌时舌尖偏向患侧。双侧病变时，舌肌完全瘫痪而不能伸舌。核性病变时还常常伴有肌束颤动。

3）口腔反射检查：通过表 15-12 口腔反射检查，可观察到不同类型的反射性行为。

表 15-12　口腔反射检查

反射名称	刺激	反应
口面反射	强烈拍打口周	噘唇呈圆形
唇反射	拍打口角或轻触口周红唇	双唇噘起或闭唇
搜索反射	轻触口角外侧脸颊	舌、口唇、头部向刺激侧运动
张嘴反射	将刺激物（勺子、压舌板、手指）送向口	张嘴
咬合反射	将刺激物置于牙齿之间，尤其是磨牙之间	咬紧刺激物
吸吮反射	刺激唇、牙齿、舌前部	吸吮、吞咽动作
咀嚼反射	拍打牙齿和齿龈；将食物或其他刺激物置于口中压舌板或棉签轻触咽后壁	颌上下运动；吸吮、咀嚼或吞咽系列动作
咽反射	嘱患者吞咽唾液或含服 2ml 水	反射性吞咽动作
吞咽反射		吞咽系列动作或咳嗽

表中前 7 项是原始口腔反射。超过了应该消失的时间段而存在的原始口腔反射，表明是上运动神经元的损害，使高级脑中枢对脑干反射中枢的抑制性冲动得以释放。原始反射的消失，表明是下运动神经元的损害（脑干脑神经核或外周神经损害）。

2. 吞咽功能评定　吞咽障碍的评估主要包括筛查，临床功能评估和仪器检查。通过筛查初步判断是否存在吞咽障碍，功能评估可提供吞咽解剖及生理方面的信息，了解吞咽各期的功能状态，以期明确吞咽障碍的特征和病因。仪器检查能更详细和直观地提供口腔期、咽期的信息，部分检查亦能反应食管期的功能。

（1）筛查：筛查可以初步了解患者是否存在吞咽障碍以及障碍的程度，如咳嗽、食物是否从气管套管溢出等。主要目的是找出吞咽障碍的高危人群，决定是否需作进一步检查。筛查方法包括量表法和检查法。量表法主要筛查是否有吞咽障碍的常见表现，了解出现症状的频率。

1）EAT-10：有 10 项吞咽障碍相关问题，每项评分分为 4 个等级，0 分无障碍，4 分严重障碍，一般总分在 3 分以上视为吞咽功能异常；EAT-10 有助于识别误吸的征兆和隐性误吸以及异常吞咽的体征；与饮水试验合用，可提高筛查试验的敏感性和特异性。

笔记

2）反复唾液吞咽试验(repetitive saliva swallowing test,RSST)：RSST 是测定随意引发吞咽反射的方法。是一种评估反复吞咽的能力、与误咽的相关性高、较为安全的筛查检查。吞咽反射的引发可根据喉部上抬来推断。具体测试方法：被检者取坐位或仰卧位,检查者将示指放在被检者的喉结和甲状软骨上缘处。让被检者尽量快速反复吞咽唾液。若被检者口腔干燥无法进行吞咽时,可先在其舌面上滴少许水以利吞咽。观察被检者喉结和舌骨随吞咽运动越过手指再下降的次数,30 秒内完成 3 次者为正常。吞咽困难患者即使能完成第一次吞咽动作,但随后的吞咽会变得困难,表现为喉头尚未充分上举就已下降。

3）洼田饮水试验：由日本人洼田俊夫在 1982 年设计,通过饮用 30ml 水来筛查患者有无吞咽障碍,并可反映其严重程度,安全快捷。试验方法：患者端坐位,嘱其喝下30ml 温开水,观察饮水情况并记录所需时间。该试验要求患者意识清楚并能够按照指令完成试验。具体分级标准见表 15-13。

表 15-13　洼田饮水试验分级标准

分级	标准
1 级（优）	能顺利地 1 次将水咽下
2 级（良）	分 2 次以上,能不呛咳地咽下
3 级（中）	能 1 次咽下,但有呛咳
4 级（可）	分 2 次以上咽下,但有呛咳
5 级（差）	频繁呛咳,不能全部咽下

评价标准：正常：1 级,5 秒之内;可疑：1 级,5 秒以上或 2 级;异常：3~5 级

4）染料测试：对于气管切开患者,可以利用蓝色染料（一种无毒的蓝色食物色素）测试,是筛检有无误吸的一种方法。

5）简易吞咽激发试验(simple swallowing provocation test,S-SPT)：将 0.4ml 蒸馏水注射到患者咽部上部,观察患者的吞咽反射和从注射后到发生反射的时间差。如果注射后 3 秒钟内能够诱发吞咽反射,则判定为吞咽正常。如果超过 3 秒钟,则为不正常。由于该试验无需患者主动配合和主观努力,因而尤其适用于卧床不起者。可用于筛查吸入性肺炎。

（2）临床功能评估：吞咽功能评估是临床进一步决策的基础,主要包括口咽运动、感觉功能的评估及患者吞咽功能的观察。它是评估患者吞咽障碍的核心部分。包括非进食状态的评估和进食时的评估。

1）非进食状态的评估：①与吞咽相关的临床情况,包括对患者的主诉、病史、功能史、服药史等一般情况的评估;②营养状况,包括患者的体重变化、体重指数、食物的摄入量;③用何种营养方式（经口、管饲或其他方式）;④口颜面功能评估,主要包括唇、下颌、软腭、舌等与吞咽有关的肌肉运动、力量及感觉检查;⑤吞咽相关反射功能,包括吞咽反射、呕吐反射、咳嗽反射等检查;⑥喉功能检查,包括音质或音量的变化、发音控制或范围、主动的咳嗽或喉部的清理、吞唾液时喉的处理、喉上抬能力等 5 大方面;⑦一般运动功能的评估,与吞咽相关的姿势保持、与平衡能力、吞咽食物时相关的

上肢功能、耐力等方面的评估；⑧气道状况，是否有插管、气管套管或呼吸机的使用等；⑨高级脑功能评估。

2）进食时的评估：在患者进食时，通过观察和测量最直接地评估患者吞咽功能。包括①进食姿势；②对食物的认知；③放入口的位置；④一口量；⑤进食吞咽时间；⑥呼吸情况；⑦适合患者安全吞咽的食物性状；⑧分泌物的情况（主要是唾液和痰液）；⑨口服药物的评估。

（3）仪器评估：仪器检查能更直观、准确地评估口腔期、咽期和食管期的吞咽情况，对于诊断、干预手段的选择和咽期吞咽障碍的管理意义重大。同时可用来评估治疗和代偿策略对吞咽功能的改善作用。

1）视频透视吞咽检查（video fluoroscopic swallowing study，VFSS）：又称吞咽造影检查、改良式钡剂吞咽检查或动态吞咽检查等。是在实际进食时，在 X 线透视下，针对口、咽、喉、食管的吞咽运动所进行的特殊造影，可以通过录像来动态记录所看到的影像，并加以分析的一种检查方法。VFSS 是检查吞咽功能最常用的方法，被认为是吞咽障碍检查和诊断的"金标准"。该方法可对整个吞咽过程进行详细的评估和分析，通过观察侧位及正位成像可对吞咽的不同阶段（包括口腔准备期、口腔期、咽期、食管期）的情况进行评估，也能对舌、软腭、咽部和喉部的解剖结构和食团的运送过程进行观察。该方法适用于所有可疑吞咽障碍的患者，但对无吞咽动作、不能经口进食以及无法被搬运到放射科的患者，不必考虑此项检查。如果再次做吞咽造影检查也不能发现新的或者有用的信息时，不必重复检查。在判断隐性误吸方面，VFSS 具有决定性作用，但也有许多不足之处：包括转送患者到放射科时费时、费力；被迫接受 X 射线的辐射；需要患者的密切配合；不能定量分析咽肌收缩力和食团内压；也不能反映咽的感觉功能。具体方法是：在 X 线透视的条件下，嘱患者吞咽钡剂(50g 硫酸钡加水 100ml 调成糊状，每次吞咽 5ml)，通过录像观察钡剂从口腔到食管的整个运动过程，较准确地了解吞咽是否安全、有效。进行此检查的患者应处于清醒状态，可以配合医师的指令，能够维持一定时间的坐位或立位并且耐力较好。其评分标准见表 15-14。

表 15-14　VFSS 吞咽障碍的程度评分

评分		程　　　度
口腔期	0	不能把口腔内食物送入咽喉,从口唇流出,或者仅能依靠重力作用送入咽
	1	不能形成食团,只能把食物形成零碎状流入咽
	2	不能一次把食物完全送入咽喉,一次吞咽动作后,有部分食物残留在口腔内
	3	一次吞咽就可把食物送入咽喉
咽喉期	0	不能引发喉上抬与软腭弓上抬闭合,吞咽反射不充分
	1	在会厌谷和梨状隐窝存有多量的残渣
	2	少量潴留残渣,且反复几次吞咽可把残渣全部咽入咽喉下
	3	一次吞咽就可把食物送入食管
食管期	0	大部分误咽,但无呛咳
	1	大部分误咽,但有呛咳
	2	少部分误咽,无呛咳
	3	少量误咽,有呛咳
	4	无误咽

其中 10 分为正常,9~7 分为轻度异常,3~2 分为中度异常,0 分为重度异常。该方法由于在实际操作中存在着一定的风险并需要一定的硬件和较熟练的技术人员,因此在临床应用方面受到了一定的限制。

2）纤维电子喉镜吞咽检查（fibreoptic endoscopic evaluation of swallowing,FEES）：是吞咽功能检查的另一种常用方法。可在直视下观察平静呼吸、用力呼吸、咳嗽、说话和吞咽过程中鼻、咽部、喉部、会厌、杓状软骨和声带等功能状况；了解进食时食物积聚的位置及量,判断是否存在误吸。附带的视频系统可以将内镜所见内容录制,可供反复观看和详细分析。FEES 是检查吞咽时气道保护性吞咽反射和食团运输功能的一种重要方法。此项检查能精确地反映杓会厌壁的感觉功能或功能不全,同时反映口咽对食团的感知觉程度。但 FEES 并不能反映食团运送的全过程,如口腔期的运送和食管期就无法观察,因吞咽时会厌翻转造成过度曝光的"白屏"现象,不能直接看到咽期的变化;可通过"白屏"后食物在梨状隐窝以及声门的残留推断咽期的状况以及是否有误吸。因而在误吸的判断方面与吞咽造影相比,FEES 并无明显优势。由于内镜导管与黏膜接触,有导致局部黏膜损伤的风险,建议有明显出血的患者慎用或禁用。

（4）吞咽障碍的评价标准:该评价标准是根据患者误咽的程度,将吞咽障碍分为7 级（表 15-15）。

表 15-15　吞咽障碍的评价标准

分级	临床表现
1 级:唾液误咽	唾液即可引起误咽,应做长期营养管理,吞咽训练困难
2 级:食物误咽	有误咽,改变食物的形态没有效果,为保证水、营养摄入应做胃造瘘,同时积极进行康复训练
3 级:水的误咽	可发生水的误咽,使用误咽防止法也不能控制,但改变食物形态有一定的效果,故需选择食物,为保证水分的摄入可采取经口、经管并用的方法,必要时做胃瘘,应接受康复训练
4 级:机会误咽	用一般的摄食方法可发生误咽,但采用一口量调整、姿势效果、吞咽代偿法（防止误咽的方法）等可达到防止水误咽的水平,需要就医和吞咽训练
5 级:口腔问题	主要是准备期和口腔期的中度或重度障碍,对食物形态必须加工,饮食时间长,口腔内残留多,有必要对饮食给予指导和监察,应进行吞咽训练
6 级:轻度障碍	有摄食、吞咽障碍,咀嚼能力不充分,有必要制成软食、调整食物大小,吞咽训练不是必需的
7 级:正常范围	没有摄食、吞咽问题,不需要康复治疗

该量表根据患者吞咽障碍所表现出的症状进行分级,不需要复杂的检查手段,从一定程度上简化了吞咽障碍的评价方法。同时该量表还将症状与吞咽障碍康复治疗手段相结合,对康复临床指导意义较大。

其他评定方法还有声门电图检查、咽下内压测定、吞咽测压和高分辨率咽腔测压、320 层动态立体 CT 检查、超声检查、放射性核素扫描、24 小时食管 pH 值测定、肌电图等。评定量表还有多伦多床边筛查测试、Frenchay 构音障碍评定量表、南曼彻斯特大学医学院语言治疗科的《医疗床旁评估量表》、日本的洼田俊夫提出的《吞咽功能障碍评价标准》等。

学习小结

1. 学习内容

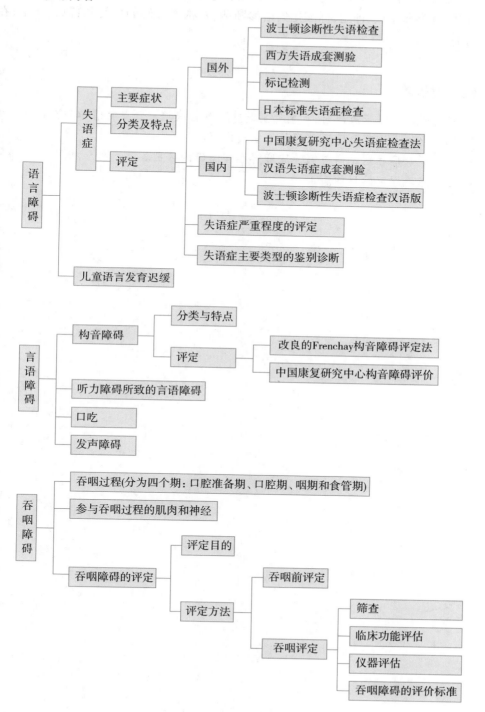

2. 学习方法

本章学习要结合言语和吞咽功能产生的过程,理解语言、言语和吞咽的概念。重点掌握言语与语言、失语症与构音障碍、吞咽障碍的概念,言语障碍的类型,失语症的主要症状、分类和特点、评定,标准化失语诊断测验,构音障碍的分类和特点、评定;吞咽障碍的评定。

（方　针）

复习思考题

1. 当患者出现发音障碍时,如何鉴别是非流畅性失语症还是构音障碍?
2. 标准化失语诊断测验语言评估的一般内容。
3. 真性球麻痹吞咽障碍与假性球麻痹吞咽障碍的区别。
4. 吞咽障碍评定的目的。

笔记

第十六章

认知功能的评定

学习目的

通过对本章的学习,学会对认知与认知功能障碍、知觉功能障碍的评定方法,以及认知功能的成套测验的主要内容及使用要点。

学习要点

认知与认知障碍、知觉与知觉障碍的定义;大脑与认知功能的关系;认知障碍的筛查;认知与知觉障碍的类型及其评定方法。

认知功能属于大脑皮质的高级活动范畴,是人们感知外周世界、适应客观环境的重要保证。认知障碍是脑卒中、脑外伤以及痴呆患者的常见症状,是导致残疾的重要原因之一。认知功能障碍的出现,影响患者对外界环境的感知和适应,使患者在日常生活活动、工作及休闲活动中严重受限,发生社会适应性障碍而难以独立生活和工作。认知功能评定是大脑高级功能评定的重要内容之一,是作业治疗师的重要工作内容,但物理治疗师也需要熟悉认知功能障碍的临床特点,以便于在治疗中能够认清认知功能障碍可能对肢体功能训练产生的不利影响并将其减到最低程度。

第一节 概　　述

一、基本概念

(一)认知与认知障碍

1. **认知**　认知的概念有广义与狭义之分。广义的认知概念是指认识和知晓事物过程的总称。包括感知、识别、记忆、概念形成、思维、推理及表象过程。实际上认知是大脑为解决问题而摄取、储存、重整和处理信息的基本功能,是信息输入和输出间发生的内部心理过程。狭义的认知概念,指中枢神经系统加工信息所用的方法,包括注意、组织、吸收和利用信息。

2. **认知障碍**　是指脑损伤造成大脑为解决问题在摄取、储存、重整和处理信息的基本功能方面出现的异常表现。狭义的认知障碍是因脑损伤而致的信息加工障碍。注意、定向力和记忆是信息加工的基本过程,也是更高级认知功能的基础。认知障碍的表现是多方面的,包括注意、记忆、推理判断、抽象思维、执行能力的障碍等,临床上以注意、记忆障碍多见。

（二）知觉及知觉障碍

1. 知觉　知觉是人类认知活动的重要组成部分。人脑将当前作用于感觉器官的客观事物的各种属性（感觉）综合起来以整体的形式进行反映，即将感觉组织起来成为有意义的含义时，被称为知觉。因此，知觉是人对客观事物各部分或属性的整体反映，是对事物的整体认识或综合属性的判别。知觉过程是接收感觉输入并将其转换为具有心理含义的过程，因此知觉是高于感觉的感知觉水平，是纯心理性的大脑皮质的高级活动。

在生活中，人都是以知觉的形式来直接反映客观事物的，如人们在"听"的基础上"听到"了声音的具体含义，经过大脑皮质联合区特定区域的处理，人们最终"听到"的已不是特异性的感觉体验，而是对感觉刺激分析、综合并与以往经验和知识整合的结果，即"听到"的是声音的具体含义。因此，知觉以感觉为基础，但不是感觉的简单相加。

2. 知觉障碍　是指在感觉传导系统完整的情况下，大脑皮质联合区特定区域对感觉刺激的认识和整合障碍。损伤部位和损伤程度不同，知觉障碍的表现亦不相同，临床常见的主要障碍有躯体构图障碍、视空间关系障碍、失认症、失用症等。

二、认知障碍的分类

由于脑部结构的退行性变、损伤部位和损伤程度不同，脑损伤患者可表现出不同形式和不同程度的认知与知觉障碍，常见障碍如表 16-1。

表 16-1　认知障碍的常见类型

认知障碍（狭义）	知觉障碍
1. 注意障碍	1. 躯体构图障碍
（1）注意范围缩小	（1）躯体失认
（2）觉醒状态低下	（2）单侧忽略
（3）保持注意障碍	（3）左右分辨障碍
（4）选择注意障碍	（4）手指失认
（5）分配注意障碍	（5）疾病失认
（6）转移注意障碍	2. 视空间关系障碍
2. 记忆障碍	（1）图形-背景分辨困难
（1）瞬时记忆障碍	（2）物理恒常性识别障碍
（2）短时记忆障碍	（3）空间关系障碍
（3）长时记忆障碍	（4）空间定位障碍
3. 推理判断能力障碍	（5）地形定向障碍
（1）综合分析能力障碍	（6）距离与深度知觉障碍
（2）抽象推理能力障碍	3. 失认症
（3）判断能力障碍	（1）视觉失认：物体、面容、同时、颜色失认
4. 执行能力障碍	（2）听觉失认
（1）计划、决策、启动障碍	（3）触觉失认
（2）持续状态	4. 失用症
（3）问题解决能力障碍	（1）运动性失用
5. 言语交流障碍	（2）意念运动性失用
（1）言语表达障碍	（3）意念性失用
（2）听觉理解障碍	（4）结构性失用
（3）阅读障碍	（5）穿衣失用
（4）书写障碍	

三、大脑与认知的关系

（一）大脑皮质联合区

躯体运动中枢、感觉中枢仅占大脑皮质的一小部分,其余部分为大脑皮质联合区。联合区是在个体中枢神经系统发育中成熟最晚的结构。联合区与认知功能密切相关,它不参与纯粹意义上的感觉或运动功能,而是接收来自感觉皮质的信息并对其进行整合处理,然后将信息传至运动皮质。联合区在感觉输入和运动输出之间起着"联合"的桥梁作用。联合区分为次级联合区和高级联合区。

1. **次级联合区**　分为感觉次级联合区和躯体运动次级联合区。

（1）感觉次级联合区:包括视联合区、听联合区和躯体感觉联合区,参与单一感觉的较复杂的加工,即对某种特异感觉对象的特征的分析,感觉信息的特征的分解。

（2）躯体运动次级联合区:包括运动前区和补充运动区,负责计划和编排运动程序和协调不同身体部位。

2. **高级联合区**　分为感觉高级联合区和躯体运动高级联合区,包括前额叶皮质联合区、边缘皮质联合区和顶-颞-枕皮质联合区。边缘皮质联合区负责将顶-颞-枕皮质联合区的信息传递至前额叶皮质联合区。

（1）感觉高级联合区:主要为顶-颞-枕皮质联合区。感觉高级联合皮质将次级联合区分解的各种信息进行再整合,在整合过程中,各种感觉模式的特异性（如视、听、躯体感觉）消失,即将具体刺激加工成为或上升到抽象思维或概念。

（2）躯体运动高级联合区:主要为前额叶皮质联合区,参与各种复杂运动的意念形成及运动计划、调节和控制,该系统的"出口"是躯体运动区。躯体运动联合皮质区通过产生动作的意念,对动作进行编排与精细、灵活的控制与调节,将抽象思维化为具体行动。

（二）脑的三个基本功能系统

按照功能组织的观点,将脑分成三大块功能单元,即大脑的三个基本功能联合区。第一功能系统负责调节皮质紧张度并维持觉醒状态。第二功能系统负责接收、加工和储存信息。第三功能系统负责规划、调节和控制复杂信息处理。

三个功能系统相互配合,第一系统提供脑内信息处理的基本条件。第二系统是信息处理过程的具体现实区域,将接收的具体的感觉信息加工成为或上升到抽象思维或概念。第三系统则对信息处理过程进行精细、灵活的控制和调节,包括主动获取信息以及进行预测和计划,将抽象的思维化为具体行动。三个系统有机的配合,使人脑的信息处理能力达到前所未有的高度。

（三）大脑结构与认知功能的关系

大脑结构的损伤与认知功能障碍具有一定的对应关系,如额叶病变时引起记忆、注意、自知、判断和定向能力的障碍;顶叶病变时引起空间辨别障碍、失用症、躯体失认、忽略症和体像障碍;枕叶病变时常引起视觉失认和皮质盲;颞叶病变时引起感觉性失语、命名性失语及记忆障碍;边缘叶损伤后可出现情绪及记忆障碍。

正常情况下左、右大脑半球各自处理不同类型的信息,这种分工是通过半球间联络纤维传递信息来协调。大脑皮质的高级功能在左右半球的分布并不对称,而是有一定的功能分工。左半球侧重语言、阅读、书写、逻辑思维、分析综合及计算等;右半球侧重音乐、美术、空间思维、几何图形、面容识别及视觉记忆等(表16-2)。

表16-2　大脑左右半球功能的分工

左半球	右半球
言语	二维、三维形状知觉
命名	颜色
句法	朝向
阅读	空间定位、定向
字母的触觉识别	形状触觉
书写	音乐的和声与旋律
时间顺序的分析与感知	乐声的音色与强度
数学	模型构造
计算	非词语成分学习
词语学习	对感受视野的直接注意
记忆	面容识别
概念形成	简单的语言理解
概念相似性辨认	基本时间知觉能力
左右定向	感情色彩与语调形成
手指、肢体及口腔运动的随意结合	创造性联想

四、认知功能评定的目的

1. 掌握认知障碍情况　了解患者认知功能是否存在异常,认知障碍的脑部组织结构定位,认知障碍的类型、程度、性质和范围,以及障碍对患者个人生活和社会生活的参与所造成的影响,为制订康复计划、判定康复疗效提供依据。

2. 设定康复目标　综合考虑结构受损所限定的认知功能障碍恢复上限,设定合适的目标,如系统层面的功能恢复、个体层面的生活自理或社会层面的重新融入。

3. 制订康复治疗方案　选择适当的康复治疗技术,确定有效的康复治疗方案以促进认知功能恢复。

4. 判断不同治疗技术或方案的效果　采用符合统计学要求的设计,通过功能评定,比较不同治疗技术或方案干预认知功能障碍的效果差异。

5. 判断预后　对预后的判断可给予患者及其家属一定的心理预期,使其理性参与康复计划的制订。

五、认知功能评定的对象

1. 脑退行性变　如认知老化,阿尔茨海默病等。

2. 颅脑损伤　如车祸伤、高处坠落、暴力击打等原因引发的颅脑损伤。

3. 脑血管疾病　如脑缺血、出血性疾病。

4. 发育障碍　如小儿脑性瘫痪、发育迟缓等。

5. 精神功能障碍。

6. 其他因素　如病毒性脑炎、多发性硬化、脑肿瘤、溺水、一氧化碳中毒、Parkinson病、Alzheimer病等。

六、认知功能评定的实施方法及流程

（一）实施方法

1. 筛查法　指的是从总体上大致检查出患者是否存在认知障碍的方法。但这种方法不能为特异性诊断提供依据，不能仅依靠筛查法来诊断患者存在何种认知障碍。认知检查的方法很多，常用的筛选方法有简易精神状态检查量表、长谷川痴呆量表等，用来筛选检查患者的认知功能有无异常，确定患者有无认知障碍。

2. 特异性检查法　在大致检出患者存在认知障碍后，还需要对认知障碍进行特异性诊断，通过评定明确患者属于哪一种特殊类型的认知障碍，有助于制订康复治疗计划。当发现患者存在脑的器质性改变后，需要进一步通过特异性检查，明确脑的器质性改变是局灶性的还是弥漫性的，是否需要治疗。

3. 成套测验法　主要用于认知功能较全面的定量测定，其信度和效度均经过严格检验，当分值低于正常范围时，提示该患者存在认知障碍。成套测验由各种单项测验组成，每一个具体检查项目均可以看作是独立的特异性临床检查。成套测验用来全面评定主要的脑功能，单项的特异性临床检查结果异常，仅仅能说明某种认知功能存在的缺陷。认知功能的常用成套测验主要有Halstead-Reitan神经心理学成套测验、韦氏记忆量表以及洛文斯顿作业认知评定成套试验等。

4. 功能检查法　通过直接观察患者从事日常生活活动的情况，从而评定相关认知功能障碍程度的方法。由于认知功能障碍及其受损程度与日常生活活动能力密切相关，因此功能检查法可以更加准确、直接地评价认知功能障碍对患者实际生活的影响情况。Arnadottir作业疗法—日常生活活动神经行为评定就属于功能检查法。

（二）评定流程

临床中，在进行认知功能的评定时，首先需确认患者意识是否清楚，患者意识清楚是认知功能评定的前提条件。另外还需确认患者是否存在失语症或视听觉障碍，这些因素也会影响认知功能的评定。

在患者意识清楚的前提下，按照筛查、特异性检查或成套测验、功能检查的顺序与步骤进行。

七、认知功能评定的注意事项

1. 专业人员实施评定　承担认知功能评定的人员，必须经过专业训练方可实施认知功能评定，否则可能会因为主试者对测试程序的运用不当而得不到正确结果，也可因为主试者的用语不当，导致患者错误理解测试内容而影响结果的准确性，还可因主试者的记分不合要求而导致所得结果不能应用。

2. 评定环境优良　评定时应选择安静的房间，以"一对一"的形式进行，尽量避免有第三者在场，如需要陪伴人员在场时，嘱其不得暗示或提示患者，避免干扰。

3. 正确实施评定　评定前评定人员要了解患者的背景资料，根据患者的情况，事先进行评定内容（包括用具）和顺序的准备，同时向患者或家属说明评定目的、要求和主要内容，以取得充分合作。评定过程中不仅要记录患者反应的正误，还应记录患者的原始反应(包括手势、替代语、体态语、书写表达等)。不要随意纠正患者的错误反应,要注意观察患者的状态,有无疲倦感和身体不适感,注意力能否集中。在检查过程中,若患者不能按照指令进行作业,评定人员应进一步给予提示。通过观察患者对提示的反馈,判断患者是否可以从提示中受益,从何种提示中受益,通过提示产生了什么样的变化。

4. 正确分析评定结果 评定结果虽然能够提示患者存在某种认知障碍以及障碍的程度,但不能说明该认知障碍发生的原因。因此,检查过程中应注意患者如何完成该项作业,如何获得最终的分数,以及检查过程中所给予的提示对其表现产生如何影响。通过细致的观察,对可能的原因进行分析、判断,为选择治疗方案提供更加明确的依据。

第二节 认知功能障碍的筛查

一、意识状态评定

意识清楚是认知功能评定的前提条件,目前多采用格拉斯哥昏迷量表(Glasgow coma scale,GCS)判断意识障碍的程度。

(一)意识状态的初步判断

根据意识障碍的程度分为三种情况,无论患者处于何种程度的意识障碍,均不适合进行认知功能的评定。

1. 嗜睡 睡眠状态过度延长,当呼唤或推动患者肢体时即可唤醒,醒后能进行正确的交谈或执行指令,停止刺激后患者又入睡。

2. 昏睡 一般的外界刺激不能使其觉醒,给予较强烈的刺激时可有短时间的意识清醒,醒后可简短回答提问,刺激减弱后又进入睡眠状态。

3. 昏迷 分浅昏迷和深昏迷两种,当患者对强烈刺激有痛苦表情及躲避反应,无自发言语和有目的的活动,反射和生命体征均存在为浅昏迷;对外界任何刺激均无反应,深、浅反射消失,生命体征发生明显变化,呼吸不规则为深昏迷。

(二)格拉斯哥昏迷量表

格拉斯哥昏迷量表总分为 15 分,最低分为 3 分。15 分正常,≥9 分不属昏迷,≤8 分提示昏迷,预后较差。13~15 分,轻型,伤后昏迷 20 分钟以内者;9~12 分,中型,伤后昏迷 20 分钟至 6 小时;6~8 分,重型,伤后昏迷或再次昏迷 6 小时以上;3~5 分,特重型。患者 GCS 总分达到 15 分时才能进行认知功能评定(表 16-3)。

表 16-3 格拉斯哥昏迷量表(GCS)

内容	标准	评分
睁眼反应	自动睁眼	4
	听到言语、命令时睁眼	3
	刺痛时睁眼	2
	对任何刺激无睁眼	1

续表

内容	标准	评分
运动反应	能执行简单命令	6
	刺痛时能指出部位	5
	刺痛时肢体能正常回缩	4
	刺痛时肢体出现异常屈曲(去皮质状态)	3
	刺痛时躯体异常伸展(去大脑强直)	2
	对刺痛无任何运动反应	1
言语反应	回答正确	5
	回答错误	4
	用词不当但尚能理解含义	3
	言语难以理解	2
	无任何言语反应	1

二、认知功能障碍的筛查

在患者意识清楚的条件下,通过简易精神神经状态检查量表、认知功能筛查量表筛查患者是否存在认知功能障碍。

（一）简易精神神经状态检查量表（mini-mental state examination，MMSE）

MMSE 总分 30 分,正确回答或完成 1 项计 1 分,30 项相加为总分。表中 1~5 题测试时间定向力,6~10 题检测地点定向力,11~14 题测试复述能力,15~16 题测试辨认能力,17~21 题测试计算能力,22~24 题测试记忆能力,25~28 题测试理解能力,29 题测试表达能力,30 题测试结构模仿能力,如答错可进行单项检测(表 16-4)。

表 16-4　简易精神神经状态检查量表（MMSE）

序号	项目	分数
1	今年是哪个年份	1/0
2	现在是什么季节	1/0
3	今天是几号	1/0
4	今天是星期几	1/0
5	现在是几月份	1/0
6	你现在在哪一省(市)	1/0
7	你现在在哪一县(区)	1/0
8	你现在在哪一乡(镇、街道)	1/0
9	你现在在哪一层楼上	1/0
10	这里是什么地方	1/0
11	复述:皮球	1/0
12	复述:国旗	1/0
13	复述:树木	1/0
14	计算:100-7	1/0
15	辨认:铅笔	1/0
16	复述:四十四只石狮子	1/0

序号	项目	分数
17	闭眼睛（按卡片指令动作）	1/0
18	用右手拿纸	1/0
19	将纸对折	1/0
20	放在大腿上	1/0
21	说一句完整的句子	1/0
22	计算:93-7	1/0
23	计算:86-7	1/0
24	计算:79-7	1/0
25	计算:72-7	1/0
26	回忆:皮球	1/0
27	回忆:树木	1/0
28	回忆:国旗	1/0
29	辨认:手表	1/0
30	按样做图◯⃝	1/0
	合计	

原评分≤22 为痴呆；≤15 分为严重痴呆。根据国内情况,痴呆评定标准:文盲≤17 分,小学≤20 分,中学及以上≤24 分。在标准分数线下考虑存在认知功能障碍,需进一步检查。

（二）认知功能筛查量表（cognitive abilities screening instrument,CASI）

CASI 与 MMSE 量表类似,检查内容包括定向、注意、心算、瞬时记忆、短时记忆、结构模仿、语言（命名、理解、书写）、概念判断等,检查时间 15 ~ 20 分钟,总分 30 分,小于或等于 20 分为异常（表 16-5）。

表 16-5　认知功能筛查量表（CASI）

编号	测试内容	评分
1	今天是星期几?	1
2	现在是哪个月?	1
3	今天是几号?	1
4	今天是哪一年?	1
5	这是什么地方?	1
6	请说出 872 这 3 个数字。	1
7	请倒过来说刚才这 3 个数字。	1
8	请说出 6371 这 4 个数字。	1
9	请听清 694 这 3 个数字,然后数 1 ~ 10,再重复说出 694。	1
10	请听清 8143 这 4 个数字,然后数 1 ~ 10,再重复说出 8143。	1
11	从星期日倒数到星期一。	1
12	9 加 3 等于几?	1
13	再加 6 等于几（在 9 加 3 的基础上）?	1
14	18 减 5 等于几? 请记住这几个词,等一会我会问你:帽子、汽车、树、26。	1

编号	测试内容	评分
15	快的反义词是慢,上的反义词是什么?	1
16	大的反义词是什么?硬的反义词是什么?	1
17	橘子和香蕉是水果类,红和蓝属于哪一类?	1
18	这是多少钱?角　分	1
19	我刚才让你记住的第一个词是什么?(帽子)	1
20	第二词呢?(汽车)	1
21	第三个词呢?(树)	1
22	第四个词呢?(26)	1
23	110 减 7 等于几?(103)	1
24	再减 7 等于几?(96)	1
25	再减 7 等于几?(89)	1
26	再减 7 等于几?(82)	1
27	再减 7 等于几?(75)	1
28	再减 7 等于几?(68)	1
29	再减 7 等于几?(61)	1
30	再减 7 等于几?(54)	1
	总分:	

第三节　认知障碍的评定

　　狭义的认知障碍是因脑损伤而致的信息加工障碍。注意、定向力和记忆是信息加工的基本过程,也是更高级认知功能的基础。认知障碍的表现是多方面的,包括注意、记忆、推理判断、抽象思维、执行能力的障碍等,临床上以注意、记忆障碍多见。

一、注意障碍的评定

(一)基本概念

　　注意(attention)是一切认知活动的基础,是在指定时间内关注某种特定信息的能力,是心理活动指向一个符合当前活动需要的特定刺激同时忽略或抑制无关刺激的能力,是对事物的一种选择性反映,具有指向性和集中性两个特点。注意代表了基本的思维水平,这个过程的破坏对其他认知领域均会产生负面影响。

(二)注意的基本特征

　　1. 注意的广度　即注意的范围特征,在同一时间内一个人所能清楚地把握注意对象的数量。正常成年人可以同时注意 8 ~ 9 个黑色圆点,4 ~ 6 个毫无关系的字母,3 ~ 4 个几何图形。

　　2. 注意的强度　即注意的紧张度,心理活动对一定对象的高度集中程度,与个体的兴趣、生理和精神状况有密切的关系。

　　3. 注意的持久性　是注意的时间特征,指对某一对象注意保持的时间长短,随着注意对象复杂程度的增加会提高。注意的对象过于复杂,易导致注意疲劳和注意分散。

4. 注意的转移性 指注意从一个对象转移到另一个对象。对原来活动的注意紧张度越高,注意转移就越困难,转移速度就越慢;对于新活动对象越有兴趣,转移就越容易,速度越快。

5. 注意的分配性 指在进行两种或两种以上活动时,能同时注意不同对象,一般认为,能同时注意不同对象,要么是一种活动程度足够熟练,要么是同时进行的几种活动之间有一定的关联。

（三）注意障碍的分类及表现

注意障碍是指不能处理用于顺利进行活动所必要的各种信息,不能将注意很好地指向和集中于应该注意的事物。注意是完成各种作业活动的必要条件,存在注意障碍的患者,不能集中于某种康复训练,不能高质量完成治疗师的指令。当进行一项工作时,不能持续注意,常是脑损伤的后遗症。比较基本的问题是不能充分地注意,但对简单刺激有反应如声音或物体;比较严重的注意问题包括不能把注意力从一件事上转移到另一件事上,或分别注意同时发生的两件事上。常见的注意障碍可分为若干类型:

1. 觉醒状态低下 患者对痛觉、触觉、视觉、听觉及言语等刺激反应不能迅速、正确地做出反应,表现为注意迟钝。

2. 注意范围缩小 患者的主动注意减弱,一般易唤起注意的事物并不能引起患者的注意,注意范围显著缩小。

3. 保持注意障碍 指患者注意的持久性和稳定性下降。患者在进行持续性和重复性的活动时,缺乏持久性,注意力不集中,易受到干扰。

4. 选择注意障碍 患者难以进行有目的的选择需要的信息,剔除无关信息的能力差,容易受到自身或外部环境的影响,注意力不集中。

5. 转移注意障碍 患者不能根据需要及时地从当前的注意对象中脱离出来,将注意及时转移到新的对象中,因而不能跟踪事件发展。

6. 分配注意障碍 患者缺乏在同一时间内利用多种信息的能力。如患者不能在运动功能训练的同时与治疗师进行语言交流。

（四）注意障碍的评定方法

1. 注意水平的特定评估

（1）反应时检查:指刺激作用于机体到机体做出明显反应所需的时间。一般采用视觉或听觉中的一项进行测试,并告知被测试者要接受的刺激及刺激后做出相应的反应,记录从刺激到反应的时间。如检查者在被测试者身后呼其姓名,当听到名字后转过头,记录从呼名到转头的时间。

（2）注意广度的检查:数字距测试方法是检查注意广度的常用方法。方法是检查者说出一串数字,让被检者正向和逆向复述,能正确复述出的数字串最高位数为该被检者的复述数字距（表 16-6）。测验从 2 位数开始,检查者以 1 位数/秒的速度说出一组数字,每一水平最多允许 2 次检测（2 次数字不同）,通过一次即可晋级下一水平测试,两次测试均没通过,即结束测试。如 3-7,患者复述 3-7,正确后,晋级 3 位数,7-4-9,患者复述 7-4-9。正常人正数数字距为 7±2,倒数数字距为 6±2,数字距为 3 时,提示患者为临界状态,数字距为 2 时,可确诊为异常。数字距缩小是注意障碍的一个特征,数字距往往与患者的年龄和文化水平有关。

笔记

表 16-6　注意广度检查表

正向复述		逆向复述	
4-9	2	6-2	2
4-1	2	1-9	2
4-8-1	3	2-8-3	3
6-3-2	3	4-1-5	3
6-4-3-9	4	3-2-7-9	4
7-2-8-6	4	4-9-6-8	4
4-2-7-3-1	5	1-5-2-8-6	5
7-5-8-3-6	5	6-1-8-4-3	5
6-1-9-4-7-3	6	5-3-9-4-1-8	6
3-9-2-4-8-7	6	7-2-4-8-5-6	6
5-9-1-7-4-2-3	7	8-1-2-9-3-6-5	7
4-1-7-9-3-8-6	7	4-7-3-9-1-2-8	7
5-8-1-9-2-6-4-7	8	3-5-8-1-2-9-4-6	8
3-8-2-9-5-1-7-4	8	8-1-4-9-2-3-6-5	8
2-6-1-9-7-3-5-4-8	9		
7-2-8-3-5-1-6-9-4	9		
得分		得分	

（3）注意持久性的检查

1）视觉持续性操作测试：即视跟踪测试。要求患者的目光跟随光源做上、下、左、右移动，每一方向记 1 分，正常为 4 分。

2）听觉持续性操作测试：即听跟踪测试。在患者闭目的情况下，在其左、右、前、后及头上方摇铃，要求指出摇铃的位置，每个位置记 1 分，少于 5 分为不正常。

3）划销实验：有数字划销、字母划销、符号划销等类型。要求患者在专用的划销表中将指定的数字（或字母、符号）划去，从而对注意进行评定。如字母划销，6 行随机排列的英文字母，每行有 52 个字母，每行有 18 个要划销的字母分布其中，要求患者以最快的速度把目标字母划掉。统计正确与错误的划销数，记录划销时间。根据下列公式计算患者的注意持久性指数。

注意的持久性指数＝总查阅数/划销时间×（正确划销数−错误划销数）/应划销数

4）连续减 7 或倒背时间：让被检者连续计算 100 减去 7，递减 5 次，或倒数一年的十二个月，或倒数一周的每一天。

（4）注意选择性的检查

1）声识认测试：给患者播放各种声音的录音，如嗡嗡声、电话铃声、钟表声、号角声等。要求患者在听到号角声时举手示意，号角声出现 5 次，若举手少于 5 次为不正常。

2）听认字母测试：在 60 秒内以每秒一个字的速度念出没有规则的字母排列，其中有 10 个为指定的同一字母，要求患者听到该字母举手示意，举手 10 次为正常。

3）斯特鲁普色-词测验：有英文单词和文字两字形式，一般有四页，第一页是用黑体字书写的文字,第二页是不同颜色的色块,第三页和第四页是使用不同于字义颜色所书写的关于颜色含义的文字,呈现的刺激包含着两种信息(字义和书写它的颜色)。第一页和第三页分别要求患者尽快读书该页的文字,第二页要求患者读出色块的颜色,第四页的任务则是要求患者尽快读出书写文字所用的颜色。记录读取的时间。第二页是在无字意干扰的状况下测定对颜色的识别速度,第四页是在有字意干扰的状况下测定对颜色的识别速度。当字意和文字的颜色不一致时,发现受测者的读取速度变慢,原因在于经过文字学习锻炼的人,要把字意和实际颜色分开,大脑必须克制固有习惯,而克制大脑自动反射的动作需要时间,因此降低了识别速度。第四页的测试被认为是测试患者的选择性注意。

（5）注意转移的检查

1）形状临摹测验:要求患者临摹画出垂线、圆形、正方形和 A 字形各一图。每项记 1 分,正常为 4 分。

2）同步听觉系列加法测验:测试时要求患者将 60 对随机数字做加法。例如测试者呈现下列数字"2-8-6-1-9……"患者在"8"后面即开始做加法,即将后面的一个数字加前面的数字并将答数写下,正确地反应是"10-14-7-10……"数字由录音机播放,数字呈现的速度有 4 种,即每 1.2、1.6、2.0、2.4 秒呈现一个数字。每种速度均呈现 61 个数字,每一个正确反应得 1 分,故每种速度的最高得分是 60 分。

3）符号-数字模式测验:将印刷好的"符号-数字对应图"呈现给患者,要求患者将测试符号转化为数字。让患者可书写出较熟悉的数字做反应,也可以口头说出数字。共有 120 个符号,观察患者 90 秒内能填出或说出多少个数字。

4）连线测验:有 A 型和 B 型两种类型。①A 型测验:一张纸印有 25 个小圆圈,标注着数字 1～25,要求患者按照数字顺序尽快将 25 个圆圈相连。②B 型测验:一张纸印有 25 个小圆圈,其中 13 个标注数字 1～13,其余 12 个标注字母 A～L,要求患者按照数字、字母间隔的形式顺序来连接圆圈,如 1-A-2-B……12-L-13,以完成的时间来评分。

5）维斯康星卡片分类测验:由四张模板(分别为 1 个红三角形,2 个绿五角星,3 个黄十字形和 4 个蓝圆)和 128 张根据不同的形状(三角形、五角星、十字形、圆形)不同颜色(红、黄、绿、蓝)和不同的数量(1、2、3、4)的卡片构成。要求受试者根据四张模板对总共 128 张卡片进行分类。测试时不告诉受试者分类的原则,只说出每一次测试是正确还是错误。开始后如受试者按颜色进行分类,告诉他或她是正确的,连续正确 10 次后,在不作任何暗示下将分类原则改为形状,同样地根据形状分类连续正确 10 次后,分类原则改为数量,又改为颜色,然后依次又是形状、数量。受试者完成 6 次分类或将 128 张卡片分类完毕,整个测试就算结束。维斯康星卡片分类测验中的持续反应数、持续性错误数、持续性错误百分比反映了患者的注意转移灵活性。

6）按规则做题测验:①上下排列 2 个数,相加后将和的个位数写在右上角,再将上面的数移到右下方,如此反复下去;②开始的上下 2 个数与第一题相同,将和的个位数写在右下方,把下面的数移到上方,如此反复下去。

（6）注意分配的检查:采用声光刺激同时呈现,要求患者对刺激作出判断和反应。也可以让被检者同时做 2 件事情,如边写字边唱歌,有注意分配障碍者,不能同时完成 2 件事情。

2. 注意障碍的成套神经心理测试

（1）日常专注力测试：将日常活动作为测验项目，测试项目有通过不同的声音或指示灯，在无和有背景噪音中分辨双向电梯的位置；在电话簿中查阅指定的一组电话号码；边数数边查阅电话号码；阅读地图；核对彩票等。适用于评估选择性及警觉性的专注系统。

（2）注意网络测验：注意网络可分为 3 个系统，即警觉、定向和执行。为了检测注意网络的功能，Posner 和 Petersen 设计出了一个 30 分钟的注意网络测试，用于评估注意网络的 3 个功能。该测验简单易行，可用于儿童、成人的检查。采用电脑屏幕进行检查，屏幕中心处有一个"+"为注视点，刺激信号可出现在屏幕中心处的上方或下方，可以是干扰项（暗示）星号"＊"，也可以是靶子箭头"←"或"→"。通过改变干扰项（暗示）的方式来检查注意网络的警觉与定向功能，通过靶子出现时的状态（是否冲突）来检查注意网络的执行功能，结果用反应时表示。

3. 注意障碍的行为观察　行为观察也是判断患者注意状况的一种重要方法。与患者交谈时，注意患者的谈话和行为，注意力不集中的患者趋向漫谈，常失去谈话主题，不能维持思维的连贯性；不能集中注意于一项具体的任务上，在很短的时间内即出现注意的转移，检查中东张西望，周围环境中的任何响动都可能引起患者的"探究反应"。漫不经心的行为可使患者不能掌握时间和完成任务，容易出现粗心的错误。

二、记忆障碍的评定

（一）基本概念

记忆（memory）是过去的经历过的事物在头脑中的反映。用信息加工的观点看，记忆就是人脑对所输入的信息进行编码、存储以及提取的过程。由于记忆功能的存在，人们能够利用以往各方面的经验，学习新的知识。记忆功能会随着年龄的增长而逐渐减退，各种原因的损伤累及与记忆有关的中枢神经系统（如脑外伤、脑卒中）或神经递质（如阿尔茨海默病）时，可能出现永久性的记忆障碍。

（二）记忆的分类

根据记忆编码方式不同和保持时间不同，将记忆分为瞬时记忆、短时记忆和长时记忆。长时记忆中，根据信息提取（回忆）过程有无意识的参与，分为程序性记忆（又称内隐记忆）和陈述性记忆（又称外显记忆）；陈述性记忆又进一步分为情节性记忆和语义性记忆。各种记忆互有区别又相互联系（图 16-1）。其定义总结于表 16-7 中。

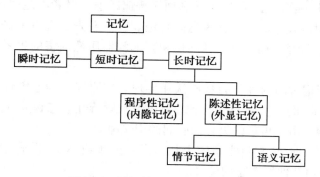

图 16-1　记忆的分类及其相互关系

表 16-7　各种记忆定义

种类	定　义
瞬时记忆	又称感觉记忆,信息保留的时间以毫秒计,最长 1~2 秒钟
短时记忆	又称工作记忆,信息保留的时间在 1 分钟以内
长时记忆	保留信息的时间在 1 分钟以上,包括数日、数年直至终生
近期记忆	长时记忆,保留信息的时间在数小时、数日、数月以内
远期记忆	很长的长时记忆,保留信息的时间以年计,包括幼年时期发生的事件
程序性记忆	又称内隐记忆,自动地、不需要有意识提取信息的记忆,即对于信息的回忆不依赖于意识或认知过程,如条件反射和运动技巧
陈述性记忆	又称外显记忆,是需要有意识提取信息的记忆,即对于信息的回忆依赖于意识或认知过程
情节性记忆	与事件整个过程相关信息的记忆,包括发生时间、地点及相关条件背景,如个人亲身经历及重大公众事件
语义性记忆	有关一般知识、事实、概念以及语言信息的记忆

（三）记忆的基本过程

记忆是一个过程,首先通过视觉看到并识别某种物质,然后筛选保留在大脑中。记忆的基本过程包括识记、保持和回忆三个环节。

1. 识记(memorizing)　识别并记住事物的过程,是记忆的第一个环节。识记的效果与输入信息的先后顺序、数量、感觉的特征(如视、听、嗅、味)及人的情绪状态关系密切。

2. 保持(retention)　识记的事物在大脑中存储和巩固的过程,与识记时间的长短、复习识记内容的次数有关,是记忆的第二个环节。

3. 回忆(recall)　对大脑所保留事物的提取(retrieve)过程,是记忆的最后一个环节。分再现和再认两种表现方式,再现是当识记过的事物不在时能够在头脑中重现,如自我介绍,考试答题等;而再认是识记过的事物再度出现时,能够把它识别出来。

（四）记忆障碍

记忆过程中的识记、保持和再现受到不同程度的干扰和破坏而产生的异常表现。包括记忆减退、遗忘和记忆错误。

1. 记忆减退　指识记、保持、再认和回忆普遍减退。患者不能回忆或难以回忆过去的事件,甚至对刚发生的事件在瞬息间忘记。它一般先从近事记忆开始,渐渐波及远事记忆。多见于神经衰弱、脑动脉硬化和其他脑器质性损害的患者,亦见于正常老年人。

2. 遗忘　识记过的内容不能被再认和再现。按原因分为心因性遗忘、器质性遗忘。按时间分为近事遗忘、远事遗忘、逆行性遗忘、顺行性遗忘和进行性遗忘。

3. 记忆错误　由于再现的失真而引起的记忆障碍。

（1）虚构:在回忆中将过去事实上从未发生的事或体验,说成是确有其事,以一段虚构的事实来填补他所遗忘的经过。

（2）错构症:将过去生活中所经历过的,但在他所指的那段时间内并未发生的事

笔记

件,说成是在当时发生的,并坚信是事实,并有相应的情感反应。

（3）潜隐记忆:又称"歪曲记忆"。对不同来源的记忆混淆不清,相互颠倒。

（五）记忆障碍评定

1. 瞬时记忆的评定

（1）数字广度测试:见注意广度一节的数字距测试方法,一次重复的数字长度（正数字距）为 7±2 为正常,低于 5 为感觉记忆障碍。

（2）词语复述测试:检查者说出 4 个不相关的词,如大院、海洋、印刷、步行等,速度为 1 个词/秒,要求被检者立即复述。正常时能复述 3～4 个词,复述 5 遍仍未正确者,为感觉记忆障碍。

（3）视觉图形记忆测试:出示 4 个图形卡片（简单图形）,令被检者注视 2 秒后,将卡片收起或遮盖,要求被检者根据记忆临摹画出图形,如绘出图形不完整或位置错误为异常（图 16-2）。

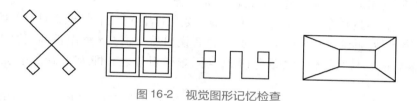

图 16-2　视觉图形记忆检查

2. 长时记忆的评定　长时记忆的评定分别从情节记忆、语义记忆和程序性记忆等不同侧面进行。

（1）情节记忆测试:要求被检者回忆其亲身经历的事件或重大公众事件,包括事件的时间、地点、内容,包括顺行性情节记忆和逆行性情节记忆。

1）顺行性记忆评定:是对识记新信息能力的检测,分言语和非言语检查。

2）逆行性记忆测试:是对以往信息记忆的测试,包括个人经历记忆、社会事件记忆和著名人物记忆等,可采用问卷式提问。

个人经历记忆主要是对被检者成长的不同时期直至发病前的个人经历过的事件进行提问,其准确性需要被检者的亲属或知情者证实;社会事件记忆是根据受检者的年龄和文化水平,对重大社会事件发生的时间、地点及事件的主要内容提问;著名人物记忆是请被检者通过照片辨认著名人物,包括姓名、身份及相关的历史年代。

（2）语义记忆测试:是指有关常识、概念及语言信息的记忆,包括常识测验、词汇测验、分类测验、物品命名及指物测验等,如提问患者"一年有几个月?","肮脏是什么意思?",或让被检者对物品进行分类、指认物品等。

（3）程序性记忆测试:在潜意识水平学习有关行为技能、认知技能及运算法则的能力。程序性记忆有时难以用语言描述,如骑自行车、打羽毛球等。存在程序性记忆障碍的患者,可以从基础学习这些技能,但患者往往凭借以往的记忆进行操作,因此,很难做到自动地、毫不费力地完成任务。此项测试只要求被检者完成指定操作,如开启罐头、订书、按照给出的图画填充颜色等。

3. 标准化的成套记忆测验

（1）韦氏记忆量表（Wechsler memory scale,WMS）:是历史悠久、世界公认的成套记忆测验方法。龚耀先等（1980 年）修订了本测验,并制订了中国的标准化量表,测试内容共 10 项,其中长时记忆测试 3 项:包含个人经历、时间空间记忆(定向)、数字顺序关系;短时记忆测试 6 项:包含视觉再生、视觉再认、图片回忆、联想学习、触摸测验、理解记忆;瞬时记忆测试 1 项:包含顺背和倒背数字。使用方法如下:

1)经历:5 个与个人经历有关的问题。每回答正确一题记 1 分。

2)定向:5 个有关时间和空间定向的问题。每回答正确一题记 1 分。

3)数字顺序关系:包括顺数 1~100、倒数 100~1、从 1 起进行累加(每次加 3~49 为止)。限时记错、记漏或退数,按次数扣分,分别按记分公式算出原始分。

4)再认:每套识记卡片有 8 项内容,呈现给患者 30 秒后,让患者再认。根据患者再认内容与呈现内容的相关性分别记 2、1、0 或–1 分,最高分 16 分。

5)图片回忆:每套图片有 20 项内容,呈现 1 分 30 秒后,要求患者说出呈现内容。正确回忆记 1 分、错误扣 1 分,最高得分为 20 分。

6)视觉再生:每套图片中有 3 张,每张上有 1~2 个图形,呈现 10 秒后让患者画出来。按所画图形的准确度记分,最高分为 14 分。

7)联想学习:每套卡片上各有 10 对词,读给患者听,然后呈现 2 秒,10 对词显示完毕后,停 5 秒,再读每对词的前一词,要患者说出后一词。5 秒内正确回答 1 词记 1 分,3 遍测验的容易联想分相加后除以 2,与困难联想分之和即为测验总分,最高分为 21 分。

8)触觉记忆:使用一副槽板,上有 9 个图形,让患者蒙眼用利手、非利手和双手分别将 3 个木块放入相应的槽中,再睁眼,将各木块的图形及其位置默画出来。计时并计算正确回忆和位置的数目,根据公式推算出测验原始分。

9)逻辑记忆:3 个故事包含 14、20 和 30 个内容,将故事讲给患者听,同时让其看着卡片的故事,念完后要求复述。回忆正确 1 个内容记 0.5 分,最高分为 25 分和 17 分。

10)背诵数目:要求顺背 3~9 位数、倒背 2~8 位数。以能背诵的最高位数为准,最高分分别为 9 和 8,共计 17 分。

结果分析:将 10 个分测验的粗分分别根据"粗分等值量表分表"转换为量表分,相加即为全量表分。将全量表分按年龄组查对"全量表分的等值 MQ 表"可得到患者的记忆商(memory quotient,MQ)。记忆商数可以反映出患者记忆功能的好坏,如果低于标准分,则说明其记忆功能存在问题,可以作进一步检查。根据记忆商数可以将记忆能力分为若干等级,具体分级见表 16-8。

表 16-8 记忆力等级

记忆商	记忆力等级	记忆商	记忆力等级
≥130	极超常	89~80	低于平常
129~120	超常	79~70	边界
119~110	高于平常	≤69	记忆缺损
109~90	平常		

(2)临床记忆量表:临床记忆量表是中国科学院心理研究所许淑莲等(1984)根据我国的实际情况主持编制的一套记忆量表。临床记忆量表是评定持续数分钟以内

的一次性记忆或学习能力,包括3类5个分量表:①语文测验(指向记忆量表、联想学习量表);②非语文性质的测验(图像自由回忆量表、无意义图形再认量表);③语文和非语文之间的测验(人像特点联系回忆量表)。使用方法如下:

1)指向记忆:本项目有两组内容,每组有24个词,每词由2~3个字组成,以一秒的速度读出,两个词之间间隔2秒,其中有12个词属于同一类别,另外有12个相类似的词混淆在其中,要求患者记住指定的同类别词。24个词随机排列,用录音机播放,每组词播放完毕后,要求患者立即回忆,说出要求记忆的一类词,不一定要按播放的顺序回忆,允许回忆时间不超过2分钟。评定人员记录下患者说出的词并记录反应时间。当患者对第一组词回忆结束后,评定人员再播放第二组词,测试方法同第一组词。在第二组词回忆完毕后,要求患者回忆类别之外的词,进行"非指向记忆"的测试。该项检查的记分以两组指向记忆刺激词的正确回忆数之和来记分,并记录添加性错误的词,或其他的错误,以备分析研究用。

2)联想学习:共有12对词,每个词由2个字组成,包括容易的成对词和困难的成对词。用录音机播放三遍,每播放一遍后,评定人员念每对词前面的刺激词,要求患者答出相应的后面的一个词,每对词允许回忆5秒。该项目记分分为容易、困难以及两者之和三种分数,每答对一个容易的词记0.5分,每答对一个困难的词记1分。

3)图像自由回忆:本项包括两组黑白勾画图片,每组15张,内容都是人们所熟悉、常见和易于辨认的东西。图片随机排列,每张图片呈现4秒钟,图片间隔2秒。15张图片呈现完毕后,要求患者立即回忆,说出所记得的图片内容,不一定要按刺激呈现的顺序回忆。评定人员按患者回忆的顺序进行记录,并记录总的反应时间。反应时间从主试者说"现在请您回答"算起,直到回忆结束,允许回忆时间不超过2分钟。第一组图片回忆测试结束后,进行第二组图片的检查,方法同前。本测试以两组图片的正确回忆数之和记分。

4)无意义图形再认:包括两组图片,第一组的20张目标刺激图片和20张混入刺激图片分别叠放,第二组的20张目标刺激图片与20张混入刺激图片混杂在一起。目标刺激为五种形式的无意义图形,每种各4张,共20张。先给患者呈现第一组图片,每张图片呈现3秒钟,间隔3秒,要求患者记住这些目标刺激。而后呈现第二组图片,要求患者分辨出所呈现图片是否为看过的目标刺激,每张允许回忆时间为5秒。此项目计分方法为:再认分=(正确再认的目标刺激数-错认的混入刺激数)×2。

5)人像特点联系回忆:共有6张黑白勾画的人面像,随机排列,每张人像分别呈现9秒,间隔3秒,在呈现的同时,向患者口头介绍该人像的姓氏、职业和爱好,要求患者将每张人像和他的姓氏、职业、爱好特点联系起来。6张人像呈现完毕后,按另一随机序列分别呈现给患者,要求患者立即回答出该人像的姓氏、职业和爱好三个特点,不一定按介绍时的顺序。每张人像允许回忆时间为30秒。本项目分别记录正确回忆出的姓氏、职业和爱好的数目,每个姓氏记2分,职业和爱好各记1分,然后以三项总和记分。

结果分析:本量表根据记忆商评价患者的记忆水平,并按"有文化部分"和"无文化部分"制订了两组换算用表,同时,制订了年龄量表分,可作为评定患者的单项成绩之用。粗分查"等值量表分表"得出各分测验得量表分,再将5个分测验的量表分相加即为总量表分。根据年龄查"总量表分的等值记忆商(MQ)表"可得到患者的MQ。

MQ 分级标准与韦氏记忆量表的分级相同。

三、执行功能的评定

（一）基本概念

执行功能（executive function）是指人独立完成有目的、控制自我的行为所必需的一组技能，包括计划、判断、决策、不适当行为的抑制、有目的的行为的启动与控制、反应转移、动作行为的序列分析、问题解决等心智操作。

执行功能障碍　指脑损伤或脑功能退行性变后，运用知识达到某种目的的能力减退，对待事物的反应缺乏主动性，见于大脑额叶损伤的患者，常伴有注意及记忆功能障碍。

（二）执行功能障碍的临床表现

执行功能障碍在不同区域的脑损伤具有特征性的临床表现。眶额叶区损伤的患者表现为不能抑制不恰当的行为、情绪及人格障碍。背外侧额叶损伤的患者表现为计划、决策障碍，启动障碍，持续状态，注意、短时记忆障碍，抽象概念形成障碍以及问题解决能力障碍等一组执行功能障碍综合征。

1. 计划障碍　计划障碍患者常常会制订出不切实际的目标，低估完成任务所需的时间。

2. 决策障碍　决策障碍者不考虑后果而作出错误的决策。

3. 启动障碍　有启动障碍的患者，不能在需要时开始动作，表现为行为被动、丧失主动精神或主观努力，表情淡漠、对周围事物漠不关心并毫无兴趣，反应迟钝。

4. 持续状态　在进行功能性活动时，不断地重复同一种动作或运动，例如洗脸时反复洗一个部位。当前额叶损伤时，患者由于反应抑制和反应转移，或变换障碍，而不能根据刺激变化而改换反应，表现出持续状态。

5. 问题解决能力的障碍　问题解决能力的丧失或下降是执行功能障碍的重要特征。表现在以下几个方面：

（1）不能认识存在的问题：在进行一项活动中，患者未意识到有任何差错。在分析问题时不能区别解决问题的关键要素，理解问题片面、具体，不能形成抽象概念；过分重视某一个特征而忽略其他关键性的特征；或在进行一项活动时，强调许多无关的因素或特点，因而无法选择关键性的特征。

（2）不能计划和实施所选择的解决方法。患者不能制订切合实际的计划；选择无效方案或策略导致花费过多的精力与时间。

（3）不能检验解决问题的办法是否令人满意：不能结合以往的经验发现和纠正错误；不能利用反馈来检验问题是否得到满意的解决；也不能通过结果来判断问题是否得到满意的解决。

问题解决能力障碍影响患者日常生活的各个方面。例如：去到朋友家聚会需要乘坐公共汽车，患者却搞不清楚应该乘坐哪路汽车；不明白该如何安排一顿饭；在一定的社会环境或处境中，不知道应该如何做或表现为不恰当的反应。不能计划、组织和实施复杂的作业或工作。思维片面具体，不能够举一反三。

（三）执行功能障碍的评定

1. 启动能力的评定　要求被检查者在一分钟之内说出以"老"为开头的词或短

语,正常人一分钟之内可以说出 8~9 个(单词或短语)。如老家、老人、老态龙钟、老大(老大不小)、老友、老虎、老鼠、老牛、老总、老爷、老年、老伴等。若为失语症患者,可提供设计好的图片让其挑选。

2. 变换能力的评定

(1)视觉变换:检查者出示 1 个手指时,被检查者出示 2 个手指,检查者出示 2 个手指时,被检查者出示 1 个手指,共完成 10 遍。

(2)听觉变换:检查者敲击桌子底面 1 下(避免视觉提示),被检查者出示 1 个手指,检查者敲击 2 下,被检查者不动,共完成 10 遍。

上述两种检查如患者只是模仿检查者的动作,或反复重复某一个动作均为异常。

(3)交替变化检查:检查者出示一个由方波和三角波交替并连续组成的图形,被检查者照图画出图形。表现一直重复一个图形而不是交替变化(也称持续状态)者为异常(图 16-3)。

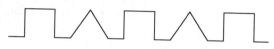

图 16-3 交替变换测验

(4)交替运动检查:检查者示范动作要求,即一手握拳,另一手同时五指伸开,然后左右手动作颠倒过来,要求被检查者按要求完成。

(5)动作连续性检查:Luria 三步连续动作检查,要求被检查者连续做三个不同的动作,如握拳,将手的尺侧缘放在桌子上,手掌朝下平放在桌子上(握拳-切-拍)。

3. 解决问题能力的评定 主要针对抽象思维概括能力的检查。

(1)成语及谚语的解释:选择与被检查者受教育水平和背景相应的成语或谚语,解释其引申含义。如"滴水之恩,当涌泉相报","条条大路通罗马","近朱者赤,近墨者黑","过河拆桥"等。如只是做字面解释为 0 分;能用通俗的话反映较为深刻道理的为 1 分;能正确解释其寓意为 2 分,0 分说明被检查者的抽象概括能力存在障碍。

(2)类比测验:分相似性测验和差异性测验两种,前者是要求被检者说出一对事物或物品的相同之处,后者是指出不同之处

4. 推理测验 通过推理寻找规律,并加以验证。

(1)言语推理:请问下面哪项回答是正确的?

中国的沙漠为科学家提供了与火星环境最为相似的实验室。科学家们已经去过地球上最为寒冷的南极洲,也去过地球上最为干燥的智利阿塔卡马沙漠,但他们真正需要的是将这两者结合起来的极端环境。科学家们相信,假如生命能够在地球上这些最极端的环境中生存,那么人们也有理由期待在外星球上发现生物。这段文字意在说明:

A. 中国沙漠为外星研究提供了理想的场所

B. 中国沙漠比南极洲更适合进行生物研究

C. 科学家为何选择中国沙漠作为研究对象

D. 具有最极端的环境是中国沙漠的主要特点

(2)非言语推理:可以用数字推理、字母推理和图形推理。

例 1. 数字推理:在横线上填上正确的数字 1,5,10,16, ？ 。

例 2. 图形推理:威斯康星卡片分类测验(Wisconsin card sort test,WCST)或 Raven 推理测验。WCST 是一种较为常用的客观的神经心理学检测,广泛应用于检测大脑的

执行功能,主要评定受试者的抽象概括、工作记忆、认知转移等方面的能力,适用于各种职业、文化阶层及年龄段的正常或各种身心疾病者。

5. ADL 检查法 要求被检者演示一些日常生活活动动作,如喝水、写字、穿衣等,观察受试者是否存在反复进行片段动作的情况,处于持续状态和不能完成序列动作均为异常反应。

6. 成套智力评定方法 成套智力评定通常采用修订韦氏成人智力量表(WAIS-RC),适用于 16 岁以上成人,测试内容包括语言量表和操作量表两部分,共有 11 个分测验。

第四节 知觉功能障碍的评定

一、躯体构图障碍的评定

(一)基本概念

躯体构图(body scheme)指本体感觉、触觉、视觉、肌肉运动知觉以及前庭觉传入信息整合后形成的神经性姿势模型,其中包含了对身体各部分及其相互间关系以及人体与环境关系的认识(即自身在空间中的定位特征)。对身体各部分及其相互间关系的认识是一切运动的基础,身体的哪一部分移动、向哪里移动以及如何移动均有赖于对身体各部分及其关系的正确认识;认识身体及其各部分之间的关系也是理解人与物之间的空间关系的前提。

认识自己身体和他人身体的能力是人类认知的重要方面。一个人失明后可以仍然能够完成各种工作;而一个人一旦丧失身体的知觉则不认识自己的身体,不能组织和协调身体的运动,并可能由此而导致彻底的卧床不起。因此,正常的躯体知觉是保证任何情况下无意识地自由移动的必要条件。

(二)躯体构图障碍及其分类

躯体构图障碍是指缺乏对自身的视觉和心理印象,包括对自身的感觉,特别是与疾病有关的感觉,不能辨别躯体结构和躯体各部位的关系,是与人体知觉有关的障碍。躯体构图障碍包括单侧忽略、疾病失认、手指失认、躯体失认以及左右分辨困难。常见于脑血管病、脑外伤和截肢后幻肢现象。

(三)单侧忽略

1. 定义 单侧忽略(unilateral neglect)又称单侧不注意、单侧空间忽略、单侧空间失认,患者的各种初级感觉完好无损,却不能对大脑损伤灶对侧身体或空间呈现的刺激(视觉、躯体感觉、听觉以及运动觉刺激)作出反应。表现为以体轴为中心,离体轴越远越容易忽略。

2. 病因及损伤定位 脑血管病是单侧忽略的常见病因,脑肿瘤等其他疾患也可以引起单侧忽略。大多数单侧忽略由右侧半球损伤引起。损伤部位涉及皮质和皮质下结构。大多数研究普遍认为,大脑右半球顶下小叶和颞叶上部是引起左侧忽略的重要损伤部位:额叶、丘脑、基底节病变也可引起左侧忽略。

3. 临床表现 单侧忽略的症状表现轻重不一。症状轻者可以不影响功能活动,仅在检查中被发现。检查时患者可以表现为对刺激无反应或反应缓慢。患者可以单独对来自对侧的刺激产生反应,但在接受同时来自双侧的刺激时就会出现问题。右侧半球损伤引起的单侧忽略常常比左半球损伤引起的症状重。症状严重者不仅检查明显可见,日常生活和学习活动如吃饭、穿衣、梳洗、走路、阅读等也受到显著影响。患者可表现为单侧空间忽略或单侧身体忽略。下以左侧忽略为例介绍临床表现。

（1）单侧空间忽略:单侧空间忽略有知觉性忽略和再现性忽略两种表现形式,前者指不能看到脑损伤对侧的实际空间环境,后者则是指不能在脑海中重现脑损伤对侧的空间环境。单纯再现性忽略很少见。

1）知觉性单侧忽略的典型表现:①进餐时,患者吃完盘中右半边的饭菜,剩下盘中左半边的饭菜,此时患者并未吃饱。症状严重者,吃饭时将整个身体远离患侧向右倾斜并逐渐将盘子推向右边。②无论穿衣还是梳洗时,不注意或不使用放在左侧视野内的用品。③无论患者驱动轮椅还是行走,都可能会撞到位于左边视野的门框或家具。④在与他人交流中,尽管可以听见和听懂谈话,但并不注视坐在左边与其谈话的人。⑤阅读时,常常从页面的中线开始阅读而不是从左边开始,因此患者不能理解所读文章。写字时,从纸的中线或偏右侧开始向右写下去。

2）再现性单侧忽略的典型表现:左侧再现性单侧忽略表现为当患者想象自己在一个以往熟悉的特定环境中,如走在一条熟悉的街道上时,能够准确地描述位于右边的建筑物,却不能想起位于左边的建筑物。反其道而行之时,位于左边的建筑物正是先前位于右边的建筑物,而先前位于左边的建筑物此时变为右边的建筑物。十分有趣的现象是,患者仍然只能描述目前位于右边的建筑物。

（2）左侧身体忽略:①坐位时,头、眼和躯干明显向健侧倾斜;②进餐时,忽略不用患侧上肢,患者的手可能会在不注意的情况下放到左边的汤碗或菜碗;③穿上衣时,只穿健侧的袖子,不穿患侧袖子便接着去做其他事,这是穿衣失用的一种表现形式。单侧忽略是穿衣失用的原因之一;④梳洗时,仅梳右半边的头发;刮胡子仅刮右半边;⑤从床边转移到椅上时,由于患者只顾及健侧而使椅子的右半边空着,左半边身体悬空于椅外;⑥严重时合并疾病失认。

4. 评定方法

（1）二等分线段测验:由 Schenkenberg 等人设计。在一张白纸上,平行排列三组平线段,每组含 6 条线段,长度分别为 10cm、12cm、14cm、16cm、18cm、20cm。最上端及最下端各有 1 条 15cm 的线段作为示范之用,不作为结果统计(图 16-4)。患者挺胸坐立,嘱其用笔将每条其中点处做一标记,等分为二。要求患者注意每一条线段,尽量不要遗漏。每条线上只能画一个标记。最后计算出每一个患者的平均偏离百分数。切分点偏移距离超出全长10%;或与正常组对照,偏离大于 3 个标准差者为异常。左侧忽略患者,切分点常向右偏移。临床观察病例显示,切分点偏离与线段的长度有关,线段愈长,左侧单侧忽略症状患者所做的切分点愈偏向右(图 16-4)。

图 16-4　二等分线段测验

笔记

（2）划销测验：在一张 26cm×20cm 的白纸上，有 40 条线段，每条长 2.5cm，线条排列貌似随机，实质则分为 7 纵行，中间一纵行有 4 条，其余每行有 6 条线段，分别分布在中间行的两侧（图 16-5）。要求患者划销所看到的线段，最后分析未被划销的线条数目及偏向。正常者可划销所有线段。有左侧忽略者，左侧线段划销少，甚至不划。也可以划销字母、数字、符号，或将一段文章中的某个同样的字用红笔圈起来，如所有的"是"。

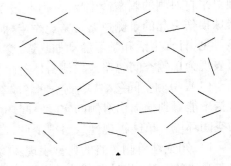

图 16-5　Albert 线段划销测验

（3）临摹测验：检查者将画好的房子出示给患者，要求患者按照样本临摹。只画出图形的一半，一侧缺失（左侧），或临摹的图画显著偏置在纸的右侧，均提示存在单侧忽略（图 16-6）。

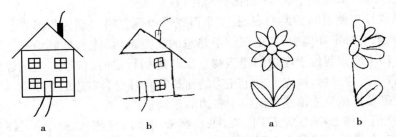

图 16-6　临摹测验参考图形及患者临摹图案

（4）自由画检查：患者在默画一个人的时候，表现为左侧部分缺失、左半侧身体较瘦，或身体的某些部分歪斜向右侧。患者画花时，左侧的花瓣和叶子缺失（图 16-7）。

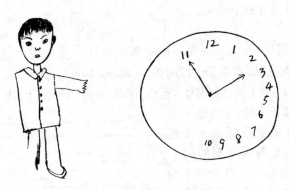

图 16-7　单侧忽略患者的自由画

也可要求患者在已画好的表盘里填写代表时间的的数字，并将指针指向"10：15"。单侧忽略的患者，或者将所有数字挤在一边（右半边），或者表盘内左半边的时间数字不写。

（5）双侧同时刺激检查：首先进行单侧感觉（视觉、听觉、触觉）刺激反应检查，然后双侧同时给予刺激，观察患者的反应。单侧忽略症状较轻或处于恢复阶段时，仅给损伤性病灶对侧以感觉刺激(如耳边铃声)时可以出现反应,但双侧同时给予刺激则表现刺激损伤灶同侧有反应但患侧不能反应或不能快速反应。

(6) 功能检查:功能检查包括阅读、写字、命名放在患者视野中线上的物品等。检查一侧肢体忽略时,可要求患者根据指令指出或移动指定肢体部位。

(四) 左右分辨障碍

1. 定义　左右分辨是指理解、区别和利用左右概念的能力,包括理解自身的左与右或对面检查者的左与右。左右分辨障碍是指不能理解和应用左右的概念,不能命名或指出自身、他人及环境的左右侧。

2. 损伤定位　左右分辨障碍可见于大脑顶叶的损伤。

3. 临床表现　患者由于左右不分可影响其日常生活活动。右脑损伤表现为不能分辨物体或空间的左右,如认路、穿衣时左右不分;不能分辨对面检查者的左右,不能准确模仿他人动作;左脑损伤表现为不能执行"左-右"口令。

4. 评定方法

(1) 按指令完成动作检查:检查者发出指令,被检查者完成。如"伸出你的右手,去摸你的左眼"。Benton 于 1983 年发表了标准化检查方法,满分 20 分,<17 分提示存在左右分辨障碍(表 16-9)。

表 16-9　Benton 左右定向检查表

序号	检查项目	评分	
1	伸出你的左手	1	0
2	指你的右眼	1	0
3	触摸你的左耳	1	0
4	伸出你的右手	1	0
5	用你的左手触摸你的左耳	1	0
6	用你的左手触摸你的右眼	1	0
7	用你的右手触摸你的右膝	1	0
8	用你的左手触摸你的左眼	1	0
9	用你的左手触摸你的右耳	1	0
10	用你的右手触摸你的左膝	1	0
11	用你的右手触摸你的右耳	1	0
12	用你的右手触摸你的左眼	1	0
13	指我的左眼	1	0
14	指我的左腿	1	0
15	指我的左耳	1	0
16	指我的右手	1	0
17	用你的右手摸我的左耳	1	0
18	用你的左手摸我的左眼	1	0
19	把你的左手放在我的右肩上	1	0
20	用你的右手摸我的右眼	1	0
总分			

笔记

（2）动作模仿检查：检查者做一个动作，要求患者模仿。如检查者将左手放在右侧脸颊，观察患者是否存在镜像模仿。

（五）躯体失认

1. 定义　身体部位识别是指识别自己和他人身体各部位的能力。缺乏这种能力称为躯体失认。

2. 损伤　损伤部位一般在左脑顶叶或颞叶后部。

3. 临床表现　见于脑卒中后偏瘫患者。多在急性损伤后立即出现，持续若干天后症状减轻。最初可表现为否认偏瘫肢体是自己的，认为自己的肢体不存在任何问题，随后可能承认偏瘫的肢体，但仍坚持是长在别人身上；患者有时会表示肢体不在自己身上，可能在其他某个地方。

患者缺乏人体结构的概念。不能区别自己和检查者身体各部位及各部位间关系；不能执行需要区别身体部位的指令；在进行转移动作训练时不能执行动作口令，如"以右脚为轴心转动你的身体"或"将手放在轮椅的扶手上"；不能模仿他人的动作。有的患者也可以出现穿衣障碍。

4. 评定方法

（1）观察：观察患者如何摆放偏瘫的肢体，如何看到自己的偏瘫肢体，如：是否表示自己的肢体是属于其他人的，是否认识到自己偏瘫肢体的功能丧失。

（2）按指令指出身体部位的检查：要求在合理的时间内准确说出身体部位的名称，如"指出你的嘴巴（下颌、鼻子、头发、肘、肩、膝、脚、后背等）"，不要用"左"或"右"这样的字词。需要指出的是躯体失认的患者可以表现为左右分辨障碍，而左右分辨障碍的患者可以辨别身体部位。

（3）模仿动作检查：能够模仿他人的动作，如果为镜像动作，也属于正常。

（4）回答问题：在合理的时间内能够回答与身体部位有关的问题（表16-10）。

表16-10　回答与身体部位有关问题的检查

序号	检查项目
1	一般来说，一个人的牙齿是在嘴的里面还是外面？
2	你的腿是在胃的下面吗？
3	你的脚和胃，哪一个离鼻子远？
4	你的嘴是在眼睛的上方吗？
5	你的脖子和肩膀，哪一个离嘴近？
6	你的手指是在肘和手之间吗？
7	你的手指是在胳膊肘和手之间吗？
8	你的脚后跟和胳膊肘，哪一个离脚尖远？
9	你的胳膊和腿，哪一个离头近？
10	在你的头顶上有头发还是眼睛？
11	你的背是在身体的前面还是后面？
12	你的胃是在身体的前面还是后面？
13	你的胳膊肘在肩的上方还是下方？
14	你的鼻子在脖子的上方还是下方？

（5）画人体部位图:准备好纸和笔,让患者画一张人体结构图,包括 10 个部位,头、躯干、双臂、双手、双腿和双脚,每个部位 1 分,共 10 分。10 分为正常,6~9 分为轻度障碍,不足 5 分为重度障碍。

（六）疾病失认

1. 定义 疾病失认或疾病感缺失是一种严重的躯体构图障碍,患者否认、忽视或不知道瘫痪侧肢体的存在及其程度,表现为对瘫痪侧肢体漠不关心或完全否认。

2. 损伤定位 损伤部位在非优势半球顶叶缘上回。

3. 临床表现 严重者常伴有偏身感觉缺失、左侧空间忽略以及智力和记忆的损害。由于这些障碍和损害都会影响患者的理解力和治疗效果,因而无心学习康复代偿方法。当疾病开始恢复时,否认会逐渐消失。

4. 评定方法

（1）躯体感觉检查:系统的躯体感觉检查有助于诊断。

（2）行为观察:观察患者是否意识到瘫痪的存在;对于瘫痪的主观感觉(是否漠不关心);如何解释胳膊为什么不能动。如果患者否认肢体瘫痪的存在或者编造各种理由来解释肢体为何不能正常活动时,均提示存在疾病失认。

（七）手指失认

1. 定义 手指失认是指在感觉存在的情况下不能按照指令识别自己和他人的手指,包括不能命名或指出被触及的手指。

2. 损伤定位 损伤部位位于左侧顶叶角回或缘上回。

3. 临床表现 手指失认常表现为双侧性且多见于中间三个手指的命名或指认错误,一般不影响手的实用性,但严重时则影响手指的灵活性。手指失认最常见于脑卒中患者,很少单独出现,多与失语症或其他认知障碍合并存在。

4. 评定方法

（1）手指图辨认检查:向被检查者出示一张手指图,嘱其手掌向下放在桌子上,检查者触及其某一手指,让其在图中指出被触及的手指,睁眼和闭眼情况下分别指 5 次,然后进行比较。

（2）命名手指:检查者说出手指的名称,要求被检查者从自己、检查者及手指图上分别指认,共 10 次。

（3）动作模仿:检查者做指关节弯曲和对指动作,要求被检查者模仿。

（4）绘图:嘱被检查者描绘一张手指图,观察各手指排列及分布。

附 : 格斯特曼（Gerstmann）综合征

1. 定义 格斯特曼综合征是指优势半球角回损伤所致的手指认识不能、左右定向力障碍、书写不能、计算不能四种症状,分别被称为手指失认、双侧空间失认、失写和失算,又称角回综合征。

2. 评定方法

（1）双侧空间失认:检查者说出肢体的名称,患者举起相应的部分,不正确为阳性。

（2）手指失认:检查者说出不同手指名称,患者伸出相应的手指。不正确为阳性。

（3）失写:检查者口述,患者不能正确写出,为阳性。

笔记

（4）失算：心算从 65 开始，每次加 7，直到 100 为止，不能算者为阳性。笔算完成比心算更困难。

二、视空间关系障碍的评定

（一）基本概念

空间知觉是物体的空间特性如形状、大小、远近、方位在人脑中的反映。主要包括形状知觉、大小知觉、深度知觉、方位知觉。其中深度知觉又包括绝对距离知觉（距离知觉）和相对距离知觉（立体知觉）。空间知觉后天习得，它是由视觉、触觉、动觉等多种感觉系统协同活动的结果，其中视觉起重要作用。

组织并解释所看到的信息并赋予其一定意义的信息加工能力称为视知觉技能。视空间分析技能包括图形背景分辨、形状恒常性、空间关系、空间定位、视觉性闭合、视觉记忆、视觉形象化等。当这些技能因脑损伤而受到损害时，会产生视空间关系障碍。

（二）视空间关系障碍及其分类

视空间关系障碍（spatial relations deficits）包含多种症状，其共同之处在于观察两者之间或自己与两个或两个以上物体之间的空间位置关系上表现出障碍。视空间损害患者不能或难于确定处在二维和三维空间的物品定位，即便用手接触和用眼睛看能够了解物品本身的信息，但仍有判断方向、角度和距离等方面的困难。最常见于大脑右半球后部损伤，以顶叶损伤为主。

根据视知觉技能的损害特征以及与日常生活能力的密切关系，将视空间关系障碍分为图形背景分辨困难、空间定位和空间关系障碍、地形定向障碍、物体恒常性识别障碍以及深度与距离判断障碍等。

（三）图形背景分辨障碍

1. 定义　图形背景知觉是指从背景中区别前景或不同形状的能力。图形背景分辨障碍是指不能忽略无关的视觉刺激和选择必要的对象，故不能从背景中区分出不同的形状，不能从视觉上将图形与背景分开。

2. 损伤定位　损伤部位主要在非优势半球顶叶。

3. 临床表现　图形背景分辨困难的患者不能从视野范围内不显眼处发现重要或所需的物品，如不能从笔记本中或抽屉里找到所要的东西，不能从衣服上找到扣子，不能从单一颜色的衣服上找到袖口；在下楼梯时，不能告知本层楼梯的结束和下一层楼梯的开始。不能在白床单上找到白衬衫，不能在轮椅上找到手闸，不能在杂乱的抽屉里找到眼镜等。

4. 评定方法

（1）Ayres 图形-背景测试：给患者出示一张将三种物品重叠在一起的图片，然后要求患者用手指点或者说出所见物品的名称，限 1 分钟完成辨认（图 16-8）。

（2）功能检测法：可选择在卧室里，从白床单上拿起白色的浴巾或洗脸毛巾；穿衣时，找袖子、扣子、扣眼儿以及衬衫的下部；在厨房里，从橱柜里找出一件用具或从未按分类摆放的中找出勺子，或将衬衣按袖子的长短分开摆放。

（四）空间定位障碍

1. 定义　空间定位知觉即方位知觉，指对物体的方位概念如上、下、前、后、左、右、内、外、东、南、西、北等的认识。空间定位障碍者不能理解和判断物体与物体之间

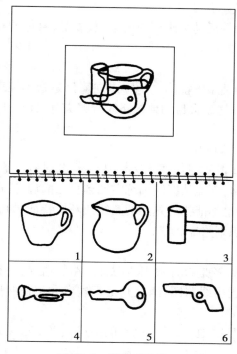

图16-8　辨认重叠图形

的方位关系。

2. 损伤定位　损伤部位主要在非优势半球顶叶。

3. 临床表现　方位概念丧失时将使患者的功能活动受到影响,主要体现在当口头指令中包含有方位词语时。如让患者将上肢举到头的"上"方、把脚放在轮椅的脚踏板"上",由于缺乏方位概念,患者表现为不知道该怎样去完成所要求的动作。

4. 评定方法

（1）绘图:将一张画有一只盒子的纸放在患者面前,令患者在盒子的下方或上方画一圈。

（2）图片测试法:将几张印制有同样物体但摆放位置不同的图片放在被检查者面前,要求其描述图片中物体的位置。

（3）功能检测法:将生活中常用的物品摆放在被检查者面前,要求被检查者按照指令完成相应的动作,如"将牙刷放在口杯中","将筷子放在碟子上"等。

（五）空间关系障碍

1. 定义　空间关系知觉指对两个或两个以上的物体之间,以及对物体之间的相互位置关系的认识。不能判断两物体间的空间位置关系以及物体与自身之间的位置关系时称为空间关系功能障碍。

2. 损伤定位　损伤部位主要在非优势半球顶叶。

3. 临床表现　视空间关系障碍可以影响患者的日常生活活动能力。如穿衣时,出现前后里外反穿,错将领口当袖口,两条腿同时穿进一条裤腿,错位系扣等;梳妆时,患者戴眼镜时上下颠倒,假牙安装错误,重症空间关系障碍患者以给镜子里的人刷牙或洗脸;转移时,从床边站起时,患者的躯干可能向后倾斜;驱动轮椅时,将健手错误地放在轮椅的扶手上并向前下方和推,仿佛在驱动轮椅的轮子;饭前在餐桌上摆放餐具时,不能将盘子、碗、筷子等餐具放在合适的位置;看钟表时,不能判断挂钟的时针与分针的相对位置关系,因此不能说出正确的时间;不能列竖式进行算术运算。

4. 评定方法

（1）点式图连接测试:将一张画有左右相同的点式图纸出示给被检查者,左边通过各点的连接形成一个图案,要求被检查者按照左侧图的形状,将右侧的点连接成与左侧一样的图案。

（2）十字标测试:在示范卡片的不同位置画上十字标,要求被检查者按照示范卡的样子,将十字标准确无误地画在另一个卡片上,如果被检查者不理解指令,检查者给予示范。

（3）结构性运用测试:准备好碗碟、筷子、汤勺、杯具等餐具,令被检查者摆放在餐桌的合适位置上,观察其是否能够合理摆放。

（4）ADL检查:在穿衣、梳洗、转移、进食等活动中观察患者取、放物品,身体的相应位置的变化等。

（六）地形定向障碍

1. 定义　定性定向是指判断两地之间的关系的能力。地形定向障碍是指不能理解和记住两地之间的关系,在形成空间地图并规划去目的地的路线或解决有关地形问题上出现障碍。

2. 损伤定位　损伤部位主要在非优势半球顶叶。

3. 临床表现　地形定向障碍患者无论是否使用地图均无法从一地走到另一地。患者常在熟悉的环境中迷路,找不到回家的路,不能从医院训练室回到自己的病房,严重时即使在家里也找不到自己的房间。患者也不能描述熟悉的路线或环境特征,如卧室布局。不能学习新的路线;部分患者不能识别路标。

4. 评定方法

（1）了解日常情况:询问被检查者家属患者是否日常生活中有迷路的情况,并让被检查者描述其非常熟悉的环境的特征,或画出线路图,测试其是否理解和记住两地之间的关系。

（2）地图理解测试:不能根据地图确定目的地的线路,也不能描述或画出过去熟悉环境的线路图,为存在地形定向障碍。

（七）物体形态恒常性识别障碍

1. 定义　物体形态恒常性识别是指识别两个具有相似形状但大小和位置不同的物体的能力。物体形态恒常性识别障碍是指不能观察或注意到物品形状上的细微变异,不能鉴别形状相似的物体,或者不能识别放置于非常规角度的物品。

2. 损伤定位　多见于右侧颞-顶-枕联合区的损伤。

3. 临床表现　患者常混淆形状相似的物品,如笔与牙刷、大水罐和尿盆、手杖和拐杖等;不能区别"b"与"p"、"p"与"q"、"W"与"M"等英文字母。

4. 评定方法

（1）形状板测验:不同形状的木板,让患者识别并辨认（图16-9）。

（2）功能评测:将物品非常规摆放,如反放手表;或将形状相似、大小不同的几种物品混放在一起,要求患者一一辨认。如一组物品为铅笔、钢笔、吸管、牙刷、手表,另一组物品为钥匙、曲别针、硬币、戒指,每组物品毫无规律地混放在一起,每一个物品从不同的角度呈现给被检查者（上下、正反颠倒）,让其辨认。

（八）距离与深度知觉障碍

1. 定义　距离与深度知觉障碍是指对物体的距离及深度的判断出现错误。

2. 损伤定位　病灶位于非优势半球枕叶。

3. 临床表现　有距离与深度知觉障碍者,在拿起摆放在桌子上

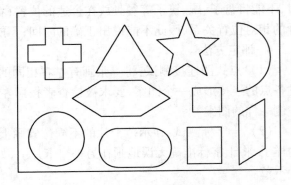

图16-9　形状板测验

的物品或抓取悬吊在前面的物品时表现为伸手过近或过远或迟疑，倒水时把水倒在杯外或水溢出仍然继续倒，撞到不该撞到的地方，不能准确地坐到椅子上，不能把物品放置在正确的位置等，上下楼梯时因距离和深度判断不清而缺乏安全感。

4. 评定方法

（1）距离知觉的检查：将物品摆放在桌子上，让患者伸手抓取，正常时可以准确抓取到。将一物体悬吊在患者前面，让患者抓取，正常时可以抓到。

（2）深度知觉的检查：让患者上下阶梯，正常时无不安全感。让患者倒一杯水，观察水是否从杯中溢出。

三、失认症的评定

（一）基本概念

失认症是指在特定感觉正常的情况下，由于大脑损伤，患者不能通过相应的感官感受和认识以往熟悉的事物，但仍可以利用其他感觉途径对其识别的一类症状。也就是说，失认症并非由于感觉障碍、智力衰退、意识模糊、注意力不集中等情况所致，而是由于大脑皮质特定区域的损伤，导致了感觉信息向概念化水平的传输和整合过程受到破坏的结果。

失认症见于脑外伤、脑卒中、痴呆以及其他神经疾患的患者，多由于枕叶或顶叶特定区域损伤而致，对患者的日常生活能力和生活质量有严重的影响。

（二）失认症分类

根据感觉方式的不同，与视、听、触觉有关的不同大脑皮质区域受损将导致不同类型的失认症，如视觉失认、触觉失认、听觉失认等。

（三）视觉失认

1. 定义 视觉失认是指在没有语言障碍、智力障碍、视觉障碍等情况下，却不能通过视觉认识原来熟悉物品的质、形和名称。即在"能看见"的情况下，患者对所见的颜色、物体、图形等不能分辨其名称和作用。视觉失认与大脑左右半球颞-顶-枕叶联合区损伤有关，该区负责整合与记忆有关的视觉刺激。表现为物体失认、面容失认、同时失认及颜色失认。

2. 物体失认 指在视力和视野正常的情况下，不能通过视觉识别常用物品，但可通过其他感觉如触、听觉来识别，是失认症中最常见的症状。

（1）临床表现：患者的视力和视神经功能正常，视觉刺激虽然能够正常通过眼睛和视束，但在枕叶皮质不能得到正确的解译。患者虽然能看见呈现在面前的物品，却不认识它是什么，即不能通过"看"来识别。然而利用触觉、听觉等可以认出该物。如拿一个杯子问患者"这是什么？"，患者不认识，但用手触摸后知道是杯子。

（2）损伤定位：物体失认与双侧枕叶或颞叶皮质下部损伤密切相关，亦有仅为左半球损伤颞-顶叶后部引起。

（3）评定方法

1）物品命名或辨认：对日常用品的实物或照片命名，对物品的特征用途进行描述。检查者说出名称，由患者在实物或照片中指出，如果看后不能说，但触摸后可正确回答，提示视物体失认。

2）提示性视觉分辨：将一些常用的东西，如梳子、眼镜、钥匙、铅笔、硬币、牙刷等物品摆放在被检查者面前,根据检查者的描述,由被检查者挑选出来,如:"用来打开锁子的东西","用来写字的东西"等。

3)复制图形并命名:复制并命名常见物品的线条图形,物体失认患者表现为可以复制图形,但不能命名。

3. **面容失认**　指视力保留,能认识面孔,也能分辨不同的面部表情,但不能通过面容识别以往熟悉的人,却能通过声音、步态、服装或发型等识别。面容失认的本质是在同一种类中不能区别不同项目。

(1)临床表现:患者不能识别熟悉的面孔,如亲属朋友,甚至不能从镜子里认出自己。患者可以从说话的声音、步态、服装或发型认出对方是谁。除了区别人的面孔有困难外,在区别其他种类时也可以出现类似的情况,如识别不同动物或不同品牌的汽车。

(2)损伤定位:面容失认与双侧枕-颞叶损伤密切相关。

(3)评定方法

1)面部识别和命名:出示患者本人、亲人、朋友或著名人物的照片,或让患者照镜子,要求患者说出人物的名字和面部特征;将相同的照片混杂在诸多照片中,要求其挑选出相同的。以上情况不能完成者判定存在面容失认。

2)利用其他感觉特征识别:面容失认患者可以利用声音、步态、服装等进行识别。

4. **同时失认**　指不能一次感知一个以上的事物。虽然每一部分的视知觉都正常,却不能把握部分和部分之间的关系,因而不能了解物品的整体意义,是视觉信息的整合障碍。

(1)临床表现:不能同时完整地识别一个图像。患者在观看一幅动作或故事图画时可识别局部微小的细节,每一次只能理解或识别其中的一个方面或一部分,却不能获得整体感,因而不能指出该幅图画的主题。进行图片复制时,可将主要的具体细节分别记录下来,但不能将每一部分放在一起组成一幅完整的图画。

(2)损伤定位:同时失认病灶位于双侧顶-枕区。

(3)评定方法

1)数点测验:要求患者对一张整版印有印刷符号如小圆点的作业纸数点,如果仅注意版面的某一部分,应考虑存在同时失认。

2)描述或复制图画:要求患者描述或复制一幅通俗的情景画,如果仅描述情景画的具体细节而不能作整体描述者,应考虑存在同时失认。

5. **颜色失认**　指能通过视觉区别各种颜色的不同,但不能辨认颜色的种类。颜色失认是后天性皮质病变引起的色彩认知障碍,常与面容失认或其他视觉失认并存,通常为优势半球损伤的结果。左侧偏盲、失读症及颜色失认同时出现被称为枕叶综合征。

(1)临床表现:患者能感觉和区别两种不同的颜色,但不能根据要求命名或选择颜色,不能将颜色的名称与颜色进行匹配。患者在非视觉注视的情况下能描述物品的颜色,但不能对物品图案进行着色,如询问"树叶是什么颜色的",患者能够回答"绿色",但在对树叶图案进行着色时,不能涂上正确地颜色。

(2)损伤定位:常见于双侧枕叶或枕-颞区损伤

（3）评定方法

1）颜色命名与辨认：将不同颜色的物品或卡片放在患者面前，让患者说出物品或卡片的颜色，或检查者说出某种颜色，要求被检查者指出来。颜色失认患者均不能完成。

2）颜色辨别：将两种不同颜色的卡片放在一起，要求患者回答是否相同，颜色失认患者可以辨别不同颜色。

3）颜色分类匹配：检查者制订一种颜色，要求患者从色卡或物品中挑出制订颜色，或在许多色卡中匹配相同颜色。颜色失认患者不能按指令对颜色进行分类匹配，但可以对同种颜色进行配对。

4）颜色知识（非颜色视觉检查）及应用检查：向患者提问，如香蕉是什么颜色的？树叶是什么颜色，然后，给患者出示常见的水果或植物的无色图案，让患者用彩笔涂上相应的颜色，如西红柿、香蕉、苹果、橘子等。颜色失认患者能非视觉性回答物品颜色，但无法给轮廓图填充涂色。

（四）触觉失认

1. 定义　指触觉、温度觉、本体感觉以及注意力均正常，却不能通过触摸识别原已熟悉的物品，不能说出物品的名称，也不能说明和演示物品的功能、用途等。

2. 损伤定位　触觉失认常见于顶叶损伤。

3. 临床表现　不能通过触摸识别物品，闭目后不能凭触觉辨别物品的大小、形状、性质，从而对早已熟悉的物品的名称、功能及用途等不能确认。

4. 评定方法　确认患者不存在深、浅感觉、复合感觉功能障碍及命名性失语后进行评定。

（1）辨质觉辨认测验：闭眼，触摸粗砂纸、细砂纸、布料、绸缎等，然后进行辨认。

（2）形态觉辨认测验：闭眼，触摸一块塑料几何图形进行辨认；然后睁眼从中寻找出与刚才触摸的相同图形。

（3）实体觉辨认测验：在桌上放球、铅笔、硬币、曲别针、纽扣、积木、剪刀等，患者闭目，用手触摸其中一件，然后放回桌面，说出触摸物品的名称；让患者睁开眼睛，从中挑出刚才触摸过的物品。

（4）语义相关性检查：闭眼，用手触摸三种物品（如短小的铅笔、橡皮、牙签），从中选出两个语义相关的物品（铅笔和橡皮），左、右手分别测试。

（五）听觉失认

1. 定义　指没有听力下降或丧失，能判断声音的存在，但不能识别和肯定原本熟悉的声音的意义。

2. 损伤定位　听觉联合皮质受损将导致听觉失认。单纯非言语性声音失认患者的皮质损伤位于右侧颞叶。言语性和非言语性声音的识别障碍同时存在时，大多数为双侧颞叶损伤（多为大脑中动脉梗死）。

3. 临床表现　听觉失认常表现为非言语性声音失认和言语性声音失认。

（1）非言语性声音失认：非言语性声音失认是狭义的听觉失认。指患者不能将一种物体和它所发出的声音联系在一起，表现为不能分辨各种声音的性质，如患者无法分辨钟表声、门铃声、电话铃声、流水声、汽笛声。

（2）言语性声音失认：言语性声音失认又称为纯词聋，指仅仅不能识别言语声音的意义,而言语声音以外的所有的听觉认识包括非言语声音的理解都正常保留。患者仅听理解破坏,其他语言功能如阅读理解、书写和自发语均正常。由于言语声音的理解受到损害而使纯词聋患者不能复述和听写。

4. 评定方法　确认患者不存在听力障碍后进行评定。

(1) 非言语性听觉测试:检查者在被检查者背后发出不同声音,如关门、跺脚、鼓掌等,询问被检查者是什么声音。

(2) 言语性听觉测试:检查者朗读一段话,或播放提前准备好的录音,让被检查者复述或听写。

四、失用症的评定

（一）基本概念

失用症是指在无运动和感觉障碍的情况下,由于大脑皮质的损害,患者不能正确地运用后天习得的运动技能进行有目的的运动的运用障碍。也就是说,失用症并非由于肌力下降、肌张力异常、运动协调性障碍、感觉缺失、视空间障碍、语言理解障碍、注意力差或不合作等情况所致,而是一组反映运动系统在皮质功能水平上的障碍的综合征(躯体运动中枢除外),是大脑运动皮质联合区损伤,导致了动作意念的形成、运动程序的计划和编排、运动执行的调节和控制的障碍。

临床上失用症多见于脑卒中和痴呆患者,多由于前额叶皮质、运动前皮质、顶-枕叶皮质运动区损伤而致,对患者的日常生活能力和生活质量有严重的影响。

（二）失用症分类

根据症状表现和产生机制不同,失用症可分为运动性失用、意念运动性失用、意念性失用、结构性失用、穿衣失用、步行失用、发音失用、口颜面失用等。

运动记忆的丧失可导致运动性失用;储存视运动记忆的顶叶与额叶运动区联系中断,使计划和编排运动出现障碍时则出现意念运动性失用。动作意念和概念的形成过程出现障碍可导致意念性失用。结构性失用、穿衣失用均为顶后叶或顶-枕叶病变引起涉及视空间功能的运用技巧障碍。此类障碍也可以归属于视空间功能障碍。

（三）运动性失用

1. 定义　运动性失用是对运动记忆的丧失,是指在无麻痹、共济失调、感觉障碍、异常反射等运动功能障碍的情况下,不能按要求进行有目的的运动。

2. 损伤定位　损害部位常见于缘上回右部、或运动皮质和运动前皮质联合区、或胼胝体前部。

3. 临床表现　常见于颜面部、上肢、下肢及躯干等部位,以一侧上肢和舌多见。动作困难与动作的简单或复杂程度无关;有时并非完全不能,而是动作笨拙、缓慢、低下等。在进行精细动作时更容易出现。有时也表现为对检查者提出的动作口令要求,作出毫无意义的若干运动,如由卧位坐起时,将两下肢举起而无躯干参与。

4. 评定方法　采用精细运动进行测试。患者在没有运动功能障碍的条件下,对其上肢精细运动功能进行测试,如表现动作笨拙、缓慢等为存在肢体运动性失用。

(1) 手指或足尖敲击试验:令患者用一只手的手指快速连续敲击桌面,或用一只脚的脚尖快速连续敲击地面。

(2) 手指模仿试验:检查者用手演示日常生活常用的动作,如拧瓶盖、洗手等,要求患者模仿。

（3）手指轮替试验：患者快速地进行前臂的旋前旋后动作。

（4）手指屈曲试验：患者快速进行示指屈曲动作。

（5）集团屈伸速度测试：患者快速进行手指的屈曲和伸展抓握运动。

（四）意念性失用

1. 定义　意念性失用是动作意念或概念的形成障碍。动作意念或概念的形成包含了对物品功能的理解、对动作的理解和对动作顺序的理解。因此，意念性失用是动作的构思过程受到破坏，复杂动作的概念性组织出现困难，导致运动程序概念的形成发生异常，基本动作的逻辑顺序出现紊乱的一种动作运用障碍。

2. 损伤定位　损害部位多见于左侧顶叶后部、缘上回及胼胝体。

3. 临床表现　对复杂动作失去正确的动作意念，患者能正确进行简单动作，但在做复杂动作时，时间、次序及动作的组合发生错误，致使动作次序颠倒紊乱。表现为可以正确地完成复杂动作中的每一个分解动作，但不能将各分解动作按照一定的逻辑顺序排列成为一套连贯、协调的功能活动，也不能描述一项复杂活动的实施步骤。部分患者还可以表现为工作的选择和使用障碍，患者在不使用工作的情况下可以模仿动作，但是当实物放在面前时则出现选择和使用错误。例如，给患者香烟和火柴，令其点燃香烟，再把香烟放在嘴上，患者可能用烟去擦火柴盒，或将火柴当作香烟放到嘴里，或用未点燃的火柴去"点燃"香烟。

4. 评定方法

（1）系列动作测试：让患者进行沏茶、刷牙、寄信、点燃蜡烛等系列动作。有意念性失用者动作顺序错乱，只能完成系列活动中简单、孤立某些部分。

（2）工具使用测试：在餐桌上摆放筷子、铅笔、牙刷，让患者进餐，观察是否选择和使用正确的工具。有意念性失用者会出现选择和使用工具错误，表现为会选择铅笔或牙刷吃饭。

（五）意念运动性失用

1. 定义　意念运动性失用是动作概念与行动之间中断，是储存运动记忆的左半球顶下小叶与负责制订运动计划的运动前皮质之间联系中断导致动作的计划、编排和输出障碍。患者可以理解指令，却不能把指令传达到动作执行器官，即不能按指令完成动作。但由于保留了肌肉等运动记忆，患者仍能在适当的时间与地点下意识地完成那些从前熟练的技能动作。

2. 损伤定位　损害部位为顶下小叶与运动前区联合皮质的联系纤维。

3. 临床表现　患者不能按口头指令执行运动，不能模仿他人动作。在适当情景中，给予实物，在不给予指令的情况下，患者可下意识进行该动作，动作的准确性明显提高。当发出指令要求其完成某种动作时，表现出不能。如让患者模仿进食动作，患者不能，但递给患者筷子，患者会做出执筷进食动作。

4. 评定方法　采用Goodglass失用测验法进行检查，该法可同时评定和鉴别运动性失用、意念性失用、意念运动性失用三类失用症。

（1）Goodglass法评定流程：先让患者按指令完成动作；如不能完成，再模仿治疗师做动作；若仍不能完成，再提供实物。

1）执行动作口令测试：要求患者根据口令在无实物的情况下用手势模拟实物操

作动作,或根据口令演示使用工具的动作,如"做一个刷牙动作"。

2）动作模仿测试:采用视觉呈现的方式进行,检查者示范手的操作、身体运动或各种姿势,要求患者模仿。

3）实物操作测试:将实物交给患者,观察患者使用实物完成动作的情况。

（2）Goodglass法评定动作:评定动作包括颜面部动作、肢体动作和全身动作,不同部位的动作检查可以帮助判断失用症所累及的身体的部位。

1）颜面部动作:咳嗽、用鼻用力吸气或嗅、吹火柴、用吸管吸饮料、鼓腮。

2）肢体动作:刷牙、刮胡须、敬礼、手指放唇上作嘘声、"再见"、"过来"、"停止"、钉钉子、锯木板、用螺丝刀。

3）全身动作:拳击、打高尔夫球、正步走、铲雪动作、立正,向后转,再向后转,再坐下。

（3）结果分析:①运动性失用患者执行动作口令、动作模仿、实物操作均不能完成,表现为动作笨拙、缓慢、低下;②意念性失用患者执行动作口令时不能完成动作,实物操作可表现为动作顺序错乱或工具挑选和使用错误,但可以很好的模仿各种简单动作;③意念运动性失用患者执行动作口令、动作模仿不能完成,但在给予实物时,可下意识完成动作,动作的准确性明显提高。

（六）结构性失用

1. 定义 结构性失用是组合和构成活动障碍,指不能将各个不同的部件按正常空间关系组合成为一体化的结构,不能将物体各个部分连贯成一个整体,是以空间失认为基础的一种失用症。表现为对三维空间结构的感知觉和运动程序之间的障碍,虽然患者有形状知觉,也有辨别觉和定位觉,但患者不能模仿拼出立体结构,即患者的视觉和动觉过程之间发生分离。

2. 损伤定位 多见于左侧或右侧大脑半球的顶叶后部的损伤。

3. 临床表现 不能自发地根据指令用图画、积木或其他零件、物品制作或组装出二维和三维结构,虽然认识每一个部件,却不能将他们正确地组合在一起。在临摹、绘制和构造二维或三维的图形或模型有困难。

4. 评定方法

（1）复制几何图形:要求被检查者复制二维的平面几何图形,如相互交叉的五边形,或三维几何图形,如立方体等。

（2）复制图画:要求被检查者按照给出的图画进行模仿绘画,内容包括表盘、菊花、大象、空心十字、立方体和房子。

（3）复制模型:根据积木、火柴棒或木钉盘模型设计进行复制。

（4）拼图:出示拼图图案,要求被检查者拼图,图案不宜过于复杂。

（5）功能活动:要求被检查者进行实物组装及部分日常生活活动,如组装家具、穿衣、做饭等,观察其功能活动是否受到影响。

（七）穿衣失用

1. 定义 穿衣失用是指丧失了习惯而熟悉的穿衣操作能力,不能自己穿衣服。其原因不是由于肢体功能障碍引起,而是由视空间关系障碍引起。躯体构图障碍或单侧忽略也可以造成穿衣失用。由于原因不同,临床表现也不同。

2. 损伤定位 常见于非优势半球顶叶或枕叶的损伤。

3. 临床表现　穿衣失用可因损伤的原因不同而表现不同。视空间关系障碍患者由于区别一件衣服的前与后、里与外有困难出现不知从哪个部位开始穿，或前后、里外反穿，或找不到袖子、裤腿或扣眼，将领口当袖口，两条腿同时穿进一条裤腿中，错位扣纽扣等。躯体失认患者可以出现将上衣当裤子穿的情况。单侧忽略患者会忽略穿身体一侧的衣服。

4. 评定方法　采用功能评定的方法，让患者给自己或布娃娃穿脱衣服，观察其表现，符合上述临床表现的可确定为穿衣失用。

学习小结

1. 学习内容

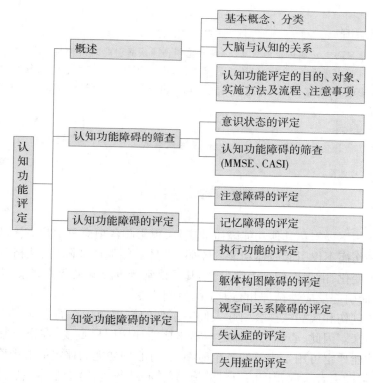

2. 学习方法

本章结合认知、认知功能障碍、注意、记忆的定义，重点掌握注意障碍的表现特征、记忆障碍的类型、执行功能障碍的临床表现及评定方法；结合失认症的定义、失用症、痴呆的定义，重点掌握不同类型失认症、失用症、痴呆的评定方法及结果分析方法。

（艾　坤）

复习思考题

1. 认知及认知障碍、知觉与知觉障碍的定义是什么？
2. 大脑与认知的关系是什么？
3. 认知障碍的类型及其评定方法是什么？
4. 脑损伤后常发生哪些认知障碍？

笔记

第十七章

心理功能评定

学习目的

通过学习心理功能评定的意义,了解严重创伤或疾病引起的精神和心理上的变化,预测康复治疗过程中患者的心理和行为上的反应,明确心理异常的范围、性质、程度和对其他功能障碍的影响,对患者的异常情绪及心理变化作出具体说明,为制订或调整康复计划、提供重要依据。

学习要点

心理功能评定的实施方法、结果分析、及注意事项。

第一节 概   述

心理问题不仅影响其他功能障碍的康复,也影响各项康复治疗方法的实施和治疗效果。有些伤病不仅引起肢体功能的障碍,而且常伴随认知障碍、性格改变和情绪异常等心理的变化,由于损伤多为突发性,其后果常严重影响患者的健康、生活、工作、家庭生活,从而引起反应性精神和心理上的急剧改变。

严重的创伤和疾病往往会引起人们一系列的心理变化。而心理变化常常是通过情绪反映出来。因此,心理功能评定与躯体功能评定同样重要,在康复临床中不容忽视。心理功能评定可用于康复的各个时期,通过心理功能的评定能够准确掌握患者的心理状况,帮助患者采取积极的应对措施,调整心理环境,对于躯体残疾伴随心理问题而影响康复进程的患者,均可考虑进行心理功能的评定。它是应用精神病学、心理学理论和技术对人的各种心理特征进行量化概括和推断,及时了解、掌握患者的心理变化,心理状态,观察患者的情绪情感障碍,对制订治疗措施和康复计划,以及治疗效果评判,都具有十分重要的意义。

通过心理功能评定,指出最易达到调整改变这些异常情绪及心理变化的途径和方法,采用适当方法进行引导或纠正,尽可能提高康复治疗的效果,从而对其康复后的职业选择提出恰当的建议,帮助其更好地回归社会。

一、严重伤病后的心理变化过程

严重的创伤和疾病患者的心理会发生变化,严重疾病、躯体残疾和心理变化三者之间具有相互作用、相互影响的交叉因果关系。心理异常可以导致疾病的发生,而伤病和躯体残疾又可以直接影响患者的情绪,使得心理问题继续存在或出现新的心理问题,这些心理问题又在一定程度上影响患者的全面康复,甚至中断康复或引起新的伤病。伴随严重疾病、躯体残疾出现的心理变化过程一般分为以下几个阶段。

心理变化的过程

拒绝承认——怨恨——自卑或自责——抑郁——接受现实。

1. 拒绝承认　患者难以接受和面对严重疾病或躯体残疾的这种现实,不愿承认患有严重疾病或躯体残疾,因而不愿与人交往,与人很难相处,治疗不积极,常给治疗带来不便。

2. 怨恨　稍过一段时间,当认识到自己患有严重疾病或躯体残疾时,往往会产生怨恨情绪,怨恨自己命运不好,老天爷不公平。情绪波动比较大,脾气变得暴躁、激动,容易发火、生气。

3. 自卑或自责　患者可能由于社会角色的改变,家庭生活受到影响、事业发展受到损失,伤病的长期折磨,以及各种生理功能障碍等因素的影响,产生自卑心理。同时,他们感到自己给亲人和家庭带来了不幸和负担而自责,因而变得敏感、多疑,对生活失去热情。

4. 抑郁　当随着时间的推移,察觉到要改变残疾状态、根治难治疾病是无法做到的时候,多数患者存在抑郁,其程度从轻度悲观至自杀不等。抑郁的程度与伤病的性质和程度有关,但又不完全由此决定,更多的是取决于患者的个性和残疾对个体的特殊意义。

5. 接受现实　大部分躯体残疾或患有严重疾病者经过一系列的心理变化和抗争,最终逐步接受现实,心态逐步达到平稳。在认知、情感和行为上逐渐适应。他们会重新评价自我,挖掘自己的潜能,寻找并抓住康复的机会,积极主动地配合治疗。

临床上不是每个患者都会经历上述各个阶段,有的患者可能交叉出现一些心理变化。掌握患者心理变化的规律,有利于康复工作人员在理解患者的行为和情绪的基础上,帮助他们尽早调整和适应。

二、情绪的基本分类

关于情绪的类别,长期以来说法不一。我国古代有喜、怒、忧、思、悲、恐、惊的七情说,美国心理学家普拉切克(Plutchik)提出了八种基本情绪:悲痛、恐惧、惊奇、接受、狂喜、狂怒、警惕、憎恨。还有的心理学家提出了九种类别。虽然类别很多,但一般认为有四种基本情绪,即快乐、愤怒、恐惧和悲哀。

1. 快乐　快乐是指一个人的盼望和追求的目的达到以后产生的情绪体验。由于一个人需要得到满足,实现愿望,心理的急迫感和紧张感解除,快乐随之而生。快乐有强度的差异,从愉快、兴奋到狂喜,这种差异是和所追求的目的对自身的意义以及实现的难易程度有关。

2. 愤怒　愤怒是指一个人所追求的目的受到阻碍,愿望无法实现时产生的情绪体验。愤怒时紧张感增加,有时不能自我控制,甚至出现攻击行为。愤怒也有程度上的区别,一般的愿望无法实现时,只会感到不快或生气,但当遇到不合理的阻碍或恶意的破坏时,愤怒会急剧暴发。这种情绪对人的身心的伤害也是明显的。

3. 恐惧　恐惧是指一个人企图摆脱和逃避某种危险情景而又无力应付时产生的

情绪体验。所以,恐惧的产生不仅仅由于危险情景的存在,还与个人排除危险的能力和应付危险的手段有关。

4. 悲哀 悲哀是指心爱的事物失去时,或理想和愿望破灭时产生的情绪体验。悲哀的程度取决于失去的事物对自己的重要性和价值。悲哀时带来的紧张的释放,会导致哭泣。当然,悲哀并不总是消极的,它有时能够转化为前进的动力。

第二节 情绪情感障碍评定

心理的变化可以通过情绪表现出来,不同的情绪也反映了心理的改变。情绪是人对于客观事物是否符合人的需要而产生的一种反应。情绪状态有积极与消极之分。在临床上常见的消极情绪状态有焦虑与抑郁两种。焦虑是对事件或内部想法与感受的一种紧张和不愉快的体验,它涉及轻重不等,但性质相近而相互过渡的一系列情绪。焦虑的各个侧面,诸如认知、情感和行为等是相互联系的。抑郁是一组消极悲观的情绪状态,既可表现为一组临床综合征,又可作为一种具有特定诊断标准的精神障碍。

20世纪60年代以后,临床心理学家对于焦虑和抑郁研究很多,制订了很多量表,通过这些量表掌握一个人的情绪状况,对于康复治疗具有重要意义。不同情绪量表的设计,所依据的情绪概念是不一致的,有的侧重认知,有的侧重生理症状(如食欲、性欲、睡眠紊乱等)。常用的情绪情感障碍评定量表有汉密顿焦虑量表、汉密顿抑郁量表等。

一、焦虑评定量表

(一)汉密尔顿焦虑量表

汉密尔顿焦虑量表(Hamilton anxiety scale,HAMA)是英国学者汉密尔顿于1959年编制的一种医师常用的焦虑测验量表,目前我国常用的HAMA由汤毓华于1984年翻译引进。它能很好地衡量治疗效果,一致性好、长度适中、简便易行,用于测量焦虑症以及患者的焦虑程度,是当今用得最广泛的焦虑量表之一。

1. 量表内容 该量表的测试内容有14个项目,可分为躯体性焦虑和精神性焦虑两个因子(表17-1)。

表17-1 汉密尔顿焦虑量表

项 目	分 数	说 明
1. 焦虑心境	0 1 2 3 4	担心、担忧,感到有最坏的事情将要发生,容易激惹
2. 紧张	0 1 2 3 4	紧张感、易疲劳、不能放松、易哭、颤抖、感到不安
3. 害怕	0 1 2 3 4	害怕黑暗、陌生人、独处、动物、乘车或旅行及人多的场合
4. 失眠	0 1 2 3 4	难以入睡,易醒,多梦,梦魇,夜惊,醒后感疲倦
5. 认知功能	0 1 2 3 4	或称感觉、知觉、记忆、注意障碍。主要指注意力不集中,记忆力差
6. 抑郁心境	0 1 2 3 4	丧失兴趣,对以往的爱好缺乏快感,早醒,昼重夜轻

续表

项　目	分　数	说　明
7. 躯体性焦虑(肌肉系统)	0 1 2 3 4	肌肉酸痛,活动不灵活,肌肉跳动,肢体抽动,牙齿颤动,声音发抖
8. 躯体性焦虑(感觉系统)	0 1 2 3 4	视物模糊,发冷发热,软弱无力感,浑身刺痛
9. 心血管系统症状	0 1 2 3 4	心慌,心悸,胸痛,血管跳动感,昏倒感
10. 呼吸系统症状	0 1 2 3 4	胸闷,窒息感,叹息,呼吸困难
11. 胃肠道症状	0 1 2 3 4	吞咽困难,嗳气,恶心,腹胀腹泻,便秘,体重减轻
12. 生殖泌尿系统症状	0 1 2 3 4	尿频,尿急,停经,性冷淡,早泄,阳痿
13. 自主神经系统症状	0 1 2 3 4	口干,潮红,苍白,多汗,起"鸡皮疙瘩",紧张性头痛
14. 会谈时行为表现	0 1 2 3 4	(1) 一般表现:紧张、忐忑不安,咬手指、紧紧握拳、摸弄手帕、面肌抽动、顿足、手抖、表情僵硬、叹息样呼吸、面色苍白 (2) 生理表现:打呃,安静时心率快,呼吸快(20次/分以上)、腱反射亢进、四肢震颤、瞳孔放大、眼睑跳动、易出汗、眼球突出
总　　分		

2. 实施方法

(1) 由经过培训的两名评定人员同时对被测者进行联合检测评定,检查时两名评定人员可相互协调,相互补充,以免遗漏项目。检测评定完毕后,两名评定人员分开独立评分,评分结果取平均值。在评定前评定人员与被测者建立良好的合作关系。

(2) 采用交谈和观察的方式进行检测评定,做一次评定需 10 ~ 15 分钟。除第 14 项需结合观察外,所有项目主要根据患者的口头叙述进行评分,对被测者应根据主观体验回答所有问题。

3. 评分方法　HAMA 每项评定按症状轻重分为 0 ~ 4 分 5 个级别 0 分:无症状;1 分:症状轻微;2 分:有肯定的症状,但不影响生活与活动;3 分:症状重,需加以处理,或已经影响生活和活动;4 分:症状极重,严重影响其生活。

4. 结果分析

(1) 总分:将所有项目得分相加等到总分。总分<7 分为无焦虑;>7 分为可能有焦虑;>14 分为肯定有焦虑;>21 分为有明显焦虑;>29 分为可能为严重焦虑。

(2) 因子分:因子分=组成该因子各项目的总分÷该因子结构的项目数。焦虑症状可分为躯体性和精神性两大因子,根据因子分可进一步做因子分析,评定患者的焦虑特点(表 17-2)。

表 17-2　HAMA 的因子名称和项目序号

因子名称	因子项目数	因子项目序号
躯体性焦虑	7	7 ~ 13
精神性焦虑	7	1 ~ 6,14

笔记

（二）焦虑自评量表

焦虑自评量表（Self-rating anxiety scale，SAS）是 W. K. Zung 于 1971 年编制，用于衡量焦虑状态的严重程度及治疗过程中的变化情况。具体内容见表 17-3。

表 17-3　Zung 焦虑自评量表

指导语：下面有 20 条文字，请仔细阅读每一题，把意思弄明白，然后根据您最近一星期的实际情况在适当的空格内划√（请在 10 分钟内完成）

序号	内　　容	很少有	有时有	大部分时间有	绝大部分时间有	工作人员评定
1	我觉得比往常更加神经过敏和焦虑					
2	我无缘无故地感到担心					
3	我容易心烦意乱或感到恐慌					
4	我觉得我可能将要发疯					
5	我觉得事事都顺利，不会有倒霉的事情发生					
6	我的四肢抖动或震颤					
7	我因为头痛、颈痛和背痛而烦恼					
8	我感到无力且容易疲劳					
9	我感到很平静，能安静坐下来					
10	我感到我的心跳较快					
11	我因阵阵的眩晕而不舒服					
12	我有阵阵要昏倒的感觉					
13	我呼吸时进气和出气都不费力					
14	我的手指和脚趾感到麻木和刺痛					
15	我因胃痛和消化不良而苦恼					
16	我时常要小便					
17	我的手总是温暖而干燥					
18	我觉得脸发烧发红					
19	我容易入睡，晚上休息很好					
20	我做噩梦					

1. 实施方法　在评定前，向被测者说明测验的意义、作用和要求，让其了解测验并能认真合作地完成。把总的评分方法和要求向被测者讲清楚，对于阅读有困难的，评定人员可逐项念给他听，并以中性的、不带任何暗示和偏向的方式把问题本身的意思告诉他，让被测者作出独立的、不受他人影响的自我评定。

2. 评分方法　按 1~4 级评分，20 个条目中有 5 项（第 5、9、13、17、19 项）是用正性词陈述的，为反序记分，根据出现症状的由少到多分别计为 4 分、3 分、2 分、1 分；其余 15 项用负性词陈述的，按出现症状的由少到多分别计为 1 分、2 分、3 分、4 分。

3. 结果分析　各项得分相加得粗分,用粗分乘以 1.25 的积取其整数部分即得标准分。根据中国常模结果,粗分的分界值为 40 分,标准分的分界值为 50 分,分值越高,焦虑倾向越明显。其中 50~59 分为轻度焦虑,60~69 分为中度焦虑,70 分以上为重度焦虑。关于焦虑症状的临床分级,除参考量表分值外,主要还应根据临床症状,特别是关键症状的程度来划分,量表总分值仅作为一项参考指标而非绝对标准。

二、抑郁评定量表

(一)汉密尔顿抑郁量表

汉密尔顿抑郁量表(Hamilton depression scale,HAMD)是汉密顿于 1960 年在《神经科、神经外科和精神科杂志》上发表的,1967 年在美国《社会和临床心理学》上又发表了它的发展版本。HAMD 作为最标准的抑郁量表之一,新的抑郁量表在开发时往往以 HAMD 做平行效度检验的工具。

1. 量表内容　本量表有 17 项、21 项和 24 项等 3 种版本,21 项版本比 24 项少第 22~24 项,17 项版本比 24 项少第 18~24 项。现介绍的是 24 项版本(表 17-4)。

表 17-4　汉密尔顿抑郁量表

项　目	分　数	参考评分标准
1. 抑郁情绪	0 1 2 3 4	0 分:无 1 分:只在问到时才诉述 2 分:在谈话中自发地表达 3 分:不用言语也可从表情、姿势、声音或欲哭中流露出这种情绪 4 分:患者的言语和非言语表达(表情、动作),几乎完全表达为这种情绪
2. 有罪感	0 1 2 3 4	0 分:无 1 分:责备自己,感到自己已连累他人 2 分:认为自己犯了罪,或反复思考以往的过失和错误 3 分:认为目前的疾病是对自己错误的惩罚,或有罪恶妄想 4 分:罪恶妄想伴有指责或威胁性幻觉
3. 自杀	0 1 2 3 4	0 分:无 1 分:觉得活着没有意义; 2 分:希望自己已经死去,或常想到与死有关的事; 3 分:消极观念(自杀念头) 4 分:有严重自杀行为
4. 入睡困难	0 1 2	0 分:无 1 分:主诉有时有入睡困难,即上床后半小时仍不能入睡 2 分:主诉每晚均有入睡困难
5. 睡眠不深	0 1 2	0 分:无 1 分:睡眠浅多噩梦 2 分:半夜(晚 12 点以前)曾醒来(不包括上厕所)
6. 早醒	0 1 2	0 分:无 1 分:有早醒,比平时早醒 1 小时,但能重新入睡; 2 分:早醒后无法重新入睡

项 目	分 数	参考评分标准
7. 工作和兴趣	0 1 2 3 4	0分:无 1分:提问时才诉述 2分:自发地直接或间接表达对活动工作或学习失去兴趣,如感到无精打采,犹豫不决,不能坚持或需强迫自己去工作或活动 3分:活动时间减少或成效降低,住院患者每天参加病室劳动或娱乐不满3小时 4分:因目前的疾病而停止工作,住院者不参加任何活动或者没有他人帮助便不能完成病室日常事务
8. 迟缓	0 1 2 3 4	指思维和言语缓慢,注意力难以集中,主动性减退 0分:无 1分:精神检查中发现行动迟缓; 2分:精神检查中发现明显的迟缓 3分:精神检查进行困难 4分:完全不能回答问题(木僵)
9. 激越	0 1 2 3 4	0分:无 1分:检查时表现得有些心神不宁; 2分:明显的心神不定或小动作多 3分:不能静坐,检查中曾起立 4分:搓手,咬手指,扯头发,咬嘴唇
10. 精神性焦虑	0 1 2 3 4	0分:无 1分:问及时诉述 2分:自发地表达 3分:表情和言语流露出明显焦虑 4分:明显惊恐
11. 躯体性焦虑	0 1 2 3 4	指焦虑的生理症状,包括:口干,腹胀,腹泻,打呃,腹痛,心悸,头痛,过度换气和叹息,以及尿频和出汗等 0分:无 1分:轻度 2分:中度,有肯定的上诉症状 3分:重度,上述症状严重,影响生活需加处理 4分:严重影响生活和活动
12. 胃肠道症状	0 1 2	0分:无 1分:食欲减退,但不需他人鼓励便自行进食 2分:进食需他人催促或请求或需要应用泻药或助消化药
13. 全身症状	0 1 2	0分:无 1分:四肢、背部或颈部沉重感,背痛,头痛,肌肉疼痛,全身乏力或疲倦 2分:症状明显
14. 性症状	0 1 2 3 4	0分:无 1分:轻度 2分:重度 3分:不能肯定,或该项对被评者不适合(不计入总分)

续表

项 目	分 数	参考评分标准
15. 疑病	0 1 2	0分:无 1分:对身体过分关注 2分:反复考虑健康问题 3分:有疑病妄想 4分:伴幻觉的疑病妄想
16. 体重减轻	0 1 2 3 4	0分:无 1分:一周内体重减轻0.5kg以上 2分:一周内体重减轻1kg以上
17. 自知力	0 1 2	0分:无 1分:知道自己有病,但归咎于伙食太差、环境问题、工作忙、病毒感染或需要休息等 2分:完全否认有病
18. 日夜变化	0 1 2	如果症状在早晨或傍晚加重,先指出是哪一种,然后按其变化程度评分(早上变化评早上,晚上变化评晚上) 0分:无 1分:轻度变化:晨1、晚1 2分:重度变化:晨2、晚2
19. 人格或现实解体	0 1 2 3 4	指非真实感或虚无妄想 0分:无 1分:问及时才诉述 2分:自然诉述 3分:有虚无妄想 4分:伴幻觉的虚无妄想
20. 偏执症状	0 1 2 3 4	0分:无 1分:有猜疑 2分:有牵连观念 3分:有关系妄想或被害妄想 4分:伴有幻觉的关系妄想或被害妄想
21. 强迫症状	0 1 2	指强迫思维和强迫行为 0分:无 1分:问及时才诉述 2分:自发诉述
22. 能力减退感	0 1 2 3 4	0分:无 1分:仅于提问时方引出主观体验 2分:患者主动表示有能力减退感 3分:需鼓励、指导和安慰才能完成病室日常事务或个人卫生 4分:穿衣、梳洗、进食、铺床或个人卫生均需他人协助
23. 绝望感	0 1 2 3 4	0分:无 1分:有时怀疑"情况是否会好转",但解释后能接受 2分:持续感到"没有希望",但解释后能接受 3分:对未来感到灰心、悲观和失望,解释后不能解除 4分:自动地反复诉述"我的病好不了啦"诸如此类的情况

笔记

项　目	分　数	参考评分标准
24. 自卑感	0 1 2 3 4	0分:无 1分:仅在询问时诉述有自卑感(我不如他人) 2分:自动地诉述有自卑感 3分:患者主动诉述;"我一无是处"或"低人一等",与评2分者只是程度上的差别 4分:自卑感达妄想的程度,例如"我是废物"或类似情况
总分		

2. 实施方法

(1) 由经过培训的两名评定人员同时对被测者进行联合检查,在评定前与患者建立良好的合作关系。检查时两名评定人员相互协调,相互补充,以免遗漏项目。检测评定完毕后,两名评定人员分别独立评分,评分结果可取平均值。

(2) 检测评定通过与被测者的交谈和的观察来进行,做一次评定需15~20分钟,这主要取决于被测者的病情严重程度及其合作情况。HAMD中,第8、9及11项,依据对被测者的观察进行评定;其余各项则根据被测者自己的口头叙述评分;其中第1项需两者兼顾。另外,第7、22项,尚需向被测者家属或病房工作人员收集资料;而第16项最好是根据体重记录,也可依据被测者主诉及其家属或病房工作人员所提供的资料评定。

3. 评分方法　HAMD大部分项目采用0~4分的5级评分方法,即0分:无;1分:轻度;2分:中度;3分:重度;4分:很重。少部分项目采用0~2分的3级评分方法,即0分:无;1分:中度;2分:重度。

4. 结果分析

(1) 总分:总分=各项目分的总和,总分能较好地反映病情严重程度,即病情越轻,总分越低;病情愈重,总分愈高。按照Davis JM的划界分,总分<8分,没有抑郁症状;>20分,可能是轻或中度的抑郁;>35分,可能为严重抑郁。总分变化能评估病情的演变情况。

(2) 因子分:因子分=组成该因子各项目的总分÷该因子结构的项目数,因子分能更简单明了地反映患者病情症状群的实际特点,并且反映靶症状群的治疗效果(表17-5)。

表 17-5　HAMD 的因子名称和项目序号

因子名称	项目数	因子项目序号
焦虑躯体化	5	10、11、12、15 和 17
认知障碍	6	2、3、9、19、20 和 21
迟缓	4	1、7、8 和 14
睡眠障碍	3	4、5、6
绝望感	3	22、23、24
体重	1	16
日夜变化	1	18

（二）抑郁自评量表

抑郁自评量表（Self-rating depression scale，SDS） Zung 于 1965 年编制 SDS，用于衡量抑郁状态的轻重程度及其在治疗中的变化（表 17-6）。

表 17-6 Zung 抑郁自评量表

指导语：下面有 20 条文字，请仔细阅读每一条，把意思弄明白，然后根据您最近一星期的实际情况在适当的空格内划√（请在 10 分钟内完成）

序号	内　　容	很少有	有时有	大部分时间有	绝大部分时间有	工作人员评定
1	我觉得闷闷不乐，情绪低沉					
2	我觉得一天之中早晨最好					
3	我一阵阵哭出来或觉得想哭					
4	我晚上睡眠不好					
5	我吃的跟平常一样多					
6	我与异性密切接触时和以往一样感到愉快					
7	我发觉我的体重在下降					
8	我有便秘的苦恼					
9	我心跳比平时快					
10	我无缘无故地感到疲乏					
11	我的头脑跟平常一样清楚					
12	我觉得经常做的事情并没有困难					
13	我觉得不安而平静不下来					
14	我对将来抱有希望					
15	我比平常容易生气激动					
16	我觉得作出决定是容易的					
17	我觉得自己是个有用的人，有人需要我					
18	我的生活过得很有意思					
19	我认为如果我死了，别人会生活得好些					
20	平常感兴趣的事我仍然照样感兴趣					

（1）实施方法：在评定前，向被测者说明测验的意义、作用和要求，让其了解测验并能认真合作地完成。把总的评分方法和要求向被测者讲清楚，对于阅读有困难的，评定人员可逐项念给他听，并以中性的、不带任何暗示和偏向方式把问题本身的意思告诉他，让被测者作出独立的、不受他人影响的自我评定。

（2）评分方法：按 1～4 级评分，20 个条目中有 10 项（第 2、5、6、11、12、14、16、17、18 和 20 项）是用正性词陈述的，为反序记分，根据出现症状的由少到多分别计为 4 分、3 分、2 分、1 分；其余 10 项用负性词陈述的，按出现症状的由少到多分别计为 1 分、2 分、3 分、4 分。

（3）结果分析：各项得分相加得粗分，用粗分乘以 1.25 的积取其整数部分即得标准分。评定的分界值为标准分的 50 分，<50 分无抑郁；50~59 分为轻度抑郁；60~69 分为中度抑郁；≥70 分重度抑郁。

学习小结

1. 学习内容

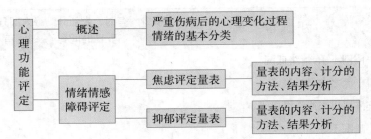

2. 学习方法

本章要结合心理功能评定的目的意义，重点了解严重伤病后的心理变化过程、情绪的基本分类，对情绪情感障碍评定需要注意正确运用量表，对量表的内容、计分的方法、结果分析要有一定了解。

（汲广成）

复习思考题

1. 简述在康复治疗中，心理功能评定的目的。
2. 情绪情感障碍评定量表主要有哪些?

第十八章

二便障碍的评定

学习目的

通过本章学习,掌握神经源性膀胱和神经源性大肠的定义、发病机制、评定方法,对临床上常见的脊髓损伤后二便功能障碍能做出准确的评定。

学习要点

排尿反射、神经源性膀胱功能障碍类型、尿流动力学检查;排便反射、肛门直肠指检的意义。

二便功能障碍是指由各种神经系统和躯体疾病导致的大肠、膀胱功能障碍。小便功能障碍分为尿潴留和尿失禁。大便功能障碍包括便秘和大便失禁等。二便功能障碍严重影响患者日常生活质量和身心健康、阻碍运动功能障碍等其他方面的恢复。准确的功能障碍评估,对制订治疗方案、确定康复目标、评估预后有重要作用。本章主要是讨论神经系统疾病所致的神经源性膀胱和神经源性大肠。

第一节　神经源性膀胱的评定

一、定义

神经源性膀胱是指控制排尿的中枢神经或周围神经受到损害,导致膀胱逼尿肌-尿道括约肌协同失调及逼尿肌收缩无力,出现各种类型排尿障碍的临床表现:包括尿频、尿潴留、尿失禁。神经源性膀胱可能的病因包括:外周神经病变、神经脱髓鞘病变(多发性硬化)、阿尔茨海默病、基底节病变、脑血管病变、额叶脑肿瘤、脊髓损伤、椎间盘疾病、医源性因素等。神经源性膀胱如果处理不当会导致泌尿系感染、结石、肾积水、肾功能衰竭等危害,严重影响患者生活质量及生存寿命。

（一）正常膀胱功能

正常成人的膀胱具有下列功能:①接受各级中枢的调节和抑制作用,在充盈过程中不出现无抑制性排尿;②有疼痛、膨胀及尿意等感觉;③正常膀胱容量为 300～500ml,尿液一般贮积至 170～500ml 时出现尿意;④排尿完毕时膀胱内不存有残余尿;⑤能随意开始和终止排尿。

（二）膀胱和尿道神经支配

排尿是一个复杂的反射,通过自主神经与支配躯体随意运动的神经来完成。支配膀胱的神经径路分五级,即高级排尿中枢位于大脑皮质的旁中央小叶;其次为丘脑下部排尿中枢、脑干中枢、脊髓中枢与周围神经。简述如下:

周围神经:膀胱逼尿肌和内括约肌受交感和副交感神经支配。由第2~4骶髓发出的盆神经中含副交感神经纤维,它的兴奋可使逼尿肌收缩、膀胱内括约肌松弛,促进排尿。交感神经纤维是由腰椎发出,经腹下神经到达膀胱。它的兴奋使逼尿肌松弛,内括约肌收缩,阻抑制尿的排放。但在排尿活动中交感神经的作用比较次要。膀胱外括约肌受阴部神经(由骶髓发出的躯体神经)支配,它的兴奋可使外括约肌收缩,这一作用受意识控制。至于外括约肌的松弛,则是阴部神经活动的反射性抑制所造成的。上述三种神经中也含有传入纤维。膀胱充胀感觉的传入纤维在盆神经中传导,膀胱痛觉的纤维在腹下神经中,而传导尿道感觉传入纤维在阴部神经中。

脊髓中枢:排尿的副交感神经中枢和躯体神经中枢都位于$S_{2~4}$,对排尿起主导作用,而交感神经脊髓中枢对排尿无明显的影响。当脊髓排尿中枢失去上位中枢控制时,骶髓中枢即独立地进行调节,完成排尿。脊髓的反射弧由来自膀胱与尿道黏膜的感觉传入神经和传出神经组成。

丘脑下部中枢和脑干中枢:丘脑下部对膀胱主要起抑制作用,从丘脑下部开始直至延髓均存在着广泛的排尿中枢。中脑对排尿起抑制作用,而脑桥、延髓中枢则使膀胱在排尿时产生持久而有效收缩的功能。脑干病变时失去此控制能力,使排尿时间缩短。

大脑皮质中枢:旁中央小叶是最高级的排尿中枢(运动中枢),对排尿调节起主要作用,顶叶是排尿的感觉中枢、前额叶对排尿起抑制作用。由大脑皮质发出纤维组成皮质脊髓束,经内囊至脊髓前角,再由前角发出神经支配膈肌、腹肌、会阴诸肌、尿道外括约肌,对排尿起随意支配作用,此神经径路叫作大脑脊髓会阴神经。

（三）排尿反射

正常的排尿过程如下:

储尿期:副交感神经抑制,交感神经及躯体神经被激活,从而保持逼尿肌松弛,括约肌收缩。当膀胱尿量充盈到一定程度(400~500ml)时,膀胱壁内的牵张感受器受到刺激,神经冲动经过盆神经传入骶髓的初级反射中枢,再向上传递到脑干和大脑排尿中枢,并产生排尿欲望。

排尿期:在合适的环境里,大脑皮质会通过神经通路下达排尿指令,神经冲动到达骶髓初级排尿中枢后,沿盆神经传出,使逼尿肌、括约肌协同运动起来,即逼尿肌收缩、内括约肌松弛。当尿液进入尿道后,会刺激尿道的感受器,冲动沿阴部神经再次传到骶髓排尿中枢,进一步加强反射活动,使外括约肌开放。同时,腹肌和膈肌会一起收缩增加腹压,协同膀胱逼尿肌产生强大的内压,克服尿道阻力将尿排出。

排尿或贮尿任何一方面发生障碍,均可出现排尿异常,临床上常见的有尿频、尿潴留和尿失禁(图18-1)。排放次数过多者称为尿频,常常是由于膀胱炎症或机械性刺激(如膀胱结石)而引起的。膀胱中尿液充盈过多而不能排出者称为尿潴留。尿潴留多半是由于腰骶部脊髓损伤使排尿反射初级中枢的活动发生障碍所致。但尿流受阻也能造成尿潴留。当脊髓受损,以致初级中枢与大脑皮质推动功能失去联系时,排尿

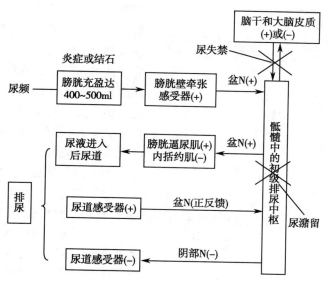

图 18-1　排尿反射示意图

便失去了意识控制,可出现尿失禁。

（四）神经源性膀胱分类

1. 按神经系统病变的部位

（1）上运动神经元病变:即 T_{11} 以上的病变。脊髓排尿中枢的反射弧仍保持完整。

（2）下运动神经元病变:即脊髓排尿中枢（$S_{2\sim4}$）本身或其组成的反射弧的任何部分发生病变。

2. 按病变的程度　可分为完全性与部分性排尿障碍。

3. 按临床症状分类

（1）急迫性尿失禁:表现为排尿急迫,难以自行控制,一般为不完全性上运动神经元病变所致,膀胱逼尿肌不稳定,逼尿肌反射亢进和无抑制性收缩。

（2）压力性尿失禁:由于下运动神经元病变引起尿道括约肌功能障碍,或尿道括约肌如盆底肌本身受损,尿道阻力降低,而出现的尿失禁。多在腹压增加时出现。

（3）充盈性尿失禁:由于膀胱内尿液过多,膀胱内压力超过尿道阻力,尿液从尿道缓缓滴出。

（4）反射性尿失禁:在完全性上运动神经性病变时出现不自觉地自发性排尿。

（5）排尿困难:不能立即将尿排出,需等待数秒或数分钟后或需用力才可排出且尿线断续不畅。见于逼尿肌不全麻痹或括约肌痉挛。

4. 逼尿肌与括约肌均受累

（1）逼尿肌过度活跃+括约肌（或盆底肌）过度活跃:是反射性膀胱的典型模式,其特点是逼尿肌反射亢进。当逼尿肌收缩时,收缩的程度可能为正常收缩,或为过度收缩或为收缩乏力;收缩的时间可能过长或过短。该类型常合并逼尿肌膀胱颈或逼尿肌外括约肌失协调性尿失禁。

表 18-1　ICS 分类

贮尿期	排尿期
膀胱功能	膀胱功能
逼尿肌活动	逼尿肌活动
正常,稳定	正常
过强	减退
不稳定膀胱	无收缩力
逼尿肌反射亢进	尿道功能
膀胱感觉	正常
正常	梗阻
增加或超敏	机械性梗阻
降低或低敏	功能性梗阻
缺乏	横纹肌括约肌梗阻
膀胱容量	平滑肌括约肌梗阻
正常	
增高	
降低	
膀胱顺应性	
正常	
高	
低	
尿道功能	
正常	
功能不全	

（2）逼尿肌无力+括约肌(或盆底肌)无力:是指脊髓圆锥的下运动神经元或马尾神经受损后的特征性表现。完全性损伤的患者骶反射弧被切断,从而出现膀胱外括约肌的弛缓性麻痹。由括约肌无力而导致的神经源性压迫性尿失禁,在没有合理排空膀胱时可合并充溢性尿失禁。

（3）逼尿肌弛缓+括约肌(或盆底肌)过度活跃:不会出现自发性排尿,不适时排尿则会出现上尿路的损伤。

（4）逼尿肌过度活跃+括约肌(或盆底肌)弛缓:该类型最突出的问题是尿失禁,合并反射性尿失禁和神经源性压迫性尿失禁,但几乎没有上尿路损伤的风险。

5. 国际尿控协会（ICS）分类　此分类根据尿流动力学检查,对贮尿期、排尿期,膀胱功能、尿道功能分开描述,适用于神经源性及非神经源性排尿功能障碍（表 18-1）。

二、评定目的

保证储尿期和排尿期膀胱压力处于安全范围内,保护上尿路功能(肾脏功能)。指导制订治疗方案,重建或部分重建下尿路功能,提高控尿能力,减少残余尿量,预防泌尿系感染,提高患者生活质量。

三、评定方法

（一）病史和体格检查

1. 病史　详尽的病史采集是诊断神经源性膀胱的首要步骤。大多数患者在就诊时已经知道自己患有神经系统疾病,除了问诊神经源性膀胱的病因、病理生理及分类,除此之外还应询问患者的生活方式、生活质量等内容。

（1）遗传性及先天性疾病史:如脊柱裂、脊髓脊膜膨出等发育异常疾病。

（2）代谢性疾病史:如糖尿病史,注意询问血糖治疗及控制情况,是否合并糖尿病周围神经病变、糖尿病视网膜病变等并发症。

（3）神经系统疾病史:如带状疱疹、吉兰-巴雷综合征、多发性硬化症、阿尔茨海默病、帕金森病、脑血管意外、颅内肿瘤、脊柱脊髓肿瘤、腰椎间盘突出症等病史。

（4）外伤史:应详细询问自出生至就诊时外伤(尤其是脊髓损伤)的时间、部位、方式,伤后排尿情况及处理方式等。

（5）既往治疗史:特别是用药史、相关手术史,如神经系统手术史、泌尿系统手术史、盆腔及盆底手术史、抗尿失禁手术史等。

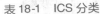
笔记

（6）生活方式及生活质量的调查：了解吸烟、饮酒、药物成瘾等情况，评估下尿路功能障碍对生活质量的干扰程度等。

（7）尿路感染史：应询问感染发生的频率、治疗方法及疗效。

（8）女性还应询问月经及婚育史：初潮年龄可能提示代谢相关疾病。

2. 症状

（1）泌尿生殖系统症状

1）下尿路症状（LUTS）：症状开始出现的时间非常重要，可为分析与神经系统疾病的因果关系提供依据。LUTS包括储尿期症状、排尿期症状和排尿后症状。储尿期症状含尿急、尿频、夜尿、尿失禁、遗尿等；排尿期症状含排尿困难、膀胱排空不全、尿潴留、尿痛等；排尿后症状含尿后滴沥等。上述症状推荐以排尿日记形式加以记录。

2）膀胱感觉异常：如有无异常的膀胱充盈感及尿意等。

3）泌尿系管理方式的调查：如腹压排尿、叩击排尿、挤压排尿、自行漏尿、间歇导尿、长期留置尿管、留置膀胱造瘘管等。

4）性功能障碍症状：生殖器有无缺损；生殖器区域敏感性；男性注意是否存在勃起功能障碍、性高潮异常、射精异常等；女性注意是否存在性欲减退、性交困难等。

5）其他：如腰痛、盆底疼痛、血尿、脓尿等。

（2）肠道症状：频繁排便、便秘或大便失禁；直肠感觉异常、里急后重感；排便习惯改变等。

（3）神经系统症状：包括神经系统原发病起始期、进展期及治疗后的症状，包括肢体感觉运动障碍、肢体痉挛、自主神经反射亢进、精神症状及理解力等。

（4）其他症状：如发热以及血压增高等自主神经功能障碍症状。

3. 体格检查　除注意有无痴呆、感觉、运动、反射的变化外，骶反射的检查特别重要，可较简单地通过肛门外括约肌的检查来进行。肛门外括约肌是会阴部横纹肌的一部分，肌张力及患者随意收缩括约肌的能力，可以通过肛门指诊检查。肛门随意收缩存在，表明盆底神经支配完整，即节段神经及骶上神经完整；不能随意性收缩，但肌张力仍存在者，提示骶上神经损伤；肌张力减退表明骶神经或周围神经损害。挤压阴茎头（阴蒂）以刺激阴茎背神经，可出现尿道海绵体及肛门括约肌的收缩或牵拉留置的水囊导尿管刺激膀胱尿道黏膜，亦可引起肛门括约肌的收缩。球绵体肌反射的存在说明骶反射弧完整，该反射的中枢位于 $S_{2\sim4}$。

4. 女性阴道检查　可检查膀胱突出症、脱肛、子宫脱垂及尿道全程。

5. 足趾屈肌（S_2）和髋外旋肌（S_1）肌力检查　可为骶段脊髓是否正常提供信息，这一节段还支配尿道外括约肌。

6. 腹部检查　是感觉膀胱充盈膨胀的重要检查，如在排尿前和排尿后叩诊。脊髓损伤患者可通过耻骨上膀胱区叩击、Valsalva 动作、Crede 方法（耻骨上加压）诱导排尿。

（二）实验室检查

1. 尿常规　可了解尿比重、尿中红细胞、白细胞、蛋白水平，是否存在泌尿系感染等，并间接反映肾功能状况。

2. 肾功能检查　通过血肌酐、尿素氮水平反映总肾功能状况，为进一步拟定治疗方案和合理选择影像学检查提供依据。肾功能异常时患者用药应相应调整药物剂量。

3. 尿细菌学检查　存在泌尿系感染时高度推荐，通过检查明确病原菌种类，并根

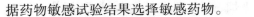

据药物敏感试验结果选择敏感药物。

（三）影像学检查

1. 泌尿系超声　重点了解肾、输尿管、膀胱形态、有无结石及残余尿量。注：残余尿量检查让患者膀胱自然充盈至膀胱容量，然后患者在自然体位下尽力自主排尿检测。可用导尿或超声检查。残余尿量大于100ml或大于总排尿量20%为异常。

2. 泌尿系平片　可了解有无隐性脊柱裂等腰骶骨发育异常。

3. 静脉尿路造影　可了解肾、输尿管、膀胱形态以及分侧肾功能，但肾功能异常时应慎重使用造影剂。

4. 泌尿系CT　较静脉肾盂造影能更清楚显示上尿路及膀胱形态，了解泌尿系统邻近器官情况，但肾功能异常时应慎重选择增强扫描。

5. 泌尿系MR水成像　该检查无须使用造影剂即可了解肾盂输尿管积水情况，不受肾功能影响，当患者体内有心脏起搏器等金属植入物时禁用。

6. 膀胱尿道造影　可以了解膀胱尿道形态，是否存在膀胱输尿管反流、逼尿肌-括约肌协同失调等情况；尿动力学检查时可同期行此项检查，即为影像尿动力学检查。

（四）尿动力学检查及相关电生理检查

尿流动力学检查能对下尿路功能状态进行客观定量的评估，是目前最常用的神经源性膀胱的评估方法。鉴于大部分尿动力学检查项目为有创性检查，因此应当先行排尿日记、自由尿流率、残余尿测定等无创检查项目，然后再进行充盈期膀胱测压、排尿期压力流率测定、肌电图检查、神经电生理检查等有创检查项目。

1. 排尿日记　是一项半客观的检查项目，记录内容包括排尿时间、尿量、尿失禁的次数、尿垫使用情况以及其他信息，如液体摄入量，紧迫程度以及失禁的程度。这有助于医生了解患者下尿路症状的原因。如果积极参与制订排尿日记，患者会变成疾病诊断和治疗的参与者，可作为增加患者康复信心的一种措施（表18-2）。

表18-2　排尿日记

日期	时间	饮水量		尿量		漏尿量	是否有排尿急迫感？	排尿前是否活动？
		类型	量	次数	量			

姓名：　　　性别：　　　年龄：　　　诊断：

2. 尿流率测定　尿流率计（或尿流动力学测试仪）可应用尿流重量测定下尿路功能，基本方法为记录排尿过程中每秒钟的尿流量，并绘成曲线。尿流率的变化能真实反映尿道的阻力情况。尿流率轨迹分为连续性曲线及间断性曲线,其中连续性曲线者,尿流时间即排尿时间;间断性曲线者,尿流时间为排尿时间与间隙时间之差。当膀胱容量在 200 ~ 400ml 时,最大尿流率应在 15ml/s 以上,最大尿流率(Qmax)为最简便而比较可靠的参数,其他参数还有平均尿流率、排尿时间及尿量。例如:前列腺增生时,尿流图形亦有改变;轻度时,图形接近正常;中度时尿流曲线呈多波形;重度增生者曲线为低平形。建议在进行有创尿动力学检查前进行,必要时可重复测定 2 ~ 3 次以得到更加可靠的结果(图 18-2)。

3. 残余尿测定 建议排尿后即刻通过超声或导尿法进行残余尿测量。可用于指导间歇导尿频次以及评估治疗效果。

4. 1 小时尿垫试验 国际尿控学会推荐方案:①试验持续 1 小时,试验一旦开始患者不能排尿;②试验前:预先在会阴放置经称重的干燥尿垫;③试验初期 15 分钟,患者喝 500ml 白开水,卧床休息;④以后的 30 分钟,患者行走,上下台阶;⑤以后 15 分钟,患者应坐立 10 次,用力咳 10 次,跑步 1 分钟,拾起地面 5 个小物体,再用自来水洗手 1 分钟;⑥在试验 60 分钟结束时,将放置的尿垫称重,要求患者排尿并测尿量。

结果分析:1 小时尿垫试验<2g 为轻度尿失禁,2 ~ 10g 为中度尿失禁,>10g 为重度尿失禁。10 ~ 50g 为极重度尿失禁。

5. 尿流动力学检查 是应用流体力学和电生理学的基本原理和方法,依据尿路各部位的解剖特点,检测尿路各部位的尿液流率,压力以及生物电活动,从而了解尿路排送尿液的功能及机制。尿流动力学检查可以获得病患尿道括约肌的长度及压力分布、膀胱储尿及排尿时膀胱内的压力变化、逼尿肌和括约肌的协调程度、及排尿时的尿

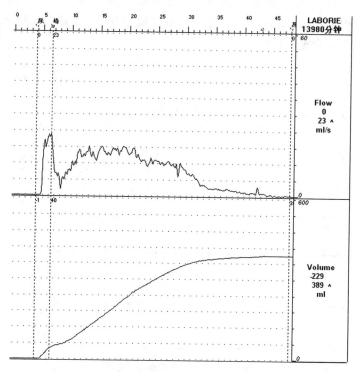

图 18-2A 正常男性尿流率
(Flow:尿流率;Volume:尿量)

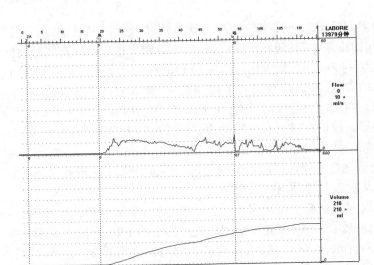

图 18-2B　前列腺增生患者尿流率

流率,还可通过检查了解压力性尿失禁患者用力时膀胱压超过尿道压的生理过程,因此借助此检查可为临床医师提供丰富的临床信息,有助于做出最确实的诊断。常用的检查主要包括:充盈期膀胱压力容积测定;压力-流率测定;尿道压力分布测定;肌电图测定;联合测定及动态放射学观察等。

（1）充盈期膀胱压力容积测定:即在膀胱的匀速充盈过程中记录压力与容积的关系,可以评估充盈期膀胱感觉、膀胱压力-容积关系、逼尿肌稳定性、膀胱顺应性、最大膀胱测压容积等指标,同时要记录膀胱充盈过程中是否伴随尿急、疼痛、漏尿、自主神经反射亢进等异常现象（图 18-3）。

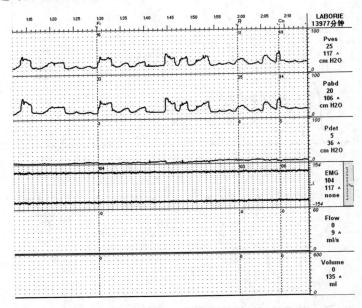

图 18-3　充盈期膀胱压力容积

（Pves:膀胱内压;Pabd:腹压;Pdet:逼尿肌压力;EMG:肌电图;
Flow:尿流率;Volume:尿量。下同）

（2）逼尿肌漏尿点压测定：指在无逼尿肌自主收缩及腹压增高的前提下，测量膀胱充盈过程中出现漏尿时的最小逼尿肌压力，可预测上尿路损害危险。当 DLPP ≥ 40cmH$_2$O 时上尿路发生继发性损害的风险显著增加。在无逼尿肌自主收缩及腹压改变的前提下，灌注过程中逼尿肌压达到 40cmH$_2$O 时的膀胱容量称为相对安全膀胱容量，严重的膀胱输尿管反流可缓冲膀胱压力；若反流出现在逼尿肌压力达到 40cmH$_2$O 之前，则相对安全膀胱容量为开始出现反流时的膀胱容量（图 18-4）。

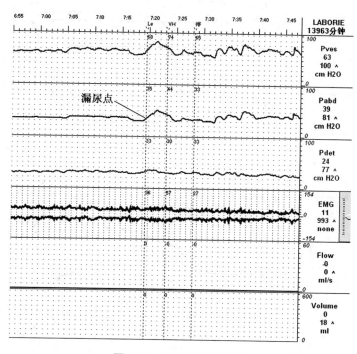

图 18-4　逼尿肌漏尿点压

（3）压力-流率测定：能准确判断是否存在膀胱出口梗阻的检查项目，其更适合于评估机械性或解剖性因素所致尿道梗阻的程度，而神经源性膀胱尿道功能障碍所引起的大部分梗阻类型为逼尿肌-括约肌协同失调、尿道外括约肌或膀胱颈松弛障碍导致的功能性梗阻，所以此项检查在神经源性膀胱患者中的应用价值有限（图 18-5）。

（4）尿道压力测定（简称尿道测压，UPP）：主要是用以测定储尿期尿道控制尿液的能力的一种检查方法。将尿道各点压力连接起来形成的曲线称为尿道压力图，可反映储尿期尿道各点控制尿液的能力。对其可控制段的压力分布形态及数值进行分析，对排尿梗阻及控制状况提供重要信息（图 18-6）。

（5）肌电图（EMG）检查：用以记录尿道外括约肌、尿道旁横纹肌、肛门外括约肌或盆底横纹肌的肌电活动，间接评估上述肌肉的功能状态。尿动力学检查一般采用表面募集电位肌电图，通常使用肛门括约肌贴片电极记录 EMG，反映整块肌肉的收缩和舒张状态。检查时同步进行充盈期膀胱测压或压力-流率测定，可反映逼尿肌压力变化与尿道外括约肌活动的关系、排尿期逼尿肌收缩与外括约肌活动的协调性。同心圆针电极肌电图仅在特殊情况使用。更精细的肌电图检查如运动单位肌电图、单纤维肌

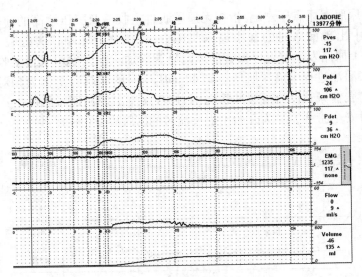

图 18-5　压力流率测定

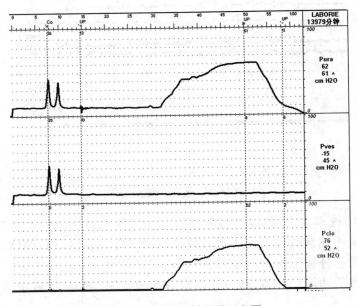

图 18-6　正常女性尿道压力图

电图等,更多应用于神经生理方面的研究(图 18-7)。

(6) 影像尿动力学检查(高度推荐):该项目将充盈期膀胱测压及压力-流率测定同 X 线或 B 超等影像学检查同步结合起来,显示膀胱尿道形态及膀胱-输尿管反流存在与否,是目前尿动力学检查中评估神经源性膀胱最为准确的方法。

6. 膀胱诱发实验　为确定有无逼尿肌过度活动以及鉴别神经损伤平面位于上运动神经元还是下运动神经元,可在充盈期膀胱测压过程中行诱发试验。通常可以通过增加腹压、改变体位、快速灌注刺激性介质等方式来诱发逼尿肌过度活动。

(1) 冰水实验:指充盈期膀胱测压过程中应用冰盐水快速灌注膀胱,IWT 在鉴别神经损伤位于上运动神经元还是下运动神经元方面有一定价值。逼尿肌反射完整的

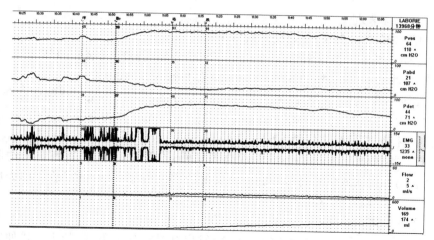

图18-7 正常排尿肌电图变化

上运动神经元损伤患者 IWT 可以诱发出逼尿肌收缩,但结果存在假阳性和假阴性的可能,应结合其他检查项目对结果进行解释。

(2) 氯贝胆碱超敏实验(Bethanechol supersensitivity test, BST):有关氯贝胆碱(bethanechol)对神经病变的诊断价值有不一致结果,一些学者认为 BST 阳性结果通常提示神经源性逼尿肌无反射。BST 可用来鉴别神经源性和非神经源性逼尿肌无反射,但此实验具有局限性,结果应综合其他检查结果进行解释。

7. 神经电生理检查　下尿路及盆底神经电生理检查项目有尿道外括约肌或肛门外括约肌肌电图、阴部神经传导速率、球海绵体反射潜伏期、阴部神经体感诱发电位等。常见检查项目有:

(1) 球海绵体反射(bulbo cavernous reflex, BCR)潜伏期:主要用于下运动神经元损伤患者 $S_{2~4}$ 阴部神经反射弧完整性的评估。目前国内外健康人群 BCR 潜伏期尚无统一标准,一般所测 BCR 潜伏期超过均值±(2.5～3)倍标准差或波形未引出可判断为异常。BCR 潜伏期在正常范围并不能排除骶髓反射弧轴突存在损伤的可能性。脊髓栓系综合征和骶髓上脊髓损伤患者的 BCR 潜伏期经常可缩短。

(2) 阴部神经体感诱发电位:阴部神经体感诱发电位可以检测脉冲刺激通过阴茎背神经、阴部神经沿脊髓传导至大脑皮质的速度,从阴部神经刺激点到大脑皮质整个传导通路上存在损害,可以导致诱发电位波峰、潜伏期、波幅的变化。它反映了神经冲动沿阴部神经传入纤维到达骶髓后,沿脊髓上行传导到大脑皮质通路的完整性。

第二节　神经源性大肠的评定

一、定义

神经源性大肠可以被定义为由于神经损伤、神经系统疾病或神经系统的先天性缺陷导致正常的肠功能损伤,表现为排便困难、时间延长、排便疼痛、便秘、腹泻、计划外的排便等。本病以脊髓损伤导致的神经源性大肠较为难治,脊髓损伤会导致自主神经功能紊乱,出现大便控制障碍,主要表现为便秘,有时出现腹泻或两者交替。

（一）临床表现

排便障碍临床上有四种，以前两者常见：

1. 便秘　粪便不能排出称为便秘，见于大脑皮质对排便反射的抑制增强，或直肠的刺激感受性低下，或者属于局部的原因如肛门括约肌肌张力增高。

2. 大便失禁　患者不能控制排便，括约肌呈松弛状态。多见于脊髓休克期。

3. 排便急迫　神经系统病变引起排便急迫者罕见。多由躯体疾患引起，神经系统排便急迫往往有马鞍部痛觉过敏。

4. 自主性排便　患者每日 4~5 次自动排便，不受意识控制，直肠与括约肌无麻痹，刺激会阴部皮肤或黏膜时由脊髓排便反射的作用引起自动排便，故又称为反射性大肠。见于 S_{2-4} 以上的脊髓病变。

（二）发病机制

排便的大脑皮质中枢位于旁中央小叶，发出纤维至丘脑下部、脑干。排便的神经反射弧是：粪便在直肠内侧刺激直肠壁的感受器，产生神经冲动经骨盆神经，腹下神经致脊髓排便中枢 S_{2-4}，在此换元后经过脊髓丘脑束上行至丘脑及大脑皮质旁中央小叶，产生排便感觉，以后由旁中央小叶发出兴奋经脊髓 S_{2-4}，再由 S_{2-4} 发出神经经肠系膜上神经通过骶神经丛、骨盆神经、腹下神经和阴部神经使直肠收缩，肛门内、外括约肌扩张，同时在腹肌和膈肌的辅助下，使腹压上升引起排便。

收缩肛门的肌肉有三种：肛门内括约肌属于平滑肌，受交感神经 S_{2-4} 来的骨盆神经与交感神经（腹下神经）双重支配。肛门外括约肌属于横纹肌为随意肌，受躯体神经阴部神经 S_{2-4} 支配。此外尚有肛提肌。肛门内括约肌由两层肌肉纤维组成，外层为纵行纤维，内层为环形纤维，纵行纤维收缩时粪便排出，环行纤维收缩时则肛门关闭。当粪便对直肠壁的感受器刺激，产生反射性冲动，引起肛门内括约肌的纵行纤维收缩将粪便推至肛门部，以后肛门内括约肌和外括约肌迟缓，在膈肌、腹肌的协助下引起排便。正常人排便是受意识控制的，当时间、环境不适于排便时，肛门外括约肌与肛提肌则收缩而抑制排便。

正常排便时，排便指令由皮质经过脊髓下达到位于 S_{2-4} 的排便中枢，使整个大肠产生集团运动，将肠内容物推送至乙状结肠，再至直肠。乙状结肠和直肠收缩及增加腹压，同时肛提肌收缩和肛门内、外括约肌松弛而产生排便（图 18-8）。

神经源性大肠最常见的原因为脑部病变和脊髓病变。当大脑或脑干病变时常出现便秘，例如脑血管疾患，颅脑损伤，脑肿瘤时。大脑与脑干疾患时出现的排便障碍与排尿障碍相似。也是在双侧损害才出现排便障碍，多表现为便秘，但深昏迷时可出现大便失禁。严重的脊髓病变常见便秘，在 S_{2-4} 以上的脊髓横贯性病变时可以出现自动性

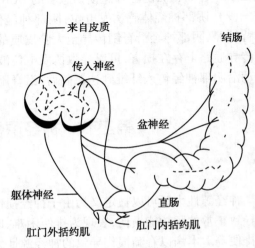

图 18-8　排便反射

排便,但较罕见。

（三）神经源性大肠分类

1. 反射性大肠　T_{11}椎体以上的上运动神经元损伤,$S_{2~4}$周围神经保存完好,低级反射弧存在,肛门括约肌维持一定的张力,但无或有部分括约肌收缩,主动排便困难。但当受到刺激时(如直肠充盈)会出现反射性排便。

2. 弛缓性大肠　由于骶髓或马尾神经损伤,骶反射弧受损,副交感神经排便反射消失,大肠的蠕动减弱,结果引起大便潴留,粪便内水分被肠道吸收,引起大便干结。外括约肌和盆底肌因失去外周神经支配而松弛,若因药物导致大便稀烂时,则表现为大便失禁。

二、评定目的

对肠道功能进行详细的系统评定,对神经源性大肠的康复治疗、日常管理、随访具有重要的意义。有规律和可预期的排便,避免便秘、大便失禁和自主神经反射异常。保持肠道的健康,尽量减少肠道相关并发症,如直肠过度扩张、痔疮、肛裂等。

三、评定方法

（一）评定内容

1. 排便次数　排便次数因人而异,了解胃肠道功能状况的既往史;正常成人,每天排便 1~3 次,每次大便时间间隔基本固定。

2. 排便量　正常人每天排便量 100~300g。

3. 粪便性状　正常人的粪便为成形软便。便秘时粪便坚硬;腹泻时为稀便或水样便。

4. 每次大便所需时间　正常人每次大便时间应在半小时内完成。便秘者消耗时间延长,腹泻者消耗时间少但排便次数增多。

5. 括约肌功能　括约肌有无失能或失禁。

（二）常用的评定方法

1. 肛门直肠指诊　即对直肠及肛门括约肌张力的检查。先观察肛门是否正常,把手置于肛周并向外侧牵拉皮肤,肛门功能差的患者会出现肛门开放。

（1）肛门张力:将检查者的手指插入肛管,手指感觉直肠内压力;肛门外括约肌、耻骨直肠肌的张力和控制能力;球海绵体反射情况。肛门局部刺激有无大便排出:反射性大肠由于排便反射弧正常故能排出大便;迟缓性大肠由于内外括约肌功能丧失,局部刺激也不能排出大便,同时评定直肠穹隆有无粪嵌塞。

（2）肛门反射:即划动肛周皮肤后出现肛门收缩,以确定是否有上运动神经元病变。

（3）自主收缩:自主性的肛提肌收缩可以增加肛门括约肌的压力。如果一位女性患者在阴道检查时不能收缩阴道周围肌肉,她的肛门也会有类似病变。

2. 结肠传输实验　是了解结肠转运功能的动力学检查方法之一,可用于结肠动力异常疾病的诊断、病因研究及评价治疗效果。

3. 肛肠测压实验　肛管直肠测压是通过测压的方法,了解、量化评估肛门管、直肠的排便以及维持排便节制的运动功能,为某些肛管、直肠疾病和排便异常提供病理生理基础。

4. 肛肠动力学检查 肛肠动力学检查系利用压力测定装置,检查内外括约肌、盆底、直肠功能状态及它们之间的协调情况,对判断便秘与上述结构的功能失常是否相关有重要意义。

5. 盆底肌电图检查 测量盆底各个肌群的活动状态,提示应用生物反馈和(或)药物阻断支配神经等非手术治疗可以有很好的疗效。

6. 排粪造影在评定中的作用

(1)作用:是通过向患者直肠注入造影剂,对患者"排便"时肛管直肠部位进行动、静态结合观察的检查方法。目的在于为临床提供诊断和鉴别诊断依据,以分出便秘是功能性的还是由于肛门、直肠和骨盆底部的器质性疾病所致的。

(2)检查方法:是向直肠注入造影剂,观察静坐、提肛、力排、排空后直肠肛管形态及黏膜像变化,借以了解排粪过程中直肠以及排便出口处有无功能及器质性病变。

(3)常用测量指标:①肛直角:肛管轴线与近似直肠轴线的夹角。②肛上距:耻尾线为耻骨联合与尾骨尖的连线,它基本相当于盆底位置。肛上距为肛管、直肠轴线交点至耻尾线的垂直距离。③耻骨直肠肌长度:耻骨直肠肌于肛直交界处后方压迹至耻骨的距离。④直肠前突深度:前突顶端至开口上下缘连线的垂直距离。

(4)排粪造影的异常表现:直肠前突、孤立性直肠溃疡综合征、直肠脱垂、肛管内括约肌痉挛性收缩、会阴下降综合征、直肠内套叠、直肠膨出等。

学习小结

1. 学习内容

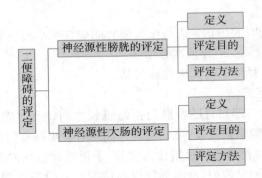

2. 学习方法

复习解剖生理学中二便的神经支配、排尿反射、排便反射,理解不同损伤部位所导致的二便障碍类型。掌握尿流动力学检查的项目和意义,可以指导制订神经源性膀胱治疗策略。掌握肛门直肠指检的意义。

(杨志敬)

复习思考题

1. T_{10} 截瘫患者脊休克后神经源性膀胱 ICS 分类可能出现哪些功能障碍?

2. 简述神经源性大肠的分类及其临床表现。

第十九章

日常生活活动能力的评定

第一节 概 述

一、定义

日常生活活动(activities of daily living,ADL)的概念由 SindneyKatz 于 1963 年提出,指一个人为了满足日常生活的需要每天所进行的必要活动。而康复医学所关注的则是患者伤残后完成日常生活活动的能力,即人们为了维持生存以及适应生存环境而应具备的完成每天必须反复进行的、最基本的、最具有共同性的活动的能力(即狭义的 ADL)。而更广泛意义的 ADL 能力则是指个体在家庭、工作机构及社区里自己管理自己的能力,除了包括最基本的生活能力之外,还包括与他人交往的能力,以及在经济上、社会上和职业上合理安排自己生活方式的能力。

日常生活活动是个体日常生活每天必须完成的最基本的活动,日常生活活动能力则是个体完成上述最基本活动所应具备的能力。日常生活活动能力是人们从事其他一切活动的基础,它不是与生俱来的,而是个体在发育成长过程中通过学习实践逐渐掌握的。我们每天要完成的诸如起床、穿衣服、上厕所、刷牙、洗脸等活动都非常容易,但对病、伤、残者来说,则可能成为相当艰巨的任务,比如对一位偏瘫患者,或者依靠轮椅或假肢活动的人,要完成上述活动则会变得困难重重,甚至要付出常人难以想象的困难才能完成。

笔记

二、日常生活活动能力下降的后果

日常生活活动能力低下即失能(disability)，是指由于伤残导致个体不能以正常方式或在正常范围内进行活动，个体能力受限或丧失，是个体水平的残疾，在 ICF 中为活动受限。

由于病伤残带来的日常生活活动能力的减弱或丧失，其后果常常是广泛而深刻的，表现为：

1. 直接导致患者生活难以自理，难以脱离他人的照料，丧失独立。

2. 严重损害患者的个体形象，并可能进一步导致患者焦虑、抑郁、丧失自尊心和自信心等消极后果。

3. 不仅导致活动受限，还可能通过影响患者的社会交往而导致参与局限。

4. 可能通过其所带来的失用，进一步加剧患者的身体结构与功能的继发性损害。

5. 会增加残疾者家人的照料负担，带来误工，影响到整个家庭和社会。

因此，最大限度地恢复与发展病伤残者的日常生活活动能力是十分必要的，这不仅是患者的迫切需要，也是康复治疗工作的重要目标。而要改善病伤残者的 ADL 能力，首先要进行 ADL 的评定。

三、分类

依照日常生活活动所涉及的范围，可分为两大类。

（一）躯体性或基础性 ADL（physical or basic ADL，PADL or BADL）

躯体的或基本的 ADL 是指个体维持最基本的生存、生活需要所必需的每日反复进行的活动，如进食、梳妆、洗漱、洗澡、如厕、穿衣、翻身、起床、转移、行走、驱动轮椅、上下楼梯等。其评定结果反映了个体基本的较粗大的运动功能，适用于较重的残疾，常用于住院患者的评定。

（二）工具性 ADL（instrumental ADL，IADL）

工具性 ADL 是指个体维持独立生活所必需的一些活动，如家务劳动、购物、使用电话、服药、理财、使用交通工具、社区内的休闲活动等。IADL 常需使用各种工具，故称之为工具性 ADL。IADL 能力是在 BADL 能力基础上实现的，是残疾人实现自我照料并保持一定社会属性的能力基础。IADL 适用于功能水平较高的患者或者社区伤残者与老人。

四、评定目的

1. 了解在 ADL 方面的独立程度和能力受限的范围。

2. 通过 ADL 评定，并结合其他康复评定结果，分析活动受限的原因。如评定发现患者不能独立穿衣，即要分析患者不能独立穿衣的原因（可能包括认知障碍、肌肉痉挛、肌肉无力、坐位平衡能力不足、关节活动受限等），以明确问题、利于康复治疗。

3. 根据对评定结果的分析，结合患者及其家属的康复需求，拟定合适的治疗目标，确定适当的治疗方案。

4. 评价康复训练效果，为重新拟订新的治疗方案提供依据。

5. 判断功能预后。

6. 通过评定结果反馈,增强患者和治疗师的信心。

7. 通过评定,采集客观数据,利于康复科学研究与卫生经济学研究。

五、评定内容

ADL的评定内容大致包括运动、自理、交流、家务活动和娱乐活动五个方面。

（一）运动方面

1. 床上活动

（1）床上体位保持:仰卧位、侧卧位、俯卧位时的良好体位。

（2）床上体位转换:仰卧位与侧卧位或俯卧位之间的相互转换,以及从卧位坐起和躺下。

（3）床上移动:向上、下、左、右移动。

2. 转移

（1）坐位之间的转移:床与轮椅之间的转移,轮椅与坐便器之间的转移。

（2）坐站之间的转移:坐位与站立位的相互转换。

3. 室内、室外行走与上下楼

（1）室内行走:在室内的地板、地毯或水泥地面上行走,上下楼梯。

（2）室外行走:在室外水泥路、碎石路或泥土路面上行走,上下台阶或楼梯。

（3）借助助行器行走:使用助行架、手杖、腋杖、穿戴支架、支具或假肢行走及上下楼梯。

（4）公共或私人交通工具的使用:骑自行车、摩托车,乘公共汽车、出租车,驾驶汽车等。

4. 操纵轮椅

（1）对轮椅各部件的识别,轮椅的保养与维修。

（2）操纵轮椅进出厕所或浴室,户内外转移,上下斜坡、台阶等。

（二）自理方面

1. 更衣　包括穿脱所有的衣物(穿脱内外衣裤、鞋袜,扣纽扣,拉拉链,系腰带、系鞋带、打领带等)、穿脱假肢或矫形器。

2. 进食　包括使用餐具如持筷夹取食物,用调羹舀取食物,用刀切开食物,用叉叉取食物,用吸管、杯或碗饮水、喝汤,对碗、碟的握持,包括端碗、持盘等,以及咀嚼和吞咽能力等。

3. 如厕　包括使用尿壶、便盆或进出厕所、大小便及便后清洁、衣物的整理、排泄物的冲洗等。

4. 洗漱　包括洗手、洗脸、洗头、刷牙、洗澡(淋浴、盆浴、擦浴)。

5. 修饰　包括梳头、剃须、剪指(趾)甲、使用化妆品等。

（三）交流方面

包括打电话、阅读、书写、使用计算机、电视机、收录机、打字、识别环境标志(如厕所标志、街道指示牌、各种交通标志和安全警示标志等)。

（四）家务劳动方面

包括使用钱币,上街购物,备餐,清洗、晾晒、熨烫和整理衣物,照顾孩子,安全使用家用器具,如厨具、炊具、洗衣机、刀、剪、电冰箱、水瓶、开罐器,使用扫帚、拖把、吸尘器等清洁家居,使用环境控制器如电源开关、插头、水龙头、门窗开关、钥匙等的能力,以及收支预算等。

（五）娱乐活动方面

打扑克、下棋、摄影、旅游、社交活动等。

六、评定方法

日常生活活动能力的评定,采用量表检查法为主,而非使用仪器设备直接测量。当然,在使用量表的同时,有时也会使用一些工具或用品直接测试。在具体方法上通常分为直接观察法与间接评定法两种。

1. 直接观察法 通过直接观察患者 ADL 的实际完成情况来评定患者的日常生活活动能力的方法,观察的场所可以在家庭实际环境或医院模拟环境。该方法的优点是能够比较客观地反映患者的实际能力情况,有效地避免患者夸大、缩小或对自己能力不准确的描述。但缺点是评估易受具体条件限制,过程较繁琐,对患者配合度要求较高。

2. 间接评定法 主要通过询问的方式进行评估(也可以通过问卷方式,由患者或家属完成),询问的对象可以是患者本人,也可以是家属或照顾者,该方法的优点是简单、快捷,但缺点是缺乏客观性,故主要用于一些不便直接观察或演示的动作评定,如二便的控制、洗澡等。

在日常评定中,可以将两种方法结合起来应用。

七、评定步骤

日常生活活动能力评定的实施包括:收集资料、首次交谈、开始评定、记录与报告5 个步骤。

（一）收集资料

ADL 评定是基于功能评定等其他评定基础上的能力评定。因此,在评定前应获取以下资料:

1. 患者的性别、年龄、职业、诊断,所处的家庭、工作、学习和社会环境、居住环境,患者以往的社会角色,患者的疾病史。

2. 患者的功能情况,包括体能、可能影响 ADL 的肌肉力量、肢体运动感觉功能、关节活动范围、痉挛、认知功能等,患者残疾前的功能状况。

3. 患者的主动性、依从性态度和情感等。

4. 由疾病和(或)残疾而出现的其他生理和心理的问题。

5. 患者使用辅助器、支具和设备的实际的或潜在的能力等。

（二）首次交谈

正式评定前应首先与患者交谈,以进一步确认最初收集到的关于患者的背景资料。交谈时最好有患者家人参加,以防止由于患者言语交流障碍、认知障碍等造成的表述内容不准确。通过交谈,可以了解患者的康复愿望、文化修养、价值观念等。在制订 ADL 训练目标和选择训练起始活动时,患者的康复愿望是很重要的。

在首次交谈中,常常需要收集的资料有:患者以前的就业史与生活史,患者回家后独立生活和工作的愿望,家人能提供的照顾,居住环境,患者实际能力在现实环境中的障碍等。通过交谈,还要向患者解释日常生活能力评定与治疗的目的、目标、方式、可能的结果等,以争取患者的理解与配合。

（三）开始评定

在完成首次交谈后,可以开始评定。通常采用间接法,根据量表的内容,了解患者日常生活能力。为保证评定的准确性,部分评定内容应采用直接观察法,如穿脱衣物、转移、行走等。

（四）记录与报告

根据完成的评定量表,记录评定内容,分析总结与报告。为制订日常生活训练方案与评估训练效果提供依据。

八、评定时间与场所

ADL 的评定应在患者入院后,开始康复治疗前进行。评定的具体时间应当合适,尤其是直接观察法,如早上起床时评定穿衣,晚上睡觉时评定脱衣,用餐时评定进食。如果在治疗机构或家中进行,由于时间安排,人员或环境的限制,不能做到这一点,则应该在规定的时间内,尽量在同一条件或环境下进行。重复评定时,应按相似的时间和条件进行。

评定的场所可以选择患者最熟悉的地方来进行。可以是患者实际居住的环境如:浴室、厕所、卧室、厨房、门前和院子。也可以是患者住院的病房、治疗室或 ADL 评定和训练室。

ADL 评定和训练室的设施,应模拟实际生活环境,如卧室、浴室、厕所、厨房等及相应的家具(如床、桌、椅、橱、柜等)、餐饮用具(如杯、碗、筷、刀、叉、匙、盘、碟等)、炊具(如炉、锅、勺等)、家用电器(如电冰箱、洗衣机、吸尘器等)及通信设备(如电话、电视、电脑等)等,并将其放在适宜的位置,便于患者操作。

第二节　评定量表

近几十年来,康复理念由过去关注损伤后的表现及丧失的功能,转为更加关注如何恢复和发展残存功能以及促进日常生活能力的恢复,由此出现许多定量评定方法和相应的评定量表。

评定量表应具备下列基本要素:

1. 全面性　评定内容应包括所有基本的日常生活活动,而不是单纯的几项活动。
2. 可信性　有明确的评定标准,结果能可靠地体现患者现有的能力水平。
3. 敏感性　能敏感地反映患者的能力水平的变化。
4. 适应性　能适应患者由于伤病导致的能力变化的评定需要。
5. 实用性　能适用于不同类型的患者。
6. 统一性　有相对统一的标准,以利于交流。

一、常用的评定量表

（一）PADL 标准化量表

常用的 PADL 标准化量表有:Barthel 指数、PULSES、Katz 指数、修订的 Kenny 自理评定和功能独立性评定等。

1. Barthel 指数评定　Barthel 指数（Barthel index，BI）产生于 20 世纪 50 年代中期，在美国设计并应用于临床，当时称为 Maryland 残疾指数。60 年代正式称为 Barthel 指数，一直沿用至今，是康复医疗机构应用最广、研究最多的 BADL 评估方法。Barthel 指数评定简单，可信度高，灵敏度也高，是目前临床应用最广、研究最多的一种 ADL 能力的评定方法，它不仅可以用来评定治疗前后的功能状况。而且可以预测治疗效果、住院时间及预后。

（1）评定内容：包括大便控制、小便控制、修饰、如厕、进食、转移、步行、穿着、上楼梯、洗澡，共 10 项。根据是否需要帮助及其帮助程度分为 0、5、10、15 分四个等级，总分为 100 分（表 19-1）。

表 19-1　Barthel 指数评定记录表

评定次数	1	2	3	4
评定日期	日期 1	日期 2		
进食				
洗澡				
修饰				
穿着				
大便				
小便				
上厕所				
床椅转移				
行走				
上下楼梯				
合计				

（2）评分标准：见表 19-2。

表 19-2　Barthel 指数评分标准

项目	分类和评分	
大便	0 分	失禁；或无失禁，但有昏迷
	5 分	偶尔失禁（每周≤1 次），或需要在帮助下使用灌肠机或栓剂，或需要器具帮助
	10 分	能控制；如果需要，能使用灌肠剂或栓剂
小便	0 分	失禁；或需由他人导尿；或无失禁，但有昏迷
	5 分	偶尔失禁（每 24 小时≤1 次，每周>1 次），或需要器具帮助
	10 分	能控制；如果需要，能使用集尿器或其他用具，并清洗。如无需要，自行导尿，并清洗导尿管，视为能控制

笔记

续表

项目	分类和评分	
修饰 （个人卫生）	0分	依赖或需要帮助
	5分	自理：在提供器具的情况下，可独立完成洗脸、刷牙、梳头、剃须（如需用电则应会用插头）
用厕	0分	依赖
	5分	需部分帮助：指在穿脱衣裤，使用卫生纸擦净会阴，保持平衡或便后清洁时需要帮助
	10分	自理：指能独立地进出厕所，使用厕所或便盆，并能穿脱衣裤、使用卫生纸，擦净会阴和冲洗排泄物，或倒掉并清洗便盆
进食	0分	依赖
	5分	需部分帮助：指能吃任何正常食物，但在切割、搅拌食物或夹菜、盛饭时需要帮助或较长时间才能完成
	10分	自理：指能使用任何必要的装置，在适当的时间内独立地完成包括夹菜、盛饭在内的进食过程
转移	0分	依赖：不能坐起，需两人以上帮助，或用提升机
	5分	需大量帮助：能坐，需两个人或一个强壮且动作娴熟的人帮助
	10分	需小量帮助：为保证安全，需一人搀扶或语言指导、监督
	15分	自理：只能独立地从床上转移到椅子上并返回。独立地从轮椅到床，再从床回到轮椅，包括从床上坐起，刹住轮椅，抬起脚踏板
平地步行	0分	依赖：不能步行
	5分	需大量帮助：如果不能行走，能使用轮椅行走45m，并能在各方向移动及能进出厕所
	10分	需小量帮助：指在1人帮助下行走45m以上，帮助可以是体力或语言指导、监督。如坐轮椅，必须是无须帮助，能使用轮椅行走45m以上，并能拐弯。任何帮助都应由未经特殊训练者提供
	15分	自理：指能在家中或病房周围水平路上独立行走45m以上，可以使用辅助器具，但不包括带轮的助行器
穿着	0分	依赖
	5分	需要帮助：指在适当的时间内至少做完一半的工作
	10分	自理：指在无人指导的情况下能独立穿脱自己各类衣裤，包括穿鞋、系鞋带、扣、解纽扣、开关拉链、穿脱矫形器和各类护具等
上楼梯	0分	依赖：不能上下楼
	5分	需要帮组：在体力帮助或语言指导、监督下上、下楼
	10分	自理（包括使用辅助器）：指能独立地上、下一层楼，可以使用扶手或手杖、腋杖等辅助器具
洗澡（池浴、盆浴或淋浴）	0分	依赖或需要帮助
	5分	自理：指无须指导和他人帮助能安全进出浴池，并完成洗澡全过程

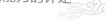

（3）结果分析：Barthel 指数评定得分越高,表示功能越好,依赖性越小;得分越低,表示功能越差,依赖性越大。Barthel 指数评定满分为 100 分,表示患者各项基本日常生活活动能力良好,不需依赖他人;>60 分评定为良,患者虽有轻度功能障碍,但日常生活基本能够自理;60~41 分表示患者有中度功能障碍,日常生活需要一定帮助;40~21 分表示患者有重度功能障碍,日常生活明显依赖他人;<20 分为完全残疾,日常生活完全依赖他人。Barthel 指数>40 分的患者康复治疗效益最大。若总分达到100 分,表示患者不需要照顾,日常生活可以自理。但并不意味着患者能独立生活,他可能不能烹饪、料理家务和与他人接触。

Barthel 指数虽然有较高的信度和效度,评定简单易行,临床应用广泛,但也有一定缺陷,它设定的评定等级比较少,而相邻等级之间的分数值差距较大,评估不够精确细致。1993 年,国外学者提出一种改良的 Barthel 指数（modified Barthel index,MBI）,将评分更加细化,评定项目与每项的满分值不变,而将每一项的评定等级进一步细化（表 19-3）。

表 19-3 改良 Barthel 指数（MBI）评分内容及评分

项目		评分级			
		独立	较少依赖	中等依赖	完全依赖
进食		10	5	2.5	0
洗澡		5	2.5	1.25	0
修饰		5	2.5	1.25	0
穿着		10	5	2.5	0
上厕所		10	5	2.5	0
床椅转移		15	7.5	3.75	0
行走	步行	15	7.5	3.75	0
	用轮椅	5	2.5	1.25	0
上下楼梯		10	5	2.5	0
		无失禁	失禁 1~2 次/天	失禁≥3 次/天	
大便		10	5	0	
小便		10	5	0	

2. PULSES 评定量表 该量表产生于 1957 年的美国,是一种总体的功能评定量表。此表最初主要用来评定慢性疾患、老年人和住院患者的 ADL,现常和其他评定方法一起评定患者的康复潜能、治疗过程及帮助制订治疗计划。

（1）评定内容分为六项（表 19-4）

包括躯体状况（physical condition,P）、上肢功能（upper limb functions,U）、下肢功能（lower limb functions,L）、感官功能（sensory components,S）、排泄功能（excretory functions,E）、精神和情感状况（mental and emotional status,S）,简称 PULSES。

表 19-4　改良 PULSES 评定记录表

评定次数	1	2	3
评定日期			
P(躯体状况)			
U(上肢功能)			
L(下肢功能)			
S(感官功能)			
E(排泄功能)			
S(精神、情感)			
合计			

（2）评定标准：每一项分为四个功能等级：1 级为无功能障碍，计 1 分；2 级为轻度功能障碍，计 2 分；3 级为中度功能障碍，计 3 分；4 级为重度功能障碍，计 4 分。总分积 6 分者为功能最佳；>12 分表示独立自理生活严重受限；>16 分表示有严重残疾；24 分者即六项均为 4 分为功能最差（表 19-5）。

表 19-5　改良 PULSES 评分标准

P	身体状况：指内脏器官如心血管、呼吸、消化、泌尿、内分泌和神经系统疾患情况
1 分	内科情况稳定，只需每隔 3 个月复查一次
2 分	内科情况尚属稳定，只需每隔 2～10 周复查一次
3 分	内科情况不太稳定，最低限度每周需复查一次
4 分	内科情况不稳定，最低需严密进行医疗监护
U	上肢功能及日常生活情况自理：指进食、穿衣、穿戴假肢或矫形器、梳洗等
1 分	生活自理、上肢无残损
2 分	生活自理，但上肢有一定残损
3 分	生活不能自理、需别人扶助或指导，上肢有残损或无残损
4 分	生活完全不能自理、上肢有明显残损
L	下肢功能及行动：指步行、上下楼梯、使用轮椅、床椅转移、用厕情况
1 分	独立步行、转移、下肢无残损
2 分	基本上能独立行动，下肢有一定残损，需使用步行辅助器械、矫形器或假肢，或利用轮椅能在无梯级的地方行动
3 分	在扶助或指导下才能行动，下肢有残损或无残损，利用轮椅能做部分活动
4 分	完全不能独立行动，下肢有严重残损
S	感官功能：包括语言、听觉和视觉
1 分	能独立做语言交流，视力无残损
2 分	基本上能进行语言交流，视力基本无碍，但感官及语言交流功能有一定缺陷，例如：轻度构音障碍，轻度失语，要戴眼镜或助听器，或经常要用药物治疗
3 分	在别人帮助或指导下能进行语言交流，视力严重障碍
4 分	聋，盲，哑，不能进行语言交流，无有用的视力

续表

E	排泄功能:指大小便自理和控制程度
1分	大小便完全能自控
2分	基本上能控制膀胱及肛门括约肌,虽然有尿急或急于解便,但尚能控制,因此可参加社交活动或工作,或虽需插导尿管,但能自理
3分	在别人帮助下,能处理好大小便排泄问题,偶尔有尿床或溢粪
4分	大小便失禁,常有尿床或溢粪
S	精神和情绪状况
1分	能完成日常任务,并能尽家庭和社会职责
2分	基本上适应,但需在环境上、工作性质和要求上稍作调整和改变
3分	适应程度差,需在别人指导,帮助和鼓励下,才稍能适应集体和社会环境,进行极小量力所能及的家务或工作
4分	完全不适应家庭和社会环境,需长期住院治疗或休养

3. Katz 指数评定 Katz 指数(Katz index)产生于20世纪60年代。Katz 等人通过大量的临床观察发现,ADL 能力的下降或丧失通常是按照一定的顺序发生的,且这个顺序正好与儿童的个体功能发育顺序相反,最先丧失的是最复杂的活动能力,最后丧失的是最简单的活动能力,表现为洗澡能力最先丧失,其后能力丧失的顺序依次为衣着、如厕、转移、大小便控制,最后丧失的是进食能力。当患者通过康复训练逐渐恢复日常生活活动能力时,则是按相反的顺序由易到难逐渐恢复。

(1)评定内容:Katz 指数评定法将 ADL 由难到易分为六项:洗澡、穿着、上厕所、转移、大小便控制和进食,将功能状况分 A、B、C、D、E、F、G 七个等级,A 级为完全自理,G 级为完全依赖(表19-6)。

表19-6 KATZ 指数评定记录表

评定次数	1	2	3	4
评定日期				
洗澡				
穿着				
上厕所				
转移				
大小便控制				
进食				
合计				

(2)分级标准:见表19-7。

4. 修订的 Kenny 自理评定 Kenny 自理评定(the Kenny selfcare evaluation)是Schoening 和 Kenny 护理研究所人员于1965年提出的,并于1973年进行了修订,是一种经过标准化的躯体功能评定方法。

(1)评定内容:Kenny 自理评定分为床上活动、体位转移、移动、穿着、个人卫生、进食六个方面内容。每个方面的内容又分为若干项,总共有17项(表19-8)。

表 19-7　KATZ 指数评分标准

	完全独立	需要帮助	依赖
洗澡:包括海绵擦浴、盆浴或淋浴	无须帮助,能自己进出澡盆或浴室洗澡	只需帮助洗身体的一个部位(如背部或腿),或进出澡盆时需要帮助	需要帮助洗身体的一个以上的部位,或不能洗澡
穿着:包括从衣柜或抽屉里取出衣服(包括内衣、外套),使用扣件(包括穿戴支具)	完全不用帮助,能自己取衣服、穿衣服(包括使用扣件)	除系鞋带需要帮助外,取衣服和穿衣服不需要帮助	取衣服或穿衣服需要帮助,或只能穿部分衣服,或完全不能穿衣
上厕所:包括进厕所、解大小便、便后自我清洁、整理衣裤	进厕所,解大小便,自我清洁和整理衣裤的所有动作,无须帮助(可以用支持物如拐杖,步行器,或轮椅),夜里可以用便盆或便桶,早上倒干净	进厕所,或便后自我清洁,或整理衣裤,或夜里用便盆、便桶时需要帮助	不能走进厕所解大小便或不能便后自我清洁,或不能整理衣裤,或夜间用便盆、便桶时需要帮助
转移:包括上下床和进出轮椅	上下床及进出轮椅无须帮助(可以用支持物如拐杖和步行器)	上下床及进出轮椅时需要帮助	不能下床
控制大小便	大小便完全自控	大小便偶有失禁	大小便完全失禁,需要监护,或使用导尿管、灌肠及有规律地使用尿壶或便盆来管理大小便
进食	自我进食,无须帮助	需自我进食,但夹菜、盛饭切肉、给面包涂黄油等准备性活动需要帮助	需帮助进食,部分或完全地依赖鼻饲或静脉输液补充营养

表 19-8　Kenny 自理评定记录表

评定次数		1	2	3	4
评定日期					
床上活动	床上移动				
	床上坐起				
体位转移	坐位				
	站位				
	进厕所				
	进浴盆				

续表

评定次数		1	2	3	4
评定日期					
运动	行走				
	上下楼梯				
	驱动轮椅				
穿着	衣				
	裤				
	鞋袜				
个人卫生	洗脸、头发、手臂				
	洗躯干、会阴				
	洗下肢				
二便	大便控制				
	小便控制				
	照料导尿管				
进食					
合计					

（2）评分标准：Kenny 自理评定的每个方面内容分为 5 个功能等级，记分标准为 0～4 分，六项总分为 0～24 分。0 分表示完全依赖，24 分表示完全独立。具体如下：

0 分：各项均不能独立完成。

1 分：只有一项能独立完成，或在帮助、监督下完成 1～2 项，其他各项均不能独立完成。

2 分：能独立完成 2 项，或在监督、帮助下完成 3 项，其他各项均不能独立完成。

3 分：只有 1～2 项需要监督或帮助。

4 分：各项均能独立完成。

5. 功能独立性评定　功能独立性评定（functional independence measure，FIM）是一种能更为全面、客观地反映患者 ADL 能力的评定方法。1983 年美国物理医学与康复学会制订了医学康复统一数据系统，功能独立性评定是其中的主要组成部分，它包括供成人使用的 FIM 和供儿童使用 WeeFIM。它选择了最普通、最有用的功能评定项目，并确定了恰当的分级评分方法，可综合地反映患者功能及独立生活能力，评定和比较患者残疾的严重程度，预测康复后果，确定住院时间，制订康复目标，选择治疗方案，评价康复疗效和经济效益，节约康复花费。并可进行纵向随访。其方法简便易行，不受评定者单位、专业和条件限制。

自 20 世纪 80 年代在美国开始使用以来，逐渐受到重视，目前 FIM 量表已获得国际普遍认可，在美国、澳大利亚、加拿大、法国、德国、意大利、日本、葡萄牙、瑞典等许多国家的康复医疗机构都得到广泛的应用，其信度、效度已得到大量研究的证实，具有相当的可靠性。在美国 FIM 成为医疗保险的基础和医疗保险改革的重要工具，即按功能分级进行保险支付的基础。治疗前后 FIM 差值与各项医疗费用的商比值代表该治疗的经济效益,从而有助于合理地选择医疗保险覆盖项目或范围。同时,FIM 也是目前医疗康复中唯一建立了统一数据库的测量残疾程度的方法。按规定,各国正式应用 FIM 的机构必须经过美国专门机构的培训并按年度交纳注册费(3000～4000 美元/年),我国目前仅有极少数医院正式使用。

(1) FIM 评定的内容:FIM 评定包括六个方面共 18 项功能,即自理活动 6 项、括约肌控制 2 项、转移 3 项、行走 2 项、交流 2 项和社会认知 3 项。每项分七级,最高得 7 分,最低得 1 分,总积分最高 126 分,最低 18 分,得分越高,独立水平越好,反之越差(表 19-9)。FIM 评定的是患者实际残疾的程度,而不是器官和系统障碍的程度。不是评定患者按生理功能、环境条件能做什么,而是评定患者现在实际能做什么。

表 19-9　FIM 评定记录表

项　目			得分	
			入院	出院
A	自理活动	1. 进食		
		2. 梳洗修饰		
		3. 沐浴		
		4. 穿上装		
		5. 穿下装		
		6. 上厕所		
B	括约肌控制	7. 膀胱控制		
		8. 直肠控制		
C	转移	9. 床、椅、轮椅		
		10. 坐厕		
		11. 盆浴、浴室		
D	行走	12. 步行/轮椅		
		13. 上下楼梯		
E	交流	14. 理解		
		15. 表达		
F	社会认知	16. 社会交往		
		17. 解决问题		
		18. 记忆		
总计				

(2) FIM 的得分标准(表 19-10):FIM 的七级评分制比以往的 4 分评定方法更能敏感地反映患者的功能变化。FIM 在描述残疾水平和功能独立程度上比 Barthel 指数等评定方法更敏感、更精确,适用于所有残疾患者。

126 分:完全独立;108～125 分:基本独立;90～107 分:极轻度依赖或有条件的独

立;72~89分:轻度依赖;54~71分:中度依赖;36~53分:重度依赖;19~35分:极重度依赖;18分:完全依赖。

表19-10　FIM的得分标准

功能独立:独立完成所有活动		7分	完全独立	能独立完成所有活动,活动完成规范,无须矫正,不需要辅助和帮助,并能在合理的时间内完成
		6分	有条件的独立(帮助独立)	能独立完成所有活动,但活动中需要辅助设备(假肢、支具、辅助具)或超过合理的时间,或活动中不够安全
功能依赖:需要有人监护或身体方面的帮助,或不能活动	部分依赖:患者可以承担≥50%的活动,并需要不同程度的帮助	5分	监护、准备或示范	患者在没有身体接触性帮助的前提下,能完成活动,但由于认知缺陷、平衡差等,需要他人监护、口头提示或引导;或者需要他人准备或传递必要的用品如支具、衣物等
		4分	最小帮助	患者完成活动时,需最小的身体接触性帮助,其主动用力程度≥75%(帮助<25%)
		3分	中等帮助	患者在活动中要求中等的接触性帮助,其主动用力程度达到0%~74%(帮助达25%~49%)
	完全依赖:患者用力<50%,需要最大或全部帮助	2分	大量帮助	患者在活动中要求最大体力的帮助,其主动用力程度为25%~49%(帮助达50%~74%)
		1分	完全依赖	患者在活动中的主动用力程度<25%,不能做任何活动

（3）FIM的评定指南:开始评定时,首先要确定患者在功能活动中是否需要身体接触性帮助。如不需要身体接触性帮助者,可得6分或7分;需要身体接触性帮助者,得分应在5分或5分以下。评定的具体内容如下:

1）自我照顾

进食:包括使用合适的餐具将食物送进嘴里、咀嚼和咽下。不包括食物的准备,例如清洗和准备食物、烹调、切割食物等。由于使用勺子比筷子简单,因此患者不一定要使用筷子,关键在于尽可能独立完成进食活动。

7分:可以独立完成进食过程,操作时间合理、安全。

6分:需要假肢或辅助具(包括改制的食具等)进食,或进食时间过长,或不安全。用胃管的患者可以自己独立由胃管进食,并进行胃管护理。

5分:需要他人监护、提示或引导,或他人帮助切割食物、开瓶盖、倒水、拿支具或矫形器等。

4分:可完成≥75%进食过程,偶然需要他人帮助戴支具或矫形器等完成进食。

3分:可完成50%~74%进食过程,经常需要他人帮助戴支具或矫形器等完成进食。

2分:可完成25%~49%进食过程,可以主动配合他人喂食。

1分:可完成<25%进食过程,主要由他人帮助喂食或通过胃管进食。

分解评分:1~4分的评定也可采用分解方式,并按动作完成的数量进行评定。例如将进食过程分解为夹取食物、送入口中、咀嚼、吞咽4项,每项1分。全部可以实现为5分,不能独立完成1项为4分,2项为3分,3项为2分,4项为1分。以下项目也可以参照类似方式分解。

梳洗:包括口腔护理(刷牙)、梳理头发、洗手、洗脸、剃须(男性)或化妆(女性)。本项包括开关水龙头,调节水温以及其他卫生设备,挤牙膏、开瓶盖等。

7分:可以安全操作所有动作,并完成上述活动的个人准备。

6分:需要特制设备,包括支具、假肢等帮助活动,或操作时间过长,或不安全。

5分:需要他人监护,提示或引导,或准备卫生设备。

4分:偶然需要由他人帮助将毛巾放到患者手中或帮助完成一项活动。

3分:经常需要由他人帮助将毛巾放到患者手中或帮助完成一项以上的活动。

2分:可以主动配合他人完成梳洗活动。

1分:不能主动配合他人完成梳洗活动。

分解评分:分解为口腔卫生、梳头、洗手/脸,剃须或化妆4项,每项1分。

洗澡:包括洗澡的全过程(洗、冲、擦干),洗颈部以下部位(背部除外),洗澡方式可为盆浴、淋浴或擦浴。如果患者不能行动,但自己可以在床上独立进行擦浴,仍然可以得7分。

7分:完全独立、安全地完成全过程,可以为盆浴、淋浴或擦浴。

6分:需要特殊的设备完成(假肢、支具、辅助具等),或时间过长,或不安全。

5分:需要他人监护、提示或引导,或帮助放水、调节水温、准备浴具、准备支具等。

4分:偶然需要由他人帮助将毛巾放到患者手中,或帮助完成1~2个部位的洗澡。

3分:经常需要由他人帮助将毛巾放到患者手中,或帮助完成2个以上部位的洗澡。

2分:需要他人帮助洗澡,但可以主动协助。

1分:需要他人帮助洗澡,但不能主动协助。

分解评分:分解为洗双上肢、双下肢,胸部、臀部和会阴部4项,每项1分。

穿脱上身衣物:包括穿脱上身衣物(腰部以上)及穿脱上肢假肢或支具。

7分:完全独立穿脱上衣,包括从常用的地方(衣柜、抽屉)取衣服、处理胸罩、穿脱套头衫或前开睡衣,处理纽扣、拉链、搭袢,穿脱假肢、支具(如果有)。操作安全,时间合理。

6分:需要特殊辅助具穿脱,例如尼龙搭袢,假肢、支具,或穿脱时间过长。

5分:需要他人监护、提示或引导,或由他人准备上装/上肢假肢、支具,或由他人取衣物或准备穿脱设备。

4分:偶然需要他人帮助处理纽扣、拉链、搭扣等。

分解评分:分解为套入上肢,套入头部或胸部、处理纽扣/拉链、处理胸罩或内衣4项,每项1分。也可参考穿衣的数量和难度评定。

穿脱下身衣物:包括穿脱下身衣物(腰部以下)及穿脱假肢、支具。

7分:完全独立穿脱下装,包括从常用的地方(衣柜、抽屉)取衣服、处理内裤、裤、裙、腰带、袜和鞋。处理纽扣、拉链、搭襻,穿脱假肢、支具(如果有)。操作安全。

6分:需要特殊辅助具穿脱,例如尼龙搭襻,假肢,支具,或穿脱时间过长。

5分:需要他人监护、提示或引导,或准备下装/下肢假肢、支具、取衣服或准备穿脱设备。

4分:偶然需要他人帮助处理纽扣、拉链、搭扣等。

3分:经常需要他人帮助处理纽扣、拉链、搭扣等。

2分:需要他人帮助穿衣,但可以主动配合。

1分:需要他人帮助穿衣,但不能有效地主动配合。

分解评分:分解为套入下肢、套入腰部、处理纽扣/拉链、处理鞋袜4项,每项1分。也可参考穿衣的数量和难度评定。

如厕:包括维持阴部卫生和如厕(厕所或便盆)前后的衣服整理。如果大便和小便所需帮助的水平不同,则记录最低分。导尿管处理不属于此项范围。

7分:大小便后可独立清洁会阴,更换卫生巾(需要时),调整衣服。操作安全。

6分:如厕时需要特殊的设备,包括假肢/支具,操作时间过长,或不安全。

5分:需要他人监护、提示或引导,或准备辅助具,或打开卫生巾包装盒等。

4分:在进行上述动作时偶然需要他人帮助身体稳定或平衡。

3分:在进行上述动作时经常需要他人帮助身体稳定或平衡。

2分:需要他人帮助,但可以主动配合。

1分:需要他人帮助,但不能主动配合。

分解评分:分解为脱裤、取卫生纸或卫生巾、擦拭会阴部、穿裤4项,每项1分,参考完成的时间。

2)括约肌控制:包括膀胱和直肠的主动控制。必要时可使用括约肌控制设备或药物。评分应从两方面考虑:需要帮助的程度和发生尿或大便失禁的频率。无失禁者,按前述的评分标准得分;有失禁者,要看其是否每天均失禁,即使是每天都失禁,如果有任何办法能减少失禁,可以得2分,否则得1分。

膀胱控制:帮助角度:指患者能否独立排尿,是否需要帮助,是否需要借助导尿管或药物解决排尿及需要帮助的程度。尿失禁频率:指单位时间发生尿失禁的次数。患者需要帮助的水平和尿失禁的程度一般非常接近,尿失禁越多,需要的帮助就越多。但有时也可不一致,这时应选择最低得分填在表内。

7分:患者可完全自主控制膀胱,从无尿失禁。

6分:患者无尿失禁,但需要尿壶、便盆、导尿管、尿垫、尿布,集尿装置,集尿替代品,或使用药物控制。如果使用导尿管,患者可自己独立消毒并插入导尿管。如果患者采用膀胱造瘘,必须能够独立处理造瘘口和排尿过程。如果患者使用辅助具,必须能够自己组装和应用器具,可独立倒尿、装、脱、清洁尿袋。

5分:需要他人监护、提示或引导,准备排尿器具、帮助倒尿具和清洁尿具;由于不能及时得到尿盆或如厕,可偶然发生尿失禁(<1次/月)。

4分:需要最低限度接触性帮助,以维持外部装置(导尿管、集尿器或膀胱造瘘口)。患者可处理≥75%的排尿过程,可偶然发生尿失禁(<1次/周)。

3分:需要中等程度接触性帮助,以维持外部装置。患者可处理50%~74%的排尿过程,可偶然发生尿失禁(<1次/天)。

2分:尽管得到协助,但患者仍然经常发生尿失禁,或几乎每天均有失禁,即使有导尿管或膀胱造口装置,患者仍必须戴尿布或其他尿垫类物品。或患者有办法减少每天失禁次数。患者可处理25%～49%的排尿过程。

1分:完全依赖。尽管得到协助,但患者仍然经常发生尿失禁,或几乎每天均有失禁,无论是否有导尿管或膀胱造口装置,仍必须戴尿布或其他尿垫类物品。患者可处理<25%的排尿过程。

直肠控制:包括能否完全随意地控制排便,必要时可使用控制排便的器具或药物。评分原则基本与膀胱控制相同,可根据需要帮助的程度和失禁的程度评判。

7分:可完全自主排便。

6分:排便时需要便盆、手指刺激、或通便剂、润滑剂、灌肠或其他药物。如果患者有直肠造瘘,患者可自己处理排便和造瘘口,无须他人帮助。

5分:需要监护、提示或引导,由他人帮助准备排便器具,可偶然发生大便失禁,但<1次/月。

4分:需要最低限度接触性帮助以保证排便满意,可使用排便药物或外用器具,患者可处理≥75%的排便过程,可偶然发生大便失禁(<1次/周)。

3分:需要中等度接触性帮助以保证排便满意,可使用排便药物或外用器具,患者可处理50%～74%的排便过程,可偶然发生大便失禁(<1次/天)。

2分:尽管给予最大接触性帮助,但患者仍频繁发生大便失禁,几乎每天均有,尽管有直肠造瘘,但仍然必须使用尿布或其他尿垫类物品。患者可处理25%～49%的排便过程。

1分:尽管给予最大接触性帮助,但患者仍频繁发生大便失禁,几乎每天均有,尽管有直肠造瘘,但仍然必须使用尿布或其他尿垫类物品。患者可处理<25%的排便过程。

3)转移能力

床/椅/轮椅:

7分:行走为主者能独立完成床椅转移、坐站转移,即坐下和站起的全过程。用轮椅者能独立完成床椅转移,锁住车闸,抬起脚蹬板,使用适合的助具或辅助设备,如扶手、滑板、支具、拐杖等,并返回原位。操作安全。

6分:需要辅助器具如滑板、提升器、手柄、特殊的椅、支具或拐的帮助,或花费时间过长。用于转移的假肢和支具也属于此类。

5分:需要监护、提示或引导、准备(滑板、去除足板等)。

4分:在转移过程中偶然需要他人帮助平衡。

3分:在转移过程中经常需要他人帮助平衡。

2分:需要他人帮助转移,但可以主动配合。

1分:需要他人帮助转移,但不能主动配合。

用厕:

7分:行走者能独立走入卫生间,坐厕、起立,不用任何帮助。轮椅者能独立进入卫生间,并能自己完成刹车、去除侧板、抬起足蹬,不用器具完成轮椅至坐厕转移。时间合理,活动安全。

6分:患者需要适应或辅助器具,如滑板、提升器、手柄、特殊的椅、支具或拐的帮助,或花费时间过长。用于转移的假肢和支具也属于此类。

5分:需要监护、提示或引导、准备(滑板、去除足板等)。

4分:在转移过程中偶然需要他人帮助平衡。

3分:在转移过程中经常需要他人帮助平衡。

2分:需要他人帮助转移,但可以主动配合。

1分:需要他人帮助转移,但不能主动配合。

入浴:

7分:能独立进入浴室、浴缸或淋浴,不用任何帮助。轮椅者能独立进入浴室,并能自己完成刹车、去除侧板、抬起足蹬,不用器具完成轮椅至入浴转移。活动安全。

6分:患者需要适应或辅助器具,如滑板、提升器、手柄、特殊的椅、支具或拐的帮助,或花费时间过长。用于转移的假肢和支具也属于此类。

5分:需要监护、提示或引导、准备(滑板、去除足板等)。

4分:在转移过程中偶然需要他人帮助平衡。

3分:在转移过程中经常需要他人帮助平衡。

2分:需要他人帮助转移,但可以主动配合。

1分:需要他人帮助转移,但不能主动配合。

4)运动能力

步行/轮椅:首先确定是行走还是轮椅,有些患者既可行走也可用轮椅,评定时以其主要的活动方式进行评分。用轮椅或辅助具者最高评分不超过6分。如果出院时患者改换移动方式,则应根据出院时的方式重新评定入院时得分。

7分:能独立行走50m距离,不使用任何器具和无须他人帮助。时间合理,活动安全。

6分:能独立行走50m距离,但要使用拐杖、下肢假肢或支具、矫形鞋、步行器等辅助装置完成行走。使用轮椅者,能独立操纵手动或电动轮椅至少前进50m,并能驱车拐弯、接近桌、椅子或床、坐厕旁,越过至少为3°的斜坡,能在地毯上驱车和越过门槛,开关门。或时间过长,活动不安全。

5分:有两种评定标准:①在监护、提示或引导下,独立行走或用轮椅移动不少于50米;②家庭行走:行走者能独立行走较短距离(17~49m),不用任何器具;或独立操作轮椅(手动或电动)17~49m,不需要提示,但时间过长,或安全性不好。

4分:需要最低限度接触性帮助移动至少50m。患者用力≥75%。

3分:需要中度接触性帮助移动至少50m。患者用力50%~74%。

2分:需要最大限度接触性帮助移动至少17m。患者用力25%~49%,至少需要1人。

1分:患者用力<25%。至少需要2人帮助,不能行走,用轮椅至少17m。

上下楼梯:患者必须能走路才能考虑上下楼。能否独立上下一层楼(包括12~14级台阶)及需要帮助的程度。是否需要拐杖和一些辅助装置上下楼。

7分:可以独立地一次性上下一层楼以上,无须任何辅助设备,时间合理,活动安全。

6分:可以独立地一次性上下一层楼以上,但需要使用辅助设备如扶手,手杖或其他支持物,活动时间过长或有安全问题。

5分:有两种评定标准:①在监护、提示或引导下,独立上下一层楼;②家庭步行:在无人帮助的情况下,可独立上下4~6级台阶(用或不用辅助器具),或上下7~11

级台阶,无须监护、提示或引导,但活动时间过长或安全性不好。

4 分:偶然需要他人接触性帮助上下楼梯及平衡。

3 分:经常需要他人接触性帮助上下楼梯及平衡。

2 分:上下楼梯不到 7～12 级,需要 1 人帮助步行。

1 分:上下楼梯不到 4～6 级,或需要 2 人以上帮助步行。

1～4 分:根据他人帮助程度判定。

在进行下列交流和社交功能活动的评分时,应注意在观察的时间内,患者是否有 50% 或以上的时间能独立完成任务。如能且需要提示或指导的时间小于观察总时间的 10%,可以得 5 分;需要提示或指导的时间为观察总时间的 10%～25% 者,可以得 4 分;需要提示或指导的时间多于观察总时间的 25% 者,可以得 3 分。如患者基本上不能或完全不能完成任务,得 1 分。

5) 交流

理解:指听觉或视觉(即书面、身体语言、姿势等)理解。理解复杂和抽象信息的能力不仅包括理解电视和报纸中出现的时事或诸如日常生活中的宗教、幽默、数字或财政等主题的抽象信息,还包括理解集体会话时的信息,即与患者营养、饮食、排泄、卫生或睡眠等有关的每日基本需要方面的会话、提示、提问或陈述。评定患者最常用的交流方式(听觉或视觉)。如果两种交流方式同等,则将两种结合评定。

7 分:完全独立,患者可理解复杂、抽象内容,理解口头和书写语言。

6 分:在绝大多数情况下,患者对复杂、抽象内容的理解只有轻度困难,不需要特殊准备,可需要听力或视力辅助具,或需要额外的时间来理解有关信息。

5 分:敦促,患者在 90% 以上的日常活动中无理解和交流障碍。需要帮助(敦促或准备如减慢说话速度、使用重复、强调特别的词或短语、暂停、视觉或姿势提示)的机会少于 10%。

4 分:最低限度敦促:基本日常生活的 75%～90% 的情况下可以理解和会话。需要帮助的时间为 10%～25% 者。

3 分:中度敦促:基本日常生活的 50%～74% 的情况下可以理解和会话。需要帮助的时间多于 25% 者。

2 分:最大敦促:基本日常生活的 25%～49% 的情况下可以理解和会话。只能理解简单、常用的口语表达(如喂、你好)或姿势(如再见、谢谢),50% 以上的情况下需要敦促。

1 分:完全依赖:基本日常生活的 <25% 的情况下可以理解和会话。或基本上不能理解简单、常用的口语表达(如喂、你好)或姿势(如再见、谢谢),或在准备或敦促下仍然不能适当反应。

表达:表达能力应包括对于诸如家庭问题、时事或家庭财政等复杂和抽象的观念的表达。包括能否用口语或非口语语言(包括符号、文字)清楚地表达复杂、抽象的意思。评定最常用的表达方式(口语/非口语),如果两种都用,则将两种结合评定。

7 分:可清晰流利地表达复杂、抽象的意思。

6 分:绝大多数情况下,患者可清晰流利地表达复杂、抽象的意思,只有轻度困难。无须敦促。可需要增强交流的装置或系统(如扩音设备等)。

5 分:敦促:患者在 90% 以上的时间可表达日常活动的基本需要和意思。需要强调(经常重复)的机会少于10%。

4分:最低限度敦促:患者在75%～90%的时间可表达ADL的基本需要和意思。

3分:中度敦促:患者在50%～74%的时间可表达ADL的基本需要和意思。

2分:最大敦促:患者在25%～49%的时间可表达ADL的基本需要和意思。

1分:患者在<25%的时间可表达ADI的基本需要和意思,或在敦促的条件下,仍然完全或经常不能适当表达基本需要。

6) 社交

社会关系:指在治疗、社会活动中参与并与他人(如医务人员、家庭成员、病友、朋友)友好相处的能力,反映个人如何处理个人需求和他人需求,能否恰当地控制情绪,接受批评,认识自己的所作所为对他人的影响,情绪是否稳定(不恰当的交往行为包括有无乱发脾气、喧叫、言语粗鲁、哭笑无常、身体攻击、沉默寡言、昼夜颠倒等现象)。

7分:完全独立处理社会交往,无须药物控制。

6分:在绝大多数情况下可以与医务人员、家庭成员、病友、朋友等友好相处,仅偶然失控。无须监护,但需要较多的时间适应社会环境,或需要药物控制。

5分:只在应激或不熟悉的条件下需要监护(即监督、语言控制、提示或引导),需要监护的情况不超过10%。可能需要鼓励以提高参与的积极性。

4分:轻度指导:患者可恰当处世的时间为75%～90%。

3分:中度指导:患者可恰当处世的时间为50%～74%。

2分:高度指导:患者可恰当处世的时间为25%～49%。由于社会行为不当,可能需要管制。

1分:完全依赖:患者可恰当处世的时间<25%或完全不能处世。由于社会行为不当,可能需要管制。

问题解决:主要指解决日常问题和复杂问题的能力。日常问题包括每日的任务,处理在日常活动中意外的事件或危险等。复杂问题包括处理账目,参与制订出院计划,自己用药,处理人际难题以及作出受雇决定等。

7分:患者可认识是否存在问题,作出适当的决定,启动并按步骤合理安全、适时解决日常生活事务、家庭杂事、工作琐事、个人财务、社会事务问题,直到任务完成,如有错误,可自行纠正。

6分:绝大部分情况下,患者可明确是否存在问题,作出适当的决定,启动并按步骤解决复杂的问题,直到任务完成,如有错误,可自行纠正。所需时间可较长。

5分:在应激或不熟悉的条件下需要监护(提示或引导),需要监护的情况不超过10%的时间。

4分:75%～90%的时间患者可解决常规问题。

3分:50%～74%的时间患者可解决常规问题。

2分:25%～49%的时间患者可解决常规问题。一半时间患者需要指导来启动、计划或完成简单的日常活动。可需要管制以保证安全。

1分:<25%的时间患者可解决常规问题。几乎任何时候患者均需要指导,或完全不能有效解决问题。可能需要一对一的指导来完成简单的日常活动。可需要管制以保证安全。

记忆:包括在单位或社会环境下,患者执行日常活动时有关认知和记忆的技能。

特别是存储和检索言语和视觉信息;记忆包括:能否认识常见的人或物,记得每日常规活动,执行他人的请求而无须重复提示。记忆障碍影响学习和执行任务。

7分:患者可认识熟人,记忆日常常规,执行他人的请求而无须重复提示。

6分:患者可认识熟人,记忆日常常规,对他人的请求作出反应方面仅有轻度困难。可能需要自我提示、或环境提示、促进,或辅助物。

5分:患者在应激或不熟悉的环境下需要敦促(即提示、重复、提醒),但不超过10%的日常时间。

4分:最低限度敦促:75%～90%的时间患者可认识和记忆。

3分:中度敦促:50%～74%的时间患者可认识和记忆。

2分:高度敦促:25%～49%的时间患者可认识和记忆。

1分:完全帮助:<25%的时间患者可认识和记忆,或不能有效地认识或记忆。

(4) FIM 的评定程序和注意事项

1) 入院资料必须在住院后72小时内完成。

2) 出院资料必须在出院前72小时内完成。

3) 随访资料必须在出院后80～180天内完成。

4) 要恰如其分地记录患者 FIM 各项记分。

5) 记录者根据患者的实际功能(而不是生理潜能)进行评定。

6) 如果不同环境或不同时间患者的功能评分有差别,则记录最低评分。引起差别的常见原因是患者并没有掌握功能,或太疲劳,或主动性不足。

7) 患者活动需要他人事先提供准备,在所有评定项目中均归为5分。

8) 如果在测试时给患者带来损伤的危险,则得1分。

9) 患者不能进行的项目得1分。例如:采用床浴者的"洗澡转移"项目为1分。

10) 如果某一项目需要2人帮助,得1分。

11) FIM 的评定表中不可有空栏,因此任何项目均不可填"无法评定"。

12) 步行/轮椅:选择患者最常用的方式。理解和表达:选择常用方式,但可以为两种方式结合。

13) 评定移动项目(行走/轮椅)时,入院和出院采用的评定方式必须相同。如果患者出院时的移动模式与入院不同(通常是由轮椅改为步行),则按出院时最常用的移动方式改评入院记分。

14) 随着功能障碍的改善,FIM 评分会发生变化,所以应加强治疗前后定期阶段性评定,除注意总分变化外,还要注意每个项目评分变化,以了解患者功能改善的程度,为制订康复目标提供依据。

15) 在评定前应常规与患者及其家属进行交谈,了解患者病前生活习惯及自理情况,作为评定时的参考依据。

16) 有些项目可以分解成若干个动作或项目,按评分总原则,根据患者完成情况的百分程度得分。

17) 有些项目(如括约肌控制)评分标准有两方面,当各方面的得分不一致时,取最低分为得分。

18) 移动和运动方面的评定受环境因素影响很大,所以,要求在习惯的环境中进行评定,前后评定的场所应一致,以便于比较。

19）有些项目随着辅助设备的条件改善,原来在手控下需要帮助,后改为电动或自动控制下不需要帮助,则可以从依赖等级进入到独立等级。

6. 功能综合评定量表　复旦大学附属华山医院在吸收国内外先进经验的基础上,设计了一套适合我国国情、便于在临床上操作应用的有效的综合功能评定量表,功能综合评定量表(functional comprehensive assessment,FCA)。并应用此量表进行了国家"十五"攻关项目"急性脑血管病的三级康复研究"。此量表主要内容包括运动功能、认知功能两大项,共有18个小项(表)。其特点是将交流和社会认知两大项5小项进行了进一步量化,操作性更强。其作用价值还有待更进一步的应用与研究。

（1）评定内容:见表19-11。

表19-11　功能综合评定（FCA）量表记录表

评定内容	入院时		出院时		随访时	
	月	日	月	日	月	日
A. 自我照料						
1. 进食						
2. 修饰						
3. 洗澡						
4. 穿上装						
5. 穿下装						
6. 用厕						
B. 括约肌控制						
7. 膀胱括约肌控制						
8. 肛门括约肌控制						
C. 转移						
9. 床椅（轮椅）转移						
10. 坐厕-轮椅转移						
11. 进出浴池或浴室						
D. 行走						
12. 步行/轮椅						
13. 上下楼梯						
运动功能评分合计						
E. 交流						
14. 视听理解						
15. 语言表达						
F. 社会认知						
16. 社会往来						
17. 解决问题						
18. 记忆能力						
认知功能评定合计						
总分						
评定者						

（2）评分标准：每个项目满分 6 分，最低分 1 分。

6 分：患者能在合理的时间内、安全地、完全独立地完成项目，不需要辅助器具。

5 分：能独立完成项目，但需要借助一定辅助器具，或仅需监护、提示、敦促等不接触身体的帮助，或需用正常的 3 倍以上的时间。

4 分：需要他人接触身体的轻度的帮助（患者能完成 75% 或以上）。

3 分：需要中等程度的帮助（患者能完成 50% ~ 74%）。

2 分：需要很大程度的帮助（患者只能完成 25% ~ 49%）。

1 分：完全依赖帮助或基本完全依赖帮助（患者只能完成 0 ~ 24%）。

18 项满分 108 分，最低分为 18 分。108 分：综合功能正常；90 ~ 107 分：综合功能基本正常；72 ~ 89 分：轻度功能障碍；54 ~ 71 分：中度功能障碍；36 ~ 53 分：重度功能障碍；19 ~ 35 分：极重度功能障碍；18 分：完全功能障碍。

（二）IADL 标准化量表

常用的 IADL 标准化量表有：快速残疾评定量表、功能活动问卷和 Frenchay 活动指数等。

1. 快速残疾评定量表　快速残疾评定量表（rapid disability rating scale，RDRS）是 Linn 于 1967 年提出的，1982 年进行了修订（表 19-12）。可用于住院和在社区中生活的患者，对老年患者尤为合适。表中细项有 18 项，每项得分最高为 3 分，最低为 0 分，总分最高为 54 分。分数越高表示残疾越重。完全正常应为 0 分。此表在信度方面是 IADL 表中最可靠的，效度仅次于 FAQ，故值得推广应用。

表 19-12　快速残疾评定量表（RDRS）

内容	评分及其标准			
	0 分	1 分	2 分	3 分
A. 日常生活需要帮助的程度				
（1）进食	完全独立	需一点帮助	需较多帮助	喂食或经静脉供给营养
（2）行走（可用拐杖或助行器）	完全独立	需一点帮助	需较多帮助	不能走
（3）活动（外出可用轮椅）	完全独立	需一点帮助	需较多帮助	不能离家外出
（4）洗澡（需要提供用品及监护）	完全独立	需一点帮助	需较多帮助	由别人帮助洗
（5）穿着（包括帮助选择衣物）	完全独立	需一点帮助	需较多帮助	由别人帮助穿
（6）用厕（穿脱衣裤、清洁、造瘘管护理）	完全独立	需一点帮助	需较多帮助	只能用便盆，不能护理造瘘管
（7）整洁修饰（剃胡子、梳头、修饰指趾甲、刷牙）	完全独立	需一点帮助	需较多帮助	由别人帮助洗梳修饰
（8）适应性项目（钱币或财务管理、使用电话、买报纸、卫生纸和点心）	完全独立	需一点帮助	需较多帮助	自己无法处理

内容	评分及其标准			
	0 分	1 分	2 分	3 分
B. 残疾的程度				
(1) 语言交流(自我表达)	正常	需一点帮助	需较多帮助	不能交流
(2) 听力(可用助听器)	正常	需一点帮助	需较多帮助	听力丧失
(3) 视力(可戴眼镜)	正常	需一点帮助	需较多帮助	视力丧失
(4) 饮食不正常	没有	轻	很重	需要静脉输入营养
(5) 大小便失禁	没有	有时有	常常有	无法控制
(6) 白天卧床(按医嘱或自行卧床)	没有	有、较短时间(4 小时以内)	较长时间	大部分或全部时间
(7) 用药	没有	有时用	每日服药	每日注射或口服
C. 特殊问题的严重程度				
(1) 精神错乱	没有	轻	重	极重
(2) 不合作、对医疗持敌对态度	没有	轻	重	极重
(3) 抑郁	没有	轻	重	极重

2. **Frenchay 活动指数**　Frenchay 活动指数共有 15 个项目,但未对所包含的项目进行归类。每一项活动均给予 0~3 分,0 分表示的是最差的程度,3 分表示的是最好的程度(表 19-13)。主要用于社区中脑卒中患者的 IADL 评定。

表 19-13　Frenchay 活动指数内容及评分标准

项目	说明	评分标准
1. 准备主餐	需要参与组织,准备与烹调主餐的大部分活动,不仅仅是做快餐	近 3 个月来:0 = 从来不　1 ≤1 次/周　2 ≤1~2 次/周　3 = 几乎每天
2. 洗餐具	必须做全部的工作,或每样都做,如洗、擦和放置,而不是偶尔冲洗一件	
3. 洗衣服	组织洗衣服和风干衣服(如洗衣机、用手洗或送洗衣店洗)	近 3 个月来:0 = 从来不　1 = 1~2 次/3 个月内　2 = 3~12 次/3 个月内　3 = 至少 1 次/周
4. 轻度家务活	打扫、擦拭或整理小物件	
5. 重度家务活	所有家务活,包括整理床铺、擦地板和收拾炉子、搬椅子等	
6. 当地购物	无论购物的多少,应在组织与购买中起实质性的作用,必须到商店去,而且不仅仅是推推手推车而已	
7. 偶尔社交活动	去俱乐部、上教堂、上电影院、上戏院、喝酒、与朋友聚餐等。如果到达目的地后能主动参与活动,也可以让他人将其送至目的地	

续表

项目	说明	评分标准
8. 外出散步 > 15 分钟	持续步行至少 15 分钟(允许为缓口气而短暂地停顿),约 1 英里(1609m)。如可以步行足够长的距离,包括步行去购物	
9. 能进行喜爱的活动	需要有一定程度的主动参与和思考的嗜好,如在家栽花种草、针织、画画、游戏、运动等,不仅仅是看电视中的运动节目	
10. 开车或坐车外出	需要驾车(不仅仅是坐在车里)或登上公共汽车/长途汽车并且乘车外出	
11. 外出旅游/开车兜风	乘长途车或火车,或驾车去某地游玩,不是常规的社会性外出(即购物或拜访本地的朋友)。患者必须参与组织与决策。由机构组织的被动性的旅游除外,除非患者试图决定去与不去	近 6 个月来:0 = 从来不 1 = 1~2 次/6 个月内 2 = 3~12 次/6 个月内 3 = 至少 2 次/周
12. 园艺	屋外的园丁活:轻度-偶尔除草;中度-经常除草、修剪等;重度-所有必须的活动,包括重体力的挖掘	近 6 个月来:0 = 从来不的 1 = 轻度的 2 = 中度的 3 = 所有必需的活
13. 操持/汽车维护	轻度-修理小物件;中度-某些装饰活、常规的汽车养护	
14. 读书	必须是完整较厚的书籍,不是杂志、期刊和报纸	近 6 个月来:0 = 没有 1 = 1 次/6 个月 2 ≤ 1 次/2 周 3 ≥ 1 次/2 周
15. 工作	指有报酬的工作,而不是志愿性的工作	近 6 个月来:0 = 没有 1 ≤ 10 小时/周 2 = 10~30 小时/周 3 ≥ 30 小时/周

3. 功能活动问卷 功能活动问卷(the functional activities questionnaire,FAQ)是 Pfeffer 于 1982 年提出的,1984 年进行了修订。主要用于研究社区老年人的独立性和轻症阿尔茨海默病(表 19-14)。此表目前在 IADL 表中效度最高,且所有评定项目均为 IADL 内容,故在评定 IADL 时可以作为首选。

以上 ADL 评定量表主要适用于成人。儿童由于在各年龄段的生长发育水平不同,其运动、感知和认知等能力均不相同。如用上述评定量表去评定不同年龄的儿童,可因儿童发育未达到该阶段而不能完成相应活动,不能反映真实情况。最好制订适合不同年龄儿童使用的 ADL 量表,亦可参照儿童不同年龄段的各种能力发育情况进行综合评定。

表 19-14　功能活动问卷（FAQ）（问患者家属）

项目	评分标准			
	0分	1分	2分	3分
	正常或从未做过，但能做	困难，但可单独完成或从未做过	需要帮助	完全依赖他人
1. 每月平衡收支能力				
2. 工作能力				
3. 能否到商店买衣服、杂物和家庭用品				
4. 有无爱好、会不会下棋和打扑克				
5. 会不会做简单的事，如点炉子、泡茶等				
6. 会不会准备饭菜				
7. 能否了解最近发生的事件（时事）				
8. 能否参加讨论和了解电视、书和杂志的内容				
9. 能否记住约会时间、家庭节日和吃药				
10. 能否拜访邻居，自己乘公共汽车				

二、评定的注意事项

1. 评定时，通常由评定者给患者一个总的动作指令，让患者自己完成某个具体任务，如"请您坐起来""请将这件衣服穿上"等，而不要告诉患者怎样坐起来或如何穿上衣服。评估过程中如发现患者有哪些动作不合适，有困难，可给予适当的帮助，但需在评价表中将所给予的帮助记录下来。

2. 在评定中，只有当患者确实需要时，才为其提供所需辅助器或支具。除非评定表中有说明，否则即使使用辅助器、支具或采取替代的方法完成动作，均可视为独立完成，但应注明。患者使用的辅助器械或装置应当符合标准，否则会影响评定结果。

3. 不需要任何说明和帮助即能独立完成的项目，可得满分。任何需要外界帮助的活动，都不属于独立完成。

4. 评定应记录患者确实能做到的，而不是患者可能达到的程度。如一名右侧偏瘫的脑卒中恢复期患者，虽然他完全可以独立用左手进食，但是发病后直至评定时，一直由家人或照顾者给其喂食，则在进食一项中不能作为其能独立。

5. 评定期间应注意减少患者的"失败"体验，但也不要提供太多的帮助。如果对某项活动患者完成显得十分的困难，则可暂停，或给予一定的体力帮助，然后继续下一项目检查。

6. 评定过程中,对于有语言理解障碍或认知障碍的患者,可能因为患者不理解治疗师的动作指令而导致的失败。这时,动作示范或动作图示将有助于其理解所要做的动作。

7. 可以先选择 ADL 评定表中简单、安全的项目开始评定,逐渐进行比较困难和复杂的项目评定,对患者来说不安全或不可能完成的项目可以略去并记录。对体能较差无法完成整个评估过程的患者,可以分期进行评定。完成每一项活动的速度快慢由评定者来掌握。

8. 评定时应尊重患者个人的生活方式、生活习惯与个人隐私。如有些患者不愿意让医务人员查看和触摸自己的身体,对于如厕、穿脱衣物等应在私下进行或通过交谈询问来了解其能力水平。

9. 日常生活活动能力评定,可能因不同的国家地区、民族宗教、文化习俗等,所导致的评定内容上的差异。

10. 某些活动的评定,应在正常的生活过程中和适当的环境中进行。如评定翻身起床能力时,最好是在患者平时睡觉的床上进行。

11. 评定过程中,治疗师应观察患者完成活动的过程与方法,记录并分析活动障碍的原因,为确定训练目标、训练程序、训练方法及是否需用辅助用具提供依据。

12. ADL 能力的评定不同于其他评定,它是从实用的角度进行的,因此在选择或制订评定表时,应考虑患者日常生活的实际功能需要。

13. 患者过去的生活习惯、文化素养、工作性质、所处的社会环境、评定时的心理状态和合作程度,以及评定者的专业水平和评定时的环境等都会对 ADL 能力的评定产生影响。

学习小结

1. 学习内容

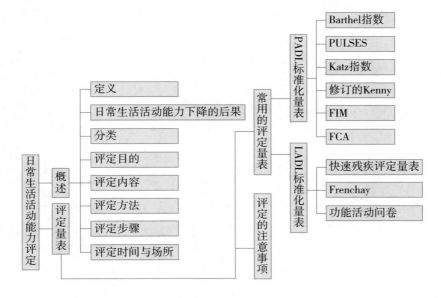

2. 学习方法

重点学习 ADL 评定的定义、分类以及 Barthel 指数、FIM 评价法,在学习过程中,通过实际运用一种评定方法及其具体的评估标准,来掌握实际运用 ADL 的评估能力。

(冯丽娟)

复习思考题

1. 简述 ADL 的定义和分类。
2. 简述 ADL 的评定目的、主要内容。
3. 简述 ADL 常用评定量表的名称和注意事项。

第二十章

生存质量评定

学习目的

现代医学模式已经由简单的生物医学模式转变为社会-心理-生物的医学模式,人们追求的健康标准也变成了生理、心理、社会全方位的良好状态。生存质量评定能够反映普通人群及疾病患者在维持躯体功能、精神心理、社会功能等方面的能力和素质,并能评估患者康复治疗的效果,评估在康复治疗中生活质量发生的变化。生存质量的评估可反映具有生物、心理、社会属性的人的整体性,已被广泛用于临床康复治疗的评估和科学研究中。

学习要点

生存质量的含义、生存质量评定的意义;生存质量评定的分类、评定的内容、评定的方法和注意事项。

第一节 生存质量概述

生存质量(quality of life,QOL)又称为生活质量、生命质量,它不仅是指消除疾病和改善物质生活方面的质和量,更涵盖了精神生活方面的质量状况,即"对人生和生活的个人满意度"。近年来,关注患者存活后的功能恢复和生活质量的保持与提高已成为康复医学的最终目标。从某种意义上讲,康复医学其实是一门通过专门的临床医学手段来帮助患者改善、提高生活质量的医学学科。

一、生存质量的含义

生存质量的概念最早提出是在 20 世纪 30 年代,在 20 世纪 70 年代末期已发展成为医学研究领域的热门,而我国开始关注生存质量的研究是在 20 世纪 80 年代中期。生存质量是在世界卫生组织提倡的健康新概念"躯体上、精神上及社会生活中处于一种完好的状态,而不仅仅是没有患病和衰弱"的基础上构建的,是医学模式由单纯生物医学模式向生物-心理-社会综合医学模式转变的体现。生存质量的广义概念是指人类生存的自然条件和社会条件的优劣状态,内容包括国民收入、健康、教育、营养、环境、社会服务以及社会秩序等方面。

1997 年 WHO 将生存质量定义为:在不同的文化背景及价值体系中,生活的个体对他们的目标、愿望、标准以及与自身相关的事物的生存状况的认识体验。即主观性幸福的程度是由个人生活质量决定的。日本学者上田敏将客观的生存质量分为生命质量、生

笔记

活质量和人生质量三个层次,并与康复医学中障碍的三个水平,功能障碍(残损)、能力障碍(残疾)、社会性障碍(残障)进行对比,同时加上主观的生存质量,最终把生存质量分为了生物水平生存质量(生命的质量)、个人水平生存质量(生活的质量)、社会水平生存质量(人生的质量)和实际水平的生存质量(体验人生的质量)四个层面。

 知识链接

对生存质量理解的三个流派

从社会学角度而言,目前对生存质量的理解有三个流派:

(1) 生存质量的客观论,认为生存质量是满足人们生活需要的全部社会条件与自然条件的综合水平。其中的自然条件是指人们所处的生活环境的美化、净化等;而社会条件是指社会文化、教育、卫生、交通、生活服务状况、社会风尚和社会治安秩序等。

(2) 生存质量的主观论,认为生存质量是人们对生活幸福的总体感受,是对个体生活各个方面的评价和总结,包括精神的、躯体的、物质方面的幸福感以及对家庭内外的人际关系、工作能力、个人寄托与完善程度、主动参与各项休闲活动的能力的满意程度。主观论侧重于从主观感受方面来研究生存质量,并以个人的幸福感、满意度作为研究的中心和出发点。

(3) 生存质量的主、客观综合论,认为主观论者和客观论者都只是考虑了生存质量的一个侧面,不够全面。提出生存质量是关于人们满足生存和发展的需要而进行的全部活动的各种特征的概括和总结,是反映人类生活发展的一个综合概念,是对社会发展包括人类自身发展进程的一种标识。它应该包括两个方面的内容,即社会提供给人们生活所需条件的充分程度和人们对于生活需求的满意程度。

实际上,生活质量的内涵相当丰富,是一个多维度的概念,但目前普遍认为生活质量包括两方面内容,即社会学与经济学领域的生活质量和医学领域与健康相关的生活质量,康复医学主要关注的是后者。

在医学领域中,生存质量的提出主要是为了从医学的角度来了解疾病对患者的影响以及医疗干预措施的成效。因此,生存质量被定义为个体生存水平和体验,它反映了病、伤、残患者在不同程度的伤残情况下,维持自身躯体、精神以及社会生活处于一种良好状态的能力和素质。它的评定也体现了人们对健康更加科学和完整的认识,即关注的不仅仅是是否患病和衰弱,而是人们在躯体、精神及社会生活中是否处于一种完好的状态。医学领域与健康相关的生活质量能够更全面地反映健康状况,适用于各种患者和残疾人。

生存质量的评定中关注的是个体的主观认知和体验,需要被测者自己作出相对客观的判断和评价。此外,由于考虑到被测者的主观感觉可能与外部的客观物质条件存在相互影响,因此在生存质量的评估中,应当将主观体验和客观指标相结合,并在结果评定中考虑将分层因素纳入进行综合分析(如被试者的年龄、性别、文化程度、经济条件、个人问题等),以最终评估生存质量的高低。

二、生存质量评定在康复医学中的意义

(一) 生存质量评定是康复评定的重要组成部分

康复医学不同于临床医学,其最终目标是着眼于改善和提高患者的生命质量。生

存质量评定作为康复评定中的重要组成部分与其他康复评定方法具有本质上的区别。对于患者心肺功能、肌力、关节活动度等其他方面的评定,其主要目的是为了解患者在身体结构或功能上有无异常,并为疾病或功能的诊断提供依据。生存质量的评定虽然不具体关注患者某一方面或身体某一特定结构的功能状况,而是对患者总体结局的综合性评价,能更全面反映疾病和因疾病引起的躯体、心理和社会功能受损以及进行康复干预等作用于患者后而产生的综合性影响,并且生存质量的评定特别强调患者的主观认知和体验。

（二）生存质量评定有助于了解影响患者生存质量的主要因素

了解患者的生存质量状况有利于从康复总体目标入手,有针对性地制订康复计划。同时,患者康复治疗过程中进行生存质量的评定有助于了解各项指标的变化情况,并可获得通过患者主观评定得到的重要信息,更全面地评价康复治疗的综合性效果,为调整康复计划和后续治疗提供依据。

此外,通过对生存质量评定的量表进行多维度分析,有助于了解影响患者康复,阻碍康复进程的主要因素,特别是揭示生存质量与损伤或残疾程度之间的关系,从而有利于发现问题并针对性地制订康复干预措施。

（三）有利于综合评价和比较各种康复干预措施的疗效

国内外相关研究表明,积极有效的康复干预与治疗措施能够显著改善残疾者、老年病和慢性病患者的生活质量。生存质量评价为康复的最终目标评估提供了切实可行的有效途径和方法,这将有利于综合评价和比较各种康复干预措施的疗效。

总的来说,康复医学中开展生存质量评定的目的是为了解患者的综合健康状况、疾病相关病情对生存质量的影响、发现导致障碍的原因、确定患者的需求,并根据评定结果确立康复治疗的各阶段目标、制订或调整康复治疗计划;还有利于收集与患者康复有关的资料,进行科学研究等。

第二节　生存质量评定方法

一、生存质量评定的实施

（一）生存质量评定的分类

生存质量的评定可根据患者的主观、客观两方面的情况分为两类:

1. 实际指标的客观调查是以提出生活中的具体问题的形式收集被调查者的有关资料。例如对旅行的次数、洗澡的次数、时间等进行调查,把握生活内容作为社会指标。

2. 患者主观意识的调查是对个人的主观、心理情况进行调查,按记述式或重要度的顺序进行,可参照目前国际上惯用的视觉模拟尺度评定法,即借用一条标有刻度的直线（长度一般为10cm）来评定患者的主观症状或障碍的严重程度或缓解程度,患者根据主观意识在直线上进行标定以反映其主观症状。

（二）生存质量评定的内容

根据生存质量评定中的主观因素和客观因素,具体涵盖以下四方面:

（1）躯体功能、生活能力的评定:包括睡眠、饮食、日常生活料理、行走、大小便自我控制等。

（2）心理、情绪状态的评定：包括焦虑、抑郁、孤独感、自尊、记忆力、推理能力、应变能力等。

（3）社会功能评定：包括与他人交往、与社会接触，家庭关系、社会支持、就业情况、经济状况等。

（4）疾病特征与治疗：包括疾病症状、身体上的不适感、治疗副作用等。

在临床操作实际中，评定者应当根据患者的实际情况，或者根据评定者的测定目的选用相应的信度和效度已得到公认的标准化生存质量评定量表进行测量。评定过程中不能对测量内容进行随意增减或替换，以保证测量结果的客观性和可比性。

（三）生存质量的评定方法

在对生存质量进行评定实施过程中，常采用以下几种方法：

1. 访谈法 也称晤谈法，是研究者通过与研究对象面对面的交谈、询问来了解受访人的心理特点、行为方式、健康状况、生活水平等，进而对其生存质量作出综合性评价。访谈法是心理学研究中的基本方法，根据研究问题的性质、目的或对象的不同，访谈法具有不同的形式。一般而言，根据访谈进程的标准化程度，可将它分为结构型访谈和非结构型访谈。

结构型访谈，又名标准化访谈，是一种定量研究方法，通常应用于测量研究。这种方法的目的在于确保对每一个被访者精确地呈现以同样的顺序出现的同样的问题，确保答案总体上可靠，并确信不同样本群之间或不同测量周期之间具有可比性。非结构型访谈，又称非标准化访谈，它是一种半控制或无控制的访问。与结构型访谈相比，它事先不预定问卷、表格和提出问题的标准程序，只给调查者一个题目，由调查者与被调查者就这个题目自由交谈。因此，在这种类型的访问中，无论是所提问题本身和提问的方式、顺序，还是被调查者的回答方式、谈话的外在环境等，都不是统一的。

访谈法的优点：①运用范围广：可用于不同类型的人员，包括文盲、儿童、因病不能活动者，并且可通过被测人员简单的叙述收集多方面的信息和资料；②使用灵活：双方可以根据交谈情况灵活改变交谈和询问的方式，有助于了解到一些量表无法反映的信息；③结果较准确：通过访谈可以对某些信息进行证实和确认，还可通过访谈进行中对患者的观察，帮助评定者了解更多潜在的信息，有助于对结果作出综合、客观的评定。

访谈法的缺点：①访谈法，特别是做结构型访谈，需要专门的技巧，对评定人员要进行专门的培训；②主观性强：访问者的价值观、偏向、情绪，甚至是诱导性措辞可能会影响被访者的反应以及对其作出判断，收集到的信息有可能存在失真；③花费较大：完成访谈需要投入大量的时间和精力，工作成本较高；④结果的分析处理较难。

2. 观察法 由评定人员按量表项目，用自己的感官和辅助工具去直接观察被研究对象，根据被观察者的心理行为、活动表现、症状及不良反应等判断其综合的生活质量。观察法适用于一些特殊患者，他们不能自己回答提问，不能正常交流，或者难以提供可靠的信息，如精神病患者、阿尔茨海默病患者、植物人或危重病患者等。

科学的观察具有目的性、计划性、系统性和可重复性。评定人员可利用眼睛、耳朵等感觉器官去感知观察对象，并且允许借助现代化的仪器和手段，如照相机、摄像机、录音机等来辅助观察。

观察法的优点：①观察的资料比较真实，评定者可直接获得资料，不需要通过其他中间环节;②观察法获得的资料具有及时性,能反映被观察者当时的实际状况;③能获得一些无法用语言表达的资料信息。

观察法的缺点:①观察结果会受到评定者主观意识的影响;②观察到的信息可能是表面现象,不能完全反映事物的本质和被观察者的主观思想意识;③观察法不适应于大范围使用。

3. 主观报告法　被调查者根据自己的健康状况和对生活质量的理解直接填写量表,回答有关问题,主观报告生活质量的评价等级或分数。这是一种操作简便的、一维的全局评价法,能直接反映被调查者的思考方式,若出现对调查项目的内容不能被理解的情况,可由评定人员用中性的语言进行解读。

该方法的优点是评定结果易分析处理,但缺点是得到的生活质量主观报告缺乏可靠性、客观性和综合性。因此,该方法常与其他评定方法共同使用,作为其他方法的补充。

4. 标准化的量表评价法　这是目前使用最广泛的方法,即通过使用具有较好信度、效度和反应度的标准化生存质量量表对被测者进行综合评价,再根据量表的评分方法对评定结果进行统计和分析,以确定生活质量的等级。根据评价主体的不同可分为自评法和他评法两种。

本方法易于操作,程式标准,评定结果客观性强,具有较好的可比性。但标准化的量表制订,特别是综合考虑文化背景、地域差异、文化程度的生存质量量表,需要多学科的协作,绝非易事。

在临床实际操作中,选择恰当的生存质量评定方法,要综合考虑评定的对象、客观条件、评定的需求等多种因素,有时需要多种评定方法的联合运用,才能得到更加客观、准确的评定结果。

二、常用的生存质量评定量表

医学领域目前关于生活质量评定的量表可大致分为三类:①普适性量表:适用于所有人群,包括健康人群以及不同疾病类型的一般人群;②疾病专用量表:针对某一种疾病患者而建立的生存质量评定;③领域专用量表:是用于测量生活质量构成各领域的量表,专注于评估患者某一方面的生存质量存在的障碍。以上量表可根据被测者的具体情况,以及测量的目的是临床疗效评价使用或科学研究使用而具体选用。

本节选择性介绍几种常用的普适性和疾病专用量表生活质量评定量表。领域专用量表可参考相应章节,如:日常生活独立活动指标(ADL)、Barthel 指数(Barthel index)、Frenchay 活动指数(Frenchay activity index)等。领域专用量表在研究某一领域时比较方便,但其测定结果不能说明总的生活质量状况。

（一）普适性量表

1. 世界卫生组织生存质量评定量表　世界卫生组织生存质量评定量表 WHO/QOL-100 是 WHO 组织 15 个不同文化背景的国家编制的一套用于评定个体与健康相关的普适性生存质量量表,并已在 37 个地区中心进行了考核。它包含 100 个问题,有相应的 29 种语言版本在世界各地使用。WHO/QOL-100 测定的是最近两周的生活质量情况,主要就生理、心理、独立性、社会关系、环境和精神或宗教信仰、总的生活质量及健康状况的评价。WHO/QOL-100 的评定结构见表 20-1。

笔记

表 20-1 WHO/QOL-100 评定结构

领域	项目
生理领域	疼痛与不适
	精力与疲倦
	睡眠与休息
心理领域	积极感受
	思想、学习、记忆和注意力
	自尊
	身材与相貌
	消极感受
独立性领域	行动能力
	日常生活能力
	对药物及医疗手段的依赖性
	工作能力
社会关系领域	个人关系
	所需社会支持的满足程度
	性生活
环境领域	社会安全保障
	住房环境
	经济来源
	医疗服务于社会保障:获取途径与质量
	获取新信息、知识、技能的机会
	休闲娱乐活动的参与机会与参与程度
	环境条件(污染、噪声、交通、气候)
	交通条件
精神支柱/宗教/个人信仰	精神支柱/宗教/个人信仰

　　该量表各个领域和方面的得分均为正向得分,即得分越高,被测者的生活质量越好。各个方面的得分是通过累加其下属的问题条目得到的,并且每个条目对方面得分的贡献相等。条目的记分根据其所属方面的正负方向而定,对于正向结构的方面,所有负向问题的条目需反向计分。同时,每个方面对领域得分的贡献也相等,各个领域的得分通过计算其下属方面得分的平均数得到。

　　WHO/QOL-100 能够详尽地评估与生活质量有关的各方面,但题目太多,费时较长。鉴于此,WHO 在该量表的基础上制订了世界卫生组织生存质量评定简表(WHOQOL-BREF)。通过对简表的信效度等计量心理指标考核后发现,简表具有较好的内部一致性、良好的区分效度和结构效度。该量表中问题的顺序、说明和格式原则上未进行改动,只是量表中的问题按回答的格式进行分组,用于评价回答者所生活的文化和价值体系范围内与他们的目标、期望、标准以及所关心的事情有关的生活状况。世界卫生组织生存质量评定简表包括躯体功能、心理状况、社会生活、环境条件及综合等 5 个领域的 26 个项目。每一项的备选答案分 5 个等级,如"很不满～很满意","很差～很好"。WHO/QOL-100 量表的具体内容见本书网络增值服务。

该量表得分分值越高,生活质量越好;领域得分通过计算其所属条目的平均分再乘以 4 得到,结果与 WHO/QOL-100 的得分具有可比性。在实际应用中,当一份问卷中有 20% 的数据缺失时,该份问卷便作废。如果一个领域中有不多于两个问题条目缺失,则以该领域中另外条目的平均分代替该缺失条目的得分。如果一个领域中有多于两个条目缺失,那么就不再计算该领域的得分。但是社会关系领域除外,该领域只允许不多于一个问题条目的缺失。

2. 健康状况调查简表 健康状况调查问卷 SF-36(the short form-36 health survey, SF-36)又称简化 36 医疗结局研究量表。该量表主要用于 14 岁以上普通人群的健康测量,从定量化的角度,比较直观、全面地反映人群的健康状况,且易于管理和操作。量表共包括 36 个条目,涉及躯体健康和精神健康两方面,包括 8 个领域(躯体功能 10 项、生理职能 4 项、身体疼痛 2 项、一般健康状况 6 项、活力 4 项、社会功能 2 项、情感职能 3 项、精神健康 5 项),是目前国际上最为常用的生存质量标准化测量工具之一,量表具体内容见表 20-2。

表 20-2 健康状况调查简表(SF-36)

下面的问题是要了解您对自己健康情况的看法、您的感觉如何以及您进行日常活动的能力如何。如果您没有把握回答问题,尽量作一个最好的答案,并在第 10 个问题之后的空白处写上您的建议

1. 总体来讲,您的健康状况是

非常好□　　　很好□　　　好□　　　一般□　　　差□

2. 跟一年前相比,您觉得您现在的健康状况是

比一年前好多了□　　比一年前好一些□　　和一年前差不多□　　比一年前差一些□

比一年前差多了□

3. 健康和日常活动

以下这些问题都与日常活动有关。您的健康状况是否限制了这些活动? 如果有限制,程度如何

	有很多限制	有一点限制	根本没限制
(1) 重体力劳动(如跑步、举重物、激烈运动等)	□	□	□
(2) 适度活动(如移桌子、扫地、做操等)	□	□	□
(3) 手提日杂用品(如买菜、购物等)	□	□	□
(4) 上几层楼梯	□	□	□
(5) 上一层楼梯	□	□	□
(6) 弯腰、屈膝、下蹲	□	□	□
(7) 步行 1500 米左右的路程	□	□	□
(8) 步行 800 米左右的路程	□	□	□
(9) 步行 100 米左右的路程	□	□	□
(10) 自己洗澡、穿衣	□	□	□

4. 在过去的 4 个星期里,您的工作和日常活动有没有因为身体健康的原因而出现以下这些问题

	有	没有
(1) 减少了工作或其他活动的时间	☐	☐
(2) 本来想要做的事情只能完成一部分	☐	☐
(3) 想要做的工作或活动的种类受到限制	☐	☐
(4) 完成工作或其他活动有困难(如需要额外的努力)	☐	☐

5. 在过去 4 个星期里,您的工作和日常活动有没有因为情绪(如感到消沉或者忧虑)而出现以下问题

	有	没有
(1) 减少了工作或其他活动的时间	☐	☐
(2) 本来想要做的事情只能完成一部分	☐	☐
(3) 做工作或其他活动不如平时仔细	☐	☐

6. 在过去 4 个星期里,您的身体健康或情绪不好在多大程度上影响了您与家人、朋友、邻居或集体的正常社交活动

根本没有影响	☐
很少有影响	☐
有中度影响	☐
有较大影响	☐
有极大影响	☐

7. 在过去 4 个星期里,您有身体上的疼痛吗

根本没有疼痛	☐
有很轻微疼痛	☐
有轻微疼痛	☐
有中度疼痛	☐
有严重疼痛	☐
有很严重疼痛	☐

8. 在过去 4 个星期里,身体上的疼痛影响您的正常工作吗(包括上班工作和家务活动)

根本没有影响	☐
有一点影响	☐
有中度影响	☐
有较大影响	☐
有极大影响	☐

笔记

9. 以下这些问题有关过去 1 个月里您的感觉如何以及您的情况如何(对每一条问题,请选出最接近您感觉的那个答案)

在过去 1 个月里持续的时间	所有的时间	大部分时间	比较多时间	一部分时间	小部分时间	没有此感觉
(1) 您觉得生活充实吗	□	□	□	□	□	□
(2) 您是一个精神紧张的人吗	□	□	□	□	□	□
(3) 您感到垂头丧气,什么事都不能使您振作起来吗	□	□	□	□	□	□
(4) 您觉得平静吗	□	□	□	□	□	□
(5) 您精力充沛吗	□	□	□	□	□	□
(6) 您的情绪低落吗	□	□	□	□	□	□
(7) 您觉得筋疲力尽吗	□	□	□	□	□	□
(8) 您是个快乐的人吗	□	□	□	□	□	□
(9) 您感觉疲劳吗	□	□	□	□	□	□
(10) 您的健康限制了您的社交活动(如走亲访友)吗	□	□	□	□	□	□

总的健康情况

10. 请对下面的每一句话,选出最符合您情况的答案

	绝对正确	大部分正确	不能肯定	大部分错误	绝对错误
(1) 我好像比别人容易生病	□	□	□	□	□
(2) 我跟我认识的人一样健康	□	□	□	□	□
(3) 我认为我的健康状况在变坏	□	□	□	□	□
(4) 我的健康状况非常好	□	□	□	□	□

您的批评或建议

关于您的一般情况

您的性别:1. 男□　　　　2. 女□

您今年多大年龄:(　　)岁

感谢您的合作!

SF-36 得分的计算应首先根据患者对 8 个方面所包含问题的回答情况给出初得分,然后进行一定的转换得到终得分,终得分在 0~100 之间,可以用于维度间的相互比较,换算公式如下:终得分=[(实际得分-理论最低初得分)/(理论最高初得分-理论最低初得分)]×100

初得分和终得分的高低能够直接反映被测者健康状况的好坏,得分高说明健康状况好。此外,SF-36 各维度的评分结果可以与常模进行比较,解释不同评分值的实际意义。

SF-36 是评定自身感受,属于主观评定,评定时可由被试者自行填写,或通过电话访谈、面对面访谈完成该量表的测试。评定开始前,评定人员要向被试者说明该量表的填写方法,然后让他们根据自己对每个条目的理解,独立地、不受任何人影响地进行自我评定。如果有特殊情况(如视力问题等),评定人员可以把 SF-36 的内容逐条念给被试者听,让他们根据自己对条目的理解独立地作出评定,调查员不能给予提示性的诱导。SF-36 测试需要特别注意的三点:①要强调条目的评定时间,有的条目为过去的一年,有的为过去四周;②要被试者认真理解反向评分条目的含义及填表方法;③在被试者完成评定时要注意检查条目是否均已完成,如未填写完整,要询问其理由,以免影响评分的计算。

3. 生活满意指数 A(Life satisfaction index A,LSIA) 该量表是由患者进行主观生活质量评定的常用量表,要求患者根据自己的主观意见进行选择。

该量表包含的 20 个条目中,其中有 12 个正向问题,8 个负向问题;表格中 A 为正序记分项目,D 为反序记分项目。同意为 2 分,不同意得 0 分,其他为 1 分。量表各项分数相加即得到最后总分,最高分 26 分,(12.4±4.4)分为正常值。评分越高,生活满意度越高。生活满意指数 A 量表的具体内容见本书网络增值服务。

4. 生活质量指数评分(The quality of life index,QLI) 该量表是最早编制用于测量患者活动水平、社会支持和精神健康状况的量表之一,它属于客观生活质量评定的范畴。该量表主要由医务人员根据患者近 1 周内发生的情况进行评分。

该量表可帮助估计患者疾病的治疗效果和疾病减轻程度。典型的评估方法是每隔数周或数月对患者进行一次评定。最高分为 10 分,最低分为 0 分,评分越高,生活质量越好。生活质量指数评分量表的具体内容见本书网络增值服务。

(二)疾病专用量表

1. 脑卒中专用生活质量量表(SS-QOL) 该量表是由美国学者 Williams LS 等人研制的专门针对脑卒中患者生存质量评价的量表。量表共包括体能、家庭角色、语言、活动能力、心情、个性、自理、社会角色、思想、上肢功能、视力和工作能力等 12 个方面。此量表的最大优点就是针对性较强、覆盖面较广,弥补了其他量表的不足,特别是在语言及认知方面。北京天坛医院对 SS-QOL 的中译本在轻、中度脑卒中患者中进行了信度、效度及敏感度的研究,发现该量表可用于脑卒中患者结局的测量。脑卒中专用生活质量量表的具体内容见本书网络增值服务。

2. 西雅图心绞痛量表(SAQ) 西雅图心绞痛量表是针对于冠心病心绞痛患者生活质量的特异性量表,也是目前心绞痛患者生存质量评价中应用较为广泛的健康量表。它是由美国学者 Spertus 等人在 1994 年研制的,共 19 个问题来量化评价临床相关的 5 个维度:躯体受限程度(问题 1)、心绞痛稳定状态(问题 2)、心绞痛发作情况(问题 3~4)、治疗满意程度(问题 5~8)、疾病的认知和生存质量(问题 9~11)。总分为 100 分,评分越高表明心绞痛患者的生活质量和机体功能状态越佳。西雅图心绞痛量表的具体内容见本书网络增值服务。

3. Oswestry 功能障碍指数 Oswestry 功能障碍指数(Oswestry disability index,

ODI)作为腰痛特异性评分系统,被认为是腰痛患者进行自我功能状态主观评价的"金标准"。1976 年 John O'Brien 和 Fairbank 开始研究设计 ODI;后来经过专家的多次修改在 1980 年进行了公开发表;目前广泛使用的版本是 1989 年英国医学研究委员会进行修订后的版本。ODI 是由 10 个问题组成,包括疼痛的强度、生活自理、提物、步行、坐位、站立、干扰睡眠、性生活、社会生活、旅游等 10 个方面的情况,每个问题 6 个选项,每个问题的最高得分为 5 分,选择第一个选项得分为 0 分,依次选择最后一个选项得分为 5 分,假如有 10 个问题都做了问答,记分方法是:实际得分/50(最高可能得分)×100%,假如有一个问题没有回答,则记分方法是:实际得分/45(最高可能得分)×100%,如越高表明功能障碍越严重。ODI 简单易懂,患者可在 5 分钟内完成测试并可在 1 分钟内计算出分数。

鉴于中国国情,国人对"性功能"问题比较含蓄,一般不愿意回答,郑光新等学者在 1992 年对 ODI 进行了修订,删掉了"性功能"这个问题,并同时将"行走"一项的距离作了修改以更加符合国情,最终形成了汉化 ODI。汉化 ODI 的得分为受试者实际得分占 9 项最高分合计(45 分)的百分比,得分越高说明患者的功能障碍越严重。汉化 Oswestry 功能障碍指数的具体内容见本书网络增值服务。

三、生存质量评定注意事项

(一)生活质量评价量表应注意指标的选择

在选择量表进行 QOL 评定时,应根据测试对象、测试目的以及量表本身的特点进行筛选。量表选择应注意以下特征:可测量性、灵敏度高、接受范围广、理解性强。在编制新量表或引进国外量表时,均需对量表进行信度、效度的检验。

(二)QOL 量表要注意适宜本国文化背景

QOL 量表,特别是一些普适性 QOL 量表,既需具备国际通用性和可比性,又需兼顾到各个国家、地区的某些特点(文化背景、风俗习惯、经济发展水平等)。评定时,最好能使用将量表翻译成本国语言的版本,必要时可对部分内容做小的改动,以更好地适合本国的文化背景。例如:WHOQOL 和 SF-36 都有适合中国文化背景的中文版本。如量表没有相应的语言译本,或没有符合本国文化背景的版本,则需要在结果分析时针对不适合本国文化背景的内容进行分析。

(三)有针对性地使用疾病专用 QOL 量表

对某类疾病患者进行生存质量评定时,最好针对性地选择专门为该类疾病而编制的量表,这样有利于针对性地了解该类患者生存质量所特有的问题,并且在康复治疗实施期间还能了解患者的恢复情况和障碍产生的原因。

(四)评定 QOL 应注意综合方法的运用

主观量表的评定在 QOL 的测评中使用最多,但量表的主观性较强,应在患者的测评中注意综合使用访谈法、观察法等其他评定方法,以互相补充,加强 QOL 评定结果的准确性。

学习小结

1. 学习内容

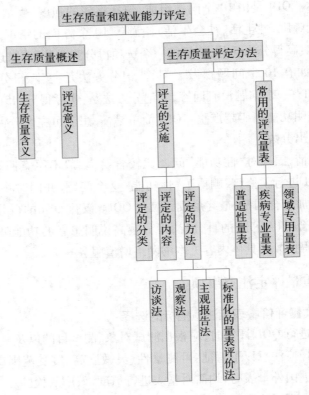

2. 学习方法

学习本章要结合康复医学的特点,明确生存质量评定在康复医学评定中的必要性,掌握生存质量的含义,并关注生存质量评定的内容、方法以及常用的生存质量评定量表。本章要点中关于生存质量的评定量表在康复的临床实践和科研中被经常使用,学习过程中要注意掌握量表的选择方法和适应对象。

(王文春)

复习思考题

1. 对脑卒中偏瘫的患者进行生存质量评定时应该如何选用量表?

2. 在选择量表评价患者生存质量时,如何在普适性量表和疾病专用量表中进行选择?

笔记

第二十一章

社会参与能力及康复结局的评定

学习目的

通过学习社会参与能力及康复结局的评定,能够在康复治疗早期对患者功能恢复的结局进行评测,有利于确切制订康复目标,有效地利用现有康复资源,及时发现康复治疗计划和手段存在的缺陷,更好地提高患者的社会参与能力。

学习要点

社会参与能力及康复结局评定的目的和意义;社会参与能力及康复结局评定的内容、评定的方法。

第一节 社会参与能力评定

一、概述

康复的最终目标是使患者重返社会,也是康复最完美的结局。患者日常生活能力及社会参与能力则是实现此目标的最基本、最重要的能力。医学康复的目的不仅是要改善患者的躯体功能,提高日常生活能力,回归家庭,而且要回归社会,提高患者适应周围环境,独立参与社会生活活动,实现社会价值。

社会参与能力是从社会的角度评价健康状况对个体日常生活所造成的影响,在《国际功能、残疾和健康分类(ICF)》中提到评估活动和参与能力的有关9个领域包括:学习和运用知识;综合的工作和要求;交流;流动性;生活自理;家庭生活;人际交往和关系;主要的生活领域;社区、社会和公民生活。其中活动与参与是两个不同的评估对象,活动(activity)是指由个体执行一项任务或行动;活动受限指个体在完成活动时可能遇到的困难,这里指的是个体整体水平的功能障碍(如学习和应用知识的能力、完成一般任务和要求的能力、交流的能力、个体的活动能力、生活自理能力等)。参与(participation)是指个体参与他人相关的社会活动(家庭生活、人际交往和联系、接受教育和工作就业等主要生活领域,参与社会、社区和公民生活的能力等);参与限制是指个体的社会功能障碍。所以评价社会参与能力与评价活动能力不同。尽管目前有许多用于评估活动(或功能)的方法,单独评估参与的方法不多。许多衡量康复的方法都属于活动和参与的项目,在ICF出现后发表了一些单独评估参与的一些方法。评估参与的一个要素是所记录的诸方面要反映出复杂的日常生活活动或人们的生活情景。如果评估工具的目的是将评估参与作为活动中的一个独立成分,那么属于活动或功能的项目不应该包括在内。在进行社会参与能力的评估时,要注意属于活动或功能的评估内容不应该包括在内。

二、社会参与能力评定方法

ICF 作为国际通用的描述功能、残疾和健康状况的国际语言和概念,使得国际间就某一疾病的交流变得容易,且使得疾病前后变化具有可比性,有可能成为医学领域通用的功能评估工具。本节将从这 ICF 量表中关于社会参与能力评定的相关内容:家庭生活;人际交往和关系;主要的生活领域;社区、社会和公民生活这四方面进行介绍。

评定采用 ICF 定量分级(qualifier)方法,0~4 分的分级方法表述问题的严重程度,但是分级范围不是平均分配。以下关于家庭生活;人际交往和关系;主要的生活领域;社区、社会和公民生活这四方面均可按照 ICF 定量分级法来进行评定,具体分级方法见下表 21-1。

表 21-1　ICF 定量分级法

分级	评定方法
0	没有问题(无、缺乏、可以忽视等,0~4%)
1	轻度问题(轻、低等,5%~24%)
2	中度问题(中等、较好等,25%~49%)
3	严重问题(高、极端等,50%~95%)
4	全部问题(最严重、全部受累等,96%~100%)
8	无法特定(当前信息无法确定问题的严重程度)
9	无法应用(不恰当或不可能使用)

(一)家庭生活评定

家庭生活涉及做家务和完成日常的动作和任务。家庭生活领域包括获得住所、食物、衣服和其他必需品,清洁和维修住宅,照管个人和其他家居物品以及帮助别人。

1. 获得必需品

(1) 获得住所:购置、承租、装修和布置住宅、单元房或其他住处。包括:购置或承租住所或布置住所。不包括:获得商品和服务;照管居室物品。

(2) 获得商品和服务:挑选、取得和搬运日常生活所需的各种商品和服务,如选择、取得、运输和储存食物、饮料、衣物、清洁材料、燃料、居室用品、餐具、厨房用具、家用电器和工具以及获得公用事业和其他家庭服务。包括:购物和收集日用品。不包括:获得住所。

1) 购物:需要花钱去获得的日常生活中所需的商品和服务(包括通知和监督中介人去购物),如在商店或超市选购食品、饮料、清洁材料、居室用品或衣物;比较所需物品的质地和价格,为所选的物品和服务议价和付款以及搬运物品。

2) 收集日用品:无需花钱即可获得的日常生活中所需的商品和服务(包括通知和监督中介人去收集日用品),如收获蔬菜和水果、加水和加油。

3) 其他特指或未特指的获得必需品。

2. 家庭任务

（1）准备膳食：为自己或他人筹划、组织、烹饪与提供简单或复杂的膳食，如定菜谱、选择要吃的食品和饮料、为膳食收集并备好配料、加热烹饪和准备冷食和饮料及上菜。包括：准备简单或复杂的膳食。不包括：吃；喝；获得商品和服务；做家务；照管居室物品；帮助别人。

1）准备简单的膳食：筹划、组织、烹饪与提供拥有少量配料并只需使用简单方法进行准备和供给的膳食，如做一份快餐或少量的膳食，用切、搅拌、煮或加热的方式来改变如米饭或土豆等食物的成分。

2）准备复杂的膳食：筹划、组织、烹饪与提供拥有大量配料并需要使用复杂方法进行准备和供给的膳食，如准备一顿具有好几道菜的膳食，用去皮、切片、混合、揉捏、搅拌相结合的动作来改变食物的成分，以有教养的方式在适当的时机展现和上菜。不包括：使用家用电器。

（2）做家务：通过清洁房屋、洗衣物、使用家用电器、储存食物和清理垃圾来管理居室，如扫除、拖地、擦洗柜橱、墙壁和其他表面；收集和清除居室垃圾；整理房间、壁橱和抽屉；收集、清洗、晾干、折叠和熨烫衣物；清洗鞋袜；使用扫帚、刷子和真空吸尘器；使用洗衣机、烘干机和熨斗。包括：清洗和晾干衣服及外衣；清洁烹饪区和餐具；清洁生活区；使用家用电器，储存日用品和处理垃圾。不包括：获得住所；获得商品和服务；准备膳食；照管居室物品；帮助别人。

1）清洗和晾干衣服及外衣：用手洗衣服和外衣，并把它们挂在外面晾干。

2）清洁烹饪区和餐具：在烹饪后做清洁，如清洗碟子、平锅、壶和烹饪器皿，并清洁烹饪区和就餐区的桌子和地板。

3）清洁生活区：清洁居室的生活区，如整理房间、除尘、清扫、清洗、拖地、擦玻璃和墙壁、清洁浴室和卫生间、清洁居室家具。

4）使用家用电器：使用各种家用电器，如洗衣机、烘干机、熨斗、真空吸尘器、洗碗机。

5）储存日用品：储存日常生活所必需的食品、饮料、衣物和其他居室物品，包括通过罐装、腌制或冷藏的方式保存食品、食品保鲜并放在动物达不到的地方。

6）处理垃圾：处理居室垃圾，如把房屋周围的废弃物和垃圾集中起来、准备处理垃圾、使用垃圾处理工具、焚烧垃圾。

3. 照管居室物品和帮助别人

（1）照管居室物品：维护和修缮居室和其他个人物品，包括房屋和室内物品、衣物、车辆和辅助装置，并照管植物和动物，如粉刷房间或贴墙纸、修理家具、修理管道、确保车辆处于良好工作状态、给植物浇水、喂养宠物和家畜。包括：缝补衣服；维修住处、家具和室内用具；保养车辆；保养辅助装置；照顾（室内外）动植物。不包括：获得住所；获得商品和服务；做家务；帮助别人；有报酬的就业。

1）缝补衣服：缝制和修补衣服，如缝纫、做衣服或补衣服、钉纽扣和扣件、熨平衣物、加固和擦亮皮鞋。不包括：使用家用电器。

2）维修住处和家具：修理和保养住所的外部、内部和室内物品，如粉刷、修理物品和家具、使用修理所需的工具。

3）维修室内用具：修理和保养所有用于烹饪、清洁和修理的室内用具，如给修理工具上油和维修、保养洗衣机。

4）保养车辆：修理和保养个人使用的机动车和非机动车，如自行车、手推车、汽车和船只。

5）保养辅助装置：修理和保养辅助装置，如假肢、矫形器和用于家政管理和个人保健的特殊工具，维护和修理用于个人移动的辅助器具，如拐杖、扶车、轮椅和跳板车，维护通讯工具和娱乐辅助器具。

6）照管室内外植物：照管室内外植物，包括栽培、浇灌和施肥，个人用的园艺。

7）照管动物：照管家居内的家畜和宠物，包括喂养、清洗、整饰和训练宠物，照料动物或宠物的健康，在个人不在时为照管动物或宠物做出安排。

8）特指的照管居室物品。

（2）帮助别人：帮助家庭成员或其他人的学习、交流、自理、室内外运动，并关照家庭成员和其他人保持良好状态。包括：帮助别人自理、运动、交流和人际交往。不包括：有报酬的就业。

1）帮助别人自理：帮助家庭成员和其他人自理，包括帮助别人进食、洗澡和穿衣；照顾儿童或家庭中患病或有困难的成员达到基本自理；帮助别人如厕。

2）帮助别人运动：帮助家庭成员和其他人运动和移动到户外，如邻居家或城里、去学校、工作地点或其他目的地。

3）帮助别人交流：帮助家庭成员和其他人进行交流，如帮助他们谈话、写作或阅读。

4）帮助别人人际交往：帮助家庭成员和其他人进行人际交往，如帮助他们建立、保持和终止联系。

5）帮助别人的营养：帮助家庭成员和其他人的营养，如帮助他们准备和用餐。

6）帮助别人维持健康：帮助家庭成员和其他人获得正式或非正式的医疗保健，如确保孩子得到定期的身体检查，或者是帮助年长的亲属服药。

（3）其他特指或未特指的照管居室物品和帮助别人。

（4）其他特指的家庭生活。

（5）家庭生活，未特指。

（二）人际交往和人际关系评定

人际交往和人际关系是指以与社会背景适宜的方式完成与人（陌生人、朋友、亲戚、家庭成员和爱人）基本或复杂的人际交往所需的动作和任务。

1. 一般的人际交往

（1）基本人际交往：指以与社会背景适宜的方式与人交往，如在适当的时候表现出体谅和尊重，或者对别人的感觉做出反应。包括：在人际关系中表现出尊重、热情、感谢和宽容；对批评和社会暗示做出反应；采用适当的身体接触。

1）人际关系中的尊重和热情：以与社会背景适宜的方式表现出体谅和尊重并对其做出反应。

2）人际关系中的感谢：以与社会背景适宜的方式表现出满意和感激并对其作出反应。

3）人际关系中的宽容：以与社会背景适宜的方式表现出对行为的理解和接纳并对其作出反应。

4）人际关系中的批评:以与社会背景适宜的方式提出含蓄或明确的不同意见或看法并对其作出反应。

5）人际关系中的社交暗示:在社会交往中适宜地发出信号和暗示并对其作出反应。

6）人际关系中的身体接触:以社会适宜的方式做出和展示出与别人的身体接触。

7）其他特指的基本人际交往。

8）基本人际交往,未特指。

（2）复杂人际交往:以与社会背景适宜的方式与其他人保持和调整人际交往,如控制情绪和冲动、控制言语和身体侵犯、在社会交往中独立行动、按照社交原则和惯例行动。包括:建立与终止人际关系,按照社交原则交往,在交往中控制行为并保持社交距离。

1）建立人际关系:以与社会背景适宜的方式与其他人开始并保持短期或长期的人际交往,如自我介绍、发现并建立友谊和专业性的人际关系,开始一种可能成为永久性、浪漫或亲密的人际关系。

2）终止人际关系:以与社会背景适宜的方式终止人际交往,如在旅行结束后终止临时的人际关系,当搬到新地方后终止与朋友、同事、专业同行以及提供服务者间长期的人际关系和浪漫或亲密的交往。

3）人际交往中的行为调节:以与社会背景适宜的方式调控在与别人交往中的情绪和冲动、言语侵犯和身体侵犯。

4）遵循社交原则的人际交往:在社会交往中独立行动并在与别人的交往中遵照社会惯例去支配个人的角色、岗位或其他社会状况。

5）保持社交距离:在自己与别人之间以适宜文化环境的方式意识到并保持一定的距离。

6）其他特指或未特指的复杂人际关系。

（3）其他特指或未特指的一般人际的交往。

2. 特殊的人际关系

（1）与陌生人的联系:由于特定的目的与陌生人发生暂时的接触和联系,如问路或买东西。

（2）正式人际关系:以正式方式建立并维持的特定人际关系,如与雇主、专业人员或提供服务者建立联系。

1）与权威人士:与相对于某人地位而言更有权力或级别较高的人士,如雇主,建立并维持的正式关系。

2）与从属地位人士:与相对于某人地位而言级别或威望较低的人士建立并维持的正式关系。

3）与平等地位人士:与相对于某人的地位而言权力、级别或威望均相同的人士建立并维持的正式关系。

4）其他特指或未特指的正式人际关系。

（3）非正式社会关系:与别人建立人际关系,如与生活在同一社区或住所的人士或与同事、学生、玩伴、具有类似背景或专业的人士随意建立的联系。

包括：与朋友、邻居、熟人、同住者和同伴的非正式关系。

1）与朋友的非正式关系：以相互尊重和共同兴趣为特征而建立并维持的友谊关系。

2）与邻居的非正式关系：与地域相邻的人士建立并维持的非正式关系。

3）与熟人的非正式关系：与彼此认识但非亲密朋友的人士建立并维持的非正式关系。

4）与同住者的非正式关系：与同住在公立或私人住所或其他住宅的人士建立并维持的非正式关系。

5）与同伴的非正式关系：与有相同年龄、兴趣或其他共同特征的人士建立并维持的非正式关系。

6）其他特指的非正式社会关系。

7）非正式社会关系，未特指。

（4）家庭人际关系：建立并维持的亲戚间的关系，如与核心家庭、大家庭、收养或被收养家庭以及过继关系家庭成员间的关系；血缘更远的如堂姑表兄弟姊妹间的关系或法定监护人的关系。包括：父母-子女及子女-父母关系，亲属与大家庭的关系。

1）父母-子女关系：作为父母，包括自然形成或收养而建立，在有了孩子后就与孩子构成这种关系，或者与收养的孩子建立并维持这种关系，包括为亲生或收养的孩子提供身体、智力和情感上的养育。

2）子女-父母关系：与其父母建立并维持的关系，如幼年子女服从父母或成年子女照顾年长的父母。

3）亲属关系：自出生以后或被收养或通过婚姻而与别人共同拥有单亲或双亲，从而建立并维持的一种兄弟姐妹关系。

4）大家族关系：与大家庭成员建立并维持的一种家庭关系，如与堂姑表兄弟姊妹、姑婶叔伯以及祖父母外祖父母的关系。

5）其他特指的家庭关系。

6）家庭关系，未特指。

（5）亲密关系：个体间建立并维持的一种密切或恋爱的关系，如夫妻、情人或性伴侣间的关系。包括：恋爱关系，婚姻关系和性关系。

1）恋爱关系：建立并维持的一种情感和身体吸引的关系，常常是完美的并可能导致长期的密切关系。

2）婚姻关系：建立并维持的一种与另一人合法的密切关系，如在合法结婚后成为合法夫妻或未婚的情侣。

3）性关系：与配偶或其他伴侣建立并维持的性关系。

4）其他特指的亲密关系。

5）亲密关系，未特指。

（6）其他特指或未特指的特殊的人际关系。

（7）其他特指的人际交往和人际关系。

（8）人际交往和人际关系，未特指。

（三）主要生活领域评定

主要生活领域是指在完成教育、工作、就业以及从事经济贸易中所需参与并进行

452

的各种任务和活动。

1. 教育

（1）非正规教育：在家或其他非专业机构学习，如从父母或其他家庭成员处学习手艺和其他技术或者实行家教。

（2）学龄前教育：在设计用于为义务教育做准备而引入的学校式的环境中有组织地接受初级水平的学习，如在日托或为升入学校做准备的类似场景中掌握技能。

（3）学校教育：入学后参与所有与上学有关的职责、权利，并学习各项课程材料、科目以及在初级或中级教育中要求完成的其他课程，包括按时上学、与其他学生共同学习、接受教师的指导、组织学习并完成布置的作业和活动，并逐步升班。

（4）职业训练：参与在职业教育中的各项活动，并为准备进入某行业、工作或职业而学习课程材料。

（5）高等教育：参与在大学、学院和专业学院的高等教育活动中的各项活动，学习为获得证件、文凭、证书和其他合格证所要求掌握的课程，如完成大学学士或硕士课程的学习、医学院或其他专业学院的学习。

（6）其他特指或未特指的教育。

2. 工作和就业

（1）学徒制（工作准备）：参与并准备与就业有关的项目，如完成学徒、实习、见习和在职培训所需的任务。不包括：职业训练。

（2）得到、保持或终止一份工作：寻求、发现并选择就业，受雇用并接受就业，维持一份工作、行业、职业或专业并逐渐进步，或以适当的方式放弃工作。包括：寻求就业；准备简历或简况；与雇主联系并准备面试；保持工作；监测自己的工作业绩；作出要点；终止工作。

1）寻求就业：在行业、职业或其他就业形式中定位并选择一份工作，然后完成为获得雇用所需做的任务，如在就业地点露面或参加工作面试。

2）保持工作：完成与工作相关的任务以保持一份职业、行业、专业或其他就业形式，并在工作中得到提升或其他进步。

3）终止工作：以适当的方式离开或放弃一项工作。

4）其他特指的得到、保持或终止一份工作。

5）得到、保持或终止一份工作，未特指。

（3）有报酬的就业：作为全职或兼职、受雇于人或自谋职业的雇员，为获得报酬而在职业、行业、专业或其他就业形式中参与的各项工作，如寻求就业并获得一份工作、完成本工作所要求的任务、按要求准时上班、管理其他工作人员或被其他人管理、独自或以集体形式完成所要求的任务。包括：自谋职业、兼职或全职就业。

1）自谋职业：是指从事个人找到或想到的、或者与别人签订非正式就业关系的合同而获得报酬的工作，如流动性的农活、作为自由撰稿人或顾问的工作、短期合同工作、作为艺术家或手艺人的工作，拥有并经营一家商店或其他工作。不包括：兼职就业或全职就业。

2）兼职就业：是指作为雇员，用部分工作时间为获得报酬而从事的各项工作，如寻求就业并获得一份工作、完成本工作所要求的任务、按要求准时上班、管理其他工作人员或被其他人管理、独自或以集体形式完成所要求的任务。

3）全职就业：是指作为雇员，在全部工作时间为获得报酬而从事的各项工作，如寻找就业并获得一份工作、完成本工作所要求的任务、按要求准时上班、管理其他工作人员或被其他人管理、独自或以集体形式完成所要求的任务。

4）其他特指的有报酬的就业。

5）有报酬的就业，未特指。

（4）无报酬的就业：作为全职或兼职的雇员，不要报酬而参与的各项工作，如组织工作活动、完成本工作所要求的任务、按要求准时上班、管理其他工作人员或被其他人管理、独自或以集体形式完成所要求的任务，如志愿者工作、慈善工作、无偿为社区或宗教团体工作、无偿在家附近工作。

（5）其他特指或未特指的工作和就业。

3. 经济生活

（1）基本经济交易：从事任何形式的简单经济交易，如用钱购买食物或物品、交换商品或服务或储蓄。

（2）复杂经济交易：从事任何形式的复杂经济交易，涉及资本或财产交换、创造利润或经济价值，如购置一家商行、工厂或设备，维持银行账目、商品交换。

（3）经济自给：合理支配私人或公共经济资源，以确保当前和今后的经济安全。

（4）其他特指或未特指的经济生活。

（5）其他特指的主要生活领域。

（6）主要生活领域，未特指。

（四）社区、社会和公民生活评定

社区、社会和公民生活涉及参与家庭以外有组织的社会生活——社区、社会和公民生活所要求的活动和任务。

1. 社区生活　参与社区社会生活的各方面，如参加慈善组织、服务俱乐部或专业性社会组织。包括：非正式或正式社团，仪式。不包括：无报酬的就业；娱乐和休闲；宗教和精神性活动；政治生活和公民权。

（1）非正式社团：参加由具有共同兴趣的人士所组织的社会或社区社团，如区域性的社区俱乐部或道德团体。

（2）正式社团：参加职业性或专业性社会团体，如律师、医师社团或学术团体。

（3）仪式：参与非宗教性典礼或社会仪式，如婚礼、葬礼或开业典礼。

（4）其他特指的社区生活。

（5）社区生活，未特指。

2. 娱乐和休闲　参与任何形式的游戏、娱乐或休闲活动，如非正式或有组织的游戏和运动、体育健身、休闲、消遣娱乐、参观画展、博物馆、去电影院或剧场；参加手工艺或业余爱好活动、休闲阅读、演奏乐器、观光、旅游和娱乐旅行。包括：游戏、运动、艺术和文化、手工艺、业余爱好和社会活动。不包括：驾驭动物作为交通工具；有报酬的就业或无报酬的就业；宗教和精神性活动；政治生活和公民权。

（1）游戏：参加有规则的比赛或无拘无束的游戏和自发性的娱乐活动，如下象棋、打扑克或儿童游戏。

（2）运动：以单独或集体形式参加竞技性和非正式的比赛或运动会，或参加正式组织的体育比赛，如打保龄球、练习体操或踢足球。

（3）艺术和文化：参加或鉴赏美术作品或文化活动，如去剧院、电影院、博物馆或参观艺术展览，或演出戏剧、欣赏性阅读或演奏乐器。

（4）手工艺：参与制作手工艺品，如陶器制作或编织。

（5）业余爱好：参与休闲活动，如集邮、收藏硬币或文物。

（6）社会活动：与别人一起参与非正式或随意的聚会，如走访亲戚朋友或在公共场所非正式的会面。

（7）其他特指的娱乐和休闲。

（8）娱乐和休闲，未特指。

3. 宗教和精神性活动　参加宗教或精神性活动、组织和实践以得到自我充实、寻找内涵、宗教或精神性价值并与神权力量建立联系，如出于宗教目的和精神上的需要而上教堂、庙宇、清真寺或犹太教堂作祈祷或唱圣歌。包括：有组织的宗教和精神性活动。

（1）有组织的宗教：参加有组织的宗教仪式、活动和事件。

（2）精神性活动：参与有组织的宗教之外的精神性活动或事件。

（3）其他特指的宗教和精神性活动。

（4）宗教和精神性活动，未特指。

4. 人权　享有为所有国家和国际上所承认的符合人性的权力，如由联合国《国际人权公约》（1948年）和《联合国残疾人平等机会标准规则》（1993年）所承认的人权、自决权或自主权、决定自己命运的权力。不包括：政治生活和公民权。

5. 政治生活和公民权　作为公民参与社会、政治和政府生活并享有公民的合法地位，享有与其角色相当的权力、保障、基本公民权和责任，如投票权和竞选政治职务、组织政治性团体的权力，享有与公民权有关的权力和自由（如言论、结社、宗教自由，保障不受无理搜查或逮捕，审判中请律师辩护的司法权）、保障不受歧视、享有作为公民的法律地位。不包括：人权。

6. 其他特指及未特指的社区、社会和公民生活。

第二节　康复结局评定

一、概述

（一）分类

临床上常常会遇到患者提出这样的问题："医生，我能恢复成什么样？我出院以后还能自己行走吗？还能继续参加工作吗？"往往这样的问题难倒了我们，不知道该如何去回答。一名合格的康复医师不仅能够为患者制订良好的康复治疗方案，还能对患者的康复结局进行评定，要知道患者最终能恢复到什么程度，恢复到这个程度需要多长时间，这就需要根据患者的病情具体进行评测。

根据评测得内容大致可分为三类：

笔记

1. 功能结果评定　患者在出院时达到的功能恢复水平称为功能结果(functional outcome)，如对将来出院时功能结果进行评定，就是功能结果评定。

2. 改善程度预测　患者在住院期间所发生的功能水平变化称为改善度或收益(gain)，从功能结果预测值中减去入院时评定值，就是康复治疗期间功能改善度的预测值。

3. 最终康复结果评测　最终康复结果(rehabilitational outcome)是指患者出院后将恢复到什么样的社会生活，对此进行评测就是最终康复结果预测。

（二）目的

在康复治疗早期就应该对患者功能恢复的结局进行评定，并尽可能地定量化，其目的在于：

1. 有利于确切制订康复目标，包括近期目标和远期目标。

2. 有效地利用现有康复资源，避免利用不足或过度浪费。

3. 及时发现康复治疗计划和手段存在的缺陷，以便得到改进。

（三）方法

康复结局评定方法的正确与否直接影响预测的可靠性。一般使用康复小组共同应用的预测系统，患者入院后，各专业人员按照规定的预测因素进行评价并作出诊断。根据各种重要的预测因素用统计学方法计算出预测值。康复结局预测的核心在于全面预测，然后每个月召开一次康复评定会，与入院时的预测值进行对照比较。由于瘫痪患者常常是多种功能障碍并存，影响功能恢复的因素又是多种多样，预测方法应不断修订。

二、脑卒中康复结局评定

（一）影响脑卒中康复结局的因素

脑卒中的康复结局如何与许多因素有关，其中分有利因素和不利因素。

1. 有利因素　有利因素可以归纳为 10 种：①年轻；②轻偏瘫或纯运动性偏瘫；③随意运动有恢复；④无失认症或感觉障碍；⑤能控制小便；⑥无言语困难；⑦认知功能完好或损害甚少；⑧无抑郁；⑨无明显全身性疾病；⑩有家庭和(或)经济支持。

2. 不利因素　归纳起来，不利因素可分为以下 10 种：①既往发生过脑卒中；②年龄大；③持续性弛缓性偏瘫；④严重的失认症或感觉障碍；⑤大、小便失禁；⑥完全性失语；⑦严重的认知障碍或痴呆；⑧明显的抑郁；⑨伴发全身性疾病，尤其是心脏病、不能控制的高血压和糖尿病；⑩缺乏家庭和(或)经济支持。

（二）上肢功能康复结局预测

1. 根据偏瘫侧手指能在全 ROM 内完成协调性屈伸的时间预测手功能恢复程度。发病当天就能完成，可以恢复为实用手。

（1）发病后 1 个月内完成，多数恢复为实用手，少数为辅助手。

（2）发病后 1~3 个月内完成，少数恢复为辅助手，多数为失用手。

（3）发病后 3 个月仍不能完成，多为失用手。

2. 根据发病时上肢 Brunnstrom 分级预测 6 个月后上肢功能。

如发病时上肢能达 V ~ VI 级,6 个月后完全恢复的机会为 93.75% ~ 100%;如仅为 III 级,完全恢复的机会仅为 54.85%。

3. 下肢功能预后预测

下肢功能主要为步行,因此,对于下肢的预后,重点在于预测功能性步行。

(1) 脑卒中偏瘫步行恢复预测法

根据发病初期能完成的试验预测将来步行恢复的可能性(表 21-2)。

表 21-2　脑卒中偏瘫步态恢复预测法

发病初期仰卧位可完成的试验	将来步行恢复的可能性(%)		
	独立步行	辅助下步行	不能步行
①空中屈伸腿:先仰卧伸直下肢,屈病髋约 45°,然后将膝盖在 10° ~ 45° 之间来回屈伸。	60 ~ 70	20 ~ 30	10
②主动直腿抬高:仰卧位做患侧直腿抬高	44 ~ 55	35 ~ 45	10
③保持立膝:仰卧位,屈膝约 90°,保持下肢立于床上,不向左右偏瘫	25 ~ 35	55 ~ 65	10
④上述 1、2、3 种试验均不能进行	33	33	33

(2) 根据下肢 Brunnstrom 级预测 6 个月后的恢复程度

根据发病时、发病后 2 周和发病后 1 个月时下肢的 Brunnstrom 分级,可预测 6 个月后的恢复程度(表 21-3、表 21-4、表 21-5)。

表 21-3　从发病时下肢的 Brunnstrom 级预测 6 个月后的恢复程度

发病时的 Brunnstrom 级	6 个月后各 Brunnstrom 级所占%				
	I 及 II	III	IV	V	VI
I 及 II	27.27	34.09	20.45	4.54	13.65
III	0	17.94	24.32	10.81	46.93
IV	0	0	0	7.14	92.86
V	0	0	0	0	100.00
VI	0	0	0	0	100.00

表 21-4　从发病后 2 周下肢的 Brunnstrom 级预测 6 个月后的恢复程度

发病后 2 周的 Brunnstrom 级	6 个月后各 Brunnstrom 级所占%				
	I 及 II	III	IV	V	VI
I 及 II	46.15	34.62	11.54	7.69	0
III	0	38.74	45.16	3.23	12.90
IV	0	0	15.38	7.69	76.93
V	0	0	0	6.45	93.55
VI	0	0	0	0	100.00

表 21-5 从发病后 1 个月下肢的 Brunnstrom 级预测 6 个月后的恢复程度

发病后 1 个月的 Brunnstrom 级	6 个月后各 Brunnstrom 级所占%				
	Ⅰ 及 Ⅱ	Ⅲ	Ⅳ	Ⅴ	Ⅵ
Ⅰ 及 Ⅱ	75.00	18.75	0	6.25	0
Ⅲ	0	58.06	29.03	6.45	6.45
Ⅳ	0	0	71.43	7.14	21.43
Ⅴ	0	0	0	11.11	88.89
Ⅵ	0	0	0	0	100.00

（3）发病后 2~3 个月才开始康复治疗的患者，则可按表 21-6 的方法预测其功能恢复。

表 21-6 发病后 2~3 个月对下肢功能恢复程度的预测

预测依据（入院时的情况）	预测内容	符合率（95% 可信限）
1. 入院时情况		
（1）床上生活自理*	独立步行	95%
（2）年龄<59 岁，且基础 ADL **能完成	独立步行	100%
2. 年龄<59 岁，全部活动均需要辅助+痴呆或重度心脏病 或骨性骶髂关节病	不能独立步行	100%
3. 年龄>60 岁，全部活动几乎均需辅助，基础 ADL 只能完 成一项	不能独立步行	100%
4. 全部活动均需辅助，而且伴有下列一项者		
（1）年龄>70 岁，Brunnstrom 级达 Ⅰ 或 Ⅲ 级	不能独立步行	100%
（2）年龄>70 岁，且有骨性骶髂关节炎	不能独立步行	100%

注：* 至少能独立地在床上起坐且能坐稳。
**包括①进食：能独立把食物吃完；②诉尿意：正确诉尿意，无失禁、尿潴留；③翻身：能独立翻身

三、完全性脊髓损伤康复结局评定

不完全性脊髓损伤的预后常不易定出康复结局标准，完全性损伤的功能障碍较为恒定，虽然可以根据损伤水平预测康复结局，但预测也只能作为一种参考。

（一）完全性脊髓损伤功能康复结局预测

完全性脊髓损伤患者功能预后可以参考下表进行预测。表中"+"表示能完成；"±"表示有些患者能完成，出现差异的原因是由于患者年龄、性别和体格不同（表 21-7）。

（二）截瘫患者步行能力预测

脊髓损伤截瘫的步行功能预测可以用步行运动指数（ambulatory motor index, AMI）。

1. 方法和标准 评测髋屈肌、髋伸肌、髋外展肌、膝伸肌、膝屈肌 5 组肌群的肌力。0 分，无；1 分，差；2 分，尚可；3 分，良；4 分，正常。AMI 最高得分 20 分。

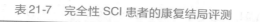

表 21-7　完全性 SCI 患者的康复结局评测

| 四肢瘫 | | | | | 截瘫 | | | |
C_4	C_5	C_6	$C_{7\sim8}$		$T_{1\sim8}$	$T_{9\sim12}$	$L_{1\sim2}$	$L_{3\sim5}$
				1. 进食				
			+	（1）独立进食				
	±	+		（2）利用自助具进行	+	+	+	+
				2. 穿衣				
			+	（1）独立进行				
	±	+		（2）利用自助具和专门修改过的衣服能进行	+	+	+	+
				3. 简单的个人卫生				
			+	（1）独立进行	+	+	+	+
		+		（2）少部分需帮助				
	+			（3）大部分需要帮助				
+				（4）完全需要他人帮助				
				4. 阅读				
			+	（1）能独立翻书页	+	+	+	+
		+		（2）用自助具翻书页				
				5. 用手写字				
			+	（1）独立进行				
				（2）独立进行但速度和准确性均差				
		+		（3）用自助具能进行,速度和准确性均差				
				6. 咳嗽				
				（1）独立进行有功能的咳嗽		+	+	+
	±	+		（2）能自己用手帮助咳嗽	+	+	+	+
		+		7. 独立给自身关节作 ROM 活动	+	+	+	+
				8. 给皮肤按摩				
		+		（1）能用双手做支撑减压	+	+	+	+
	±	+		（2）前倾减压（借助系于轮椅背柱上的套索）				
+				（3）利用电动的斜靠背轮椅减压				
				9. 床上转移				
			+	（1）独立进行	+	+	+	+
	+	+		（2）用头上方悬吊架能独立进行				
				10. 向厕所转移	+	+	+	+
				11. 向浴盆转移				
	±	+		（1）移动到架在浴盆上方的凳上	+	+	+	+
				（2）进入浴盆底部	±	+	+	+
				12. 从轮椅转移到地板		±	+	+
				13. 驱动轮椅				
		±	+	（1）用标准的手轮圈	+	+	+	+
	±	+	+	（2）用表面有加大摩擦力材料的手轮圈				
+	+	+		（3）用有突出手柄的手轮圈				
+				（4）气控、手控电动轮椅				
+				（5）颏控、舌控、颊控电动轮椅				
				14. 站立和步行				
				（1）治疗性站立和步行	+	+	+	+
				（2）家中功能性步行			+	+
				（3）社会功能性步行			±	+
				15. 文体活动				
				（1）几乎所有轮椅上的文体活动	±	+	+	+
		+	+	（2）选择性的适合于残留功能的文体活动				

笔记

2. 预后预测 AM1 6 分,有可能步行;6 分<AMI<8 分,需用 KAFO 及双拐能步行;AMI≥12 分,社区内步行。

四、脑性瘫痪康复结局评定

脑性瘫痪(cerebral palsy,CP)简称脑瘫,主要表现为中枢性运动异常及姿势异常,常伴有精神发育迟滞、癫痫及语言障碍等。由于脑瘫病因繁杂,病损部位、范围及程度、伴随症状的不同,加之病情有不同程度的自发恢复倾向,预后的预测有一定困难。

(一)步行能力预后预测

1. 4 岁时仍不能独坐或 6 岁时仍不能独立跪立行走,是将来不能独立步行的指征。

2. 1 岁时预测步行能力 1 岁或 1 岁以后为了预测步行能力,检查下列 7 项:①非对称性紧张性颈反射;②颈翻正反射;③拥抱反射;④对称性紧张性颈反射;⑤伸肌挺伸;⑥紧张性迷路反射;⑦足放置反应。上述 7 项,每一项有反应记 1 分。总分 0 分,预后良好 1 分;慎重考虑预后;≥2 分,预后不良。

(二)上肢功能预后预测

3 岁时还未形成优势手或上肢仍不能超过躯干中线活动,则上肢功能预后不良。

学习小结

1. 学习内容

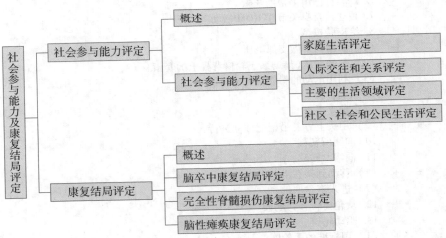

2. 学习方法

本章要结合社会参与能力及康复结局评定的目的意义,重点了解社会参与能力及康复结局评定的内容及评定方法,需要注意正确运用评定方法,能够对患者的社会参与能力与康复结局进行准确的评定。

(汲广成)

复习思考题

1. 试述社会参与能力及康复结局评定的内容。

2. 影响脑卒中患者的康复结局的因素有哪些?

第二十二章

环 境 评 定

学习目的

通过本章学习,认识环境因素作为背景性因素的重要部分,影响着人类的健康,关注健康问题(包括残疾问题),不能脱离环境。适应环境、改造环境是解决残疾问题的重要措施,而这一切以环境评定为起点。

学习要求

熟悉环境与环境评定的概念、无障碍环境的作用、环境评定的作用。了解环境改造的基本知识。

残疾问题是人类健康问题的一部分,残疾状态是个体健康状况中的一种状态之一,残疾的特征是个体的健康状况和个人因素及其所属环境的外在因素之间相互作用的结果。因此,残疾问题从来就不是个人问题,不管是研究、分析、评估和处理残疾问题以及其他健康问题,都应当将环境因素考虑在内。

2001 年 5 月 22 日,世界卫生组织发布了《国际功能、残疾和健康分类-ICF》,提出了身体功能(b)、身体结构(s)、活动和参与(d)、环境因素(e)的健康要素分类。在 ICF 中,环境因素作为唯一进行分类描述的背景性因素,它构成了人们生活和指导人们生活的自然、社会和态度环境。环境因素对构成健康成分的"身体结构和功能"与"活动和参与"都可以产生积极与消极的影响,并且它们之间的影响是相互而非单向的。ICF 不仅适用于残疾人,它所分类描述的健康成分及影响因素适用于所有个体,每一个人的健康状况均可以用 ICF 进行描述,因而其具有普遍适用性。可以说,ICF 的提出,第一次真正将环境因素对健康的影响提到了前所未有的高度,第一次对环境与健康的关系进行了准确、具体、详细的描述,是人类医学的巨大进步。

根据 ICF 观点,残疾人所遇到的活动受限和参与限制是由于残疾人自身(功能、结构)的损伤和环境障碍交互作用的结果。对于残疾人的某些损伤,通过医疗康复后能有所改善,而有些损伤是无法改变的。所以就只能通过改变环境来适应残疾人的损伤并发挥潜能,才能从根本上解决残疾人活动和参与的困难,使他们能融入现代社会并发挥作用。

笔记

第一节　环境概述

一、环境与无障碍环境

（一）环境和无障碍环境定义

环境（environment）是指环绕物、四周、外界和周围情况，但这是狭义的环境。在 ICF 术语系统中，环境（环境因素）是指形成个体生活背景的外部或外在世界的所有方面，并对个人功能发生影响。即人身体以外并对个人功能发生影响的一切事物可统称为"环境"。此外，环境由物质环境、社会环境和态度环境构成。物质环境是指客观存在的事物即客观世界，又包括自然环境和人造环境两大类。社会环境是指人类的社会，不同国家有不同的社会制度、法律法规、语言文字等构成的外在非物质环境。态度环境指人们的相互关系、对事物的看法，如对待亲戚朋友、上下级和陌生人的态度等构成的内在非物质环境。

环境因素包括天然与人造物质世界及其特征、不同关系和作用的其他人员、态度和价值、社会体制和服务以及政策、法规和法律等；环境因素构成了人们生活和指导人们生活的物质、社会和态度环境。

在康复语系中，障碍是个人环境中限制功能发挥并形成残疾的各种因素，它包括许多方面，例如有障碍的物质环境，缺乏相关的辅助技术，人们对残疾的消极态度以及既存在又妨碍所有健康人全部生活领域里的服务、体制和政策。无障碍（no barrier）是相对障碍而言，即没有障碍。

无障碍环境是能够进去、可以接近、可获得、易到达的环境，意指为实现残疾人平等参与社会，使残疾人在任何地方进行任何活动都没有障碍的环境。在实际工作中，无障碍环境主要指人造环境的无障碍。实际上，完全无障碍环境是理想环境，某些障碍对任何人（包括健康人）都是难以避免的，如出国遇到语言障碍、由于法律制度规定带来的行动限制等。

（二）环境的作用

1. 物质环境是人类生存和发展的基础　人类的生存离不开阳光、空气和水等，这些物质环境是人们赖以生存的基础。在人类出现后，为了适应自然、改造自然和利用自然，人类在自然环境基础上又创造了人造物质环境，这所有的物质环境构成了一个有机的、互相联系又互相依存的、人与环境的大系统。可以说现代人类的一切活动都越来越离不开这一大的物质环境系统。

2. 人造物质环境作用的两面性　随着人类社会的不断发展，人类对环境的影响与改造能力越来越强，人造物质环境对人类自身的影响也越来越大。一方面，正是人造物质环境的不断创新和发展，才使人类逐步摆脱了原始落后生活状态，逐步建立了新的物质文明与精神文明，以至达到今天这种科学、技术、文化都高度发达的现代社会；正是由于科学技术的不断发展，才使得人类在抵御各种致残性伤病上取得了巨大的进步，才使得诸如：天花、脊髓灰质炎、脑卒中、脊髓损伤等致残性伤病，通过预防医学、临床医学、康复医学的干预，得以避免、得以克服障碍回归社会。这都是人造物质环境的正面作用。另一方面，随着人类对自然环境持续不断的改造，新的人造物质环境不断出现,其消极方面也日益体现,如:环境污染和温室效应已经威胁到人类的生存,核能的利用带来的核战争威胁与核事故污染等,这都是人造物质环境的负面作用。

3. 社会与态度环境也对人的生存与发展发挥着巨大的影响 社会属性是人的基本属性,人总是生活在一定社会环境之中,社会环境对我们每个人都发生着或多或少的影响,对残疾人的影响则更加广泛而深刻。世界卫生组织与世界银行在 2011 年联合发布的《世界残疾报告》指出,以下社会因素构成了残疾人参与的障碍:不健全的政策和标准;消极的态度;服务提供的缺乏;服务提供中存在的问题;资金匮乏;无障碍设施缺乏;缺乏协商和参与;缺乏资料和证据等。

(三)无障碍环境的作用

无障碍的物质环境对残疾者的作用主要体现在三个方面:

1. 提高残疾者的独立性 无障碍的物质环境,有助于提高残疾者的独立性。如无障碍厕所,可以使部分残疾者无须他人帮助便可处理排便问题,无障碍通道可以使得部分残疾者无须他人帮助、独立出入超市、图书馆各种公共场所。

2. 提高残疾者的生活质量 由于残疾者在视力、听力、言语、肢体、智力、精神等方面存在着障碍,导致其在健全人所处物质环境中常常遇到障碍、挫折与失败,极大地影响着残疾者的生活质量。而无障碍环境的建立,有助于减少并消除其在生活环境遇到的障碍、挫折与失败,提高其生活质量。

3. 帮助残疾者融入社会 无障碍环境的建立,改善了残疾者的独立性,有助于充分发挥自身的聪明才智与专长,增加了他(她)们参与社会生活、服务社会、融入社会的机会。

二、国内外无障碍环境建设

国际上无障碍环境的出现,源于 20 世纪初,人道主义思潮的出现促使建筑领域产生了一种新的建筑设计方法——无障碍设计。无障碍设计强调运用现代技术建设和改造环境,为广大残疾人提供行动方便和安全空间,创造一个平等、参与的环境。20世纪 30 年代初,瑞典、丹麦等国家就建有专供残疾人使用的设施。1961 年,美国制订了世界上第一个《无障碍标准》。此后,包括英国、加拿大、日本等几十个国家和地区相继制订了相关法规。联合国大会在 1997 年 12 月 12 日通过的第 52/82 号决议中,确定无障碍环境是进一步提高残疾人机会均等的优先工作。经验表明,强调无障碍环境是积极持续地提高残疾人机会均等的有效方法。

我国于 1988 年由建设部、民政部和中残联发布了《方便残疾人使用的城市道路和建筑物设计规范》,要求今后修建的城市道路和重要公共建筑必须依照规范执行,对原有的道路、重要公共建筑亦应有步骤地改造。我国许多大城市在这方面已有明显成效。1990 年颁布了《中华人民共和国残疾人保障法》,在第七章环境中明文规定:国家和社会逐步实行方便残疾人的城市道路和建筑物设计规范,采取无障碍措施。国务院批准执行的《中国残疾人事业的五年工作纲要》、"八五"、"九五"、"十五"计划纲要等,也都规定了建设无障碍设施的任务与措施。2001 年建设部、民政部和中残联联合批准并发布了中华人民共和国行业标准《城市道路和建筑物无障碍设计规范》(2001年 8 月 1 日起正式实施),详细规定了无障碍设施的标准(图 22-1、图 22-2),进一步以国家标准的形式,推动和规范了我国无障碍设施建设。

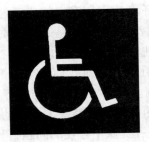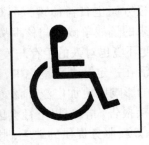

图 22-1 无障碍标志

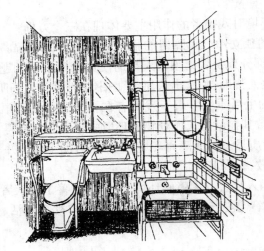

图 22-2 无障碍卫生间

三、无障碍环境内容

2006 年 12 月 13 日联合国大会通过的《残疾人权利公约》，是联合国首部具有法律约束力的全面保护残疾人权益的国际公约，它将对全世界残疾人权益保障事业产生重要影响。公约包括 50 个条款，其中第 9 条为无障碍，可以说是无障碍环境的国际法规，内容如下：

1. 为了使残疾人能够独立生活和充分参与生活的各个方面，缔约国应当采取适当措施，确保残疾人在与其他人平等的基础上，无障碍地进出物质环境，使用交通工具，利用信息和通信，包括信息、通信技术和系统，以及享用在城市和农村地区向公众开放或提供的其他设施和服务。这些措施应当包括查明和消除阻碍实现无障碍环境的因素，并除其他外，应当适用于：

（1）建筑、道路、交通和其他室内外设施：包括学校、住房、医疗设施和工作场所。

（2）信息、通信和其他服务：包括电子服务和应急服务。

2. 缔约国还应当在以下方面采取适当措施，以便于：

（1）拟订和公布无障碍使用向公众开放或提供的设施和服务的最低标准和导则，并监测其实施情况。

（2）确保向公众开放或为公众提供设施和服务的私营实体在各个方面考虑为残疾人创造无障碍环境。

（3）就残疾人面临的无障碍问题向各有关方面提供培训。

（4）在向公众开放的建筑和其他设施中提供盲文标志及易读易懂的标志。

（5）提供各种形式的现场协助和中介，包括提供向导、朗读员和专业手语译员，以利向公众开放的建筑和其他设施的无障碍。

（6）促进向残疾人提供其他适当形式的协助和支持，以确保残疾人获得信息。

（7）促使残疾人有机会使用新的信息和通信技术和系统，包括因特网。

（8）促进在早期阶段设计、开发、生产、推行无障碍信息和通信技术系统，以便能以最低成本使这些技术和系统无障碍。

联合国相关文献指出：无障碍环境不是一种行为或状态，而是指进入、接近、利用一种境遇或与之联系的选择自由。环境是想获得的境遇的全部或部分。如果通过提高无障碍环境的方法从而提供了参与机会的均等，那么就达到了平等的参与。

第二节 环 境 评 定

一、环境评定的定义

病、伤、残者的某些损伤，通过医疗康复后有所恢复与改善，而有些功能则难以恢复，如截肢、不可逆的神经损害导致的瘫痪与功能障碍。患者出院后能否真正回归家庭生活，能否真正独立并参与社会活动，很大程度上还受到环境因素的影响。为此，从拟定康复治疗目标到计划出院，我们都需要根据患者的具体情况和要求，对其居住环境、工作环境以及社会环境等进行评定，并根据环境评定结果，结合患者的功能水平与恢复要求，制订相应的康复目标与治疗计划，通过训练与治疗，使之能更好地适应环境，或通过适当的环境改造，使其居住环境更加符合患者伤残后的功能需要，以利于其重返家庭、回归社会、平等参与社会生活。因此，环境评定是处理残疾问题或其他与健康相关问题的重要工作内容之一。

环境评定（environment evaluation）指对残疾人所处的环境因素进行评定。环境评定的目的在于通过评定，能更好地了解残疾人在家庭、社区以及工作环境中的功能水平、安全性、舒适和方便程度等，找出影响功能活动的主要环境因素，为治疗决策（如适应环境、环境改造）提供依据，也为患者、家属、社区等相关部门制订符合实际的解决方案提供依据。

二、环境评定的内容

根据 ICF 的环境因素归纳出需要评定的环境有 9 个，可参照 ICF 和 ICF 评定量表中"活动和参与"的内容，来制订相应的环境评定报告供参考。现将环境评定的内容分述如下：

（一）生活环境

生活环境是人类日常生活活动的基本环境。通俗来讲就是吃、喝、拉、撒、睡和洗澡、穿衣、搞卫生等活动，俗称 ADL。主要有以下 7 大类共 17 项生活活动的环境评定：自己清洗和擦干身体（部分身体、全身）的环境；护理身体各部（皮肤、牙齿、毛发、手指甲、脚趾甲）的环境；如厕（控制小便、控制大便）的环境；穿脱（衣裤、鞋袜）的环境；进

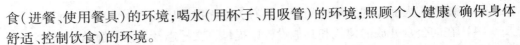

食(进餐、使用餐具)的环境;喝水(用杯子、用吸管)的环境;照顾个人健康(确保身体舒适、控制饮食)的环境。

（二）移动环境

移动环境是人类生存的必要环境,主要是下肢的运动,包括卧、坐、站的三个姿势及其间转换。主要有以下 11 大类共 42 项移动环境的评定:维持和改变身体姿势(卧姿、蹲姿、跪姿、坐姿、站姿、体位变换)的环境;移动自身(坐姿移动自身、卧姿移动自身)的环境;举起和搬运物体(举起、用手搬运、用手臂搬运、用肩和背搬运、放下物体)的环境;用下肢移动物体(用下肢推动、踢)的环境;精巧手的使用(拾起、抓握、操纵、释放)环境;手和手臂的使用(拉、推、伸、转动或扭动手或手臂、投掷、接住)环境。行走(短距离、长距离、不同地表面、绕障碍物)的环境;不同场所移动(住所内、建筑物内、住所和建筑物外)的环境;使用器具移动(助行器具、各种轮椅等)的环境;乘坐交通工具(各种汽车、火车、飞机、轮船等)的环境;驾驶车辆(骑自行车、三轮车、摩托车、汽车等)的环境。

（三）交流环境

互相交流的环境是人类生活的重要环境,具备交流能力使我们感觉到自己是一个正常人。无交流能力的人会被截断其与社会的联系及受教育的机会,从而可能导致情绪障碍。主要有以下 6 大类共 17 项交流环境的评定:口语交流的环境;非口语交流的环境,包括理解肢体语言(面部表情、手势或手语、身体姿势等)、理解信号和符号及图标、理解图画和图表及相片、理解正式手语、书面信息交流;讲话的环境;生成非语言信息(肢体语言、信号和符号、绘画和照相、正式手语、书面信息)的环境;交谈(与一人、与多人)的环境;使用交流器具和技术(通讯器具如电话或手机或传真机、书写器具如打字机或电脑或盲文书写器等、使用交流技术如盲文软件和因特网等)的环境。

（四）教育环境

受教育是人的基本权利之一,许多国家都实行义务教育。教育环境的基础是交流环境加上移动环境。教育环境评定包括接受教育的环境和教育场地的环境。

接受教育的环境主要有以下 3 大类共 20 项教育环境的评定:有目的的感觉体验(看、听、其他感觉如触觉和嗅觉)的环境;基本学习(模仿、复述、学习阅读、学习写作、学习计算、掌握技能如使用文具、电脑和工具等)的环境;应用知识(集中注意力、思考、阅读、写作、计算、解决问题、做出决定)的环境。

（五）就业环境

就业环境包括从事工作的环境和就业场地环境。从事工作环境主要有以下 4 大类共 12 项就业环境的评定:准备就业的环境(学徒工作);得到、维持和终止工作的环境(寻求工作、维持工作、终止工作);有报酬的就业环境(自谋职业、兼职就业、全职就业);无报酬的就业环境。此外,就业场地的环境包括:出入职场、职场内活动(办公室出入门、桌子、书桌和文件柜)、使用工具文具(如电脑、扫描仪、特殊的工具等)和在家里工作。

（六）文体环境

文体环境是文化、娱乐和体育活动环境的简称,内容繁多举不胜举,是人类特有的环境。主要有以下 6 大类共 18 项文体环境的评定:游戏(棋类、牌类和电子游戏)的环境;运动(保龄球、各种大球、各种小球、田径、游泳)的环境;艺术和文化(看节目如

笔记

各种表演、看电影电视、参观展览、表演节目如唱歌跳舞小品、演奏乐器、书法绘画）的环境；手工业制作（编织、陶瓷）的环境；业余爱好如集邮、收藏硬币或文物的环境；社会活动（走访亲朋、参加公共场所活动）的环境。

（七）宗教环境

信仰宗教或不信仰宗教是人的基本权利之一，也是人类特有的环境之一。宗教活动的环境包括宗教活动场地的环境和进行宗教活动的环境。宗教活动场地的环境包括：出入场地、场地内活动和在家里活动；而进行宗教活动的环境，由于宗教不同其活动环境也不同，有2项宗教活动的环境评定：有组织的宗教活动（如佛教、道教、回教、基督教和天主教）以及精神性活动（除有组织的宗教以外的精神活动）。

（八）居家环境

居家环境是从事家务活动的环境，包括居家生活的环境和居家建筑物环境两方面。居家环境的评定主要有以下5大类共32项：获得商品和服务（购物、收集日用品）的环境；准备膳食（简单食物、复杂食物）的环境；料理家务（清洗和晾干衣服、清洁餐厅和餐具、清洁生活区、使用家用电器、贮藏日用品、处理垃圾）的环境；照管居室物品（缝补衣服、维修住处和家具、维修室内用具、保养车辆、保养辅助器具、照管室内外植物、照管宠物）的环境；住宅设计、建设及建造的产品和技术如公寓出入口、门开启、走廊、客厅设施（沙发和茶几）、饭厅设施（饭桌和椅子）、浴室设施（热水器、浴缸、扶手）、厕所设施（坐便器、小便池、洗手盆、镜子、扶手）、卧室设施（床和床头柜）、厨房设施（冰箱、灶具、炊具、通风机、洗碗机、洗手池、微波炉、消毒柜、碗柜）、书房设施（书桌、书架、电脑桌）、交流设施（电话、电视机、影碟机、音响设备、因特网）、橱柜（衣柜、鞋柜）、温度控制（空调机）、地面铺设和紧急疏散等。居家环境对各类残疾人都有不同程度的障碍。

（九）公共环境

公共环境是从事公共活动的环境，包括参加公共活动的环境和公共建筑物环境两方面。公共环境的评定主要有以下2大类共18项：参加公共活动（非正式社区活动、正式社团活动、典礼）的环境；公共建筑物设计、建设及建造的产品和技术，如建筑物出入口（坡道在1∶12以下）、门开启（自动门、推拉门、平开门）、室内公共场所（商场、饭店、旅店、剧场、影院、音乐厅、博物馆、图书馆、会议厅、体育馆）、室外公共场所（运动场、公园、游乐园）、电话亭、公交车、公交车站、上下楼梯及扶手、电梯设施、公共厕所（坐便器、小便池、洗手盆、厕所内移动、无障碍厕位、扶手及各类开关）、过马路（包括过街天桥和地道）、人行道、广场、停车场和各种指示牌等。

三、ICF中环境因素的构成

ICF对环境因素进行了二级分类，第一级分类将环境分为5个部分来描述：

第一章 用品和技术：在个体周围环境中被组装、创造、生产或制造出来的天然或人造用品以及产品系统、设备和技术。

第二章 自然环境和对环境的人为改变：自然或物理环境中有生命和无生命的因素以及被人为改变的环境成分以及处于该环境中的人口特征。

第三章 支持和相互联系：涉及人或动物在住所、工作场所、学校、游戏或日常活动的其他方面向别人提供实际的物质或情感上的支持、养育、保护、协助和相互联系。

不包括人或正在提供支持的人的态度。本章描述的环境因素是人或动物所提供的物质或情感的支持量。

第四章　态度：本章涉及对习惯、实践、意识形态、价值、准则、实际信仰和宗教信仰可观察到结果的态度。这些态度影响个体的行为和社会生活的各个方面，从人际交往关系、社区团体到政治、经济和法律的结构。例如：对某人作为人的可信赖性和价值所形成的个人或社会的态度可能激发起积极、令人起敬的实践或者消极、令人歧视的实践（如蔑视、抱有成见、排斥或轻视此人）。本章对态度的分类是指处于外界的人们对所描述者的态度，而不是被描述者自身态度。

第五章　服务、体制和政策。

1. 为满足个人的需要在社会各行业提供各种福利、成形项目和运作的服务机构（包括提供服务的人员）。服务机构可能是公立、私立或志愿者的，而且可能由个人、协会、组织、机构或政府建立在地方、社区、地区、州立、省立、国家或国际水平上。这些服务机构提供的用品可能是普通的，也可能是适用的或特殊设计的。

2. 由地方、地区、国家和国际性的政府组织或其他公认的权威机构建立的行政管理和组织机制的体制，这些体制用于组织、控制和监督在社会各行业中提供各种福利、成形项目和运作的服务机构。

3. 由地方、地区、国家和国际性的政府组织或其他公认的权威机构制订的规则、条例和标准组成的政策。政策监管和调整用于组织、控制和监督社会各行业中成形项目和运作的服务机构的体制。

上述的 5 个一级分类，每个一级分类又包含数量不等的二级分类（含编码），二级分类下又包含数个细致分类。

四、ICF 环境评估的限定值

ICF 是一套分类系统，可用来分类、描述、评估与健康状况相关的各种状况或因素，并以此来显示健康水平的程度（或问题的严重性）。ICF 的编码只有在加上一个限定值（三级编码）后才算完整，才能对健康水平有一个量化（初步的量化）描述。ICF 分别以负性和正性度量法显示某种环境因素发挥障碍作用或者起到促进作用及其作用的程度，限定值前单独使用小数点表示障碍因素及其程度，限定值前使用"+"号表示有利因素（表 22-1）。环境评定的分级要参照 ICF 和 ICF 量表，可用"障碍"或"帮助"来判断。

表 22-1　ICF 限定值

障碍状况	障碍限定值	百分比	有利限定值	帮助状况
无障碍（没有，可忽略）	.0	0 ~ 4%	0	无须帮助
轻度障碍（一点点）	.1	5% ~ 24%	+1	轻度帮助
中度障碍（中度，一般）	.2	25% ~ 49%	+2	中度帮助
重度障碍（高，很高）	.3	50% ~ 95%	+3	大量帮助
完全障碍	.4	96% ~ 100%	+4	完全帮助
	.8	未特指因素	+8	
	.9	不适用	.9	

五、环境评定的目的和方法

（一）环境评定的目的

通过评价各种环境，可达到以下目的：

1. 了解伤残者在家庭、社区及（或）工作环境中的功能水平，安全性以及舒适和方便程度等。

2. 找出影响患者功能活动的环境因素。

3. 针对影响患者功能活动的环境因素，确定有针对性的康复治疗方案，并为患者、家属、雇主甚至政府有关部门提供符合实际的解决方案。

4. 通过评估，确定患者是否需要使用以及需要使用何种辅助用具或设备。

5. 协助患者和家属为出院做准备。

（二）评定方法

环境评定可通过问卷调查或实地考察完成。

1. 问卷调查　问卷调查主要是通过与患者或家属交谈来了解患者在将要回归的生活或工作环境的各方面情况，以及从事各种日常活动已经或可能会遇到的情况，了解有哪些环境障碍（建筑结构或设施）已经或可能会阻碍患者活动。问卷调查主要针对尚未出院的患者，便于实施，但调查结果易受各种因素影响，准确性较差。有时可以利用医院的模拟环境进行评估以弥补不足。

2. 实地考察　实地考察是评估者亲自走访患者的居住环境，在实际环境中收集患者所处环境的信息，观察患者在实际环境中进行各种活动的表现，评定结果较真实、可靠。通过实地考察可以避免由于患者及其家属主观判断给评估带来的影响，便于治疗师可以制订出更切实际的克服环境障碍的方案。其缺点是实施起来较困难，并可能受到各种客观条件的限制，如患者居住地远离医院等。

无论是问卷调查还是实地考察，在进行评定前，治疗师都应当对患者的残疾以及在哪些日常生活活动方面可能会有困难等做到心中有数，使评定更具有针对性。另外，在实际工作中，两种方法常常同时使用。

六、环境评定的应用

对残疾人的环境进行评定时，既要考虑残疾人的障碍类型，又要考虑环境类型。对肢体残疾人来说，除交流环境外的 8 种环境里都或多或少存在着障碍。根据个案障碍的部位和程度的不同，其环境障碍也不同。一级肢残者需要全方位护理，显然生活环境和公共环境是完全障碍，其移动环境对多数一级肢残者是完全障碍，个别是重度障碍，其余各环境基本上都是重度障碍，而不能说是完全障碍。例如教育环境和就业环境只能说是重度障碍，因为接受教育的渠道很多，就业的方式也很多。二级肢残者的生活环境和公共环境是重度障碍，其余各环境可以说是中度障碍。三级肢残者的生活环境和公共环境是中度障碍，而其余环境要个案分析，可以从中度障碍到无障碍。四级肢残者的各环境都是轻度障碍到无障碍。综上所述，可以得出肢体残疾人的环境评定值变化范围如表 22-2 所示。

笔记

表 22-2　肢体残疾人的环境评价

环境类型	一级残疾	二级残疾	三级残疾	四级残疾	小计
生活环境	4	3	2	1	1 ~ 4
移动环境	3 ~ 4	0 ~ 3	0 ~ 2	0 ~ 1	0 ~ 4
交流环境	0	0	0	0	0
教育环境	3	2	1 ~ 2	0 ~ 1	0 ~ 3
就业环境	3	2	1	0 ~ 1	0 ~ 3
文体环境	3	2	1	0 ~ 1	0 ~ 3
宗教环境	2	1	0 ~ 1	0 ~ 1	0 ~ 2
居家环境	3	2	1	0	0 ~ 3
公共环境	4	3	2	1	1 ~ 4
总计障碍	0 ~ 4	0 ~ 3	0 ~ 2	0 ~ 1	0 ~ 4

　　ICF 发布至今已 10 年,在国际上还没有被广泛使用,原因之一是由于分类条目细致繁琐,仅环境因素条目就多达 200 多个,实际使用时需耗费较多时间。目前,世界卫生组织及 ICF 项目组正在积极推动 ICF 在各国的应用。通过积极推出针对特定疾病的 ICF 核心量表,以缩短实际使用中所需时间,推动 ICF 走向临床。目前已推出亚急性期脊髓损伤(表 22-3)、下腰痛、类风湿关节炎等几个较成熟的单病种简要 ICF 核心组合。

表 22-3　亚急性期脊髓损伤简要 ICF 核心组合

ICF 组成成分	等级排序	ICF 编码	条目名称
身体功能	1	B730	肌肉力量功能
	2	B620	排尿功能
	3	B525	排便功能
	4	B280	痛觉
	5	B440	呼吸功能
	6	B735	肌张力功能
	7	B125	情感功能
	8	B810	皮肤的保护功能
身体结构	1	S120	脊髓和相关结构
	2	S430	呼吸系统结构
	3	S610	泌尿系统结构
活动和参与	1	D420	移动自身
	2	D410	改变身体的基本姿势
	3	D445	手和手臂的使用
	4	D530	如厕

ICF 组成成分	等级排序	ICF 编码	条目名称
	5	D550	吃
	6	D450	步行
	7	D510	盥洗身体
	8	D540	穿衣
	9	D560	喝
环境	1	E310	直系亲属家庭
	2	E355	卫生专业人员
	3	E115	个人日常生活用品和技术
	4	E120	个人室内外移动、运输用品和技术
	5	E340	个人护理提供者和个人助手

七、ICF 应用实例

例 1：限定值的确定（具体条目参见"附：ICF 中环境因素及其分类与编码"）。

环境因素中 e1500 条目为公共建筑物的设计、建设及建筑用品和技术，对于某位因车祸致截瘫而能独立使用轮椅的大学生而言，如果其上课教室在教学楼的三楼，而这幢建筑物入口没有坡道，楼内没有电梯，由于环境设施因素导致该大学生无法到达教室接受教育，甚至不得不终止学业。注意，终止学业并不是截瘫的必然后果，而是该大学生的肢体残疾与环境因素共同产生的结果，"e1500"条目对应的环境因素对这位大学生构成完全障碍因素——限定值记作："e1500.4"。如果教学楼有坡道和电梯，该大学生仍能继续接受教育，但楼内没有残疾人厕所，他（她）认为，没有残疾人厕所仅仅给他（她）的大学学习带来轻度障碍，不是大问题，则该环境因素对这位大学生的影响记作"e1500.1"。同样这个例子，作为该大学生周围的同学，他（她）们构成了这位大学生环境因素中"支持与相互联系"中的 e325（熟人、同伴、同事、邻居和社区成员），他（她）们在学习生活中给予他（她）的关心、帮助与支持，也是该大学生能否继续坚持学习的重要条件之一，如果他（她）认为周围的同学给予了他（她）充分的关心与帮助，并成为他（她）克服困难完成学业的重要支持，则在 e325 环境因素上记作"e325 +4"。

例 2：（具体条目参见"附：ICF 中环境因素及其分类与编码"）。

布朗夫人，42 岁，患类风湿关节炎 10 年。目前，数个手指关节及腕关节和膝关节肿胀明显，活动时疼痛剧烈，尤其晨起时更为严重。疼痛主要局限在关节周围。因此，她很难自己穿衣服。环境评估发现：布朗夫人住所在四楼，没有电梯，每天爬楼对她来说极为困难（e1551.3—私人建筑物内公用设施用的设计、建设及建筑用品和技术）。影响最大的是布朗夫人不得不停止工作，由于手指活动困难，她不再从事秘书工作，因为打字有困难。平时她使用家里的计算机上网时也遇到不小的困难（e1400.3—文化、娱乐和体育用的普通用品和技术）。好在国家的社会福利能保证她的基本生活（e5700+2—社会保障的服务）。病情严重的时候，她能得到免费的住院医疗（e6802+4—卫生政策），医院距离住所很近（e5800+4—卫生的服务），就诊很方便。住院期间，作业治疗师（e355+3—卫生专业人员）给她提供了日常生活所需的器具（e1151+3—个人日常生活中用的辅助用品和技术），例如电动开瓶器。另有一位好心的大学生志愿者（e340+2—个人护理提供者和个人助手）一直帮她分担部分家务活，从社区的"关节炎病友会"（e5550+4—社团和组织的服务）她也能得到很多帮助和支持，她的丈夫（e310+4—直系亲属家庭）也非常支持她。

第三节 环 境 改 造

环境改造，就是针对环境评定中发现的影响残疾人活动和参与的环境（主要是指物质环境）障碍，通过改造环境或创建新的物质环境，最大限度地减少或消除对残疾者活动和参与构成的环境障碍。

一、环境改造原则

（一）环境改造应满足残疾者个人需求

环境改造首先要考虑残疾人的需求，特别是当需要进行多处环境改造时，一定要根据残疾者本人的需求来排列。

（二）环境改造应服务于康复目标

康复目标不同，环境改造的方式亦不同，环境改造应服务于康复目标。如对不同年龄段的残疾人，依康复目标不同，需要改造的环境也不同：0～6岁患儿的环境改造应与其促进生长发育的康复目标一致；而6～18岁患儿的康复目标是就学，应着重对教育环境进行改造，以利于其受到教育；18～60岁残疾者的康复目标是促进就业，环境改造的重点为工作环境；而对60岁以上的老年残疾者和各年龄段的重度残疾者来说，康复目标是生活自理，则需重点改造生活环境。

（三）环境改造应有的放矢

应根据障碍的类型，有的放矢改造环境。对于视力残疾人、言语残疾人和听力残疾人来说，要改造交流环境，包括改造教育环境和就业环境中的交流障碍。而对肢体残疾人要改造的环境很多，需要排序和选择，才能合理使用资源。

（四）公共环境改造应兼顾各类残疾

公共环境改造是系统工程，需要综合考虑。不能因为解决了一个群体的障碍而对其他群体造成不便。例如：盲道对盲人来说是必要的无障碍建筑，但对肢残者，特别是轮椅乘坐者来说可能不方便，为此需要协调两种残疾人的无障碍环境。如建筑物内是轮椅乘坐者的主要移动环境，则大楼内走廊不主张修建行进盲道，而以墙角和沿墙扶手代替导向，只在房间门口、电梯口、楼梯口等改变环境的地点，小范围铺设提示盲道。

二、环境改造的实施

环境评定之后，对环境改造实施常常在患者出院前进行，以利于患者出院后能迅速适应环境。但是,由于环境因素的复杂性,环境改造的范围常常涉及居住、交通、教育、交流、文体、宗教等多个方面。因此,环境改造常常难以做到一次改造就解决所有环境障碍因素,而是逐步实施。另外,由于残疾者的功能与能力、生活内容、生活目标等,随着时间的推移,都可能发生变化。因此,为使环境适应患者变化了的情况,也需要实施新的环境评估与改造。

康复医疗的服务方式为多学科、多专业的小组模式,环境改造就更是如此。环境改造的实施小组包括:康复医师、康复治疗师(常是作业治疗师)、社会工作者、其他专业人员(如工程师等),当然,依据实际情况,人员构成可有变化。

三、环境改造举例

在环境改造的实际工作中,对公共环境的改造,依照国家相关标准,有着固定的模式与方法,而对个人环境的改造,尤其是家居环境的改造,则没有固定的方案,而要依据残疾者个人的实际功能水平、残疾者个人的要求、实际环境状况、经济能力等多方面因素,立足实际,制订切实可行的方案,达到最大限度减少和消除影响残疾者活动与参与的环境障碍。这里仅依据 2001 年 6 月建设部、民政部、中残联联合颁布的《中华人民共和国行业标准-城市道路和建筑物无障碍设计规范》标准(详细内容请参考该标准),以家居无障碍标准为例介绍:

1. 居室入口　残疾人住房的入口位置应设在公共走道通行便捷和光线明亮的地段,在户门外要有不小于 1.5m×1.5m 的轮椅活动面积,在开启户门把手一侧墙面的宽度要达到 0.45m,以便乘轮椅者靠近门把手,能将户门打开。户门开启后,供通行的净宽度不应小于 0.8m。在门扇的下方和外侧要安装护门板和关门拉手(图 22-3)。

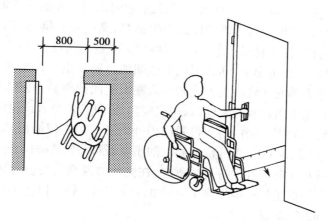

图 22-3　居室门扇的设置

2. 卧室　残疾人的各类卧室最小面积略大于普通人的卧室面积,起居室(厅)主要是供人们休息与视听活动、家庭团聚、接待客人、用餐等用途,还要考虑轮椅通行和停留面积及布置家具的位置,因此起居室(厅)的面积应在 16m² 以上。

3. 厨房　为了进出和使用的便利,残疾人使用的厨房为开敞式最为理想,如果设置门扇,则推拉门比较方便实用,且节省面积。乘轮椅残疾人进入厨房后再回转出来所需最小的直径是 1.5m,再加上厨房单排设备的一般宽度是 0.5m,因此单排设备的厨房净宽不应小于 2m,双排设备的厨房净宽不应小于 2.5m。

厨房操作台面距地面 0.75 ~ 0.8m,对乘轮椅者和可立姿的残疾人都可使用。在主要操作台和洗涤池的下方,为便于乘轮椅者的下半身伸入进行操作,最小空间的宽度是 0.7m,最小空间的高度是 0.6m,最小空间的深度是 0.25m。如在主要操作台两侧设落地柜,最好不要采用外开门的柜,因为多数残疾人难以弯下腰去使用它。应采用有不同深度的抽屉或是抽出式的竖向箱比较适用,但在柜的底部建议高出地面 0.2m,并悬挑出 0.15m 以利残疾人和老年人靠近案台,案台上的吊柜底面距案台 0.3m 时,对乘轮椅者的使用最为方便。吊柜自身高度可做到 0.60 ~ 0.80m,深度可做到 0.25 ~ 0.3m,在柜门上安装拉手,使柜门易于开启,此种形式吊柜的下层对乘轮椅者能方便使用。

当使用不锈钢洗涤池时,应选用带有底衬的,以防池底外部产生凝结水并作隔热层用,避免烫伤乘轮椅者的腿部和膝部缺乏感觉的残疾人。在洗涤池上应选用单杠杆把手的水控式冷热水混合龙头,此类型水龙头最便于手部不灵活的残疾人操作。洗涤池的上口与地面距离不应大于 0.8m,洗涤池的深度为 0.10 ~ 0.15m。

下部安装了烤箱和有炉门的炉灶对乘轮椅的残疾人在使用上是不方便的,也是会有危险的,应采用在案台上安放的炉灶,控制开关正好在案台前面操作。在炉灶部位还要有安全的防火措施和自动灭火装置。

一般住户安装燃气阀门及热水器的高度都在 1 ~ 1.2m 时才方便使用。厨房的案台、洗涤池、灶台、灶具、餐具柜和贮藏空间及各设施需按操作顺序排列,食物贮存宜就近安排。

4. 卫生间 为了方便残疾人在夜间使用卫生间,最好将卫生间的位置靠近卧室,以减少残疾人行走不便的困难。残疾人住房的卫生间同样需配置坐式便器、洗浴器和洗面器三件卫生洁具。由不同洁具组合而成的卫生间,其最小面积均需考虑乘轮椅者的进入和使用要求,轮椅进入后既能接近卫生洁具,又能顺利倒退出卫生间。为了乘轮椅者进入卫生间后便于将门关上,在门扇内侧要设置关门拉手。

残疾人每日需多次进出卫生间,因此卫生间的位置和出入口要便于轮椅到达、进出自如,为方便家人随时知晓残疾人或老年人在卫生间的动向,必要时进入卫生间进行协助,因此在门扇上需设置观察窗口,门扇应向外开启,避免人或轮椅在里面将门堵住造成开启困难,同时卫生间的门应设置门内外均可开启的门插销,以便在紧急情况时能从外面开启(图 22-4)。选用高 0.45m 的坐便器对乘轮椅残疾人进行转移时比较方便,为了协助残疾人转移和保持身体重心,在坐便器两侧需要设置高度适中的水平安全抓杆,在坐便器的里侧还需设高 1.40m 的垂直安全抓杆,以协助挂拐杖的残疾人或老年人在起立时使用(图 22-5)。

洗面器的最大高度为 0.85m,应采用单杠杆水龙头。洗面器下部距地面不要小于 0.60m,以方便轮椅靠近使用。洗面器上方的镜子底边距地面为 1.1m,镜子的顶部距地面可在 1.7 ~ 1.80m 之间,并向前倾斜 0.15m,可使站立者和坐轮椅的残疾人均可使用。

使用盆浴的卫生间是为了转移和洗浴方便(图 22-6),需要选用高 0.45m 的浴盆。在浴盆上安放活动坐板或在浴盆一端设置宽不小于 0.40m 的固定洗浴坐台,在浴盆内侧的墙面要安装高 0.6 ~ 0.9m 二层水平安全抓杆,长度可达 0.8 ~ 1m。也可安装一层水平安全抓杆和一个垂直的安全抓杆,洗浴坐台的墙面可安装高 0.90m 的水平安

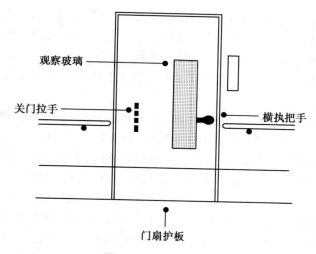

图 22-4 浴室的门扇

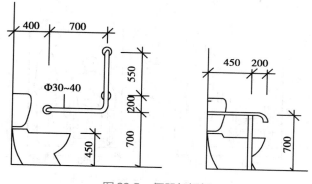

图 22-5 便器与抓杆

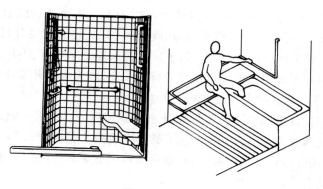

图 22-6 浴室

全抓杆。在有乘轮椅残疾人的家庭里,如无特殊需要,采用淋浴式卫生间要比盆浴式卫生间在使用上更为方便。卫生间照明要采用搬把式开关,电器插座和应急呼叫按钮的高度和位置要便于使用。

5. 居室门窗 拄拐杖者和乘轮椅者用手力最方便开启的门扇是推拉门,其次是折叠门和平开门。因为开启和关闭推拉门都是直线运动,易于操作,最理想的当属自动门。手动标准轮椅的宽度是 0.65m,加上手臂驱动时的一般宽度是 0.75m。因此规定门扇开启后的最小净宽 0.8m 是比较适宜的。当乘轮椅者要开启门扇时,轮椅的脚踏板要向前占有相应的空间后才能靠近门把手,所以在门把手一侧的墙面要留有 0.4~0.5m 的宽度。关于窗扇的开启和窗把手的高度同样要适合乘轮椅者的使用要求,乘轮椅者的视线水平高度一般为 1.1m,外窗窗台的高度不大于 0.8m 以适合乘轮椅者的视野效果。

6. 门厅 门厅是残疾人在户内活动的枢纽地带,除配备更衣换鞋和坐凳外,其净宽度要达到 1.5m 以上。在门厅的顶部和地面的上方 0.2~0.4m 处要有照明。从门厅通向餐厅、厨房、居室、浴室、厕所的地面要平坦,防滑和没有高低差,如果需要高差其高度不要大于 15mm,并筑起小于 45° 的斜面。户内的通道为便于乘轮椅者和挂拐杖残疾人通行(图 22-7),宽度不宜小于 1.20m,在两侧墙壁上宜安装高 0.85m 的扶手,通道转角处做成圆弧形,并在自地面向上高 0.35m 处安装护墙板,以避免碰撞时对墙面造成损坏。残疾人外出活动相对较少,而阳台是休闲的好去处,还需要晾晒衣物、养植花木,因此要求阳台的深度在 1.5m 以上,这考虑到了乘轮椅者在阳台上停留与活动的需要。

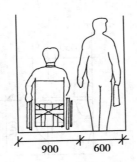 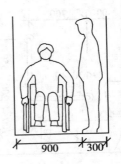

图 22-7 走道

7. 电源与照明 下肢残疾者和视残者在行走上是困难者,在门厅、通道、卧室等处设双控照明开关,可避免往返行走,如在晚间将餐厅、起居厅电灯打开后,到睡眠时进卧室将门厅电灯关闭,开卧室电灯,等上床后再关掉卧室电灯,不用到开电灯的位置去关电灯。照明开关采用搬把式对视残者特别需要,因为拉线开关在使用时都是一个方向,视残者看不出是关电灯还是开电灯。

无障碍住宅设置电源插座的数量在卧室、起居室(厅)要比一般住宅多一组单相三线和一个单向两线插座。厨房、卫生间多一组防溅水单相三线和一个单向两线插座,避免在不够用时进行倒换电插座,对残疾人造成麻烦和危险。插座、卡式电表及对讲机的高度要适合乘轮椅者使用。

附:ICF 中环境因素及其分类与编码

第一章 用品和技术

e110 个人消费用的用品或物质

　　e1100 食品

　　e1101 药品

　　e1108 其他特指的个人消费用的用品或物质

　　e1109 个人消费用的用品或物质,未特指

e115　个人日常生活用的用品和技术

　　e1150　个人日常生活中用的普通用品和技术

　　e1151　个人日常生活中用的辅助用品和技术

　　e1158　其他特指的个人日常生活用的用品和技术

　　e1159　个人日常生活用的用品和技术,未特指

e120　个人室内外移动和运输用的用品和技术

　　e1200　个人室内外移动和运输用的普通用品和技术

　　e1201　个人室内或室外移动和运输用的辅助用品和技术

　　e1208　其他特指的用于个人室内外移动和运输用的用品和技术

　　e1209　用于个人室内外移动和运输用的用品和技术,未特指

e125　通信用的用品和技术

　　e1250　通信用的普通用品和技术

　　e1251　通信用的辅助用品和技术

　　e1258　其他特指的通信用的用品和技术

　　e1259　通信用的用品和技术,未特指

e130　教育用的用品和技术

　　e1300　教育用的普通用品和技术

　　e1301　教育用的辅助用品和技术

　　e1308　其他特指的教育用的用品和技术

　　e1309　教育用的用品和技术,未特指

e135　就业用的用品和技术

　　e1350　就业用的普通用品和技术

　　e1351　就业用的辅助用品和技术

　　e1358　其他特指的就业用的用品和技术

　　e1359　就业用的用品和技术,未特指

e140　文化、娱乐和体育用的用品和技术

　　e1401　文化、娱乐和体育用的辅助用品和技术

　　e1400　文化、娱乐和体育用的普通用品和技术

　　e1408　其他特指的文化、娱乐及体育用的用品和技术

　　e1409　文化、娱乐及体育用的用品和技术,未特指

e145　宗教和精神活动实践用的用品和技术

　　e1450　宗教和精神活动实践用的普通用品和技术

　　e1451　宗教和精神活动实践用的辅助用品和技术

　　e1458　其他特指的宗教和精神活动实践用的用品和技术

　　e1459　宗教和精神活动实践用的用品和技术,未特指

e150　公共建筑物用的设计、建设及建筑用品和技术

　　e1500　公共建筑物出入口用的设计、建设及建筑用品和技术

　　e1501　公共建筑物内公用设施用的设计、建设及建筑用品和技术

　　e1502　公共建筑物为指示道路、行进路线和目的地用的设计、建设及建筑用品和技术

e1508　其他特指的公共建筑物用的设计、建设及建筑用品和技术

e1509　公共建筑物用的设计、建设及建筑用品和技术,未特指

e155　私人建筑物用的设计、建设及建筑用品和技术

　　e1550　私人建筑物出入口用的设计、建设及建筑用品和技术

　　e1551　私人建筑物内公用设施用的设计、建设及建筑用品和技术

　　e1552　私人建筑物为指示道路、行进路线和目的地用的设计、建设及建筑用品和技术

　　e1558　其他特指的私人建筑物用的设计、建设及建筑用品和技术

　　e1559　私人建筑物用的设计、建设及建筑用品和技术,未特指

e160　土地开发用的用品和技术

　　e1600　农村土地开发用的用品和技术

　　e1601　郊区土地开发用的用品和技术

　　e1602　城市土地开发用的用品和技术

　　e1603　公园、保护区和野生生物保护区土地开发用的用品和技术

　　e1608　其他特指的土地开发用的用品和技术

　　e1609　土地开发用的用品和技术,未特指

e165　资产

　　e1650　金融资产

　　e1651　有形资产

　　e1652　无形资产

　　e1658　其他特指的资产

　　e1659　资产,未特指

e198　其他特指的用品和技术

e199　用品和技术,未特指

第二章　自然环境和对环境的人为改变

e210　自然地理

　　e2100　土地形态

　　e2101　水体

　　e2108　其他特指的自然地理

　　e2109　自然地理,未特指

e215　人口

　　e2150　人口学变化

　　e2151　人口密度

　　e2158　其他特指的人口

　　e2159　人口,未特指

e220　动植物

　　e2200　植物

　　e2201　动物

　　e2208　其他特指的动植物

　　e2209　动植物,未特指

e225 气候

    e2250 温度

    e2251 湿度

    e2252 大气压力

    e2253 降水

    e2254 风

    e2255 季节变化

    e2258 其他特指的气候

    e2259 气候,未特指

e230 自然事件

e235 人为事件

e240 光线

    e2400 光线强度

    e2401 光线品质

    e2408 其他特指的光线

    e2409 光线,未特指

e245 与时间有关的变化

    e2450 昼夜循环

    e2451 月周期

    e2458 其他特指的与时间有关的变化

    e2459 与时间有关的变化,未特指

e250 声音

    e2500 声强

    e2501 声音品质

    e2508 其他特指的声音

    e2509 声音,未特指

e255 振动

e260 空气质量

    e2600 室内空气质量

    e2601 室外空气质量

    e2609 空气质量,未特指

    e2608 其他特指的空气质量

e298 其他特指的自然环境和对环境的人为改变

e299 自然环境和对环境的人为改变,未特指

第三章 支持和相互关系

e310 直系亲属家庭

e315 大家庭

e320 朋友

e325 熟人、同伴、同事、邻居和社区成员

e330 处于权威地位的人

e335　处于从属地位的人

e340　个人护理提供者和个人助手

e245　陌生者

e350　驯养的动物

e355　卫生专业人员

e360　与卫生有关的专业人员

e398　其他特指的支持和相互联系

e399　支持和相互联系,未特指

第四章　态度

e410　直系亲属家庭成员的个人态度

e415　大家庭成员的个人态度

e420　朋友的个人态度

e425　熟人、同伴、同事、邻居和社区成员的个人态度

e430　处于权威地位个人的态度

e435　处于从属地位个人的态度

e440　个人护理提供者和个人助手的个人态度

e445　陌生人的个人态度

e450　卫生专业人员的个人态度

e455　与卫生有关专业人员的个人态度

e460　社会的态度

e465　社会准则、实践和观念

e498　其他特指的态度

e499　态度,未特指

第五章　服务、体制和政策

e510　消费品生产的服务、体制和政策

　e5100　消费品生产的服务

　e5101　消费品生产的体制

　e5102　消费品生产的政策

　e5108　其他特指的消费品生产的服务、体制和政策

　e5109　消费品生产的服务、体制和政策,未特指

e515　建筑和工程的服务、体制和政策

　e5150　建筑和工程的服务

　e5151　建筑和工程的体制

　e5152　建筑和工程的政策

　e5158　其他特指的建筑和工程的服务、体制和政策

　e5159　建筑和工程的服务、体制和政策,未特指

e520　开放空间规划的服务、体制和政策

　e5200　开放空间规划的服务

　e5201　开放空间规划的体制

　e5202　开放空间规划的政策

e5208　其他特指的开放空间规划的服务、体制和政策

e5209　开放空间规划的服务、体制和政策,未特指

e525　住房供给的服务、体制和政策

　　e5250　住房供给的服务

　　e5251　住房供给的体制

　　e5252　住房供给的政策

　　e5258　其他特指的住房供给的服务、体制和政策

　　e5259　住房供给的服务、体制和政策,未特指

e530　公用事业的服务、体制和政策

　　e5300　公用事业的服务

　　e5301　公用事业的体制

　　e5302　公用事业的政策

　　e5308　其他特指的公用事业的服务、体制和政策

　　e5309　公用事业的服务、体制和政策,未特指

e535　通讯的服务、体制和政策

　　e5350　通讯的服务

　　e5351　通讯的体制

　　e5352　通讯的政策

　　e5358　其他特指的通讯的服务、体制和政策

　　e5359　通讯的服务、体制和政策,未特指

e540　交通运输的服务、体制和政策

　　e5400　交通运输的服务

　　e5401　交通运输的体制

　　e5402　交通运输的政策

　　e5408　其他特指的交通运输的服务、体制和政策

　　e5409　交通运输的服务、体制和政策,未特指

e545　民事保障的服务、体制和政策

　　e5450　民事保障的服务

　　e5451　民事保障的体制

　　e5452　民事保障的政策

　　e5458　其他特指的民事保障的服务、体制和政策

　　e5459　民事保障的服务、体制和政策,未特指

e550　法律的服务、体制和政策

　　e5500 法律的服务

　　e5501　法律的体制

　　e5502　法律的政策

　　e5508　其他特指的法律的服务、体制和政策

　　e5509　法律的服务、体制和政策

e555　社团和组织的服务、体制和政策

　　e5550　社团和组织的服务

笔记

e5551　社团和组织的体制

e5552　社团和组织的政策

e5558　其他特指的社团和组织的服务、体制和政策

e5559　社团和组织的服务、体制和政策，未特指

e560　媒体的服务、体制和政策

e5600　媒体的服务

e5601　媒体的体制

e5602　媒体的政策

e5608　其他特指的媒体的服务、体制和政策

e5609　媒体的服务、体制和政策，未特指

e565　经济的服务、体制和政策

e5650　经济的服务

e5651　经济的体制

e5652　经济的政策

e5658　其他特指的经济的服务、体制和政策

e5659　经济的服务、体制和政策

e570　社会保障的服务、体制和政策

e5700　社会保障的服务

e5701　社会保障的体制

e5702　社会保障的政策

e5708　其他特指的社会保障的服务、体制和政策

e5709　社会保障的服务、体制和政策，未特指

e575　全社会支持的服务、体制和政策

e5750　全社会支持的服务

e5751　全社会支持的体制

e5752　全社会支持的政策

e5758　其他特指的全社会支持的服务、体制和政策

e5759　全社会支持的服务、体制和政策，未特指

e580　卫生的服务、体制和政策

e5800　卫生的服务

e5801　卫生的体制

e5802　卫生的政策

e5808　其他特指的卫生的服务、体制和政策

e5809　卫生的服务、体制和政策，未特指

e585　教育和培训的服务、体制和政策

e5850　教育和培训的服务

e5851　教育和培训的体制

e5852　教育和培训的政策

e5858　其他特指的教育和培训的服务、体制和政策

e5859　教育培训的服务、体制和政策，未特指

笔记

e590　劳动和就业的服务、体制和政策
　　e5900　劳动和就业的服务
　　e5901　劳动和就业的体制
　　e5902　劳动和就业的政策
　　e5908　其他特指的劳动和就业的服务、体制和政策
　　e5909　劳动和就业的服务、体制和政策,未特指
e595　政治的服务、体制和政策
　　e5950　政治的服务
　　e5951　政治的体制
　　e5952　政治的政策
　　e5958　其他特指的政治的服务、体制和政策
　　e5959　政治的服务、体制和政策,未特指
e598　其他特指的服务、体制和政策
e599　服务、体制和政策,未特指
注:二级分类与二级以下细目的内涵省略。

学习小结

1. 学习内容

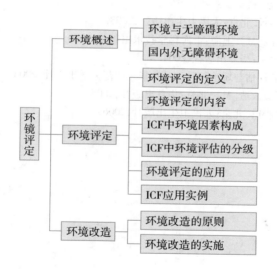

2. 学习方法

　　通过重点学习环境与无障碍环境的定义、环境评定的定义、环境评定的目的、ICF环境评定,能初步掌握环境评定的基本方法,了解环境改造的基本知识。

(白艳杰)

复习思考题

如何理解残疾问题从来就不是残疾人的个人问题这一说法?

主要参考书目

1. 王玉龙.康复功能评定学[M].第2版.北京:人民卫生出版社,2013.

2. 恽晓平.康复疗法评定学[M].第2版.北京:华夏出版社,2014.

3. 王诗忠,张泓.康复评定学[M].北京:人民卫生出版社,2012.

4. 万学红,陈红.临床诊断学[M].第3版.北京:人民卫生出版社,2015.

5. 卓大宏.中国康复医学[M].第2版.北京:华夏出版社,2003.

6. 诸毅晖.康复评定学[M].上海:上海科学技术出版社,2008.

7. 南登崑.康复医学[M],人民卫生出版社,2012.

8. 王玉龙.康复评定[M].北京:人民卫生出版社,2000.

9. 陈立典.康复评定学[M].北京:科学出版社,2010.

10. 南登崑.康复医学[M].第4版.北京:人民卫生出版社,2008.

11. 缪鸿石.康复医学理论与实践[M].上海:上海科学技术出版社,2000.

12. 李胜利.言语治疗学[M].北京:华夏出版社,2004.

13. 黄昭鸣,杜晓新.言语障碍的评估与矫治[M].上海:华东师范大学出版社,2006.

14. 汪家琮.日常生活技能与环境改造[M].北京:华夏出版社,2005.

15. 周维金.瘫痪康复评定手册[M].北京:人民卫生出版社,2006.

全国中医药高等教育教学辅导用书推荐书目

一、中医经典白话解系列

黄帝内经素问白话解（第2版）	王洪图　贺娟
黄帝内经灵枢白话解（第2版）	王洪图　贺娟
汤头歌诀白话解（第6版）	李庆业　高琳等
药性歌括四百味白话解（第7版）	高学敏等
药性赋白话解（第4版）	高学敏等
长沙方歌括白话解（第3版）	聂惠民　傅延龄等
医学三字经白话解（第4版）	高学敏等
濒湖脉学白话解（第5版）	刘文龙等
金匮方歌括白话解（第3版）	尉中民等
针灸经络腧穴歌诀白话解（第3版）	谷世喆等
温病条辨白话解	浙江中医药大学
医宗金鉴·外科心法要诀白话解	陈培丰
医宗金鉴·杂病心法要诀白话解	史亦谦
医宗金鉴·妇科心法要诀白话解	钱俊华
医宗金鉴·四诊心法要诀白话解	何任等
医宗金鉴·幼科心法要诀白话解	刘弼臣
医宗金鉴·伤寒心法要诀白话解	郝万山

二、中医基础临床学科图表解丛书

中医基础理论图表解（第3版）	周学胜
中医诊断学图表解（第2版）	陈家旭
中药学图表解（第2版）	钟赣生
方剂学图表解（第2版）	李庆业等
针灸学图表解（第2版）	赵吉平
伤寒论图表解（第2版）	李心机
温病学图表解（第2版）	杨进
内经选读图表解（第2版）	孙桐等
中医儿科学图表解	郁晓微
中医伤科学图表解	周临东
中医妇科学图表解	谈勇
中医内科学图表解	汪悦

三、中医名家名师讲稿系列

张伯讷中医学基础讲稿	李其忠
印会河中医学基础讲稿	印会河
李德新中医基础理论讲稿	李德新
程士德中医基础学讲稿	郭霞珍
刘燕池中医基础理论讲稿	刘燕池
任应秋《内经》研习拓导讲稿	任廷革
王洪图内经讲稿	王洪图
凌耀星内经讲稿	凌耀星
孟景春内经讲稿	吴颢昕
王庆其内经讲稿	王庆其
刘渡舟伤寒论讲稿	王庆国
陈亦人伤寒论讲稿	王兴华等
李培生伤寒论讲稿	李家庚
郝万山伤寒论讲稿	郝万山
张家礼金匮要略讲稿	张家礼
连建伟金匮要略方论讲稿	连建伟

李今庸金匮要略讲稿	李今庸	
金寿山温病学讲稿	李其忠	
孟澍江温病学讲稿	杨进	
张之文温病学讲稿	张之文	
王灿晖温病学讲稿	王灿晖	
刘景源温病学讲稿	刘景源	
颜正华中药学讲稿	颜正华　张济中	
张廷模临床中药学讲稿	张廷模	
常章富临床中药学讲稿	常章富	
邓中甲方剂学讲稿	邓中甲	
费兆馥中医诊断学讲稿	费兆馥	
杨长森针灸学讲稿	杨长森	
罗元恺妇科学讲稿	罗颂平	
任应秋中医各家学说讲稿	任廷革	

四、中医药学高级丛书

中医药学高级丛书——中药学（上下）（第2版）	高学敏　钟赣生
中医药学高级丛书——中医急诊学	姜良铎
中医药学高级丛书——金匮要略（第2版）	陈纪藩
中医药学高级丛书——医古文（第2版）	段逸山
中医药学高级丛书——针灸治疗学（第2版）	石学敏
中医药学高级丛书——温病学（第2版）	彭胜权等
中医药学高级丛书——中医妇产科学（上下）（第2版）	刘敏如等
中医药学高级丛书——伤寒论（第2版）	熊曼琪
中医药学高级丛书——针灸学（第2版）	孙国杰
中医药学高级丛书——中医外科学（第2版）	谭新华
中医药学高级丛书——内经（第2版）	王洪图
中医药学高级丛书——方剂学（上下）（第2版）	李飞
中医药学高级丛书——中医基础理论（第2版）	李德新　刘燕池
中医药学高级丛书——中医眼科学（第2版）	李传课
中医药学高级丛书——中医诊断学（第2版）	朱文锋等
中医药学高级丛书——中医儿科学（第2版）	汪受传
中医药学高级丛书——中药炮制学（第2版）	叶定江等
中医药学高级丛书——中药药理学（第2版）	沈映君
中医药学高级丛书——中医耳鼻咽喉口腔科学（第2版）	王永钦
中医药学高级丛书——中医内科学（第2版）	王永炎等